Endspurt Vorklinik

Biochemie, Physiologie

Skript 8
Ernährung, Verdauung
Hormone
Blut
Immunsystem

6., vollständig überarbeitete Auflage

105 Abbildungen

Georg Thieme Verlag
Stuttgart · New York

Bibliografische Information der Deutschen Nationalbibliothek
Die Deutsche Nationalbibliothek verzeichnet diese Publikation in der Deutschen Nationalbibliografie; detaillierte bibliografische Daten sind im Internet über http://dnb.d-nb.de abrufbar.

Deine Meinung ist uns wichtig! Bitte schreibe uns unter:
www.thieme.de/service/feedback.html

Wichtiger Hinweis: Wie jede Wissenschaft ist die Medizin ständigen Entwicklungen unterworfen. Forschung und klinische Erfahrung erweitern unsere Erkenntnisse, insbesondere was Behandlung und medikamentöse Therapie anbelangt. Soweit in diesem Werk eine Dosierung oder eine Applikation erwähnt wird, dürfen die Lesenden zwar darauf vertrauen, dass Autor*innen, Herausgeber*innen und Verlag große Sorgfalt darauf verwandt haben, dass diese Angabe dem Wissensstand bei Fertigstellung des Werkes entspricht.

Für Angaben über Dosierungsanweisungen und Applikationsformen kann vom Verlag jedoch keine Gewähr übernommen werden. Jede*r Benutzende ist angehalten, durch sorgfältige Prüfung der Beipackzettel der verwendeten Präparate und gegebenenfalls nach Konsultation eines/r Spezialist*in festzustellen, ob die dort gegebene Empfehlung für Dosierungen oder die Beachtung von Kontraindikationen gegenüber der Angabe in diesem Buch abweicht. Eine solche Prüfung ist besonders wichtig bei selten verwendeten Präparaten oder solchen, die neu auf den Markt gebracht worden sind. **Jede Dosierung oder Applikation erfolgt auf eigene Gefahr des Benutzenden.** Autor*innen und Verlag appellieren an alle Benutzenden, ihnen etwa auffallende Ungenauigkeiten dem Verlag mitzuteilen.

© 2023. Thieme. All rights reserved.
Georg Thieme Verlag KG
Rüdigerstraße 14, 70469 Stuttgart, Germany

Printed in Germany

1. Auflage 2011
2. Auflage 2013
3. Auflage 2015
4. Auflage 2017
5. Auflage 2020

Covergestaltung: © Thieme
Bildnachweis Cover: © Thieme
Satz: L42 AG, Berlin
Druck: AZ Druck und Datentechnik GmbH, Kempten

ISBN 978-3-13-244544-4   1 2 3 4 5 6

Auch erhältlich als E-Book:
eISBN (PDF) 978-3-13-244556-7
eISBN (epub) 978-3-13-244558-1

Marken, geschäftliche Bezeichnungen oder Handelsnamen werden nicht in jedem Fall besonders kenntlich gemacht. Aus dem Fehlen eines solchen Hinweises kann nicht geschlossen werden, dass es sich um einen freien Handelsnamen handelt.

Das Werk, einschließlich aller seiner Teile, ist urheberrechtlich geschützt. Jede Verwendung außerhalb der engen Grenzen des Urheberrechtsgesetzes ist ohne Zustimmung des Verlages unzulässig und strafbar. Das gilt insbesondere für Vervielfältigung und Verbreitung in gedruckter Form, Übersetzung, Übertragung und Bearbeitung in andere Sprachen oder Fassungen sowie die Einspeicherung und Verbreitung in elektronischen Medienformen (z. B. CD-Rom, DVD, USB-Speicher, Datenbank, cloud-basierter Dienst, e-book und sonstige Formen des electronic publishing) und auch öffentlicher Zugänglichmachung (z. B. Internet, Intranet oder andere leitungsgebundene oder -ungebundene Datennetze), u. a. durch Wiedergabe auf stationären oder mobilen Empfangsgeräten, Monitoren, Smartphones, Tablets oder sonstigen Empfangsgeräten per Download (z. B. PDF, ePub, App) oder Abruf in sonstiger Form etc.

Thieme Publikationen streben nach einer fachlich korrekten und unmissverständlichen Sprache. Dabei lehnt Thieme jeden Sprachgebrauch ab, der Menschen beleidigt oder diskriminiert, beispielsweise aufgrund einer Herkunft, Behinderung oder eines Geschlechts. Thieme wendet sich zudem gleichermaßen an Menschen jeder Geschlechtsidentität. Die Ansprache aller Menschen ist ausdrücklich auch dort intendiert, wo im Text (etwa aus Gründen der Leseleichtigkeit, des Text-Umfangs oder des situativen Stil-Empfindens) z. B. nur ein generisches Maskulinum verwendet wird.

Auf zum Endspurt!

Das Physikum naht, und „richtige" Bücher scheinen alle zu dick? Dann laufe mit unseren Endspurt-Skripten in die Zielgerade ein! Eng angepasst an unsere digitale Lernplattform **via medici** bieten die neuen Endspurt-Skripten wie bisher schwerpunktmäßig jene Inhalte, auf die das IMPP mit seinen Physikumsfragen in den letzten Jahren abzielte. Doch beschränkt haben wir uns darauf nicht, denn schließlich überlegt sich das IMPP immer neue Fragen, und auch das Mündliche will bestanden werden.

Für diese Endspurt-Auflage haben wir das gesamte Physikumswissen in **12 Hefte** gefasst, die du ideal **parallel zu via medici** nutzen kannst. Da insbesondere einige Inhalte zur Biochemie und Physiologie sehr nah beieinander liegen und sinnvollerweise gemeinsam gelernt werden, haben wir das „gemischte" Skript Nr. 8 geschaffen. Es enthält jene Themen, die man in der klassischen Fächeraufteilung sowohl in der Biochemie als auch in der Physiologie findet. Außerdem haben wir inhaltliche Doppelungen zwischen Chemie und Biochemie beseitigt. Dadurch ist die Chemie jetzt so kurz geworden, dass sie zusammen mit der Biologie Platz in einem Heft findet (Skript Nr. 5).

Integrierter 60-Tage-Lernplan. Jedes Skript ist in mehrere **Lerntage** untergliedert. Diese sind ideal abgestimmt auf den **Lernplan in via medici**, wo du jeweils am Nachmittag die **Kreuzsitzungen** zu den Inhalten des Vortages findest (https://viamedici.thieme.de/lernplaner). So kannst du nach jedem Lerntag direkt prüfen, ob du den Inhalt verstanden und behalten hast. Auf diese Weise bringt dich unser Zeitplan **in 60 Tagen zum Physikum**. Darin enthalten sind 1 Tag „Zwischencheck", an dem du ausschließlich Fragen zu den bis dahin gelernten Inhalten kreuzt, und am Ende 8 Tage Generalprobe mit den 4 jüngsten Examina.

Im Endspurt-Paket sind 3 Monate Zugang zu via medici enthalten. Wenn du nur einzelne Hefte gekauft hast, erkundige dich bei deiner Uni: Viele Unis stellen ihren Studierenden einen kostenlosen Zugang zu via medici bereit! Sollte deine Uni das bisher nicht tun, kannst du natürlich auch privat einen Zugang erwerben. Im via medici Lernplan werden übrigens stets die neuen Examensfragen ergänzt, damit dir keine Frage entgeht!

Prüfungsrelevante Inhalte. Inhalte, zu denen das IMPP seit Frühjahr 2012 Fragen gestellt hat, sind im Text gelb hervorgehoben. Auch die meisten älteren Prüfungsinhalte seit 2008 sind gelb markiert. Wenn du nur diese Inhalte lernst, bist du für die Beantwortung der Altfragen gut gewappnet.

> **IMPP-Fakten** ✘
>
> **IMPP-Fakten-Kästen** sind zum Wiederholen der Altfragen-Inhalte gedacht – oder für die ganz Eiligen unter euch. Sie listen die gelb markierten Antworten des vorangehenden Abschnitts noch einmal ohne die Zwischentexte auf.
> Die **Anzahl der !** zeigt an, wie häufig der Inhalt seit 2008 bis 2022 vom IMPP gefragt wurde:
> – **!** Hierzu gab es eine Frage.
> – **!!** Dieser Sachverhalt wurde zweimal gefragt.
> – **!!!** Zu diesem Thema stellte das IMPP drei Fragen.
> – **!!!!** Dieses Thema gehört zu den Lieblingsthemen des IMPP und wurde viermal oder öfter gefragt.

Lerntipps und Co. Weitere Unterstützung beim Lernen bieten dir unsere Lerntipps, Merke- und Klinik-Texte.

> **Lerntipp** !
>
> In diesen Kästen findest du Hinweise darauf, welche Inhalte auch **mündlich** besonders gern gefragt werden, welche **Tücken** in bestimmten IMPP-Fragen auf dich warten oder wie du dir manche Fakten besser merken kannst.

> **Merke** Besonders wichtige Sachverhalte sind in Merke-Kästen nochmal hervorgehoben.

> **Blick in die Klinik** Das Physikum ist zwar wichtig, aber sicher nicht dein Endziel. Die Ausblicke in die Klinik sind unser **Motivationsschub** für dich. Hier findest du spannendes Wissen, das später im klinischen Studienabschnitt vertieft wird, sodass du dir die „Warum muss ich das eigentlich Lernen?"-Frage hoffentlich nur selten stellst.

Weiterlesen mit via medici. Durch die enge Verzahnung mit via medici kannst du, falls dir die Texte in Endspurt nicht ausführlich genug sein sollten, sehr einfach in den entsprechenden Lernmodulen in via medici nachlesen und noch mehr spannendes Wissen entdecken.

Fehlerteufel. Viele Augen sehen mehr! Sollten deine Augen in unseren Skripten etwas entdecken, das nicht richtig ist, freuen wir uns über jeden Hinweis! Schicke deine Fehlermeldung bitte an studenten@thieme.de oder schreibe einfach ein Feedback zu dem entsprechenden via medici Modul. Du kannst auch das Formular auf www.thieme.de/service/feedback.html benutzen. Wir werden alle Fehler in einem Erratum sammeln und unter „Aktualisierungen" auf www.thieme.de/endspurt online stellen. Und sollten dir unsere Hefte gefallen: Lob ist natürlich ebenso willkommen ☺.

Alles Gute für dein Physikum wünscht dir
das Endspurt-Team

Endspurt Biochemie, Physiologie

Dieses Heft ist den Themen gewidmet, die sich in Biochemie und Physiologie besonders stark überschneiden. Dazu gehören **Ernährung und Verdauung**, die **Hormone** inkl. Sexualfunktion und Reproduktionsphysiologie, das **Blut** und das **Immunsystem**.

Fachbeirätinnen und Fachbeiräte

Prof. Dr. rer. nat. Axel **Gödecke**
Heinrich-Heine-Universität Düsseldorf
Institut für Herz- und Kreislaufphysiologie
Universitätsstr. 1
40225 Düsseldorf

Prof. Dr. med. Thomas **Kietzmann**
University of Oulu
Faculty of Biochemistry and Molecular Medicine
90014 Oulu
Finnland

Prof. Dr. med. Hartmut **Kühn**
Charité – Universitätsmedizin Berlin
Institut für Biochemie
Charitéplatz 1
10117 Berlin

Prof. Dr. med. Hugo H. **Marti**
Universität Heidelberg
Institut für Physiologie und Pathophysiologie
Im Neuenheimer Feld 326
69120 Heidelberg

Prof. Dr. med. Gerhard P. **Püschel**
Universität Potsdam
Institut für Ernährungswissenschaft
Arthur-Scheunert-Allee 114–116
14558 Nuthetal

Prof. Dr. med. Christoph **Scholz**
Frauenklinik Harlaching
München Klinik gGmbH
Sanatoriumsplatz 2
81545 München

Prof. Dr. med. Albrecht **Schwab**
Universitätsklinikum Münster
Institut für Physiologie II
Robert-Koch-Str. 27b
48149 Münster

Inhaltsverzeichnis

Ernährung und Verdauung

LERNTAG 33

1 Ernährung - *H. Marti* 7
1.1 Energiehaushalt und Energieumsatz 7
1.2 Zusammensetzung und Energiegehalt der Nahrung ... 9
1.3 Rechenbeispiele 10

2 Sekretion im Magen-Darm-Trakt 11
2.1 Sekretion im Magen-Darm-Trakt 11
2.2 Mundspeicheldrüsen 12
2.3 Magen 13
2.4 Bauchspeicheldrüse - *A. Schwab* 17
2.5 Leber und enterohepatischer Kreislauf 19

3 Verdauung und Resorption einzelner Nährstoffe 22
3.1 Lipide 22
3.2 Kohlenhydrate 23
3.3 Proteine 25
3.4 Darmbakterien 26
3.5 Resorption der Nahrungsbestandteile 26

4 Steuerung und Funktion des Gastrointestinaltrakts 28
4.1 Funktion des Magen-Darm-Trakts 28
4.2 Motilität des Magen-Darm-Trakts 28
4.3 Steuerung des Magen-Darm-Trakts 31
4.4 Enterisches Nervensystem 34
4.5 Abwehrfunktion des Magen-Darm-Trakts 34

Hormone

LERNTAG 34

5 Grundlagen der Signalübertragung 35
5.1 Eigenschaften und Einteilung 35
5.2 Regulation der Konzentration 37
5.3 Intrazelluläre und membranständige Rezeptoren 38
5.4 Second-Messenger-Systeme 42

6 Hypothalamus- und Hypophysenhormone ... 45
6.1 Hypothalamus- und Hypophysenhormone 45

7 Schilddrüsenhormone, Calciumhaushalt, Wachstumshormon 47
7.1 Schilddrüsenhormone 47
7.2 Parathormon, Calcitriol (Vitamin D) und Calcitonin 50
7.3 Wachstumshormon (Somatotropin) 53

8 Nebennierenhormone 55
8.1 Überblick 55
8.2 Steroidhormone: Synthese 55
8.3 Mineralcorticoide 58
8.4 Glucocorticoide und Androgene 59
8.5 Katecholamine 61

LERNTAG 35

9 Pankreashormone - *G. Püschel* 63
9.1 Insulin 63
9.2 Glucagon 67
9.3 Diabetes mellitus 68

10 Gewebshormone und Zytokine 70
10.1 Gewebshormone 70
10.2 Zytokine 73

11 Sexualhormone und Sexualfunktion - *C. Scholz* 74
11.1 Sexualentwicklung 74
11.2 Sexualhormone des Hypothalamus und der Hypophyse 75
11.3 Effektorische Sexualhormone 76
11.4 Menstruationszyklus 78
11.5 Kohabitation 80
11.6 Schwangerschaft, Geburt und Laktation 82

Blut

LERNTAG 36

12 Grundlagen 85
12.1 Funktion und Bestandteile - *A. Gödecke* 85
12.2 Hämatopoese - *H. Kühn*. 85
12.3 Blutzellen: Überblick - *H. Kühn* 87

13 Erythrozyten 88
13.1 Funktion und Lebenszyklus - *H. Kühn* 88
13.2 Stoffwechsel der Erythrozyten und Thrombozyten
 - *T. Kietzmann* 90
13.3 Blutgruppen: AB0- und Rhesussystem - *T. Kietzmann* . . 90
13.4 Erythrozytenparameter - *A. Gödecke*. 93
13.5 Ursachen von Anämien - *A. Gödecke* 94
13.6 Rechenbeispiele - *A. Gödecke* 96

14 Blutplasma - *A. Gödecke*. 96
14.1 Volumen und Bestandteile 96
14.2 Dysproteinämien 99

15 Hämoglobin, Sauerstoff und CO_2-Transport
 - *T. Kietzmann* 100
15.1 Hämoglobin: Synthese und Abbau 100
15.2 Glykiertes Hämoglobin, Methämoglobin, Carboxyhämoglobin, Myoglobin. 104
15.3 Schutz vor oxidativem Stress. 104
15.4 Sauerstoff- und CO_2-Transport im Blut 106
15.5 Rechenbeispiele 112

16 Hämostase - *T. Kietzmann* 112
16.1 Hämostase. 112
16.2 Blutstillung (primäre Hämostase) 112
16.3 Blutgerinnung (sekundäre Hämostase). 114
16.4 Störungen der Blutgerinnung 117
16.5 Fibrinolyse 118
16.6 Gerinnungstests. 119

Immunsystem - *H. Kühn*

LERNTAG 37

17 Überblick 121
17.1 Angeborene und adaptive Immunantwort. 121
17.2 CD-Moleküle 121

18 Angeborene Immunantwort. 122
18.1 Überblick. 122
18.2 Antigenpräsentierende Zellen. 122
18.3 Dendritische Zellen 122
18.4 PAMPs und Mustererkennungsrezeptoren (PRRs) 123
18.5 Makrophagen 123
18.6 Entzündung (Inflammation) 124
18.7 Granulozyten. 126
18.8 Mastzellen 127
18.9 Natürliche Killerzellen 127
18.10 Komplementsystem 127
18.11 Lysozym. 129
18.12 Akute-Phase-Proteine 129

19 Adaptive Immunantwort 130
19.1 Überblick. 130
19.2 T-Lymphozyten-vermittelte Immunantwort. 131
19.3 B-Lymphozyten-vermittelte Immunantwort 133
19.4 Antikörper 134
19.5 MHC 139

20 Störungen des Immunsystems. 140
20.1 Überempfindlichkeitsreaktionen. 140
20.2 Immundefekte 142

Sachverzeichnis 144

Ernährung und Verdauung

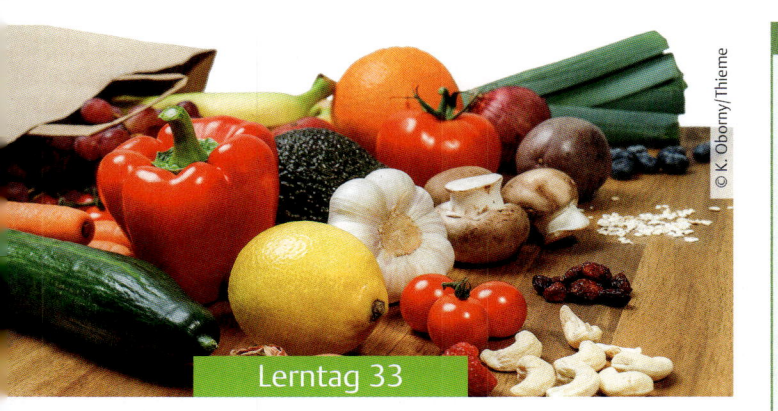

Lerntag 33

1 Ernährung

1.1 Energiehaushalt und Energieumsatz

1.1.1 Energiehaushalt

Energiebilanz. Die energiereichen Nahrungsbestandteile **Kohlenhydrate**, **Fette** und **Proteine** dienen dem Körper als Energiequelle. Er benötigt diese Energie für Auf- und Abbauprozesse, für zu verrichtende Arbeit oder für die Wärmeproduktion. Wenn der Körper mehr Energie aufnimmt als er benötigt, ist die Energiebilanz des Körpers **positiv** und die überschüssige Energie wird gespeichert (z. B. in Form von Fettdepots), nimmt er weniger auf, ist die Energiebilanz **negativ** und Reserven werden abgebaut.

Wirkungsgrad. Die chemische Energie der Nährstoffe wird in den zellulären Energiespeicher ATP umgewandelt, der dann die Energie für weitere chemische Reaktionen liefert oder z.B. in mechanische Energie für eine Muskelbewegung umgesetzt wird. Diese Energieumwandlungen können nicht zu 100% erfolgen, sondern bei jeder einzelnen Umwandlung wird ein Teil der Energie als **Wärmeenergie** frei. Dieser Energiebetrag steht dem Körper nicht mehr zur Arbeit zur Verfügung. Den Quotienten aus geleisteter Arbeit und verbrauchter Energie bezeichnet man als **Wirkungsgrad**. Der Wirkungsgrad körperlicher Arbeit liegt **kaum höher als 25%**, d.h., der Großteil der Energie geht als Wärme verloren. Die so im Körper entstehende Wärme bestimmt maßgeblich die Körpertemperatur. Um überschießende Reaktionen zu verhindern, müssen Energie- und Wärmehaushalt notwendigerweise aufeinander abgestimmt sein.

> **Lerntipp**
>
> Zum Energiehaushalt werden zahlreiche Rechenaufgaben gestellt. Hierzu ist es wichtig, sich folgende Definitionen und Umrechnungen klar zu machen:
> - Die Maßeinheit für die physikalischen Größen „Energie" und „Arbeit" ist das **Joule**.
> - Die Gesamtenergie eines Systems bleibt **konstant**.
> - Energie kann weder neu geschaffen noch vernichtet werden, sondern nur von einer **Energieform** in eine andere überführt werden.
>
> Diese Energieformen werden entsprechend ihrer Natur in verschiedenen Einheiten ausgedrückt. Für die Umrechnungen gilt:
>
> 1 Joule (1 J) = 1 Newtonmeter (1 Nm)
> = 1 Wattsekunde (1 Ws)
>
> Abgeleitet davon ist die **Leistung** (Arbeit/Zeit), die in Watt angegeben wird:
>
> 1 W (Watt) = 1 J/s = 1 Nm/s
>
> Eine noch häufig verwendete Einheit der Energie ist die **Kalorie**:
>
> 1 cal = 4,2 J oder 1 J = 0,24 cal

1.1.2 Energieumsatz

Die Menge an Energie, die ein Mensch innerhalb eines Zeitraums umwandelt, wird als **Energieumsatz** bezeichnet. Der Energieumsatz des Körpers ist neben anderen Faktoren (S. 8) von der körperlichen Tätigkeit abhängig. Entsprechend werden verschiedene Belastungsstufen unterschieden, deren Definitionen nicht immer einheitlich sind.

Ruheumsatz und Grundumsatz. Unter **Ruheumsatz** versteht man den Energieumsatz eines Menschen, der nicht körperlich arbeitet. Da hierbei andere einflussnehmende Faktoren nicht berücksichtigt sind, wurde der **Grundumsatz** eingeführt, der unter definierten Standardbedingungen gemessen wird:
- nüchtern (12–14 Stunden nach der letzten Mahlzeit)
- morgens
- bei völliger körperlicher und geistiger Ruhe (liegend und entspannt)
- bei Indifferenztemperatur (27–31 °C, unbekleidet)
- bei normaler Körpertemperatur

Der Grundumsatz bezeichnet den Energieumsatz eines gesunden Erwachsenen, der zur Aufrechterhaltung der Organfunktionen notwendig ist. Er umfasst die benötigte Energie für Strukturerhaltung und Temperaturregulation sowie für ständig ablaufende physiologische Vorgänge der verschiedenen Organe wie Herz, Lunge oder Niere, deren Anteil am Grundumsatz unterschiedlich ist.

Tab. 1.1 Prozentualer Anteil der Organe am Grundumsatz

Organ	Anteil beim Mann (%)	Anteil bei der Frau (%)
Leber	20	20
Muskulatur	26	20
Gehirn	22	26
Herz	10	10
Nieren	10	10
übrige Organe	12	14

Grundbedarf. Der Grundbedarf an Energie für einen 70 kg schweren Mann beträgt ca. 6 900 kJ/d = 6,9 MJ/d. In den alten Einheiten entspricht dies 1650 kcal/d. Für eine Frau beträgt der Grundumsatz ca. 6 200 kJ/d = 6,2 MJ/d (1500 kcal/d). Der tatsächliche Energiebedarf des Körpers liegt in Abhängigkeit von der körperlichen Aktivität höher.

Freizeit- und Arbeitsumsatz. Ein nicht körperlich arbeitender Mensch, der auch außerhalb der Arbeit keine Anstrengungen (z. B. Sport) unternimmt, setzt pro Tag etwa 9 600 kJ (Männer) bzw. 8 400 kJ (Frauen) um. Die Werte liegen somit etwa 30 % über dem Grundumsatz. Ausgehend von diesem Freizeitumsatz erhöht sich der Energiebedarf durch körperliche Aktivität.

Der zusätzliche Energieumsatz bei leichter körperlicher Arbeit beträgt 2000 kJ/d, bei Schwerstarbeit müssen bis zu 10 000 kJ/d zusätzlich zugeführt werden, das entspricht etwa einer Verdoppelung des Grundumsatzes. Auch bei geistiger Arbeit erhöht sich der Energieumsatz. Diese Steigerung erklärt sich jedoch nicht durch einen erhöhten Energiebedarf des Gehirns, sondern durch eine reflektorische Anspannung der Skelettmuskulatur („angestrengtes Nachdenken").

Faktoren, die den Energieumsatz beeinflussen

Allgemeine Faktoren. Neben der Art der körperlichen Aktivität ist der Energieumsatz noch von zahlreichen anderen Faktoren abhängig, z. B. von der Außentemperatur, von der Aktivität einzelner Organsysteme und von der hormonellen Situation, v. a. von der Aktivität der Schilddrüsenhormone (S. 48).

Körpermasse und ihre Zusammensetzung. Die **Körperoberfläche** eines Menschen wird durch Körpergröße und Körpergewicht bestimmt. Über die Körperoberfläche wird der größte Teil der Wärme abgegeben. Die **Wärmeproduktion** findet im Körperinneren statt, sie hängt vom Volumen ab. Entscheidend ist daher das Verhältnis von Körperoberfläche zu Körpervolumen. Bei gleichem Gewicht muss also der Grundumsatz bei einem größeren Menschen mit großer Körperoberfläche und größerem Wärmeverlust höher sein. Bei gleicher Größe und unterschiedlichem Gewicht hat der Schwerere eine höhere Wärmeproduktion und damit einen höheren Grundumsatz.

Der Grundumsatz hängt aber nicht nur von der Körpermasse ab, sondern auch von ihrer Zusammensetzung. Je mehr stoffwechselaktive Zellmasse (Skelettmuskulatur, Skelett und innere Organe) eine Person hat, desto höher ist ihr Energieumsatz.

Alter und Geschlecht. Im Alter sinkt der Grundumsatz, da sich die Zusammensetzung des Körpers ändert und z. B. Muskelmasse, d. h. ein Teil der fettfreien stoffwechselaktiven Masse, abnimmt. Frauen haben aufgrund des relativ höheren Anteils an metabolisch weniger aktivem Fettgewebe einen um ca. 10 % niedrigeren Grundumsatz.

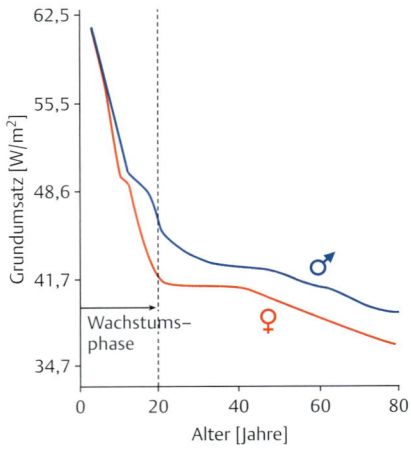

Abb. 1.1 Abhängigkeit des relativen Grundumsatzes vom Lebensalter und Geschlecht. [Quelle: Gekle et al. Taschenlehrbuch Physiologie, Thieme, 2015]

Grundumsatz beim Neugeborenen und Säugling. Für ein Neugeborenes bzw. einen Säugling ist die Abhängigkeit des Grundumsatzes von der Körperoberfläche problematisch. Seine Körperoberfläche ist im Verhältnis zum Körpervolumen größer als beim Erwachsenen. Der Gesamtumsatz ist natürlich deutlich kleiner als beim Erwachsenen, aber bei einer Umrechnung des Grundumsatzes relativ zur Körperoberfläche (**relativer Grundumsatz**, angegeben in W/m²) ergeben sich recht hohe Zahlenwerte. Zudem ist der Körperkern durch die dünnere Schale schlechter isoliert. Eine Unterkühlung kann deshalb schon bei für Erwachsene völlig unbedenklichen Temperaturen auftreten. Folglich setzt die aktive Wärmebildung des Neugeborenen schon bei höheren Temperaturen ein.

Umgebungstemperatur. Bei Indifferenztemperatur oder thermoneutraler Umgebung ist der temperaturbedingte Energieumsatz am geringsten. Er steigt bei höherer Umgebungstemperatur durch die Zunahme der Reaktionsgeschwindigkeiten bzw. stärkere Hautdurchblutung und Schweißdrüsentätigkeit, bei niedrigeren Temperaturen z. B. durch aktive Wärmeproduktion.

Verdauung, Resorption und Speicherung von Nahrung. Bei der Verdauung, Resorption und Speicherung von Nahrung finden energieverbrauchende Prozesse statt, zusätzlich kommt es zu einer durch den Parasympathikus induzierten Erhöhung der Stoffwechselaktivität, d. h., die Nahrungszufuhr selbst führt zu einer Zunahme des Energieumsatzes und ein Teil der aufgenommenen Energie geht als Wärme verloren. Diese postprandiale Steigerung des Energieumsatzes bezeichnet man als **spezifisch-dynamische Wirkung**.

IMPP compact

! Der **Anteil des Energieumsatzes des Gehirns** am Grundumsatz des Körpers beträgt beim Erwachsenen 22–26 %.
! Der **Anteil des Energieumsatzes des Herzmuskels** am Grundumsatz des Körpers beträgt beim Erwachsenen 8–12 %.
! **Geistige Arbeit** erhöht den Energieumsatz, Ursache ist eine reflektorische Anspannung der Muskulatur.
! Mit steigendem Alter sinkt der **Grundumsatz**.
! Bei **Neugeborenen und Säuglingen** ist der relative Grundumsatz (Grundumsatz bezogen auf die Körperoberfläche) am höchsten.

1.2 Zusammensetzung und Energiegehalt der Nahrung

1.2.1 Zusammensetzung der Nahrung

Unsere Nahrung enthält folgende Nährstoffe:
- **Hauptnährstoffe** (in Klammern der Anteil bei einer ausgewogenen Ernährung):
  - Kohlenhydrate (60 %): dienen hauptsächlich der Energiegewinnung
  - Lipide (25 %): dienen der Energiegewinnung und werden als Membranbestandteile in Membranen eingebaut.
  - Proteine (15 %): werden überwiegend zum Aufbau körpereigener Proteine verwendet
- **Vitamine, Spurenelemente**: werden nur in sehr geringen Mengen benötigt, sind aber ein essenzieller Bestandteil der Nahrung
- **Ballaststoffe**: unverdauliche Bestandteile pflanzlicher Nahrung, die wichtig für die Verdauung sind und die Motilität des Dickdarms stimulieren

Essenzielle Nahrungsbestandteile. Essenzielle Nahrungsbestandteile sind Nahrungsbestandteile, die der Körper nicht selbst synthetisieren kann, sondern mit der Nahrung aufnehmen muss. Dazu zählen:
- **8 Aminosäuren:** Phenylalanin, Isoleucin, Tryptophan, Methionin, Leucin, Valin, Lysin, Threonin
- **Fettsäuren:** z. B. die mehrfach ungesättigte Linolsäure (ω6-Fettsäure) und Linolensäure (ω3-Fettsäure)
- **Vitamine, Elektrolyte, Spurenelemente.**

Bedeutung der Proteine. Je näher die Aminosäurezusammensetzung eines Proteins der Aminosäurezusammensetzung des menschlichen Körpers kommt, desto höher ist seine **biologische Wertigkeit**. Diese hängt außerdem vom Gehalt an essenziellen Aminosäuren ab. Tierisches Protein ist biologisch höherwertiger als pflanzliches.

1.2.2 Energiegehalt der Nahrung

Brennwert

Die Energie für die Erhaltung der zahlreichen Funktionen unseres Körpers ist in den 3 Hauptnährstoffen (Kohlenhydrate, Fette und Proteine) chemisch gebunden. Bei der biologischen Oxidation über die Atmungskette wird diese Energie zu etwa 40 % in ATP umgewandelt, der Rest wird als Wärme frei. Die Menge an Energie, die bei dieser Oxidation umgesetzt wird, bezeichnet man als **Brennwert**. Die Maßeinheit für diese Energie ist die SI-Einheit Kilojoule (kJ). Fette, Proteine und Kohlenhydrate unterscheiden sich in ihren Brennwerten.

> **Lerntipp**
> Da die veraltete Bezeichnung „Kilokalorie" (kcal) noch immer häufig benutzt wird und sich zuweilen auch bequemer mit ihr rechnen lässt, wird sie hier zusätzlich aufgeführt: 1 kcal = 4,2 kJ; 1 kJ = 0,24 kcal.

Physikalischer Brennwert. Der physikalische Brennwert eines Nährstoffs ist die Energiemenge, die frei wird, wenn man den Nährstoff vollständig zu CO_2 und H_2O verbrennt. Für die Bestimmung des physikalischen Brennwerts nutzt man ein Kalorimeter.

Physiologischer Brennwert. Auch Kohlenhydrate, Lipide und auch Ethanol werden im menschlichen Körper vollständig zu CO_2 und H_2O oxidiert. Proteine werden jedoch vom Menschen nicht vollständig abgebaut. Ausscheidungsprodukt ist Harnstoff, dessen Energie der Körper nicht mehr nutzen kann. Deshalb ergibt sich bei der biologischen Oxidation ein niedrigerer Brennwert als bei der Verbrennung im Kalorimeter. Man spricht dann vom **physiologischen Brennwert**. Der physiologische Brennwert von Proteinen ist demnach geringer als der physikalische. Ist die Zusammensetzung der Nahrung bekannt, kann mithilfe des physiologischen Brennwerts die zugeführte Energie berechnet werden.

> **Lerntipp**
> Merke dir unbedingt die Brennwerte für die in der Tabelle aufgeführten Nahrungsstoffe!

Tab. 1.2 Brennwerte der Hauptnahrungsbestandteile. Der physiologische Brennwert von Ethanol liegt mit 29,7 kJ/g nur wenig niedriger als der von Fetten.

Nährstoff	physikalischer Brennwert (kJ/g)	physiologischer Brennwert (kJ/g; in Klammern kcal/g)
Kohlenhydrate	17,2	17,2 (4)
Protein	23	17,2 (4)
Fette	38,9	38,9 (9,3)
Ethanol	29,7	29,7 (7,1)

Indirekte Kalorimetrie

Der physiologische Energieumsatz einer Testperson kann direkt über deren Wärmeabgabe in einem Kalorimeter gemessen werden (**direkte Kalorimetrie**). Hierfür ist allerdings ein relativ hoher Aufwand nötig. Einfacher ist die Methode der **indirekten Kalorimetrie**, bei der man den Umstand nutzt, dass bei der Verbrennung der Nährstoffe im Stoffwechsel O_2 verbraucht und CO_2 abgegeben wird.

Sind die Mengen der aufgenommenen und abgegebenen Atemgase für ein bestimmtes Zeitintervall bekannt, können über das kalorische Äquivalent (S. 9) der Energieumsatz pro Tag und über den respiratorischen Quotienten (S. 10) der vorherrschend verstoffwechselte Nährstoff bestimmt werden.

Kalorisches Äquivalent. Das kalorische Äquivalent ist die Energiemenge, die im Körper bei der Aufnahme von 1 l Sauerstoff für die Verbrennung der Hauptnährstoffe freigesetzt wird. Für Glucose kann es z. B. folgendermaßen berechnet werden:

1. Die Reaktionsgleichung für die vollständige Verbrennung von 1 Mol Glucose (180 g) lautet:

$$C_6H_{12}O_6 + 6 O_2 \rightarrow 6 CO_2 + 6 H_2O + 2868 \text{ kJ}$$

Es werden 2868 kJ frei.

2. Das Molvolumen eines Gases beträgt 22,4 l. Nach der Gleichung oben werden für die vollständige Verbrennung der Glucose 6 mol Sauerstoff benötigt. Also:

$$6 \cdot 22,4 \text{ l} = 134,4 \text{ l } O_2$$

Das kalorische Äquivalent für Glucose ist das Verhältnis aus freiwerdender Energie und verbrauchtem Sauerstoff:

$$\text{kalorisches Äquivalent}_{Gluc} = \frac{2868 \text{ kJ}}{134,4 \text{ l } O_2} = 21,4 \text{ kJ/l } O_2$$

Aufgrund ihrer unterschiedlichen Brennwerte wird bei der vollständigen Oxidation der verschiedenen Nährstoffe pro Liter verbrauchtem Sauerstoff unterschiedlich viel Energie frei. Da nicht bekannt ist, welche Nährstoffe in welchen Anteilen zu einem bestimmten Zeitpunkt im Körper verbrannt werden, wird bei Mischkost mit einem Mittelwert von ca. 20 kJ/l O_2 gerechnet. Oder anders ausgedrückt: Beim Verbrauch von 1 l Sauerstoff wird bei Mischkost eine Energiemenge von 20 kJ freigesetzt.

Mithilfe des **kalorischen Äquivalents** und des **Sauerstoffverbrauchs** lässt sich der **Energieumsatz** bestimmen. Er berechnet sich als Produkt aus O_2-Aufnahme pro Zeit multipliziert mit dem kalorischen Äquivalent. Bei einer normalen O_2-Aufnahme von 300 ml/min ergäbe sich bei normaler Mischkost ein Energieumsatz von

$$0{,}3 \text{ l } O_2/\text{min} \cdot 20 \text{ kJ/l } O_2 = 6 \text{ kJ/min} = 6000 \text{ J}/60 \text{ sec} = 100 \text{ W}$$

Das entspricht 8 640 kJ/d.

Tab. 1.3 Kalorisches Äquivalent der Hauptnahrungsbestandteile

Nährstoff	kalorisches Äquivalent von O_2 (kJ/l O_2)
Kohlenhydrate	21,0
Protein	18,7
Fette	19,6
Mischkost	20,2

Respiratorischer Quotient. Der respiratorische Quotient ist das Verhältnis von abgeatmeter CO_2-Menge zu aufgenommener O_2-Menge.

$$RQ = \frac{CO_2\text{-Abgabe}}{O_2\text{-Aufnahme}}$$

Damit kann man den zu einem bestimmten Zeitpunkt vorherrschend verstoffwechselten Nährstoff ermitteln:

Bei der Verbrennung von Kohlenhydraten wird für jedes verbrauchte Mol O_2 ein Mol CO_2 erzeugt (Reaktionsgleichung für die Verbrennung von Glucose (S.9)). Der RQ beträgt 1. Für die Verbrennung der stärker reduzierten Moleküle wie Fette und Proteine wird mehr Sauerstoff verbraucht als Kohlendioxid abgegeben, der RQ liegt unter 1 und zwar bei 0,81 für Proteine und 0,70 für Fette.

Für die Oxidation von z. B. Palmitinsäure ergibt sich:

$$C_{15}H_{31}COOH + 23\,O_2 \rightarrow 16\,CO_2 + 16\,H_2O$$

und damit folgender RQ:

$$RQ_{Palm} = \frac{16}{23} = 0{,}7$$

Für den respiratorischen Quotienten wird ein Mittelwert für Mischkost von 0,82 angegeben.

Tab. 1.4 Respiratorischer Quotient der Hauptnahrungsbestandteile

Nährstoff	respiratorischer Quotient (RQ)
Kohlenhydrate	1,0
Protein	0,81
Fette	0,70
Mischkost	0,82–0,85

> **IMPP-Fakten**
>
> ! Die **biologische Wertigkeit von Proteinen** hängt von ihrem Gehalt an essentiellen Aminosäuren ab.
> !!!! Der physiologische Brennwert von **Kohlenhydraten** ist 17 kJ/g (4 kcal/g).
> !!!! Der physiologische Brennwert von **Lipiden** (z. B. Triacylglycerin) ist 39 kJ/g (9 kcal/g).
> !!!! Der physiologische Brennwert von **Protein** ist 17 kJ/g (4 kcal/g).
> !!!! Der physiologische Brennwert von **Ethanol** ist 30 kJ/g (7 kcal/g).
> !!!! Der **Energieumsatz** kann aus der O_2-Aufnahme pro Zeit multipliziert mit dem kalorischen Äquivalent berechnet werden.
> ! Das **kalorische Äquivalent für Sauerstoff** bei normaler Mischkost beträgt 20 kJ/l O_2.

1.3 Rechenbeispiele

1.3.1 Allgemeines

Für die meisten Rechnungen, die das IMPP zum Energieumsatz verlangt, musst du nur die verschiedenen physiologischen Brennwerte der Hauptnährstoffe (siehe **Tab. 1.2**) und von Ethanol kennen. Die Aufgaben kannst du dann in der Regel mit einem einfachen Dreisatz lösen.

Gelegentlich gibt es aber auch Aufgaben, bei denen du wissen musst, was das kalorische Äquivalent (siehe **Tab. 1.3**) ist und wie man damit den Energieumsatz einer Person berechnen kann.

1.3.2 Physiologischer Brennwert

Rechenbeispiel 1
Ein Mann trinkt 0,5 l eines alkoholfreien Biers. 100 ml dieses Getränks enthalten ca. 0,4 g Protein und 5,3 g Maltose. Was den physiologischen Brennwert angeht, sind die übrigen Inhaltsstoffe nicht von Belang. Der tägliche Energiebedarf des Mannes liegt bei 10 MJ. Wie hoch ist der Anteil am täglichen Energiebedarf, der durch das Bier gedeckt wird?

Lösungsweg: Der physiologische Brennwert von Proteinen und Kohlenhydraten liegt bei jeweils 17 kJ/g (siehe **Tab. 1.2**). Die Angabe der Inhaltsstoffe bezieht sich auf 100 ml, der Mann trinkt aber 500 ml. Er nimmt also über das Bier 2 g Protein und 26,5 g Maltose zu sich und damit:

$$2 \cdot 17 + 26{,}5 \cdot 17 = 484{,}5 \text{ kJ}$$

Der tägliche Energiebedarf des Mannes liegt bei 10 000 kJ (= 10 MJ), er deckt durch das Getränk also 4,85 % ab.

Lösung: 4,85 %.

Rechenbeispiel 2
Welche Menge Protein ist äquikalorisch zu 50 g Ethanol?

Lösungsweg: Zunächst wird der Brennwert der angegebenen Ethanolmenge ausgerechnet und dann die entsprechende Menge an Protein ermittelt.

50 g Ethanol haben einen Brennwert von ca. 50 g · 30 kJ = 1500 kJ.

1 g Protein hat einen Brennwert von ca. 17 kJ.

Um 1500 kJ zu sich zu nehmen, muss man 1500 kJ/(17 kJ/g) = 88,2 ≈ 90 g Protein verzehren.

Lösung: ca. 90 g

Rechenbeispiel 3

Ein Student geht jeden Tag 30 min laufen und benötigt dafür 1680 kJ (400 kcal). Wie viele Tage muss er laufen gehen, um 5 kg Fettgewebe abzutrainieren, wenn die Energie zum Laufen ausschließlich durch Abbau des Fettgewebes gewonnen würde? Fettgewebe besteht zu rund 70 % aus Triglyceriden (Triacylglycerinen). Der Rest sei vereinfacht Wasser, das beim Abbau des Fettgewebes ausgeschieden wird.

Lösungsweg: Der physiologische Brennwert von Fett liegt bei 38,9 kJ/g. Damit reduzieren sich die Fettdepots des Studenten jeden Tag um

$$\frac{1680 \text{ kJ}}{38,9 \text{ kJ/g}} \approx 43,2 \text{ g}$$

Um 5 kg Fettgewebe abzutrainieren, muss er also 5 000 g · 0,7 = 3 500 g Fett verbrennen. Wenn er jeden Tag 43,2 g Fett verliert, muss er 3 500 g / 43,2 g ≈ 81 Tage (knapp 3 Monate) lang jeden Tag ein halbe Stunde Joggen gehen.

Lösung: 81 Tage

Rechenbeispiel 4

Wenn ein Patient täglich 150 g Eiweiß zu sich nimmt, etwa wie viel Gramm Kohlenhydrate sollte er zusätzlich verzehren, um seinen Energiebedarf von etwa 7 150 kJ (1700 kcal) pro Tag zu decken?

Lösungsweg: 1 g Protein und 1 g Kohlenhydrate haben beide denselben Brennwert von ca. 17 kJ; 150 g Protein haben daher einen Brennwert von ca. 150 g · 17 kJ = 2550 kJ.

Um insgesamt 7 150 kJ zuzuführen, muss der Patient daher noch (7 150 – 2550) kJ = 4 600 kJ zu sich nehmen. Soll dies durch die Aufnahme von Kohlenhydraten geschehen, muss er etwa eine Menge von 4 600 kJ/(17 kJ/g) = 270 g verzehren.

Lösung: 270 g

Rechenbeispiel 5

Welche Proteinmenge hat den gleichen Brennwert wie 60 g Kohlenhydrate?

Lösungsweg: Da Kohlenhydrate mit ca. 17 kJ/g den gleichen Brennwert haben wie Protein, kann man die Kohlenhydrate einfach durch die gleiche Menge an Protein ersetzen.

Lösung: 60 g

Rechenbeispiel 6

Wieviel Energie enthält ca. 1 l einer 5 %igen Glucoselösung?

Lösungsweg: In 1 l (= 1 kg) 5 %iger Glucoselösung sind 0,05 · 1000 g = 50 g Glucose enthalten. Es ist also der Brennwert von 50 g Glucose zu berechnen.

50 g Glucose haben einen Brennwert von ca. 50 g · 17 kJ = 850 kJ

Lösung: 850 kJ

1.3.3 Indirekte Kalorimetrie

Bei einer Versuchsperson mit einem Atemzeitvolumen von 15 l/min beträgt der Volumenanteil des O_2 exspiratorisch 0,17 l/l, inspiratorisch 0,21 l/l. Errechne den Energieumsatz!

Lösungsweg: Die Differenz zwischen dem inspiratorischen und dem exspiratorischen Sauerstoffvolumenanteil – und damit die Sauerstoffaufnahme – liegt bei 0,04 l/l. Pro Minute werden daher 15 · 0,04 = 0,6 l O_2 aufgenommen. Das kalorische Äquivalent für normale Mischkost wird mit 20 kJ/l O_2 angenommen, d. h.

$$0,6 \text{ l/min} \cdot 20 \text{ kJ/l} = 12 \text{ kJ/min} \ (= 12000 \text{ J/min} = 200 \text{ J/s})$$

1 Watt entspricht 1 J/s, der Energieumsatz beträgt daher 200 W.

Lösung: 200 W

2 Sekretion im Magen-Darm-Trakt

2.1 Sekretion im Magen-Darm-Trakt

Die Sekretion im Magen-Darm-Trakt hat 2 verschiedene Aspekte:
- **Sekretion der Verdauungssäfte**: Gebildet werden
  - Speichel und darin enthaltene Enzyme,
  - Magensaft mit Enzymen und HCl,
  - Pankreassaft mit den Enzymen zur Proteinverdauung und
  - Galle zur Fettverdauung.
- **Sekretion von Hormonen und Neurotransmitter zur Steuerung der Verdauung**: Wichtige Rollen spielen
  - die Hormone Gastrin, Sekretin, Histamin und Cholecystokinin (CCK) und
  - die Neurotransmitter: Acetylcholin und Noradrenalin.

Welche Wirkung die Hormone und Neurotransmitter haben, hängt davon ab, in welcher Phase der Verdauung und in welchem Abschnitt des Magen-Darm-Trakts sie ausgeschüttet werden.

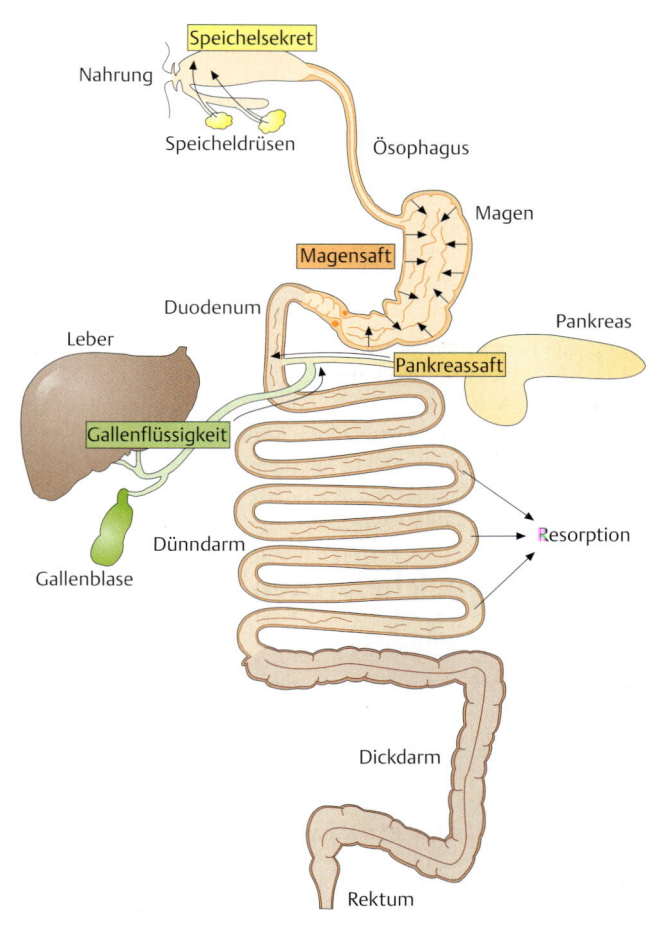

Abb. 2.1 Entstehungsorte der Verdauungssekrete.

2.1.1 Überblick

Die meisten Nahrungsbestandteile müssen mechanisch und enzymatisch in kleinere Moleküle zerlegt werden, bevor der Körper sie aufnehmen kann. Die Nahrungsstoffe durchwandern den Verdauungstrakt, wo sie schrittweise mit verschiedenen Sekreten vermischt werden, die die Verdauungsenzyme enthalten.

Die Sekrete werden in verschiedenen Verdauungsdrüsen gebildet.

Tab. 2.1 Inhaltsstoffe und Menge der Verdauungssekrete (nach Behrends et al., Duale Reihe Physiologie, Thieme, 2012)

Sekret	wichtige Inhaltsstoffe	Sekretmenge pro Tag (l)*
Speichel	• Elektrolyte: Na^+, Cl^-, K^+, Bicarbonat (HCO_3^-, = Hydrogencarbonat) • Enzyme: z. B. α-Amylase (= Ptyalin), Lipase, Lysozym • Immunglobuline (v. a. IgA)	0,5–1,5
Magensaft	• Salzsäure (HCl) • HCO_3^- • Intrinsic Factor • Pepsin (Proteasen) bzw. das Vorläufermolekül Pepsinogen • Mucine	2
Pankreassekret	• $NaHCO_3$ • Proteasen • Peptidasen • α-Amylase • Lipasen • Cholesterinesterase • RNasen und DNasen	1,5–2
Galle	• NaCl • Gallensäuren • Cholesterin • Lecithin • Gallenfarbstoffe (v. a. Bilirubin; Abbauprodukte von Hämgruppen)	0,5–1

* Die genauen Mengen der verschiedenen Sekrete werden von der Ernährung bestimmt und können erheblich schwanken.

2.2 Mundspeicheldrüsen

2.2.1 Funktionelle Anatomie

Die Mundspeicheldrüsen sind in Läppchen organisierte, zusammengesetzte Drüsen mit Endstücken (Azini) und einem Ausführungsgangsystem. Sie bilden den Mundspeichel. In den Azini wird das primäre Sekret gebildet und in die Schaltstücke der Ausführungsgänge sezerniert. Den Schaltstücken liegen Myoepithelzellen an, die das Sekret nach außen „pressen".

2.2.2 Zusammensetzung und Funktion des Mundspeichels

Der Mundspeichel besteht aus Wasser (99 %), verschiedenen Proteinen und Elektrolyten. Er dient vor allem zum „Einspeicheln" der Nahrung, um die Passage der Nahrung durch die Speiseröhre zu erleichtern. Außerdem hält er die Mundhöhle feucht.

Die sezernierten Proteine lassen sich in verschiedene Gruppen einteilen:

- **prolinreiche Proteine** (ca. 30 % der Aminosäuren sind Prolin): Sie können auch glykosyliert sein und haben hauptsächlich eine Schutzfunktion.
- **Mucine**: Mucine sind Glykoproteine, die sehr viele O- und N-glykosidisch gebundene Kohlenhydratketten enthalten. Diese Kohlenhydratketten sind am häufigsten über die Seitenketten der Aminosäuren Serin und Threonin verknüpft. Sie dienen als Gleitmittel und schützen die Mundschleimhaut vor Proteasen und Krankheitserregern.
- **Speichelenzyme**:
  - **α-Amylase** (Ptyalin), spaltet α-1,4-glykosidische Bindungen und baut damit die Polysaccharide Stärke und Glykogen zu kleineren Bruchstücken wie Oligosacchariden (Maltotriose) und Disacchariden (Maltose und Isomaltose) ab. Die Verdauung der Kohlenhydrate beginnt also bereits im Mund.
  - **saure Lipase**: Sie spaltet Triacylglycerine, allerdings erst im sauren Milieu des Magens.
  - **Ribonuclease**: Sie verdaut RNA.
- weitere **antimikrobielle Proteine**:
  - Immunglobulin A (IgA)
  - **Lysozym**
- **Wachstumsfaktoren** dienen der Wundheilung.

2.2.3 Speichelbildung

Täglich werden von verschiedenen Drüsen (Glandula submandibularis, parotis, sublingualis) 0,5–1,0 l Speichel gebildet. Die Speichelbildung vollzieht sich in 2 Schritten. Zuerst wird der Primärspeichel gebildet. Aus diesem entsteht dann der Sekundärspeichel, der in die Mundhöhle abgegeben wird.

Primärspeichel

Zunächst wird in den Drüsenkanälchen (Azini) der Primärspeichel gebildet, der in seiner Elektrolytzusammensetzung weitgehend der des Blutes entspricht.

Über einen **Na^+-K^+-$2Cl^-$-Symporter** in der basolateralen Membran werden Cl^--Ionen in die Azinuszelle aufgenommen. Das Cl^- wird dann über einen **Cl^--Kanal** in der apikalen Membran ins Lumen sezerniert. Die **Na^+/K^+-ATPase** in der basolateralen Membran produziert die treibende Kraft für den Symport, der durch Na^+-Einstrom angetrieben wird (sekundär aktiver Transport). Na^+ und H_2O folgen passiv auf parazellulärem Weg nach, H_2O auch transzellulär. Auf diese Weise erfolgt auch die Sekretion des Pankreassaftes.

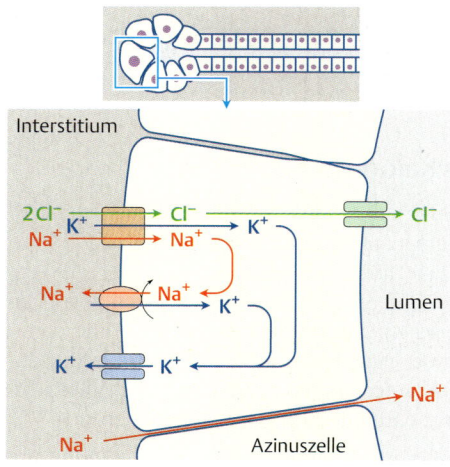

Abb. 2.2 Bildung des Primärspeichels in den Drüsenazini. [Quelle: Gekle et al., Taschenlehrbuch Physiologie, Thieme, 2015]

Sekundärspeichel

Während der Primärspeichel die Ausführungsgänge passiert, wird er weiter modifiziert: Na$^+$ und Cl$^-$ werden aus dem Lumen resorbiert und K$^+$ und HCO$_3^-$ sezerniert. Es entsteht ein hypotoner Sekundärspeichel. An den Austauschvorgängen in den Epithelien der Ausführungsgänge sind apikal **Na$^+$-Kanäle** und ein **Na$^+$/H$^+$-Austauscher** und basolateral eine **Na$^+$/K$^+$-ATPase** beteiligt. Die Cl$^-$-Resorption findet apikal über **Cl$^-$/HCO$_3^-$-Austauscher** und andere **Cl$^-$-Kanäle** und basolateral ebenfalls über Cl$^-$-Kanäle statt. Der Cl$^-$/HCO$_3^-$-Austauscher ist auch für die HCO$_3^-$-Sekretion verantwortlich.

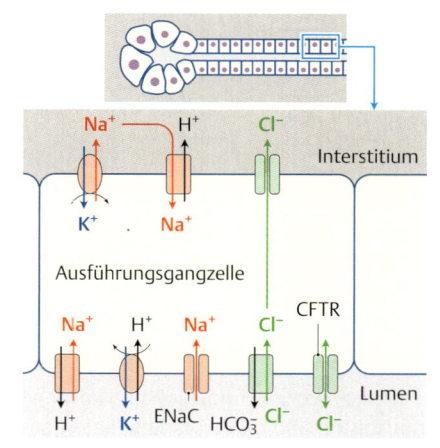

Abb. 2.3 Bildung des Sekundärspeichels in den Ausführungsgängen. [Quelle: Gekle et al., Taschenlehrbuch Physiologie, Thieme, 2015]

Die Zusammensetzung des endgültigen Speichels ist von der **Sekretionsrate** abhängig. Bei der basalen, nicht stimulierten Speichelbildung überwiegt die Na$^+$- und Cl$^-$-Rückresorption bei gleichzeitig geringer Wasserpermeabilität der Ausführungsgänge, sodass am Ende die HCO$_3^-$-Konzentration größer als die Cl$^-$-Konzentration ist und der Speichel deutlich **hypoton** (bis 50 mosmol/l) wird. Je höher die Sekretionsrate, desto schneller fließt der Speichel durch die Ausführungsgänge, sodass nur wenige Austauschvorgänge stattfinden können. Daher findet man bei zunehmendem Speichelfluss entsprechend höhere Na$^+$- und Cl$^-$-Konzentrationen und die Elektrolytzusammensetzung des Speichels nähert sich der des Blutplasmas.

2.2.4 Steuerung der Speichelsekretion

Die Speichelproduktion erfolgt **reflektorisch**. Psychische Einflüsse (Erwartung und Appetit), Reizung von Geruchs- und Geschmacksrezeptoren (v. a. bei Säure wird dünnflüssiger Spülspeichel zur Neutralisation freigesetzt) und mechanische Reize (z. B. Kauen) fördern die Speichelbildung.

Durch differenzierte Innervation der Speicheldrüsen über vegetative Fasern wird die Zusammensetzung des Mundspeichels dem Bedarf angepasst:
- Durch Aktivierung des Parasympathikus wird über **Acetylcholin** die Durchblutung der Speicheldrüsen angeregt, sodass viel wässriger Speichel freigesetzt wird. Eine Blockade der Acetylcholin-Rezeptoren hemmt demnach die Speichelsekretion.
- Der Transmitter des Sympathikus, **Noradrenalin,** beeinflusst den Speichelfluss dahingehend, dass weniger, aber mucinreicher, hochviskoser Speichel produziert wird.

Sowohl Parasympathikus als auch Sympathikus können die **myoepithelialen Zellen** zur Kontraktion anregen und damit den Speichelfluss erleichtern. Einige Nervenfasern geben Substanz P und VIP ab, die ebenfalls die Speichelsekretion stimulieren.

> **IMPP-Fakten**
>
> ! **Mucine** sind Glykoproteine.
> ! Die Kohlenhydratketten der **Mucine** sind am häufigsten über die **Seitenketten** der Aminosäuren Serin und Threonin verknüpft.
> ! Substrate der **α-Amylase** sind Stärke und Glykogen.
> ! Produkte der **α-Amylase-Reaktion** sind Maltose und Isomaltose.
> !! An der **Sekretion des Primärspeichels** sind Cl$^-$-Kanäle in der apikalen Membran der Azinuszellen beteiligt.
> ! In der basolateralen Membran werden Cl$^-$-Ionen über einen **Na$^+$-K$^+$-2Cl$^-$-Symporter** in die Azinuszelle aufgenommen.
> ! In den Ausführungsgängen entsteht u. a. durch **Na$^+$- und Cl$^-$-Resorption** der Sekundärspeichel.
> !! Je höher der Speichelfluss ist, desto höher ist die **Na$^+$-Konzentration im Speichel**.
> !! Eine Blockade der Acetylcholinrezeptoren hemmt die **Speichelsekretion**.

2.3 Magen

2.3.1 Funktionelle Anatomie

Der Magen lässt sich funktionell in einen proximalen und einen distalen Teil unterteilen. Zum proximalen Teil zählen Kardia, Fundus und die ersten beiden Drittel des Korpus, zum distalen Teil das restliche Drittel und das Antrum.

In der Magenschleimhaut, deren Oberfläche durch die Magendrüsen (Foveolae) stark vergrößert wird, liegen die verschiedenen Zellen, die den Magensaft produzieren. Die eigentlichen Oberflächenzellen produzieren dabei Schleim sowie HCO$_3^-$ und dienen dem Schutz der Magenschleimhaut. In den Drüsen liegen die **Haupt-** und **Nebenzellen, Belegzellen** und verschiedene **endokrine Zellen** (H-, D- und G-Zellen).

Tab. 2.2 Vorkommen und Funktion der Zellen der Magenschleimhaut

Zellen und Vorkommen	Sekretionsprodukt
Corpus	
Belegzellen	HCl, Intrinsic Factor
Hauptzellen	Pepsinogen, Lipase
Nebenzellen bzw. Schleimzellen	Mucin, Pepsinogen
ECL(enterochromaffine-like)-Zellen (auch H-Zellen genannt)	Histamin
D-Zellen	Somatostatin
Antrum	
Hauptzellen	Pepsinogen, Lipase
G-Zellen	Gastrin
D-Zellen	Somatostatin

2.3.2 Bildung der Magensäure

Pro Tag werden von den verschiedenen Drüsenzellen im Magen etwa 2–4 l Magensaft produziert. Neben Salzsäure (HCl) sind im Magensaft Pepsine, säurestabile Lipase, Intrinsic Factor und Mucine enthalten.

Bildungsort und Funktion

Die **Belegzellen** sind die Bildungsorte der Salzsäure. Bei maximaler Sekretion kann der pH-Wert im Magen auf 1 absinken. Durch den niedrigen pH-Wert werden Bakterien abgetötet und das optimale pH-Milieu für die Aktivität der Magenenzyme geschaffen. Das pH-Optimum von Pepsin liegt im stark sauren Bereich (pH 1,8–3,5).

Außerdem werden durch den sehr niedrigen pH-Wert Proteine denaturiert.

Säuresekretion in den Belegzellen

Wird die Belegzelle stimuliert, ändert sich innerhalb von Sekunden ihr Aussehen. Im Ruhezustand liegen entlang der Ausführungsgänge (Canaliculi) der Belegzelle zahlreiche Tubulovesikel im Zytoplasma. Sie verschmelzen nach Aktivierung mit der Membran der zum Lumen hin geöffneten Canaliculi, wodurch sich die Oberfläche der Canaliculi in zahlreiche Falten legt und um das 50–100-Fache vergrößert wird. In den Membranen der Tubulovesikel befinden sich die zur Salzsäureproduktion benötigte **H$^+$/K$^+$-ATPase** und Ionenkanäle, die durch das Verschmelzen in die Canaliculimembran integriert werden.

Die Vorgänge an der Belegzelle im Einzelnen:

1. Carboanhydrase-Reaktion. Im Lumen der Belegzelle entstehen aus den Substraten CO_2 und H_2O Hydrogencarbonat (HCO_3^-, auch als Bicarbonat bezeichnet) und Protonen (H^+):

$$CO_2 + H_2O \rightleftharpoons HCO_3^- + H^+$$

2. H$^+$/K$^+$-ATPase-Reaktion. Die bei der Carboanhydrase-Reaktion entstehenden Protonen werden primär aktiv (d. h. unter direktem ATP-Verbrauch) von einer **H$^+$/K$^+$-ATPase** aus den Belegzellen ins Magenlumen gepumpt. Im Austausch gelangt dabei **Kalium (K$^+$) in die Zelle**. Der Transporter wird auch als Protonenpumpe bezeichnet und sorgt direkt für den niedrigen pH-Wert im Magen. Die nachfolgenden Reaktionen 3 und 4 dienen dem passiven Cl$^-$-Transport von der basolateralen zur luminalen Seite der Belegzellen. Die treibende Kraft sind die Protonen im Lumen.

3. HCO$_3^-$/Cl$^-$-Antiport. Chlorid (Cl$^-$) wird auf der basolateralen Seite im Antiport gegen HCO$_3^-$ in die Zelle „geholt".

4. Cl$^-$-Transport und K$^+$-Rezirkulation. Cl$^-$ und K$^+$ werden an der luminalen Membran wieder aus der Zelle transportiert. Das K$^+$, das vorher durch die Protonenpumpe in die Zelle gepumpt wurde, gelangt so wieder aus der Zelle hinaus (K$^+$-Rezirkulation). Cl$^-$ folgt entsprechend seinem elektrochemischen Gradienten den positiv geladenen H$^+$-Ionen ins Magenlumen, sodass pro sezerniertem H$^+$-Ion auch ein Cl$^-$-Ion in das Magenlumen gelangt.

> **Lerntipp** !
>
> „In den Belegzellen wird Salzsäure produziert und diese dann in das Magenlumen sezerniert." Diese Aussage gibt die Verhältnisse zwar nicht ganz genau wieder, er ist aber in der Prüfung u. U. die richtige Antwort.
> Genau genommen bildet die Carboanhydrase nämlich die H$^+$-Ionen. Die Cl$^-$-Ionen werden auf der basolateralen Seite in die Belegzelle aufgenommen und unabhängig von den H$^+$-Ionen in das Magenlumen sezerniert. Die von den Belegzellen gebildeten Ionen der Salzsäure, H$^+$ und Cl$^-$, liegen immer dissoziiert vor.

Die H$^+$-Konzentration im Magenlumen (pH 1–4) ist etwa 10^3–10^6-fach höher als im Intrazellularraum (pH 7,1–7,3). Das Kalium rezirkuliert, sodass im Magenlumen eine ausreichende K$^+$-Konzentration erhalten bleibt. Die basolateral lokalisierte Na$^+$/K$^+$-ATPase sorgt für die Aufrechterhaltung der ionalen Zellhomöostase. Die gesamte HCl-Produktion der Belegzellen wird letztlich von der ATP-Hydrolyse der H$^+$/K$^+$-ATPase angetrieben.

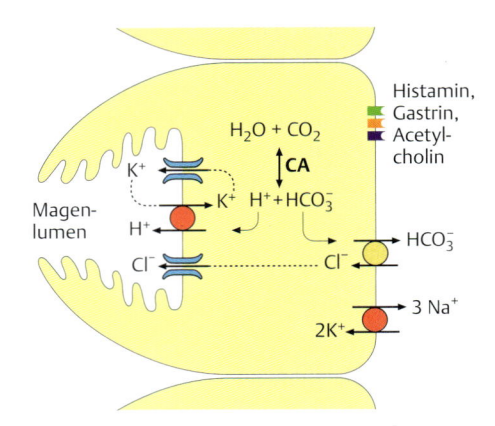

Abb. 2.4 Mechanismus der HCl-Sekretion in den Belegzellen des Magens. CA, Carboanhydrase [Quelle: Huppelsberg, Walter, Kurzlehrbuch Physiologie, Thieme, 2013]

2.3.3 Steuerung der Magensäuresekretion

Die Produktion der HCl wird durch gastrointestinale Hormone gesteuert. Auch Neurotransmitter sind an dieser Regulation beteiligt.

Stimulation der Magensäureproduktion

Stimulierend wirken **Gastrin**, **Histamin** und **Acetylcholin**, die jeweils an eigene Membranrezeptoren der Belegzelle binden. Die 3 Botenstoffe wirken synergistisch an der Belegzelle. Fällt einer aus, ist die Säuresekretion deutlich reduziert.

Gastrin. Gastrin wird in der Mukosa von **G-Zellen** im Magenantrum und Duodenum gebildet und ins Blut freigesetzt (endokrine Sekretion), wenn in der gastrischen Phase die luminale Seite der Zellen durch **Proteine und Proteinabbauprodukte** chemisch gereizt wird. Durch die **Magendehnung** aktiviert setzen außerdem auf der Blutseite efferente Fasern des N. vagus das Gastrin-releasing Peptide (GRP) frei, das ebenfalls zur Gastrinfreisetzung führt. Gastrin wird über den Blutweg zu den Belegzellen transportiert und bindet an Gastrinrezeptoren (CCK$_B$) der Belegzellen. Es bedingt über den gleichen Mechanismus wie Acetylcholin (S. 14) einen Ca^{2+}-Anstieg und fördert damit die Magensaftsekretion. Zusätzlich stimuliert es die Histaminfreisetzung aus den ECL-Zellen.

Histamin. Histamin wird von den H- oder ECL(enterochromaffine-like)-Zellen der Fundusdrüsen freigesetzt. Es bindet an **H$_2$-Rezeptoren** der Belegzellen und stimuliert über einen Anstieg der intrazellulären cAMP-Konzentration und Proteinkinase A die Säuresekretion.

Acetylcholin. Acetylcholin wird schon im Rahmen der kephalen Phase durch efferente Fasern des N. vagus freigesetzt. Es bindet direkt an muskarinerge **M$_3$-Rezeptoren** der Belegzelle. Durch die Phospholipase C und einen intrazellulären Ca^{2+}-Anstieg wird die H$^+$/K$^+$-ATPase aktiviert und so die Säuresekretion stimuliert.

Physiologische Hemmung der HCl-Produktion

Physiologische Hemmstoffe der HCl-Produktion sind Somatostatin und Prostaglandin E$_2$ (PGE$_2$).

Tab. 2.3 Hormone und Neurotransmitter zur Förderung der HCl-Produktion

Bezeichnung	Bildungsort	Stimulation durch	Wirkung
Hormone			
Gastrin	• Gastrinzellen im Magen	• Magendehnung • proteinreiche Nahrung	• bindet an Rezeptoren auf Belegzellen • stimuliert Freisetzung von Histamin aus ECL-Zellen
Histamin	• ECL(enterochromaffine-like)-Zellen • Mastzellen	• Gastrin • Acetylcholin	• bindet an H_2-Rezeptoren auf Belegzellen und fördert so die Freisetzung von H^+
Neurotransmitter			
Acetylcholin	• Parasympathikus	• ZNS	• stimuliert Freisetzung von Histamin • wirkt über IP_3 und Ca^{2+} als Second Messenger

Tab. 2.4 Hormone zur Hemmung der HCl-Produktion

Bezeichnung	Bildungsort	Stimulation durch	Wirkung
Somatostatin*	D-Zellen des Intestinaltrakts	• niedriger pH-Wert • hohe Proteinkonzentration	• Hemmung der Ausschüttung von Histamin • direkte Hemmung der HCl-Produktion in den Belegzellen
Prostaglandin E_2 (PGE_2)	Magenschleimhaut		• Hemmung der HCl-Produktion • Stimulation der Mucin- und Bicarbonatsekretion • Schutz vor Magensäure • Stimulation der Durchblutung der Magenschleimhaut
Sekretin	Duodenum, Jejunum	• saurer Mageninhalt • Polypeptide in der Nahrung	• Hemmung der Ausschüttung von Gastrin • Stimulation der pankreatischen HCO_3^--Sekretion • Stimulation der Somatostatinsekretion
Cholecystokinin (CCK)	Duodenum, Jejunum	• Fettsäuren und Peptide im Duodenum	• Hemmung der Magenmotorik • Herabsetzung des Hungergefühls • Hemmung der HCl-Produktion
GIP (glucose-dependent insulin-releasing peptide)	Duodenum, oberes Jejunum	• Glucose • Aminosäuren • Fettsäuren	• Hemmung der Magenmotorik • Hemmung der Gastrinsekretion

* Somatostatin ist auch ein Inhibiting-Hormon des Hypothalamus (S. 45) und hemmt die Freisetzung von Somatotropin und Thyreotropin.

Somatostatin. Durch den Nahrungsbrei wird die sezernierte Magensäure zunächst abgepuffert. Sinkt im Verlauf der Magenentleerung der pH-Wert im Magen unter 2, wird zum Schutz gegen Übersäuerung die Gastrinausschüttung gehemmt. Ein **niedriger pH-Wert** stimuliert die D-Zellen in der Magenschleimhaut zur Somatostatinfreisetzung. Somatostatin hemmt die Magensäuresekretion, indem es direkt auf die Belegzellen wirkt und antagonistisch zu Histamin die zytosolische cAMP-Konzentration senkt. Außerdem hemmt es die Gastrin- und Histaminfreisetzung in den G- und ECL-Zellen (negative Rückkopplung).

Prostaglandin E_2 (PGE_2). PGE_2 wird in den Zellen der Magenschleimhaut gebildet und hemmt die HCl-Produktion, indem es an den EP_3-Rezeptor auf den Belegzellen bindet. PGE_2 reduziert außerdem die Histamin- und Gastrinsekretion.

Rückkopplungshemmung aus dem Dünndarm. Wenn ein saurer (pH-Wert < 4), ein sehr fetthaltiger oder ein hyperosmolarer Chymus in den Dünndarm übertritt, werden zahlreiche Hormone im **Dünndarm** sezerniert, die die Magensäuresekretion hemmen. Dies geschieht, indem sie direkt auf die Belegzellen oder auf die hormonproduzierenden Zellen im Magen rückwirken:
- **Sekretin** hemmt die Gastrinsekretion und stimuliert die Somatostatinsekretion.
- **GIP** (glucose-dependent insulin-releasing peptide) hemmt die Gastrinsekretion sowie möglicherweise direkt die Funktion der Belegzellen.

- **CCK** und **Neurotensin** hemmen die Säurebildung der Belegzellen.

Medikamentöse Hemmung der HCl-Produktion

Blick in die Klinik Substanzen, die direkt die H^+/K^+ ATPase in den Belegzellen der Magenschleimhaut hemmen, werden als **Protonenpumpenhemmer** (PPI) bezeichnet. Sie können den Säuregehalt im Magen verringern. Diese Medikamente (Wirkstoffe sind z. B. **Omeprazol**, Pantoprazol) werden vor allem zur Prophylaxe und Behandlung von Magen- und Duodenalgeschwüren (Ulcus ventriculi und duodeni) eingesetzt.

Lerntipp

Die Salzsäureproduktion in den Belegzellen und ihre Steuerung, besonders aber die Protonenpumpe und ihre Inhibition, ist in den letzten Jahren bevorzugter Prüfungsstoff geworden. Wenn du dich damit gut auskennst, kannst du punkten.

2.3.4 Enzyme des Magensafts

Pepsinogene

Die **Hauptzellen** des Magens sezernieren über Exozytose ein Gemisch aus mindestens 8 verschiedenen **proteolytischen Proenzymen**, den **Pepsinogenen**. Die Umwandlung von inaktivem Pepsinogen in das aktive Pepsin findet erst im Magenlumen durch **limitierte Proteolyse** statt. Pepsine sind Endopeptidasen: Sie können Proteine nur innerhalb der Polypeptidkette spalten. Ihr pH-Optimum liegt im stark sauren Bereich (pH 1,8–3,5). Im alkalischen Milieu werden sie irreversibel gehemmt.

Die Pepsinogensekretion wird wie die Freisetzung der Salzsäure durch ACh, Gastrin und Histamin stimuliert. Fördernd wirken auch Sekretin und CCK.

Intrinsic Factor

Die **Belegzellen** des Magens sezernieren neben Salzsäure auch den Intrinsic Factor. Dieses Glykoprotein wird für die **Resorption** des für die DNA-Synthese unentbehrlichen **Vitamin B_{12}** (Cobalamin) benötigt. Vitamin B_{12} bildet zunächst mit dem R-Protein (Haptocorrin) aus dem Mundspeichel einen magensaftresistenten Komplex. Im oberen Dünndarm wird dieser Komplex durch Pankreasenzyme gespalten. **Vitamin B_{12} bindet an den Intrinsic Factor und dieser Komplex kann im Ileum durch rezeptorvermittelte Endozytose aufgenommen werden.** Mit dem Blutstrom gelangt Vitamin B_{12} an Transcobalamin gebunden, in die Leber oder andere schnell proliferierende Gewebe. Die **Steuerung der Sekretion** des Intrinsic Factors erfolgt wie die der Salzsäuresekretion (S. 14).

2.3.5 Schutz der Magenschleimhaut

Der pH-Wert im Magen kann bei maximaler Stimulation unter 1 fallen. Das heißt, dass die Magenschleimhaut einen H^+-Konzentrationsgradienten von bis zu 1 000 000:1 aushalten muss. Außerdem muss sie sich vor Schädigung durch Säure oder Selbstverdauung durch Pepsin schützen.

Morphologische Barriere. Die Schlussleisten (Tight Junctions) und die apikale Zellmembran der Schleimhautzellen dienen als **Diffusionsbarriere, die weder Protonen noch CO_2 passieren lassen.**

Funktionelle Schutzkomponente. Ein zäher alkalischer Schleim überzieht die gesamte Magenschleimhaut zum Schutz vor Säure und Selbstverdauung. Der Schleim wird von den **Oberflächenepithelzellen**, den **Kardia-** und **Pylorusdrüsen** sowie von den **Nebenzellen** gebildet.

Zwischen der Schleim-Gel-Schicht und der Schleimhaut liegt eine dünne, statische Flüssigkeitsschicht (unstirred layer). In diese Schicht hinein sezernieren die Oberflächenzellen HCO_3^--Ionen. Die HCO_3^--Ionen neutralisieren die Magensäure im unstirred layer. So liegt der pH-Wert dort bei ca. 7 und eindringendes Pepsin wird inaktiviert.

Die HCO_3^--Sekretion und die Mucinsekretion werden durch **Prostaglandine** (PGE_2) stimuliert, während die HCl-Sekretion in den Belegzellen durch PGE_2 gehemmt wird. Prostaglandine erhalten also die schützende Schleimhaut. Medikamente wie Cyclooxygenasehemmer (nichtsteroidale Antirheumatika, z. B. Acetylsalicylsäure, Diclofenac), die die Prostaglandinsynthese hemmen, schädigen die Magenschleimhaut und können zu **Magengeschwüren** führen.

2.3.6 Phasen der Magensaftsekretion

Die Sekretion wird dem Bedarf angepasst. Man unterscheidet 2 Hauptphasen der Sekretion: die interdigestive und die digestive Phase.

Interdigestive Phase. In der interdigestiven Phase (Nüchternzustand) beträgt die Basalsekretion etwa 0,2 ml Magensaft pro Minute. Die kontinuierliche, basale Sekretion dieser Phase unterliegt einem zirkadianen Rhythmus: Sie ist morgens am niedrigsten und abends am höchsten. Der pH-Wert in dieser Phase kann interindividuell stark variieren und liegt zwischen 3 und 7.

Digestive Phase. Sie beginnt mit der Aufname von Nahrung. Im Verlauf dieser Phase steigt die Sekretion auf 3 ml/min an. Sie lässt sich aufgrund der beteiligten Strukturen in 3 weitere Phasen unterteilen.

Kephale Phase: Sie kann bereits mit der Vorstellung von Essen, dem Anblick, dem Geruch oder dem Geschmack beginnen. Diese Reize stimulieren den **dorsalen vagalen Motorkern**, wodurch parasympathische Fasern aktiviert werden.

In dieser Phase werden etwa 40 % des Magensafts sezerniert.

Gastrale Phase: Beim Übertritt des Speisebreis in den Magen wird die Magensaftsekretion gesteigert. Vermittelt wird dies reflektorisch durch Dehnung des Magens über den dorsalen vagalen Motorkern und über lokale Reflexbögen des enterischen Nervensystems. Vor allem Proteinabbauprodukte, Alkohol und Kaffee veranlassen die G-Zellen zur Gastrinfreisetzung. Mit 50–60 % wird der Hauptteil der gesamten Sekretion in der gastralen Phase erbracht.

Intestinale Phase: Mit dem Übertritt von Chymus in den Dünndarm stimulieren vorhandene Proteinabbauprodukte G-Zellen im Duodenum zur Gastrinausschüttung. Gastrin stimuliert Beleg- und Hauptzellen im Magen. Der Anteil an der gesamten Magensaftproduktion beträgt nur etwa 10 %.

IMPP-Fakten

!! Die **Belegzellen** der Magenschleimhaut produzieren Salzsäure (HCl).

! Typisch für die Belegzellen des Magens sind **intrazelluläre Canaliculi**.

!!!! Der **H^+-Transport** aus der Belegzelle in das Magenlumen verläuft über eine H^+/K^+-ATPase.

!! Über den **HCO_3^-/Cl^--Antiporter** auf der basolateralen Seite werden Cl^--Ionen im Austausch gegen HCO_3^- in die Belegzellen aufgenommen.

!!! Auf der apikalen (luminalen) Seite haben die Belegzellen einen K^+-Kanal, über den **K^+-Ionen rezirkulieren**.

! Basolateral besitzen **Belegzellen** (wie praktisch alle Zellen) eine **Na^+/K^+-ATPase**.

! **Histamin** ist an der Stimulation der HCl-Sekretion in den Belegzellen des Magens beteiligt.

!! Durch die Aktivierung der **ECL**(enterochromaffin-like)-**Zellen** der Magenschleimhaut kommt es zur **gesteigerten Magensäuresekretion**, woraus eine Abnahme des pH-Wertes im Magenlumen resultiert.

!! **Somatostatin** hemmt die Magensäuresekretion.

! Ein **saurer Chymus**, der in den Dünndarm übertritt, hemmt die Magensäureproduktion.

! Hemmstoffe der H^+/K^+-ATPase (**Protonenpumpenhemmer**) setzen die Magensaftsekretion herab.

! **Gastrin** fördert über die Freisetzung von Histamin die Magensaftsekretion.

!! Die wichtigsten Proteinasen des Magensaftes sind die **Pepsinogene**.
! **Prostaglandin E₂** stimuliert die HCO₃⁻- und die Mucinsekretion der Magenschleimhautzellen.
! Fehlendes **Prostaglandin E** hemmt die Sekretion der Mucine der Magenschleimhaut.
!! **Prostaglandin E₂** hemmt die HCl-Sekretion in den Belegzellen.
!! **Vitamin B₁₂** wird im Komplex mit **Intrinsic Factor** im Ileum durch rezeptorvermittelte Endozytose in die Enterozyten aufgenommen.
!! Die **Schlussleisten** und die apikale Zellmembran der Magenschleimhautzellen dienen als **Diffusionsbarriere** und schützen die basolaterale Seite des Epithels vor Protonen.
! **Cyclooxygenasehemmer** verhindern in erster Linie die Bildung von Prostaglandin E₂.

2.4 Bauchspeicheldrüse

2.4.1 Funktionelle Anatomie

Die Bauchspeicheldrüse (Pancreas) besteht aus einem endokrinen und einem exokrinen Teil. Der **endokrine Teil** produziert unter anderem die Hormone Insulin (S. 63) und Glucagon (S. 67), der exokrine Teil Verdauungsenzyme und andere Proteine, die mit dem alkalischen Pankreassekret in den Dünndarm abgegeben werden.

Der **exokrine Teil** ist ähnlich wie die Speicheldrüse (S. 12) in mehrere 1000 Läppchen gegliedert, die jeweils mehrere Drüsenstücke (Azini) und -gänge enthalten. Diese werden von den **Azinuszellen** umgeben, die das Pankreassekret produzieren, das über den Ductus pancreaticus ins Duodenum gelangt.

2.4.2 Zusammensetzung des Pankreassekrets

Das Sekret des **exokrinen Pankreas** ist eine proteinreiche alkalische Flüssigkeit mit einem pH-Wert von 7–8. Pro Tag werden ca. 1,5 l sezerniert. Insgesamt werden über 20 verschiedene Proteine freigesetzt, die sich grob in 3 Gruppen einteilen lassen.
- **Zymogene**: Es handelt sich um inaktive Vorstufen von Verdauungsenzymen, die im Dünndarm durch Enteropeptidase und Trypsin aktiviert werden (durch limitierte Proteolyse).
- **aktive Enzyme**: Beispiele sind α-Amylase und Lipasen.
- **schützende und regulatorische Proteine**

Ein weiterer wichtiger Bestandteil des Pankreassekrets ist HCO₃⁻, das im Duodenum den Magensaft neutralisiert.

2.4.3 Pankreasenzyme

Die Verdauungsenzyme des Pankreas werden in den **Azinuszellen** der Drüsenläppchen im unstimulierten Zustand in niedriger Rate konstitutiv produziert und durch Exozytose freigesetzt.

α-Amylasen. α-Amylasen spalten **Glykogen** und **Stärke** bis zum Trisaccharid Maltotriose und zu den Disacchariden Maltose und Isomaltose und sie führen die bereits im Mund begonnene Zerlegung der Kohlenhydrate weiter.

(Desoxy-)Ribonucleasen. Sie spalten die Nucleinsäuren in Nucleotide. Die Basen werden dann resorbiert und über den Salvage Pathway in den Nucleotidstoffwechsel eingeschleust.

Pankreaslipase. Sie spaltet die Triacylglycerine meist in 2 freie Fettsäuren und β-Monoacylglycerin.

Phospholipase. Sie spaltet Phospholipide in Glycerin, Fettsäuren und die jeweilige organische Verbindung.

Cholesterinesterase. Sie spaltet Cholesterinester in freies Cholesterin und Fettsäuren.

Endopeptidasen. Die Endopeptidasen Trypsin und Chymotrypsin gehören beide zu den **Serinproteasen**. Sie spalten die Proteine innerhalb der Polypeptidkette hydrolytisch hinter bestimmten Aminosäuren. Trypsin spaltet hinter den basischen Aminosäuren Arginin und Lysin, Chymotrypsin dagegen hinter den aromatischen Aminosäuren Tryptophan und Phenylalanin. Beide Endopeptidasen haben ein pH-Optimum zwischen 7 und 8.

Die **Vorstufen** von Trypsin und Chymotrypsin sind Trypsinogen bzw. Chymotrypsinogen. Eine **Enteropeptidase** (Enterokinase) spaltet ein N-terminales Peptid von der Vorstufe ab und aktiviert sie damit.

Exopeptidasen. Die Exopeptidasen Carboxypeptidase A und B spalten die Aminosäuren hydrolytisch vom **Carboxylende** der Proteinketten ab. Carboxypeptidase A spaltet aromatische Aminosäuren ab, Carboxypeptidase B dagegen basische Aminosäuren. Beide Enzyme benötigen Zink als Cofaktor.

Die Aktivierung der inaktiven Vorstufen Procarboxypeptidase A bzw. Procarboxypeptidase B erfolgt durch limitierte Proteolyse.

Elastasen. Sie spalten das Protein Elastin. Die Vorstufen der Elastasen heißen Proelastasen und werden ebenfalls durch limitierte Proteolyse aktiviert.

Blick in die Klinik Elastase ist ein Enzym des Pankreas. Nimmt seine Konzentration im Stuhl ab, deutet das auf eine Insuffizienz des exokrinen Pankreas hin.

2.4.4 Natriumhydrogencarbonat

Die Azinuszellen des exokrinen Pankreas produzieren zusammen mit den Verdauungsenzymen ein **Cl⁻-reiches Primärsekret**. Von den Epithelzellen der Ausführungsgänge werden mit zunehmender Sekretionsrate in der digestiven Phase große Mengen eines **NaHCO₃-reichen, alkalischen Sekrets** sezerniert, das im Duodenum den sauren Chymus aus dem Magen neutralisiert und das pH-Optimum für die pankreatischen Enzyme herstellt.

Die Konzentrationen der beiden wichtigsten Kationen Na⁺ und K⁺ im Sekret bleiben konstant, während sich die Konzentrationen der Hauptanionen HCO₃⁻ und Cl⁻ gegenläufig verändern: Mit **zunehmender Sekretionsrate** nimmt die **Cl⁻-Konzentration ab** und nähert sich einem Minimum, die **HCO₃⁻-Konzentration steigt** gleichzeitig an und nähert sich einem Maximum. Sie kann dabei bis auf ca. 150 mmol/l ansteigen. Bei starker Sekretion steigt der pH-Wert daher bis auf 8,2 an.

Bildung und Sekretion des Natriumhydrogencarbonats

HCO₃⁻ wird in den Zellen des Ausführungsgangs produziert und von ihnen ins Lumen abgegeben. Es wird entweder direkt aus dem Blut über einen **Na⁺-HCO₃⁻-Cotransporter** aufgenommen oder CO₂ gelangt aus dem Blut in die Zellen und wird dort von der Carboanhydrase in HCO₃⁻ umgewandelt (CO₂ und H₂O → H₂CO₃ → HCO₃⁻ + H⁺). Eine Na⁺/K⁺-ATPase baut den Ionengradienten auf, über den H⁺ über einen basolateralen Na⁺/H⁺-Antiporter wieder entfernt wird. Das HCO₃⁻ gelangt dann im Austausch gegen Cl⁻ über einen **luminalen Cl⁻/HCO₃⁻-Antiporter** ins Ganglumen. Für dessen Funktion muss über einen **CFTR-Kanal** (ein ABC-

Transporter) und Ca^{2+}-aktivierte Cl^--Kanäle (ORCC, outward rectifying chloride-channel) ausreichend Cl^- zurück ins Ganglumen transportiert werden. Na^+ und H_2O folgen passiv parazellulär. Mit steigender Sekretionsrate und entlang des Ausführungsgangs gelangt so ein immer HCO_3^--reicheres und alkalischeres Sekret in das Duodenum.

Im Gegensatz zum Mundspeichel ist das Pankreassekret unabhängig von der Sekretionsrate immer **isoton** zum Blutplasma.

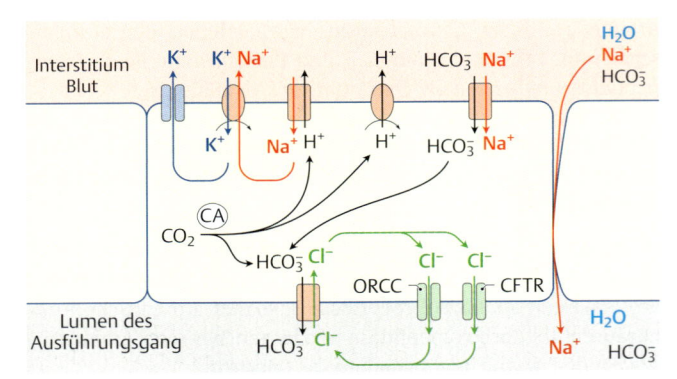

Abb. 2.5 Bildung von Natriumhydrogencarbonat und Sekretion im Ausführungsgang des exokrinen Pankreas. CA, Carboanhydrase [Quelle: Gekle et al., Taschenlehrbuch Physiologie, Thieme, 2015]

> **Blick in die Klinik** Bei der **Mukoviszidose (cystische Fibrose)** liegt eine Mutation im **CFTR-Gen** vor, das den spezifischen Cl^--Kanal codiert. Dadurch ist der Cl^--Ausstrom aus den Pankreasgangzellen ins Lumen stark vermindert. Die Cl^--**Konzentration** in der Zelle steigt, weshalb der Transport von HCO_3^- ins Lumen über den HCO_3^-/Cl^--Antiporter an der luminalen Membran gestört ist. Da die Cl^--Konzentration im Lumen die treibende Kraft für das osmotisch nachströmende Wasser ist und der HCO_3^-/Cl^--Austausch nicht mehr erfolgt, ist das Pankreassekret entsprechend zähflüssig und weniger alkalisch. Letzteres führt dazu, dass der ins Duodenum gelangte saure Mageninhalt nicht mehr ausreichend neutralisiert werden kann und im Duodenum eine erhöhte H^+-Konzentration vorliegt. Das Pankreasgewebe kann durch Verlegung der Ausführungsgänge mit zähem Schleim irreversibel geschädigt werden.

2.4.5 Steuerung der Pankreassekretion

Die Sekretionsfunktion des exokrinen Pankreas wird ähnlich wie die des Magensafts (S.14) sowohl **humoral** als auch **neuronal** gesteuert. Die Sekretion schwankt in Abhängigkeit von der Nahrungsaufnahme stark. In der kephalen Phase reichen die Vorstellung, der Anblick und Geruch einer appetitlichen Mahlzeit aus, um, vermittelt durch den N. vagus (über Acetylcholin), die Sekretion besonders der Verdauungsenzyme im Pankreas zu steigern.

Gehemmt wird die Pankreassekretion durch die Nn. splanchnici (Sympathikus), Somatostatin, Glucagon und pankreatisches Polypeptid (PP).

Steuerung der $NaHCO_3$-Sekretion

Der wichtigste Stimulator der $NaHCO_3$-Sekretion ist **Sekretin** (S.32). Sekretin wird von S-Zellen im Duodenum und Jejunum freigesetzt. Stimuliert wird diese Freisetzung vor allem durch HCl und zu einem geringeren Grad durch Gallensalze und Fettsäuren. Gleichzeitig bremst Sekretin die HCl-Produktion im Magen.

Steuerung der Proteinsekretion

Der wichtigste Regulator für die Proteinsekretion ist **Cholecystokinin** (S.33), das verstärkt nach Nahrungsaufnahme – vor allem von Lipiden, Peptiden und Aminosäuren – aus den I-Zellen des Dünndarms freigesetzt wird. CCK wirkt direkt auf die Azini und steigert die Proteinsekretion.

2.4.6 Schutz des Pankreasgewebes

Mehrere Mechanismen schützen das Pankreasgewebe vor den Verdauungsenzymen, die es produziert:
- Einige der proteolytischen Enzyme werden in Form von **inaktiven Vorstufen** (Zymogenen) sezerniert. Ihre Aktivierung erfolgt erst im Duodenum durch **Trypsin**.
- Zusätzlich verhindert ein **Trypsininhibitor** in den Exozytosegranula und in den Ausführungsgängen eine vorzeitige Aktivierung der Proteasen.

Lipase, Amylase und die Ribonucleasen werden in **aktiver Form** sezerniert. Die Pankreaslipase wird aber nur in Gegenwart von Ca^{2+} und **Colipasen** aktiv. Deren Aktivierung wiederum erfolgt aus Procolipasen des Pankreassaftes durch **Trypsin** im Duodenum.

2.4.7 Phasen der Pankreassekretion

Die Pankreassekretion passt sich wie die Magensäureproduktion (S.16) dem Bedarf an. In der **interdigestiven Phase** herrscht eine basale Sekretion. In der **digestiven Phase** steigt die Sekretion um das 5–20-Fache an. Wie beim Magen können hier 3 Phasen unterschieden werden.

Kephale Phase: Die kephale Phase ist kurz und kann bereits mit dem Gedanken an die Nahrungsaufnahme oder dem Anblick bzw. Geruch der Nahrung beginnen. Es kommt zu einem leichten Anstieg der Flüssigkeits- und HCO_3^--Sekretion, und die Enzymsekretion steigt auf ca. 25 % ihres Maximalwertes.

Gastrale Phase: Nach dem Schlucken beginnt die gastrale Phase. In dieser Phase bewirkt die **Magendehnung** über vagovagale Reflexe und vermutlich auch die **Gastrinausschüttung** eine Sekretionssteigerung um weitere 10–20 %.

Intestinale Phase: Die intestinale Phase beginnt mit der Magenentleerung. Durch den sauren Chymus sinkt der pH-Wert im Duodenum, wodurch die HCO_3^--Sekretion angeregt wird. Die Enzymsekretion erreicht ihren maximalen Wert.

> **IMPP-Fakten**
>
> ! Die Proteasen des Pankreas werden durch **limitierte Proteolyse** aktiviert.
> ! Die Proteine des Pankreassekrets werden durch **Exozytose** aus den Azinuszellen freigesetzt.
> ! Substrate der **α-Amylase** sind Stärke und Glykogen.
> ! Produkte der **α-Amylase-Reaktion** sind unter anderem Maltose und Maltotriose.
> !! Im Pankreassaft sind **Ribonucleasen** enthalten.
> ! **Trypsin** gehört zu den Serinproteasen.
> !! **Trypsin** spaltet hinter Arginin und Lysin.
> ! Eine **Enteropeptidase** aktiviert Trypsinogen zu Trypsin.
> !! **Trypsin** entsteht durch Abspaltung eines N-terminalen Peptids aus Trypsinogen.
> ! Eine erniedrigte Elastasekonzentration im Stuhl deutet auf eine **Insuffizienz** des exokrinen Pankreas hin.

!! Mit zunehmender Sekretionsrate steigt die **HCO$_3^-$-Konzentration** im Pankreassekret an und nähert sich einem Maximum.
! Apikal wird Bicarbonat im Austausch gegen Chlorid in das **Ganglumen** sezerniert.
! Der **CFTR-Kanal** ist ein ABC-Transporter.
! Die Öffnungswahrscheinlichkeit der **Cl$^-$-Kanäle** (ORCC-Kanäle) an der luminalen Zellmembran der Ausführungsgänge wird über die cytosolische Ca^{2+}-Konzentration reguliert.
! Das Pankreassekret ist immer **plasmaisoton**.
! Mukoviszidose beruht auf einem Defekt eines von CFTR codierten Cl$^-$-Kanal.
! **Sekretin** stimuliert die NaHCO$_3$-Sekretion in den Ausführgängen des Pankreas.
! Der sinkende pH-Wert im Duodenum beim Übertritt der Nahrung vom Magen stimuliert die **Sekretion** des **exokrinen Pankreas**.

2.5 Leber und enterohepatischer Kreislauf

2.5.1 Funktionelle Anatomie

Die Leber ist aus einzelnen Leberläppchen aufgebaut. Diese wiederum bestehen zu 80 % aus **Hepatozyten**, die in radiär verlaufenden Platten und Balken, ausgehend von der Zentralvene, angeordnet sind. Dazwischen liegen die Lebersinusoide, die gegenüber den Hepatozyten durch den Disse-Raum und ein diskontinuierliches Endothel abgegrenzt werden.

Immer zwei nebeneinanderliegende Hepatozyten bilden mit der apikalen Membran ein ca. 1 µm weites **Gallenkanälchen**, das durch Tight Junctions und Desmosomen abgedichtet ist. Die Gallenkanälchen münden in größere Gallengänge mit eigenem Epithel (Cholangiozyten) und schließlich in den Ductus choledochus.

Von den Hepatozyten wird die **Primärgalle** gebildet. Sie wird in die Gallenkanälchen sezerniert und fließt durch die verschiedenen Abschnitte des Gallengangbaumes, bis sie schließlich die Leber verlässt (ca. 900 ml pro Tag). Noch in den Gallengängen wird die Primärgalle zu **Sekundär-** oder **Lebergalle** modifiziert. 50 % der Lebergalle gelangen direkt ins Duodenum und 50 % fließen in die Gallenblase, wo sie 10–20-fach zur **Blasengalle** konzentriert wird.

2.5.2 Bestandteile der Gallenflüssigkeit

Die Gallenflüssigkeit enthält folgende Bestandteile:
- Gallensalze bzw. -säuren
- Cholesterin
- Lecithin (= Phosphatidylcholin) und andere Phospholipide
- Steroide
- Bilirubin (Gallenfarbstoff)
- Elektrolyte
- ausscheidungspflichtige Substanzen und Abbauprodukte

Gallensalze und Gallensäuren

Synthese. Die **primären Gallensäuren** (z. B. Cholsäure) werden in den Hepatozyten aus Cholesterin synthetisiert und mit Aminosäuren (Glycin) oder Aminosäurederivaten (Taurin) konjugiert. Dadurch entstehen die primären Gallensäuren (z. B. Glykocholsäure oder Taurocholsäure), die als Detergenzien wirken können. Im unteren Dünndarm entstehen daraus die **sekundären Gallensäuren** (S. 26). Gallensäuren liegen in der Gallenflüssigkeit meist konjugiert als Anionen vor und werden deshalb auch als Gallensalze bezeichnet.

Sekretion. Die Gallensalze werden durch **primär aktiven Transport** in die Gallenkanälchen sezerniert. Wasser und Na$^+$ folgen passiv nach. Über einen sekundär aktiven Transport sezernieren durch Sekretin stimulierte Gallengangepithelzellen außerdem noch ein HCO$_3^-$-reiches Sekret in die Gallengänge. Die Funktion der Gallenkanälchen ähnelt derjenigen der Ausführungsgänge des Pankreas.

Die sezernierten Gallensalze können über den enterohepatischen Kreislauf (S. 21) wieder zurück zur Leber gelangen. Werden sie auf diesem Weg dekonjugiert und dehydroxyliert, bezeichnet man sie als sekundäre Gallensalze (S. 26).

Funktion. Die konjugierten Gallensalze sind amphiphil: Mit dem Cholesteringerüst enthalten sie einen lipophilen, mit dem Aminosäurerest einen hydrophilen Teil. Sie wirken als **Detergenzien** und können integrale Membranproteine aus den umgebenden Lipiden lösen. Sie emulgieren aber auch Lipidbestandteile der Nahrung. Es entsteht eine **Mizelle**, die nach außen hydrophil und damit im wässrigen Verdauungssekret löslich ist. Die Mizelle transportiert die lipophilen Nahrungsbestandteile im wässrigen Medium des Duodenums bis zur Plasmamembran der Enterozyten. Dort zerfällt sie und die lipophilen Anteile passieren die Membran. Die Gallensäuren selbst werden erst im terminalen Ileum reabsorbiert und gelangen dann über den enterohepatischen Kreislauf (S. 21) wieder zur Leber zurück.

Gallensäuren wirken in der Gallenflüssigkeit auch als **Lösungsvermittler** für Cholesterin und sind ebenfalls notwendig für die Aufnahme der fettlöslichen Vitamine A, D, E und K.

Cholesterin und Phospholipide

Cholesterin kann vom menschlichen Organismus nicht abgebaut und damit nicht zur Energiegewinnung herangezogen werden. Daher wird ein kleiner Teil frei mit der Gallenflüssigkeit ausgeschieden, den Großteil aber wandelt die Leber in Gallensäuren um.

Phospholipide helfen bei der Lösung von Cholesterin in den Gallensalzmizellen. Bei Bedarf werden die Phospholipide ebenfalls über die Galle ausgeschieden.

Bilirubin

Bilirubin entsteht beim **Hämabbau** (S. 102). Ein Zwischenprodukt dabei ist Biliverdin (S. 102), aus dem das schlecht wasserlösliche **unkonjugierte (indirekte) Bilirubin** (S. 103) entsteht. Im Blut wird unkonjugiertes Bilirubin deshalb an **Albumin** gebunden transportiert. Um die Wasserlöslichkeit zu erhöhen, wird Bilirubin in den Leberzellen durch die Reaktionen der Biotransformation an Glucuronsäure gekoppelt und als **konjugiertes (direktes) Bilirubin** (Bilirubindiglucuronid) mittels aktivem Transport in die Gallenkanälchen abgegeben.

Blick in die Klinik Ist die Sekretion in die Gallenkanälchen (Canaliculi biliferi) vermindert, kann es zu einem Anstieg des direkten Bilirubins im Blut kommen. Beim Patienten kann dies zur Gelbfärbung der Skleren und der Haut führen (Ikterus).

Im Darm wird Bilirubin durch Darmbakterien dekonjugiert und in Sterkobilinogen, Sterkobilin, Urobilinogen und Urobilin umgewandelt. 15–20 % dieser Abbauprodukte werden rückresorbiert und gelangen in den enterohepatischen Kreislauf (S. 21). Der Rest wird ausgeschieden und ist für die bräunliche Farbe des Stuhls bzw. für die gelbe Farbe des Harns (Urobilinogen) verantwortlich.

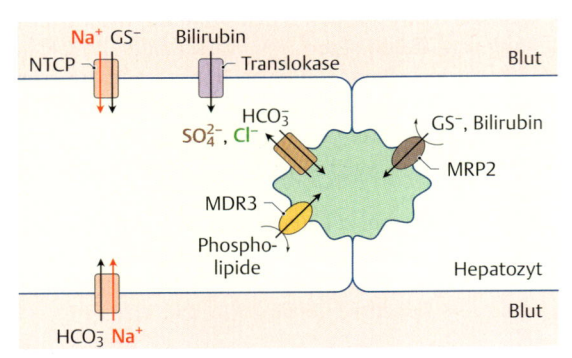

Abb. 2.6 Transport von Bilirubin und Phospholipiden in die Gallenkanälchen. Das albumingebundene **Bilirubin** gelangt an die basolaterale Hepatozytenmembran. Dort dissoziiert es vom Albumin ab und wird durch die elektrogene Bilirubintranslokase in die Zellen aufgenommen. Nach Konjugation mit Glucuronsäure wird es durch den MRP2-Transporter (multidrug resistance-associated protein 2-Transporter) in die Gallenkanälchen sezerniert. **Phospholipide** werden über den MDR3-Transporter (multidrug resistance protein 3) in die Gallenkanälchen transportiert. NTCP (sodium-taurocholate cotransporting polypeptide), Na⁺-Cotransporter: über ihn werden im enterohepatischen Kreislauf die sekundären Gallensalze wieder in die Hepatozyten resorbiert. [Quelle: Gekle et al., Taschenlehrbuch Physiologie, Thieme, 2015]

2.5.3 Bildung der Gallenflüssigkeit

Bildung der Primärgalle. Die **Primärgalle** (S. 19) ist die Flüssigkeit, die sich in den Gallenkanälchen befindet. Sie besteht aus Gallensalzen, Fettsäuren, Bilirubin, Phospholipiden, Cholesterin, Proteinen und enthält die Elektrolyte des Blutplasmas in vergleichbarer Konzentration. Sie ist also isoosmotisch. Angetrieben wird ihre Bildung durch die aktive Sekretion von Gallensalzen und den organischen Substanzen aus dem Hepatozyten in die Gallenkanälchen. Wasser folgt osmotisch durch die Tight Junctions nach und führt Ionen mit sich (Solvent Drag).

Bildung der Sekundärgalle (Lebergalle). In den Gallengängen wird die Primärgalle durch NaHCO₃-Sekretion zur endgültigen Lebergalle modifiziert. HCO₃⁻ gelangt über einen basolateralen Na⁺-HCO₃⁻-**Cotransporter** in die Gallengangzellen (Cholangiozyten). Es wird dort aber auch durch die **Carboanhydrase** ($CO_2 + H_2O \leftrightarrow H_2CO_3 \leftrightarrow HCO_3^- + H^+$) synthetisiert. HCO₃⁻ wird hauptsächlich durch einen apikalen **HCO₃⁻-Austauscher** in das Ganglumen sezerniert. Durch die Sekretion von NaHCO₃ und Wasser steigt der pH-Wert in den Gallengängen auf ca. 7,5.

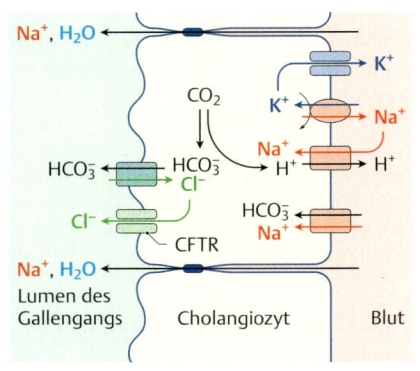

Abb. 2.7 Bildung der Sekundärgalle (Lebergalle). [Quelle: Gekle et al., Taschenlehrbuch Physiologie, Thieme, 2015]

Bildung der Blasengalle. In der Gallenblase wird die Lebergalle ca. um den Faktor 10–20 konzentriert. Es entstehen so täglich ca. 20–50 ml Blasengalle. Damit die Blasengalle blutisoton bleibt, werden bei der Eindickung nicht nur Wasser, sondern auch NaCl und NaHCO₃ resorbiert. Die Konzentration dieser Substanzen (besonders der Cl⁻-Ionen) ist damit in der Blasengalle geringer als in der Lebergalle.

Ein Na⁺/H⁺- und ein HCO₃⁻-Austauscher in der apikalen Membran sowie die Na⁺/K⁺-ATPase und ein Cl⁻-Kanal in der basolateralen Membran sorgen für die Resorption von NaCl. Wasser wird trans- und parazellulär resorbiert. HCO₃⁻ tritt parazellulär und als CO₂ aus der Galle aus. Durch die leichte Ansäuerung wird die Gefahr der Gallensteinbildung reduziert, da die Löslichkeit von Ca²⁺-Salzen bei Abnahme des pH-Wertes steigt.

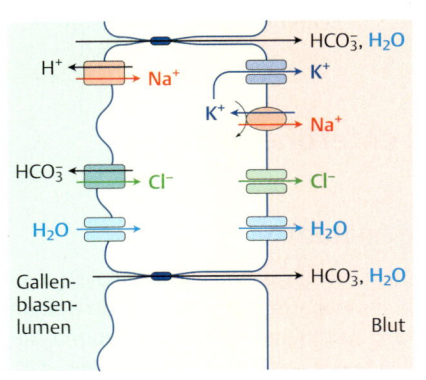

Abb. 2.8 Bildung der Blasengalle. [Quelle: Gekle et al., Taschenlehrbuch Physiologie, Thieme, 2015]

2.5.4 Steuerung der Gallesekretion

Die Leber produziert ständig eine geringe Menge Gallenflüssigkeit. **Sekretin** fördert den **Gallenfluss** durch Stimulation der Wasser- und NaHCO₃-Sekretion im Ductus hepaticus communis. Der stärkste Stimulus für die Gallesekretion sind allerdings die mit dem enterohepatischen Kreislauf (S. 21) wieder **zur Leber gelangten Gallensäuren**: Je mehr Gallensäuren in die Hepatozyten aufgenommen werden, desto mehr werden nach Konjugation (S. 19) wieder in die Gallenkanälchen sezerniert. Wasser und Na⁺ strömen nach und das sezernierte Gallevolumen wird größer.

Sekretin, **Glucagon** und **VIP** stimulieren die Gallensekretion über cAMP. **Somatostatin** hemmt die cAMP-Bildung und damit die Gallensekretion. **CCK** kann über Ca²⁺ die Sekretion steigern. Die Konzentrierung der Lebergalle wird durch **VIP** und **Serotonin** gehemmt.

2.5.5 Gallensteine

Gallensteine entstehen, wenn es zu einem Ungleichgewicht zwischen den verschiedenen Inhaltsstoffen in der Gallenflüssigkeit kommt. Sie können den Gallenabfluss stören. Wird der Ausgang der Gallenblase verlegt, kommt es zu Koliken und einer leicht eingeschränkten Fettverdauung.

Cholesterinsteine. 80 % aller Gallensteine sind Cholesterinsteine. Normalerweise wird das Cholesterin in der Galle durch Gallensäuren und Phospholipide, z. B. Lecithin, durch Mizellenbildung in Lösung gehalten. Steigt die Cholesterinkonzentration in der Galle zu stark an oder sinkt die Konzentration der Gallensalze oder der Phospholipide ab, so fällt Cholesterin aus der Lösung aus und bildet Kristalle, die sich zu Steinen aneinanderlagern. Als günstigstes Verhältnis von Cholesterin, Gallensäuren und Phospholipiden wird 4 : 75 : 21 betrachtet. Unterstützt wird die Bildung von Gallensteinen durch eine Motilitätsstörung der Gallenblase. Die Gallensteine können symptomlos bleiben, aber auch zu Koliken und Entzündungen führen. Als Risikofaktoren für Cholesteringallensteine gilt die **6 · F-Regel**: female (weiblich), forty (Alter über 40), fair (heller Hauttyp), fat (Adipositas), fertile (Schwangerschaft), family (familiäre Disposition).

Pigmentsteine. Ist der Gehalt an schlecht löslichem Bilirubin z. B. bei einer chronischen Hämolyse in der Galle erhöht, entstehen Pigmentsteine. Sie enthalten außer Bilirubin auch Kalkeinlagerungen (Calciumbilirubinat).

2.5.6 Gelbsucht (Ikterus)

Bei einer Verlegung des **Ductus choledochus**, die neben Gallensteinen z. B. auch durch einen Tumor verursacht sein kann, kommt es mit einer Entfärbung des Stuhls von braun zu grau, unklaren Oberbauchbeschwerden und einer Gelbfärbung der Skleren zu den typischen Symptomen eines Verschluss-Ikterus. Ein Anstieg der Plasmabilirubinkonzentration über 35 µmol/l (2 mg/dl) führt zu einer Gelbfärbung der Konjunktiven, später auch der Haut.

Eine **gesteigerte Hämolyse** und die damit einhergehende verstärkte Bilirubinbildung, die die Kapazität der Leber übersteigt, verursachen einen **prähepatischen Ikterus**. Während eine Abflussbehinderung in den Gallenwegen das konjugierte Bilirubin ansteigen lässt, ist bei einem prähepatischen Ikterus v. a. das unkonjugierte Bilirubin erhöht.

2.5.7 Enterohepatischer Kreislauf

Der enterohepatische Kreislauf dient dazu, Gallensäuren und Gallensalze, deren Bedarf wesentlich höher ist als die in der Leber vorhandene Menge, nach „Gebrauch" bei der Fettverdauung wieder zu resorbieren und der Leber zur erneuten „Verwendung" zuzuführen.

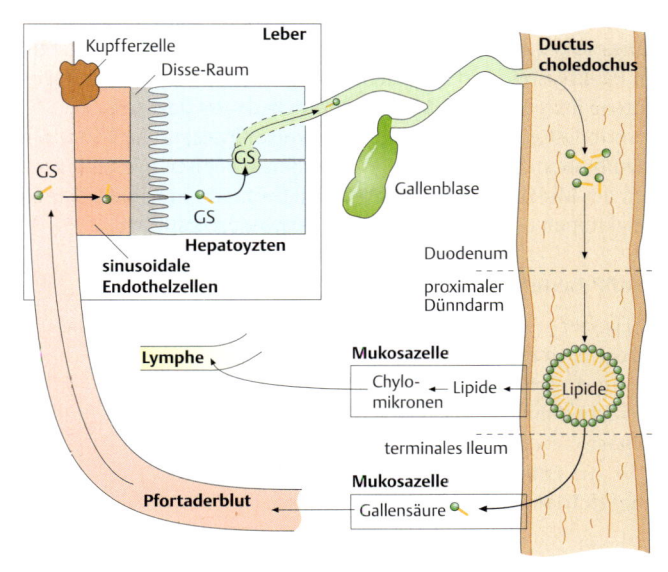

Abb. 2.9 Enterohepatischer Kreislauf.

Die unkonjugierten Gallensäuren werden meist passiv durch nicht ionische Diffusion resorbiert, die konjugierten Gallensalze gelangen durch einen sekundär aktiven Transport über den Na$^+$-Gallensalz-Cotransporter ASBT (active sodium bile salt transporter) im terminalen Ileum wieder ins Blut. Insgesamt beträgt die Rückresorption über 98 %. Die Gallensäuren und Gallensalze gelangen über Mesenterialvenen und Pfortader zurück zur Leber. Dort werden sie aus den Sinusoiden von den Leberzellen über verschiedene Carrier aktiv aufgenommen. Hierzu gehört z. B. der Na$^+$-Cotransporter NTCP (sodium-taurocholate cotransporting polypeptide), der Gallensäuren im Cotransport mit Na$^+$ in die Hepatozyten aufnimmt.

Jedes Gallensalzmolekül wird so pro Tag (je nach Nahrungsaufnahme) bis zu 12-mal sezerniert und im Dünndarm zuverlässig wieder resorbiert. Eine gestörte Rückresorption im terminalen Ileum kann nicht ausreichend durch eine Neusynthese von Gallensäuren ausgeglichen werden. Es kommt zu Fettverdauungsstörungen.

Ein kleiner Anteil der Gallensäuren wird nicht wieder resorbiert, sondern ausgeschieden. Dieser Weg ist die einzige Möglichkeit für den Körper, überflüssiges Cholesterin loszuwerden.

Auch die **Abbauprodukte des Bilirubins** durchlaufen zu einem kleinen Teil ebenfalls einen enterohepatischen Kreislauf. Sie werden erneut über die Leber, zu einem kleinen Teil jedoch auch über die Nieren eliminiert.

Blick in die Klinik Colchicin, das Gift der Herbstzeitlosen, und auch **Amanitine** (Gifte des Knollenblätterpilzes) treten durch Resorption im Darm in den enterohepatischen Kreislauf ein. Dadurch wird die Halbwertszeit dieser Gifte verlängert, sie verbleiben also länger im Körper. Eine Knollenblätterpilzvergiftung tritt z. B. erst nach 8–12 Stunden in Erscheinung und verläuft über mehrere Tage.

Blick in die Klinik Ein zu hoher Cholesterinspiegel im Blut kann durch Medikamente, die die enterale Resorption von Gallensäuren hemmen, gesenkt werden. Bei diesen Medikamenten handelt es sich um Anionenaustauscherharze, die Gallensäuren im Darmlumen irreversibel binden. Sie werden mit dem Stuhl ausgeschieden. Dadurch muss der Körper laufend Gallensäuren nachsynthetisieren und verbraucht dabei das überflüssige Cholesterin.

IMPP-Fakten

!! **Sekretin** stimuliert die Gallengangsepithelzellen zu Sekretion des HCO$_3^-$-reichen Sekrets in die Gallengänge.

! **Gallensäuren** fördern die enterale Resorption von **lipophilen Nahrungsbestandteilen**.

! **Gallensäuren** gelangen als Bestandteile gemischter Mizellen ins Duodenum.

! **Gallensäuren** sind notwendig für die Aufnahme der fettlöslichen **Vitamine A, D, E** und **K**.

! **Unkonjugiertes Bilirubin** wird im Blut an Albumin gebunden transportiert.

!! Die **Ausscheidung von Bilirubindiglucuronid** (direktes Bilirubin) aus den Hepatozyten in die Gallenkanälchen erfolgt durch einen aktiven Transport. Ist die Sekretion reduziert, tritt direktes Bilirubin ins Blut über und kann zu einem Ikterus führen.

!! Die Konzentration von Cl$^-$ ist in der **Blasengalle** geringer als in der Lebergalle.

! Als günstigstes Verhältnis von Cholesterin zu Gallensäuren zu Phospholipiden gilt 4:75:21.

! Eine **gesteigerte Hämolyse** verursacht einen prähepatischen Ikterus.

> !! Aus den Enterozyten gelangen die **Gallensäuren** über Pfortader und Lebersinusoide zu den Leberzellen und werden von diesen aufgenommen (enterohepatischer Kreislauf).
> ! Bei der Aufnahme von Gallensäuren in die Hepatozyten spielt der **Na$^+$-Cotransport** eine wichtige Rolle.
> !! Gallensäuren werden durch einen sekundär-aktiven **Na$^+$-Cotransport** hauptsächlich im **Ileum** wieder aus dem Darmlumen resorbiert.
> !! Eine fehlende oder gestörte **Resorption von Gallensäuren** im Dünndarm kann nicht ausreichend durch Neusynthese von Gallensäuren kompensiert werden.
> ! Ein zu **hoher Cholesterinspiegel** im Blut kann durch Medikamente, die die enterale Resorption von Gallensäuren **hemmen**, gesenkt werden.

3 Verdauung und Resorption einzelner Nährstoffe

3.1 Lipide

3.1.1 Lipide in der Nahrung

Lipide gehören neben Proteinen und Kohlenhydraten zu den **Hauptnahrungsstoffen**.

In Industrieländern nimmt ein Erwachsener pro Tag ca. 100 g Lipide mit der Nahrung auf. Ein sehr großer Teil dieser Nahrungsfette sind **Triacylglycerine** mit vorwiegend langkettigen Fettsäuren, der Rest entfällt auf **Membranlipide** (Cholesterin, Phospholipide) und die **fettlöslichen Vitamine** E, D, K und A.

3.1.2 Spaltung der Lipidmoleküle

Die Lipidverdauung beginnt bereits im **Mund**. Der Speichel enthält eine **Zungengrundlipase**. Anders als bei Säuglingen, bei denen die Lipase die Milchfette spaltet, hydrolysiert sie bei Erwachsenen jedoch nur einen kleinen Teil der aufgenommenen Lipide. Im **Magen** befindet sich neben der säurestabilen und auch im sauren Milieu aktiven Zungengrundlipase eine **Magenlipase**, die, ebenso wie Pepsinogen, von den Hauptzellen der Magendrüsen sezerniert wird. Bereits im Magen beginnt die **Emulgation** der aufgenommenen Fette durch peristaltische Kontraktionen. Dadurch werden die Lipide für die verdauenden Enzyme besser zugänglich und die Enzyme erhalten eine größere Angriffsfläche.

Im **Duodenum** mischt sich der fetthaltige Nahrungsbrei mit der **Gallenflüssigkeit** (S. 19) und den lipidspaltenden **Enzymen des Pankreassafts** (S. 17). Zu Letzteren zählen:
- **Pankreaslipase**: spaltet von Triacylglycerin einzelne Fettsäuren ab; es entstehen meist
  - β-Monoacylglycerin (β-MAG, auch als 2-Monoacylglycerin bezeichnet) und 2 freie Fettsäuren aber auch
  - Glycerin und 3 freie Fettsäuren.
- **Cholesterinesterase**: spaltet Cholesterinester in Cholesterin und freie Fettsäuren
- **Phospholipase A$_2$**: spaltet die Esterbindungen glycerinhaltiger Phospholipide spezifisch an Position 2.

Die **Gallensalze** (S. 19) fördern die weitere Freisetzung von Lipiden aus den Nahrungsbestandteilen. Außerdem wirken sie als Detergenzien und sind für die feine Emulgation verantwortlich.

Aus Fetten und Fettspaltprodukten bilden sie **Mizellen**. Sie bestehen hauptsächlich aus:
- β-Monoacylglycerin (β-MAG)
- langkettigen Fettsäuren
- Phospholipiden
- Cholesterin
- fettlöslichen Vitaminen
- Gallensalzen

Kurzkettige und damit wasserlösliche Fettsäuren ($< C_{10}$) und Glycerin liegen frei in Lösung vor.

3.1.3 Resorption der fettlöslichen Moleküle

Die Hydrolyseprodukte werden im **oberen Dünndarm** von den Enterozyten aufgenommen. Die Mizellen treten dazu zwischen die Mikrovilli. Anschließend passieren die einzelnen Moleküle die lipophile Zellmembran durch eine einfache oder eine carriervermittelte Diffusion.

In den Enterozyten werden die langkettigen Fettsäuren und β-Monoacylglycerine von der Triacylglycerinsynthase wieder zu **Triacylglycerinen** zusammengesetzt (reverestert). Die Triacylglycerine und die Cholesterinester assoziieren mit geringen Mengen anderer Lipide und **Apolipoprotein B-48** (ApoB-48) zu Protein-Lipid-Komplexen, den **Chylomikronen**. An der basolateralen Seite werden die Chylomikronen durch Exozytose in die Lymphe entlassen. Zusammen mit der Lymphflüssigkeit gelangen sie über die **Lymphbahn** in den systemischen Kreislauf. **Glycerin** wie auch **kurz- und mittelkettige Fettsäuren**, die von den Enterozyten resorbiert, aber nicht zur Resynthese von Triacylglycerin und Cholesterinestern verwendet wurden, treten auf der basolateralen Seite in das Blut über.

Entwickeln Patienten auch bei normaler Nahrungsaufnahme Symptome wie Gewichtsabnahme, Muskelschwund oder Vitaminmangel, dann weist das auf eine verminderte Ausnutzung der Nahrungsstoffe durch eine **Malassimilation** hin. Eine Malassimilation unterteilt man nochmals in eine Maldigestion und eine Malabsorption (Malresorption). Unter **Maldigestion** versteht man eine Störung der Verdauung, also der Spaltung der Nahrungsstoffe, z. B. nach einer Magenresektion, bei einem Mangel an Pankreassekret oder Gallenflüssigkeit oder auch durch angeborene Enzymdefekte. **Malabsorption** bedeutet dagegen eine Absorptionsstörung durch eine reduzierte Transportfunktion der Membran im Dünndarm oder auch morphologische Veränderungen der Mukosa, z. B. im Rahmen von Darmerkrankungen, Darmresektionen oder bei Störungen der Darmdurchblutung.

> **IMPP-Fakten**
> ! Ein sehr großer Teil dieser Nahrungsfette sind **Triacylglycerine**, die in einer Blutprobe nach Nahrungsaufnahme nachgewiesen werden können.
> ! **Säurestabile** Lipasen der Fettverdauung sind die **Zungengrundlipase** und die **Magenlipase**.
> !! In den **Enterozyten** werden die einzelnen Lipidbestandteile wieder zu **Triacylglycerin** zusammengebaut.

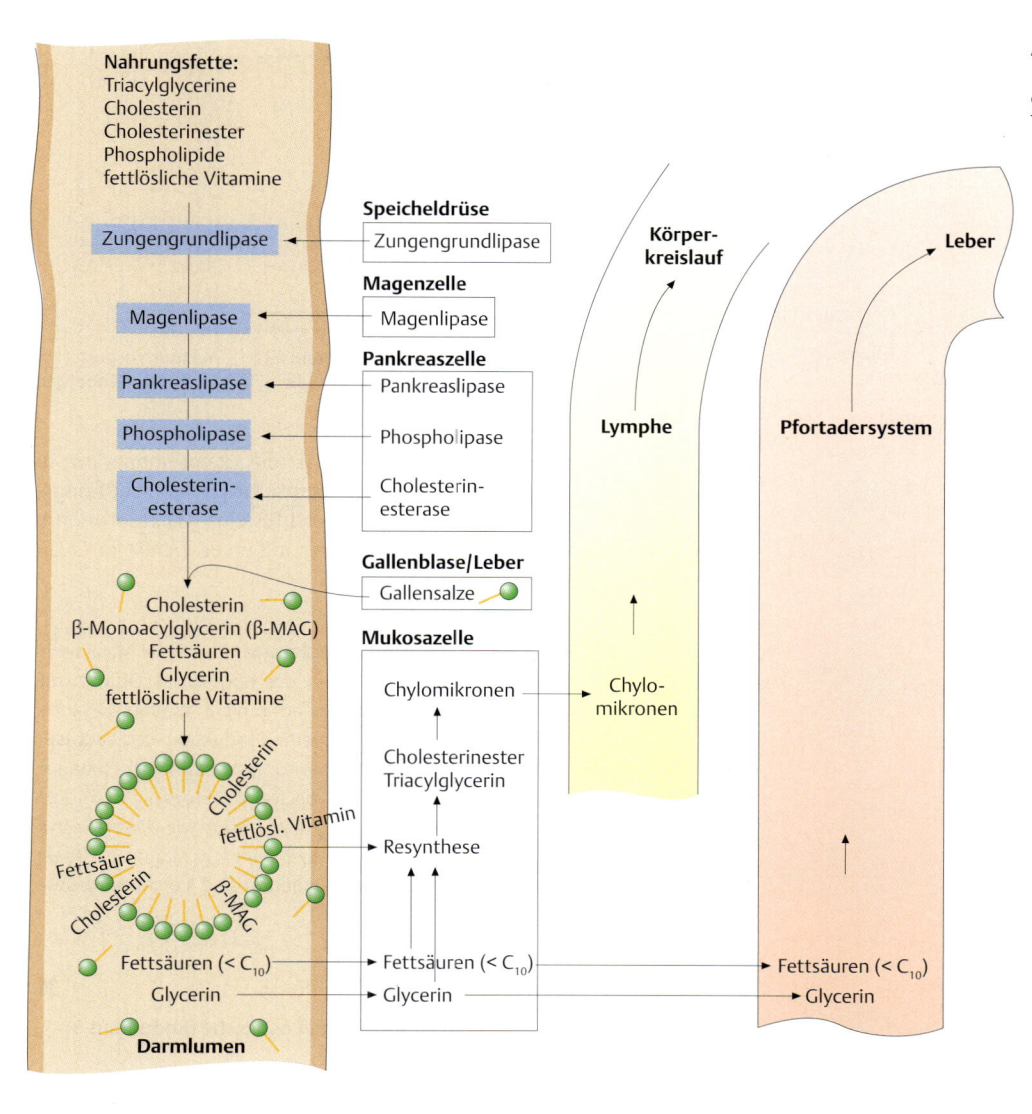

Abb. 3.1 Verdauung der Lipide. [Quelle: Königshoff, Brandenburger, Kurzlehrbuch Biochemie, Thieme, 2018]

3.2 Kohlenhydrate

3.2.1 Kohlenhydrate in der Nahrung

Kohlenhydrate gehören neben Proteinen und Fetten zu den **Hauptnahrungsstoffen**.

Die mit der Nahrung am häufigsten aufgenommenen Kohlenhydrate sind **Glykogen** und **Stärke**. Beide sind ausschließlich aus Glucosemolekülen aufgebaut, die α-glykosidisch miteinander verknüpft sind. Auch **Saccharose** ist in größeren Mengen in Lebensmitteln enthalten. Bestandteil ist auch **Lactose**. Sie ist das wichtigste Kohlenhydrat in der Muttermilch und in Milch und Milchprodukten enthalten. Der Gehalt des Monosaccharids **Fructose** in der Nahrung ist verhältnismäßig gering.

3.2.2 Spaltung der Kohlenhydrate

Kohlenhydrate sind häufig komplexe Moleküle, die zunächst in ihre Bausteine, die Monosaccharide, zerlegt werden müssen, welche dann resorbiert werden können. Die Verdauung der Kohlenhydrate beginnt bereits im **Mund** mit der als **Ptyalin** bezeichneten **α-Amylase** des Speichels (S. 12). Dieses Enzym hydrolysiert die α-1,4-glykosidischen Bindungen innerhalb der Polysaccharide. Produkte dieser Reaktion sind Di- und Oligosaccharide. Letztere bestehen aus 3–10 Glucoseeinheiten und werden als **Dextrine** (α-Grenzdextrine) bezeichnet.

Im **Duodenum** werden die Oligosaccharide durch die Aktivität einer α-Amylase des Pankreassekrets (S. 17) weiter gespalten, bis schließlich ein Gemisch aus folgenden Komponenten vorliegt:
- **Maltose**
- **Isomaltose**
- **Maltotriose**
- **Saccharose** und **Lactose**
- restliche Dextrine

An die apikale **Zellmembran der Enterozyten** sind verschiedene **Disaccharidasen** gebunden:
- **Saccharase-Isomaltase**: früher als Saccharase bezeichnet; spaltet die α,β-1,2-glykosidische Bindung der Saccharose zwischen Glucose und Fructose
- **Maltase**
- **Lactase**

Ein weiteres Enzym der Bürstensaummembran ist die **Maltase-Glucoamylase** (**MAG**). Die MAG zerlegt die noch vorhandenen Oligo- und Polysaccharide wie Amylose, Amylopektin, Dextrine wie auch die Maltotriose und einen geringen Teil der Maltose, indem sie Glucose von den nicht reduzierenden Enden der Glucoseketten entfernt.

Tab. 3.1 Übersicht über die Verdauung der Kohlenhydrate.

Ort	Enzym	Spaltprodukte
Mund	α-Amylase (Ptyalin)	Maltose, Isomaltose
Pankreas (Duodenum)	α-Amylase	Maltose, Isomaltose
Darmmukosa	Maltase	Glucose
	Saccharase-Isomaltase*	Glucose, Fructose
	Lactase	Glucose, Galactose
	Maltase-Glucoamylase (MAG)	Glucose

*Die Saccharase-Isomaltase wurde früher als Saccharase bezeichnet.

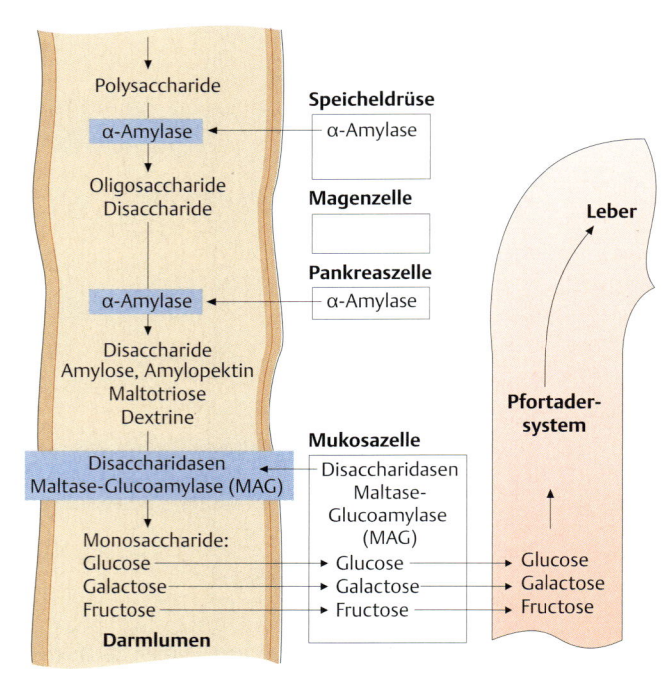

Abb. 3.2 Verdauung der Kohlenhydrate. [Quelle: Königshoff, Brandenburger, Kurzlehrbuch Biochemie, Thieme, 2018]

3.2.3 Resorption der Monosaccharide

Glucose und Galactose werden durch einen sekundär aktiven, **Na⁺-gekoppelten Glucose-(Galactose-)Cotransporter** (**SGLT1**, sodium glucose transporter 1) in der apikalen Zellmembran der Darmmukosa (Bürstensaummembran) in die Enterozyten aufgenommen. In diesem Symport wird 1 Glucosemolekül zusammen mit 2 Na⁺-Ionen durch die Membran geschleust. Die notwendige Energie für den sekundär aktiven Transport wird durch die Aktivität der basolateral gelegenen **Na⁺/K⁺-ATPase** bereitgestellt.

Die Aufnahme von **Fructose** aus dem Darmlumen über die apikale Membran der Enterozyten erfolgt passiv durch erleichterte Diffusion über einen eigenen Transporter, **GLUT5**.

Auf der basolateralen Seite der Enterozyten gelangen Glucose wie auch Galactose und Fructose ebenfalls passiv über erleichterte Diffusion, vermittelt durch den Glucosetransporter **GLUT2**, direkt in die **Pfortader** und schließlich zur **Leber**. Dort kann die Glucose zumindest teilweise als Glykogen gespeichert werden.

Die Aufnahme von Monosachariden in die Enterozyten und ihre Abgabe an das Blut sind von Insulin unabhängig.

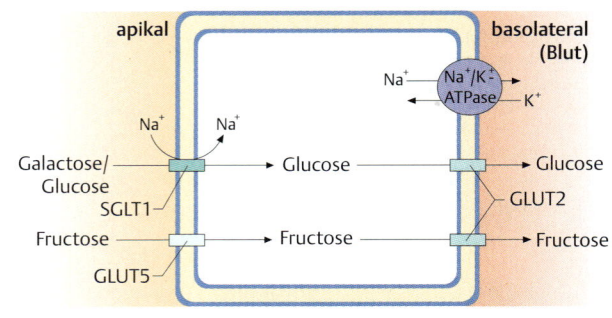

Abb. 3.3 Resorption der Monosaccharide. GLUT, Glucosetransporter; SGLT, sodium glucose transporter 1 [Quelle: Königshoff, Brandenburger, Kurzlehrbuch Biochemie, Thieme, 2018]

Ein Beispiel für eine Maldigestion ist die Lactoseintoleranz, die auf eine gestörte Verdauung der Lactose bzw. eine nicht funktionelle Lactase zurückgeht. Ein Beispiel für eine Malabsorption ist die Fructosemalabsorption. Sie kann auf einen Defekt in GLUT5 zurückgehen.

Blick in die Klinik Bei **Lactoseintoleranz** (intestinale Malassimilation; genauer: Maldigestion) kann der Körper das Disaccharid Lactose im Bürstensaum des Dünndarms nicht spalten. Ursache dafür ist eine fehlende oder reduzierte Produktion der **Lactase**. Die im Darm verbleibende Lactose wird nicht resorbiert, sondern gelangt in den Dickdarm, wo sie von Darmbakterien (S. 26) aufgenommen und unter Freisetzung von Gasen wie Methan und Wasserstoff vergoren wird. Die Folgen eines Konsums größerer Mengen an lactosehaltigen Milchprodukten sind **Verdauungsstörungen**.

IMPP-Fakten

! Die **α-Amylase spaltet α(1→4)-glykosidische Bindungen** in Nahrungskohlenhydraten.
! **Amylose** kann von der **Amylase** in **Maltose** gespalten werden.
!! In den **Enterozyten** kommen die **Enzyme** Saccharase und Lactase vor.
! Die **Saccharase-Isomaltase** (früher: Saccharase) spaltet Saccharose, ein 1,2-glykosidisch verknüpftes Disaccharid, in Fructose und Glucose.
!! Die Resorption von Glucose und Galactose erfolgt durch einen sekundär aktiven **Na⁺-Glucose-Cotransporter** (SGLT1).
!! **Fructose** wird passiv durch erleichterte Diffusion über den spezifischen **GLUT5** in die Enterozyten aufgenommen.
! **Saccharose** wird an der Zellmembran der Enterozyten gespalten, die Monomere werden von den Enterozyten aufgenommen und verlassen diese über **GLUT2** in Richtung Pfortader.
! Eine **Fructosemalabsorption** kann auf einen **Defekt in GLUT5** zurückgehen.
! Ein **Lactasemangel** führt zum Bild der intestinalen Malassimilation (Lactoseunverträglichkeit).
! Die **Spaltung der Lactose** findet am luminalen **Bürstensaum** des Dünndarms statt.

3.3 Proteine

3.3.1 Proteine in der Nahrung

Proteine gehören neben Kohlenhydraten und Fetten zu den **Hauptnahrungsstoffen**. Diese müssen zunächst in ihre Bausteine zerlegt werden, um vom Körper resorbiert werden zu können.

Die Grundbausteine der Proteine, die **Aminosäuren**, sind eine essenzielle Quelle für organische Stickstoffverbindungen, die der Synthese von Proteinen, Aminoalkoholen, Purinen und Pyrimidinen dienen. Außerdem liefern sie den Stickstoff, der in Form von Ammoniak den pH-Wert des Harns neutralisiert. Bei einem Teil der Aminosäuren handelt es sich zudem um essenzielle Aminosäuren, d. h., sie können vom Körper nicht selbst hergestellt werden.

3.3.2 Spaltung der Proteinmoleküle

Die Proteinverdauung beginnt im **Magen**. Für den ersten Schritt, die **Denaturierung**, ist der durch Salzsäure niedrige pH-Wert im Magen verantwortlich. Sekundär-, Tertiär- und Quartärstruktur der Proteine werden aufgelöst, erhalten bleibt ihre Primärstruktur, die Aminosäurekette. Erst nach der Denaturierung beginnt das erste Enzym, **Pepsin**, eine Endopeptidase, damit, die Aminosäurekette in kürzere Polypeptide zu spalten. Das Pepsin wird von den Hauptzellen des Magens zunächst als Vorstufe (Zymogen), das **Pepsinogen** (S. 16), sezerniert.

Im **Duodenum** ist der pH-Wert durch den alkalischen Pankreassaft so hoch, dass die Pepsine inaktiviert werden. Mit dem **Pankreassekret** gelangen weitere Peptidasen zu den Peptiden des Nahrungsbreies: die Serinproteasen **Elastase**, **Trypsin** und **Chymotrypsin**, die als Endoproteasen bzw. Endopeptidasen aktiv sind, und die **Carboxypeptidasen A und B**. Diese Enzyme werden ebenfalls zunächst als Vorstufen sezerniert und erst im Darmlumen durch **limitierte Proteolyse** aktiviert. Hier spielt die **Enteropeptidase** (Enterokinase) eine wichtige Rolle. Dieses Enzym wird von der Dünndarmmukosa sezerniert und setzt die kaskadenartige Aktivierung der Vorstufen in Gang:

1. Die Enteropeptidase setzt Trypsinogen (ein Zymogen) durch limitierte Proteolyse in Trypsin (aktive Form) um.
2. Trypsin aktiviert dann Chymotrypsinogen und die Procarboxypeptidasen A und B. Außerdem aktiviert Trypsin weitere Trypsinogenmoleküle zu Trypsin – ein Aktivierungsprozess, der sich selbst verstärkt, also autokatalytisch ist.

> **Lerntipp** !
>
> Ein kleiner Fallstrick in der Prüfung: Zwar werden alle Proteasen des Pankreas durch limitierte Proteolyse aktiviert. Die Enteropeptidase aktiviert aber lediglich Trypsinogen zu Trypsin – Trypsin übernimmt dann den Rest.

Die aktivierten Peptidasen spalten die Aminosäureketten im Duodenum weiter auf und es bleiben **Oligopeptide** (mit bis zu 8 Aminosäureresten) und **einzelne Aminosäuren** übrig. Die Oligopeptide werden von **Aminopeptidasen** und **Oligopeptidasen**, beides Enzyme in der apikalen Membran der Mukosazellen, weiter in **Di- oder Tripeptide** (teilweise auch Tetrapeptide) oder einzelne Aminosäuren zerlegt.

> **Lerntipp** !
>
> Es wurde schon einmal eine Frage zur zeitlich-funktionellen Reihenfolge der Aktivität von Verdauungsenzymen gestellt. Es lohnt sich also, sie sich zu merken. In diesem speziellen Fall lautete die Reihenfolge: Pepsin, Enteropeptidase, Trypsin, Chymotrypsin

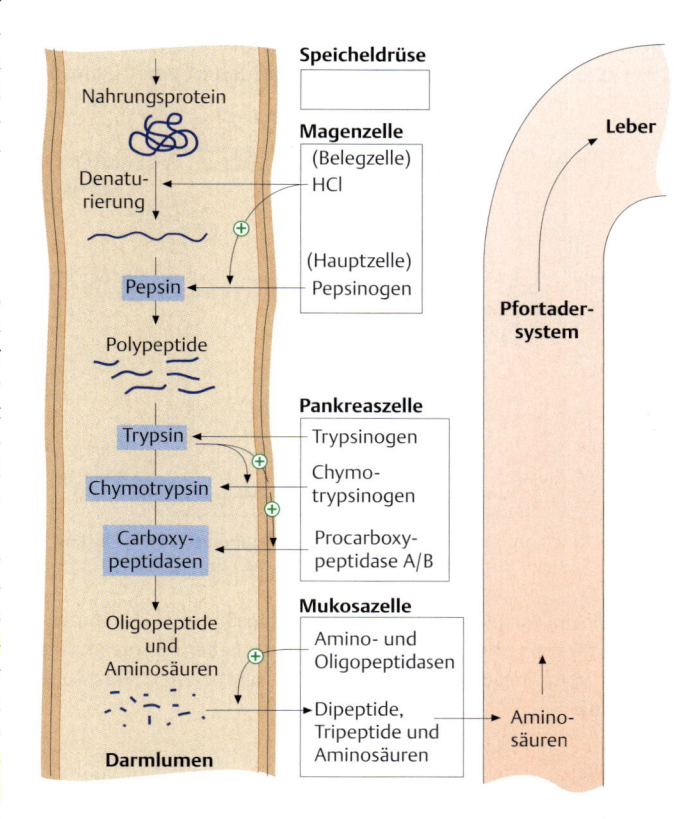

Abb. 3.4 Verdauung der Proteine. [Quelle: Königshoff, Brandenburger, Kurzlehrbuch Biochemie, Thieme, 2018]

3.3.3 Resorption der Aminosäuren und Oligopeptide

Die Aminosäuren und Peptide werden in einem weiteren Darmabschnitt von den Mukosazellen resorbiert und letztere von zytosolischen Di- oder Tripeptidasen weiter in Aminosäuren gespalten.

Die Resorption der verschiedenen **Aminosäuren** durch die luminale (apikale) Zellmembran der Epithelzellen der Mukosa erfolgt über **Na^+-gekoppelte Aminosäuretransporter**. Es existieren **verschiedene dieser Na^+-Symporter**, die jeweils für **mehrere Aminosäuren** spezifisch sind. Diese lassen sich in mehrere Gruppen einteilen. Transporter für:
- neutrale Aminosäuren
- basische (kationische) Aminosäuren
- saure (anionische) Aminosäuren
- β-Aminosäuren wie β-Alanin
- Iminosäuren

Der Aufnahmemechanismus für die Aminosäuren ist ein **sekundär aktiver Symport mit Na^+-Ionen**. Das heißt, die Aminosäuren werden an der apikalen (luminalen) Membran der Mukosazellen gemeinsam mit Na^+ in die Zelle aufgenommen. Die Energie dazu liefert die Aktivität einer **Na^+/K^+-ATPase** in der basolateralen Membran.

Die **Di- und Tripeptide** werden relativ rasch über einen sekundär aktiven, **H⁺-gekoppelten Symport** durch die apikale Membran geschleust und in die Mukosazellen des Dünndarms aufgenommen. Vermittelt wird der Transport vom Oligopeptidtranslokator Pept1, der Peptide unterschiedlicher Aminosäurezusammensetzung akzeptiert. Angetrieben wird der Symport letztlich auch wieder von der Na⁺/K⁺-ATPase in der basolateralen Membran. Sie hält unter ATP-Verbrauch einen Na⁺-Gradienten aufrecht, der wiederum einen Na⁺/H⁺-Austauscher in der apikalen Membran antreibt. Auf diese Weise wird ein Protonengradient über der Membran erzeugt, der wiederum den Oligopeptid-H⁺-Symporter (Pept1) antreibt.

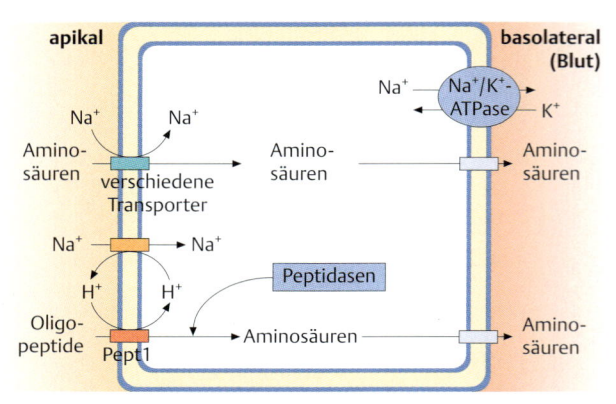

Abb. 3.5 Resorption der Aminosäuren und Oligopeptide. [Quelle: Königshoff, Brandenburger, Kurzlehrbuch Biochemie, Thieme, 2018]

Aus den Mukosazellen gelangen die Aminosäuren in die Blutgefäße des Darms und über die **Pfortader** zur **Leber**, wo ein großer Teil der vom Körper benötigten Proteine synthetisiert wird (u. a. Albumin).

> **Blick in die Klinik** Die **Zöliakie** ist eine immunologische Erkrankung des Darms.
> Die Erkrankung wird von dem Proteingemisch **Gluten**, genauer: einem Bestandteil des Glutens, dem Gliadin, ausgelöst. Gluten kommt in vielen Getreidesorten vor und gibt einem Teig aus dem Mehl dieser Getreide eine klebrige Konsistenz.
> Nehmen Menschen mit genetischer Prädisposition glutenhaltige Lebensmittel zu sich, kommt es zu einer **Immunreaktion des Darms** mit Entzündungen und infolgedessen zu starken Veränderungen der Dünndarmschleimhaut mit einer **Rückbildung der Zotten**, bis zur vollständigen Atrophie. Dadurch geht die digestive und resorptive Funktion der Enterozyten für die meisten Nährstoffe und auch für die fettlöslichen Vitamine verloren. Folge ist ein Malabsorptionssyndrom.

> **IMPP-Fakten** ✗
> !! **Trypsin** und **Chymotrypsin** sind **Serinproteasen**.
> ! **Trypsin** ist eine **Endoprotease** bzw. Endopeptidase.
> ! Die **Enteropeptidase** wird von der **Dünndarmmukosa** sezerniert.
> !!!! Die **Enteropeptidase** setzt **Trypsinogen** (ein Zymogen) durch limitierte Proteolyse in Trypsin (aktive Form) um.
> ! **Trypsin** kann **Trypsinogen** zu Trypsin aktivieren.
> ! Die zeitlich-funktionelle **Reihenfolge der Aktivierung der Verdauungsenzyme** lautet: Pepsin – Enteropeptidase – Trypsin – Chymotrypsin
> ! In der **apikalen Zellmembran** von **Enterozyten** des Dünndarms befinden sich Na⁺-gekoppelte Aminosäuretransporter.

> ! Der Aufnahmemechanismus für die Aminosäuren ist ein **sekundär aktiver Symport**.
> ! **Dipeptide** und **Tripeptide** werden mithilfe von **sekundär aktiven H⁺-Symportern** von den Mukosazellen des Dünndarms resorbiert.

3.4 Darmbakterien

Im menschlichen Darm leben Billionen von Keimen und beeinflussen dessen Funktion, wobei der obere Gastrointestinaltrakt kaum Bakterien enthält, da der Magen mit seinem sauren Milieu eine wirksame Barriere bildet.

Im unteren Dünndarm werden primäre Gallensalze von Bakterien dekonjugiert und dehydriert und es entstehen sekundäre Gallensalze. Diese werden über den enterohepatischen Kreislauf (S. 21) zurückgewonnen, in der Leber erneut konjugiert (S. 19) und so wiederverwertet. Nicht resorbiertes freies Cholesterin wird von den Bakterien zu **Koprosterin** reduziert, das ausgeschieden wird.

An der Bauhin-Klappe (Ileozökalklappe) steigt die Zahl der Bakterien sprunghaft an. Das Kolon enthält etwa 10^{11}–10^{12} Bakterien pro Milliliter Darminhalt. In der Mehrzahl handelt es sich um **obligate Anaerobier**. Die Trockenmasse des Stuhles besteht zu 30–70 % aus Bakterien. Die Bakterien spalten unverdaute Nahrungsbestandteile und einen Teil der für den Menschen unverdaulichen Ballaststoffe (z. B. Cellulose) und produzieren dabei **kurzkettige absorbierbare Carbonsäuren** (darunter auch Propionsäure), kurzkettige Fettsäuren, Ammoniak sowie **Methan**, **Wasserstoff** und CO_2.

Täglich werden bis zu 400–1500 ml **Gas** über den Anus ausgeschieden. Die Gasmenge hängt von der Menge an Ballaststoffen in der Nahrung ab, insbesondere Hülsenfrüchte fördern die enterale Gasbildung.

Die Kolonbakterien synthetisieren außerdem **Vitamin K**, das resorbiert wird und für die Blutgerinnung wichtig ist.

3.5 Resorption der Nahrungsbestandteile

3.5.1 Transzellulärer und parazellulärer Transport

Für den Transport von Stoffen über ganze Zellschichten wie z. B. Epithelien oder die Darmmukosa stehen grundsätzlich 2 Transportwege zur Verfügung:

- **transzellulärer Transport**: Hierbei werden Substanzen über spezifische Transportproteine in der luminalen (apikalen) Membran aufgenommen, durch die Zelle geschleust und auf der basolateralen Seite über weitere Transportproteine wieder abgegeben. Auf diese Weise können Substanzen auch entgegen ihres elektrochemischen Gradienten bewegt werden.
- **parazellulärer Transport**: Diese Art des Transports erfolgt passiv entlang eines elektrochemischen oder osmotischen Gradienten durch die Interzellularspalten. Das Ausmaß des parazellulären Transports hängt dabei stark von der Durchlässigkeit der Schlussleisten ab. Im Dünndarm ist sie z. B. wesentlich höher als im Dickdarm, weil die Porengröße von proximal nach distal im Darm kontinuierlich abnimmt.

Die treibende Kraft für die meisten Transportprozesse ist der **Na⁺-Gradient**, der primär aktiv durch die basolaterale **Na⁺/K⁺-ATPase** aufgebaut wird. Die Aufnahme vieler Substanzen wie z. B. der Nahrungsbestandteile erfolgt im **Symport mit Na⁺** (sekundär aktiver Transport).

3.5.2 Resorption der organischen Nahrungsstoffe

Die organischen Nahrungsstoffe werden fast ausschließlich im oberen Dünndarm durch transzellulären Transport in den Körper aufgenommen.
- Die Resorption der Kohlenhydrate (S. 24) geschieht entweder sekundär aktiv in einem Na^+-Cotransport (Glucose und Galactose) oder durch erleichterte Diffusion (Fructose über GLUT5).
- Die Resorption der Proteine (S. 25) erfolgt nach der Spaltung durch Proteasen als Aminosäuren und Oligopeptide.
- Lipide werden vor ihrer Resorption (S. 22) hydrolysiert und die Hydrolyseprodukte in Mizellen verpackt. Im oberen Dünndarm wandern die Mizellen zwischen die Dünndarmzotten und geben die einzelnen Moleküle entweder durch einfache Diffusion oder durch eine carriervermittelte erleichterte Diffusion in die lipophile Enterozytenmembran ab.

3.5.3 Resorption von Mineralstoffen

Mineralstoffe werden hauptsächlich im oberen Dünndarm absorbiert.

Natrium. Mit etwa 10 g NaCl pro Tag über die Nahrungsaufnahme und 25 g über die Verdauungssekrete erreichen etwa 35 g NaCl das Darmlumen. Im Dünndarm erfolgt die Na^+-Resorption zu einem großen Teil (75 % je nach Nahrungsaufnahme), 24 % werden im Kolon resorbiert und nur 1 % mit dem Stuhl ausgeschieden.

Na^+ wird über das Darmepithel sowohl parazellulär als auch transzellulär transportiert. Verschiedene Mechanismen stehen dafür zur Verfügung:
- Ein großer Teil der Na^+-Aufnahme im **Duodenum** und **Jejunum** erfolgt über **parazelluläre Resorption** durch Solvent Drag. Die Schlussleisten (Tight Junctions) in diesen Darmabschnitten sind relativ undicht, sodass Wasser dem chemischen Gradienten folgend aus dem Darmlumen strömt und Na^+ mit sich reißt.
- Der **transzelluläre Na^+-Transport** erfolgt über verschiedene sekundär aktive Mechanismen: Nährstoffabhängig werden Na^+-Ionen über verschiedene Na^+/Substrat-Cotransportsysteme (z. B. Na^+-Glucose-Symport (S. 24), Na^+-Aminosäure-Symport etc.) resorbiert, sodass hier anteilsmäßig die transzelluläre (und damit regulierbare) Na^+-Aufnahme überwiegt.
- Ein **Na^+/H^+-Antiporter** (NHE), der Na^+ im Austausch gegen Protonen aus dem Lumen transportiert, wird im Duodenum und Jejunum besonders durch HCO_3^--reiche Verdauungssekrete stimuliert. Dieser Transporter übernimmt in der interdigestiven Phase im **Ileum** und im proximalen **Kolon** zusammen mit dem **Cl^-/HCO_3^--Antiporter** hauptsächlich die Na^+-Aufnahme (siehe Abb. 3.6).

Aldosteron fördert im Ileum und im distalen Kolon wie im Tubulussystem der Niere die Na^+-Resorption durch Einbau und Aktivierung von **Na^+-Kanälen** (ENaC) in die luminale Enterozytenmembran. Durch den elektrogenen Na^+-Transport wird K^+ elektrochemisch getrieben sezerniert. Wasser und Cl^- folgen den Na^+-Ionen. Dadurch sinkt der Wassergehalt des Stuhls.

Chlorid. Im **Duodenum** und **Jejunum** wird Cl^- vorwiegend **passiv** über Solvent Drag und durch die transepitheliale Potenzialdifferenz aufgenommen. Im Kolon sind die Schlussleisten dichter und das transepitheliale Potenzial und der transepitheliale Widerstand höher, daher findet hier die Cl^--Aufnahme bevorzugt über einen **Cl^-/HCO_3^--Antiporter** statt.

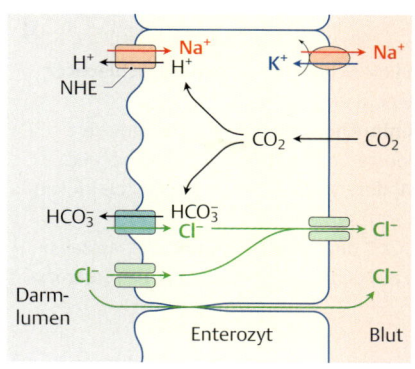

Abb. 3.6 NaCl-Resorption im Ileum und Kolon. [Quelle: Gekle et al., Taschenlehrbuch Physiologie, Thieme, 2015]

Kalium. Die Resorption von K^+ erfolgt im **Jejunum** und **Ileum** zum größten Teil **passiv parazellulär** durch Solvent Drag. Im **Kolon** findet bei K^+-Mangel über eine **H^+/K^+-ATPase** eine aktive Resorption statt. Die K^+-Sekretion im Kolon ist über die Na^+-Resorption **aldosteronabhängig**.

Bicarbonat. HCO_3^- wird zum größten Teil im Austausch gegen Cl^- sezerniert, im Jejunum kann es aber auch resorbiert werden.

Calcium. Täglich werden mit der Nahrung etwa 1 g Ca^{2+} aufgenommen. Davon werden aber nur 500 mg resorbiert. Gleichzeitig werden über Sekrete etwa 325 mg Ca^{2+} wieder an den Darm abgegeben, sodass netto nur 175 mg pro Tag resorbiert werden. Der größte Teil des aufgenommenen Ca^{2+} wird mit den Fäzes ausgeschieden.

Die enterale Ca^{2+}-Resorption erfolgt bevorzugt **parazellulär** im **Jejunum** und **Ileum** durch Diffusion. Daneben findet besonders bei niedriger Ca^{2+}-Konzentration im Darmlumen auch **transzelluläre, aktive** Aufnahme von Ca^{2+} im Duodenum statt. Durch Ca^{2+}-Kanäle in der apikalen Enterozytenmembran des **Duodenums** gelangen dabei Ca^{2+}-Ionen aus dem Lumen ins Zytosol, wobei sie passiv entlang des Ca^{2+}-Konzentrationsgradienten einströmen. In den Enterozyten wird Ca^{2+} an Calbindin gebunden, zur basolateralen Seite gebracht und dort über einen **3 Na^+/Ca^{2+}-Antiporter** oder eine **Ca^{2+}-ATPase** aktiv aus der Zelle transportiert. Vitamin-D-Hormon, auch **Calcitriol** genannt, fördert diese energieabhängige Art der Ca^{2+}-Absorption im Dünndarm.

Eisen. Eisen wird entweder als Fe^{2+} direkt durch einen Fe^{2+}-H^+-Symporter (DMT 1) in die Enterozyten aufgenommen oder gelangt als hämgebundenes Eisen über einen Hämrezeptor in die Zellen.

3.5.4 Resorption von Wasser

Über den Mund (2 l) und die Sekretion der verschiedenen Verdauungssäfte (1 l Speichel, 2 l Magensaft, 1 l Pankreassaft, 1 l Galle, 3 l Dünndarmsekret) gelangen pro Tag ca. 8–10 l Wasser in den Darm. Die **treibende Kraft** für die Wasserresorption ist der **osmotische Gradient** zwischen Darmlumen und Interstitium, der v. a. durch die Aktivität der Na^+/K^+-ATPase aufrechterhalten wird. Den resorbierten osmotisch wirksamen Teilchen strömt Wasser passiv nach. Auf diese Weise werden über 85 % des Wassers bereits im **Dünndarm** resorbiert (6 l im Jejunum, 3 l im Ileum), im Kolon (1 l) wird der Darminhalt noch weiter eingedickt, sodass nur etwa 100 ml Wasser mit dem Stuhl ausgeschieden werden.

> **IMPP-Fakten**
>
> ! Im Ileum und Kolon sind die Schlussleisten deutlich **schlechter permeabel** als im Duodenum und Jejunum.
> ! Eine Aktivierung des **Renin-Angiotensin-Systems** reduziert über die Wirkung von Aldosteron den Wassergehalt des Stuhls.
> ! Der **transepitheliale Widerstand** ist im Kolon höher als im Jejunum.
> ! Im Duodenum gelangt Ca^{2+} durch **Ca^{2+}-Kanäle** in den apikalen Enterozytenmembranen aus dem Lumen ins Zytosol der Enterozyten.

4 Steuerung und Funktion des Gastrointestinaltrakts

4.1 Funktion des Magen-Darm-Trakts

Aufgenommene Nahrung wird im **Mund** durch Kauen mechanisch zerkleinert. Dort wirken auch erste Verdauungsenzyme auf die Nahrung ein. Der durch die Kaubewegungen mit dem Speichel vermischte Nahrungsbissen (Bolus) wird heruntergeschluckt. Über den **Ösophagus** gelangt der Speisebrei in den Magen.

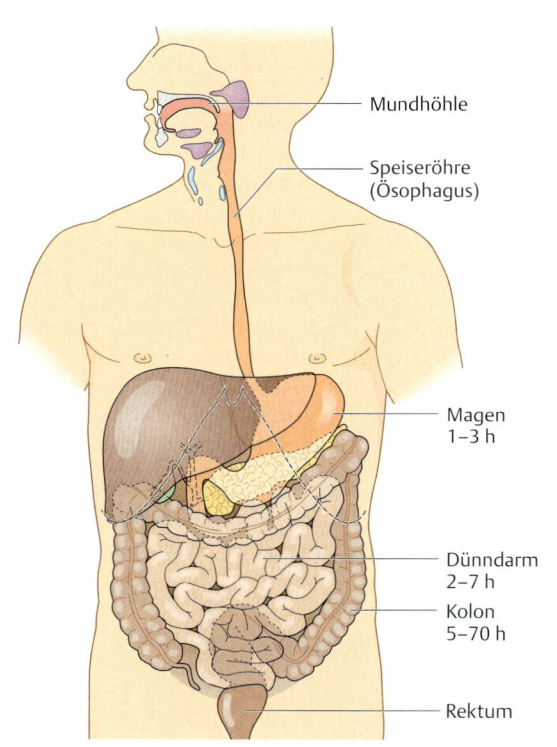

Abb. 4.1 Verdauungstrakt mit den jeweiligen Passagezeiten. Der Gastrointestinaltrakt gliedert sich in Mundhöhle, Speiseröhre (Ösophagus), Magen (Gaster), Dünndarm (Duodenum, Jejunum und Ileum) und Dickdarm (Zäkum, Kolon, Rektum und Canalis analis). In die Mundhöhle münden die Ausführungsgänge der 3 großen Speicheldrüsen, in das Duodenum die Ausführungsgänge von Pankreas und Gallenblase. [Quelle: Behrends et al., Duale Reihe Physiologie, Thieme, 2012]

Im **Magen** wird die aufgenommene Nahrung gespeichert, zerkleinert, homogenisiert und angedaut und dann portionsweise an das **Duodenum** weitergegeben. Dazu ist der Magen funktionell in 2 Abschnitte unterteilt: Der proximale Teil hat in erster Linie speichernde Funktion, während der distale Teil für Durchmischung und Weitertransport der Nahrung zuständig ist.

Im **Darm** finden die weitere Verdauung der Nahrungsbestandteile und die Resorption der Spaltprodukte zusammen mit Wasser, Elektrolyten und Vitaminen statt. Kohlenhydrate, Proteine und Fette werden fast ausschließlich im Dünndarm absorbiert, Wasser und Elektrolyte auch im Kolon. Im **Kolon** wird die Fäzes durch die Wasserresorption weiter eingedickt und bis zur Defäkation gespeichert.

4.2 Motilität des Magen-Darm-Trakts

Die **gastrointestinale Motilität** dient dem Transport, der mechanischen Zerkleinerung der Nahrungsbestandteile und ihrer Durchmischung mit den Verdauungssäften. Außerdem werden die niedermolekularen Verbindungen in Kontakt mit dem absorbierenden Darmepithel gebracht.

Die Nahrungsaufnahme, das Kauen und die Einleitung des Schluckakts (S. 29) sind **willkürlich** gesteuerte Vorgänge, die durch **quergestreifte** Muskulatur am Oropharynx und oberen Ösophagus bewerkstelligt werden. Auch die Defäkation (S. 31) wird willkürlich gesteuert, und zwar über den quergestreiften M. sphincter ani externus.

Die Wände des übrigen Magen-Darm-Trakts enthalten **glatte** Muskulatur. Ausgangspunkt der Aktivität der glatten Muskulatur im Magen-Darm-Trakt sind **Schrittmacherzellen** (S. 29), deren Ruhepotenzial rhythmischen Spontandepolarisationen unterliegt. In den verschiedenen Abschnitten des Magen-Darm-Trakts treten den unterschiedlichen Funktionen entsprechende typische Motilitätsmuster auf.

4.2.1 Motilitätsmuster

Die Motilität des Gastrointestinaltrakts kann man in 2 Zustandsmuster einteilen:
- digestive Motilität (postprandiale Motilität, nach der Nahrungsaufnahme)
- interdigestive Motilität (Nüchternmotilität).

Digestive Motilität

In der digestiven Phase wird die aufgenommene Nahrung mechanisch zerkleinert und weitertransportiert. Es kommt zu einer Vermischung der Nahrungsstoffe, wodurch die Absorption der Nährstoffe gefördert wird. Es lassen sich verschiedene Bewegungsmuster unterscheiden.

Propulsive Peristaltik. Sie dient dem **Transport** des Speisebreis im Ösophagus, Magen, Dünn- und Dickdarm. Während es in dem Abschnitt, der den Nahrungsbrei enthält, zu einer Kontraktion der Ringmuskulatur und einer Erschlaffung der Längsmuskulatur kommt, erschlafft gleichzeitig im aboral gelegenen Abschnitt die Ringmuskulatur und die Längsmuskulatur kontrahiert sich. Es entsteht eine Kontraktionswelle, die den Nahrungsbolus nach distal transportiert.

Nicht propulsive Peristaltik. Die nicht propulsive Peristaltik entsteht durch lokale Kontraktionen der Ringmuskulatur und dient der **Durchmischung** des Speisebreis im Dünndarm.

Segmentations- und Pendelbewegungen. Diese Bewegungen dienen im Dünn- und Dickdarm ebenfalls der **Durchmischung** des Speisebreis. Segmentationsbewegungen kommen durch die gleichzeitige Kontraktion der Ringmuskulatur eng benachbarter Bereiche zustande. Pendelbewegungen werden durch rhythmische Kontraktionen der Längsmuskulatur ausgelöst, die Darmwand schiebt sich dabei über den Darminhalt.

Dauerkontraktionen. Tonische Dauerkontraktionen der Ringmuskulatur an den Sphinkteren (Ösophagussphinkter, Ileozökalklappe) verschließen Funktionsräume und verhindern einen ungewollten Rückfluss in proximal gelegene Abschnitte. Die Ringmuskulatur erschlafft nur, um den Durchtritt des Speisebreis in den nächsten Funktionsraum zu ermöglichen.

Akkommodation. Bei der Akkommodation relaxiert das Organ, um den Nahrungsbrei ohne großen Druckanstieg speichern zu können (vagovagaler Reflex), bevor er in den nächsten Abschnitt transportiert wird.

Interdigestive Motilität

Während dieser Phase werden unverdauliches Material und Verdauungssekrete (z. B. verschluckter Speichel) transportiert. Auch hier geschieht der Transport durch starke propulsive, peristaltische Bewegungen.

Während der interdigestiven Phase wandern rhythmische Kontraktionen entlang des Magen-Darm-Trakts. Sie beginnen meist im Magen, im Duodenum oder im proximalen Jejunum und bewegen sich aboral bis zum Beginn des Kolons. Man nennt diese rhythmisch wandernden Wellen den **MMC** (migrating motor complex).

4.2.2 Zelluläre Mechanismen der Motilität

Für die Motilität ist überwiegend glatte Muskulatur zuständig. Ihre Bewegungsmuster werden durch **intrinsische Eigenschaften** verschiedener Abschnitte der glatten Muskulatur und durch das enterische Nervensystem (S. 34) gesteuert. Es gibt 2 große Gruppen von Grundmustern: phasische und tonische Kontraktionen.

Entstehung der intrinsischen Motilität. Die intrinsische Motilität entsteht durch Größe und Änderungen des Membranpotenzials der glatten Muskelzellen.

Für die phasische Motilität gibt es **Schrittmacherregionen** (Netzwerke interstitieller **Cajal-Zellen**), die ständige rhythmische Membranpotenzialschwankungen aufweisen, welche sich passiv durch Gap Junctions eine bestimmte Distanz über die glatte Muskulatur ausbreiten, ohne dass es zunächst zur Muskelkontraktion kommt. Diese „stillen" elektrischen Wellen haben eine Frequenz von ca. 3–10 min^{-1} und werden als **Slow Waves** bezeichnet.

Überschreiten die Depolarisationen einen **Schwellenwert**, werden **phasische Kontraktionen** ausgelöst. Eine Folge mehrerer solcher phasischen Kontraktionen führt z. B. zu Segmentationen oder Peristaltik. Eine lang anhaltende Überschreitung des Schwellenpotenzials löst kontinuierlich Aktionspotenziale aus und resultiert in einer **tonischen Kontraktion**. Diese spielt z. B. in Sphinkteren eine wichtige Rolle.

4.2.3 Ösophagusmotilität

Im Ösophagus werden 3 Regionen unterschieden: **oberer Ösophagussphinkter** (hauptsächlich M. cricopharyngeus), **Ösophaguskörper** und **unterer Ösophagussphinkter**. Während des Schluckens kommt es durch die Dehnung des Ösophagus zur reflektorischen Relaxation (**rezeptive Relaxation**) und damit zur Öffnung des unteren Sphinkters.

Substanzen, die den Tonus des unteren Sphinkters vermindern, wirken **refluxfördernd**. Hierzu gehören: VIP, ATP, β-Rezeptor-Agonisten, Sekretin, CCK, Progesteron, GIP, NO, Prostaglandin E$_2$, Dopamin sowie Nahrungslipide.

Im Gegensatz dazu sind Substanzen, die den Tonus des unteren Sphinkters erhöhen, **refluxhemmend**: Acetylcholin, α-Rezeptor-Agonisten, Gastrin, Motilin, Somatostatin, Substanz P, Histamin, Prostaglandin F$_{2α}$, Nahrungsproteine und eine Anspannung des Zwerchfells.

Schlucken

Beim **Schluckakt** werden Nahrung und Speichel aus der Mundhöhle in den Magen transportiert. Die Luftwege bleiben dabei geschlossen und geschützt. Der Schluckvorgang ist unwillkürlich. Man unterscheidet insgesamt 3 Phasen.

Orale Phase. Zur Einleitung des Schluckakts wird willkürlich gesteuert zunächst mit der Zunge ein Bissen abgetrennt und gegen den weichen Gaumen gedrückt. Am weichen Gaumen werden Mechanorezeptoren aktiviert, deren Signale über den N. glossopharyngeus und den N. laryngeus superior an das Schluckzentrum in der Medulla oblongata weitergeleitet werden. Im Schluckzentrum wird der **Schluckreflex** ausgelöst.

Pharyngeale Phase. Damit keine Nahrung in die Atemwege gelangt, wird das Gaumensegel angehoben und die Mundhöhle vom Nasen-Rachen-Raum getrennt. Peristaltische Kontraktionen im Pharynx schieben die Nahrung durch den oberen Ösophagussphinkter. Der Kehlkopf wird angehoben und die Epiglottis deckt die Trachea ab. Die peristaltischen Wellen breiten sich auf den Ösophaguskörper aus und der **obere Ösophagussphinkter** schließt sich.

Ösophageale Phase. Zu Beginn wird durch Dehnung der oberen Ösophaguswand eine peristaltische Welle ausgelöst, die dafür sorgt, dass der Bissen weitertransportiert wird. Der untere Ösophagussphinkter erschlafft bereits zu Beginn des Schluckreflexes, sodass der Nahrungsbrocken – unterstützt durch die gleichzeitige Erschlaffung des Magenfundus (rezeptive Relaxation) – in den Magen gedrückt wird. Wenn die Welle den unteren Ösophagussphinkter erreicht, schließt sich dieser wieder und der Schluckvorgang ist beendet.

Der **untere Ösophagussphinkter** besitzt einen relativ starken basalen Muskeltonus. Er wird exzitatorisch über cholinerge Nerven und inhibitorisch über sogenannte NANC-Nerven (non-adrenergic, non-cholinergic) innerviert. Transmitter der inhibitorischen Nerven ist u. a. NO, oft unter der Beteiligung von VIP (vasointestinales Peptid). Außerhalb des Schluckaktes ist der untere Ösophagussphinkter geschlossen, um zu verhindern, dass saurer Mageninhalt in die Speiseröhre zurückfließt (**Reflux**). Gelangt z. B. beim Aufstoßen, Schlucken oder unerwartetem Druck auf den vollen Magen doch saurer Mageninhalt in den Ösophagus, wird reflektorisch eine peristaltische Welle ausgelöst, die den Mageninhalt zurück in den Magen befördert (**Volumen-Clearance**). Der gleichzeitig verschluckte Speichel puffert die Magensäure weitgehend ab (**pH-Clearance**).

Erbrechen

Das Erbrechen ist ein komplexer Schutzreflex, der den Körper daran hindern soll, schädliche Substanzen aufzunehmen. Die Steuerung erfolgt über das Brechzentrum in der Area postrema der Medulla oblongata.

Auslöser. Das Brechzentrum kann durch verschiedene Reize erregt werden:
- **Noxen** im Magen-Darm-Trakt über viszerale Afferenzen
- **Toxine** (z. B. Alkohol) oder **Medikamente** im Blut durch direkte Reizung der Chemorezeptoren-Triggerzone in der Medulla oblongata
- **Bewegungsreize** über das Gleichgewichtsorgan
- **hormonelle Reize** (z. B. Schwangerschaftserbrechen)
- **erhöhten Hirndruck** (z. B. durch eine Blutung)
- **starke Schmerzen**.

Ablauf. Der teils willkürlich, teils unwillkürlich gesteuerte Ablauf des Erbrechens folgt einem festen Programm. Vor dem Erbrechen kommt es zunächst zu Übelkeit, Schweißausbruch, Blässe und Tachykardie. Vermehrter Speichelfluss bildet für Zähne und Schleimhäute einen Schutz vor der Magensäure. Nach einer tiefen Inspiration werden Glottis und Nasopharynx verschlossen. Der untere Ösophagussphinkter und die Magenmuskulatur relaxieren, sodass ein ruckartiges Kontrahieren der Bauchdeckenmuskulatur und des Zwerchfells den Mageninhalt durch den Ösophagus ins Freie pressen kann. Dünndarminhalt samt Gallenflüssigkeit wird bei erschlafftem Pylorus durch eine Umkehr der Dünndarmperistaltik mit erbrochen.

4.2.4 Magenmotilität

Proximaler Magen. Über die Kardia mündet der Ösophagus in den Magen. Kardia, Fundus und das obere Drittel des Korpus bilden zusammen den proximalen Magen. Als speichernder Teil erzeugt er **keine Peristaltik**. Er ist in der Lage, die Nahrungsaufnahme zu erleichtern und seine Größe dem Füllungszustand anzupassen. Bei Erregung von Dehnungssensoren in Pharynx und Larynx erschlafft die tonische Wandspannung im proximalen Magen (rezeptive Relaxation), sodass Nahrung vom Ösophagus in den Magen übertreten kann. Dehnungssensoren in der proximalen Magenwand werden bei größeren Mahlzeiten aktiv. Sie passen die Wandspannung über vagovagale Reflexe an (adaptive Relaxation oder Akkommodation), sodass der Innendruck im Magen trotz des erhöhten Füllungsvolumens kaum ansteigt.

Distaler Magen. Die unteren 2 Drittel des Korpus und das Antrum bilden den distalen Magen. Ausgehend von **Schrittmacherzellen** (Cajal-Zellen (S. 29)) im distalen Korpus entstehen peristaltische Wellen. Sie vermischen und homogenisieren den Nahrungsbrei und verschieben ihn in Richtung Pylorus. Bei verschlossenem Pylorus wird der Nahrungsbrei zurück in den proximalen Magen geschleudert, was zur Durchmischung und mechanischen Zerkleinerung der Nahrung (z. B. auch Emulgierung von Fetten) beiträgt.

Magenentleerung. Die Entleerung des Magens wird **humoral** und **neuronal** gesteuert. Sie hängt vom Kontraktionsgrad des Pylorus ab. Die dicke Muskelschicht ist in Ruhe so stark kontrahiert, dass nur Flüssigkeiten ins Duodenum übertreten können. Um auch festere Nahrung durch den Pylorus zu befördern, muss dieser erschlaffen, während sich gleichzeitig die Antrummuskulatur verstärkt kontrahiert.

Die Beschaffenheit der Nahrung und die Zusammensetzung des Chymus (mit Verdauungssekreten vermischter Speisebrei) bestimmen die Verweildauer des Speisebreis im Magen. Flüssigkeiten und kleine Partikel verlassen den Magen schneller als größere Partikel. Im Duodenum vorhandene Chemosensoren messen Osmolarität, pH-Wert und Zusammensetzung des in den Dünndarm gelangten Chymus. Sie geben entsprechendes Feedback an den Magen.

Große, feste und unverdauliche Bestandteile (z. B. Ballaststoffe, Fremdkörper) können den Magen während der Entleerungsphase nicht verlassen. Erst in der interdigestiven Phase laufen starke Kontraktionswellen (migrating motor complex (S. 29), MMC) über den Magen und befördern die unverdaulichen Bestandteile ins Duodenum.

Regulation der Magenentleerung. Die Erschlaffung des Pylorus wird durch den N. vagus (**Parasympathikus**) verursacht, der auch die Magenmotilität verstärkt. Die postganglionären Neurone des N. vagus wirken erregend (cholinerg) oder hemmend (NANC-Neurone (S. 29); mit VIP, ATP oder Opioiden als Transmitter), wodurch die Kontraktilität des Magens verstärkt und die Pylorusrelaxation und Magenentleerung gefördert wird. Opioide hemmen die Dünndarmmotilität, was zu einer unangenehmen Obstipation bei einer Opiattherapie führen kann. **CCK** (Cholecystokinin) und **Sekretin** bremsen die Entleerung bei Hyperosmolarität und einem sehr niedrigen pH-Wert bzw. bei einem hohen Fettgehalt durch Stimulation der Pylorusmuskulatur und Relaxation von Fundus und Antrum. Gelangt trotzdem hyperosmolarer Chymus ins Duodenum, strömt Wasser ins Duodenum ein. (Auch im proximalen Jejunum kann ein hyperosmolarer Chymus noch durch Einstrom von Wasser ausgeglichen werden.) **Gastrin** hemmt die Entleerung durch Relaxation der Fundusmuskulatur und Pyloruskontraktion. **Motilin** beschleunigt und **GIP** hemmt die Entleerung.

4.2.5 Dünndarmmotilität

Der je nach Kontraktionszustand 3–6 m lange Dünndarm ist von proximal nach distal in 3 Abschnitte gegliedert:
- **Duodenum** (Zwölffingerdarm, 20–30 cm)
- **Jejunum** (Leerdarm, 1,5 m)
- **Ileum** (Krummdarm, 2 m).

Lokale **Pendelbewegungen und rhythmische Segmentationen** (S. 28) durchmischen den Darminhalt und bringen ihn in Kontakt mit dem Epithel. Die Dünndarmschleimhaut ist zum Abtransport der absorbierten Nährstoffe reichlich mit Blut- und Lymphkapillaren versorgt. Durch die glatte Muskulatur (Muscularis mucosae) sind auch die Zotten beweglich, dies unterstützt die Durchmischung und die Resorption des Chymus sowie die Entleerung der Lymphkapillaren. Zwischen den Dünndarmmuskelzellen gibt es elektrische Kopplungen durch Gap Junctions.

In der Darmwand sitzen mehrere Schrittmacher. Von ihnen gehen langsame Kontraktionswellen aus. Ihre Frequenz nimmt vom Duodenum (12/min) zum Ileum (8/min) ab. Für die **propulsiven peristaltischen Wellen** (S. 28), die den Chymus in Richtung Zäkum verlagern, sind v. a. die Erregungsimpulse aus dem **Plexus myentericus** (S. 34) verantwortlich. Sie werden durch lokale Reflexbögen (peristaltischer Reflex) gesteuert. Die Wanderung des Bolus verschiebt den Reflexort nach distal, was wiederum den Bolus weiterschiebt, sodass ein aboraler Transport resultiert.

Der Darminhalt wandert mit einer Geschwindigkeit von 6–8 cm/min durch den oberen und mit 2 cm/min durch den unteren Dünndarm. Die **Passagezeit** hängt dabei v. a. von der Nahrungszusammensetzung ab. Kohlenhydratreiche Nahrung wird am schnellsten, fettreiche am langsamsten transportiert. Insgesamt erreicht der Darminhalt nach ca. 2–10 h das Zäkum.

Zwischen Ileum und Kolon liegt die Ileozökalklappe. Es handelt sich um eine ventilartige Struktur mit hohem Ruhedruck, die den Übertritt von Darminhalt in das Kolon kontrolliert. Sie selbst steht unter der Kontrolle des enterischen Nervensystems (S. 34) sowie des Parasympathikus (Erschlaffung) und Sympathikus (Kontraktion).

In den interdigestiven Phasen läuft die Kontraktionswelle des MMC (migrating motor complex (S. 29)) über den Dünndarm.

4.2.6 Motilität von Kolon und Rektum

Im Kolon und Rektum werden durch Wasser- und Elektrolytresorption der Darminhalt eingedickt und kurzkettige Fettsäuren resorbiert. Außerdem dient dieser Abschnitt des Darms als **Reservoir**, das eine regulierte und willkürlich kontrollierte **Entleerung** des Darms ermöglicht.

Im Dickdarm überwiegt eine **nicht propulsive Peristaltik** (S. 28) mit vielen Segmentationen (Haustrierungen), Pendelbewegungen und retrograder Peristaltik. Der schnellste und damit wichtigste Schrittmacher für die Kolonbewegungen sitzt im Colon transversum, von ihm gehen Peristaltikwellen sowohl in analer als auch in oraler Richtung aus (**retrograde Peristaltik**). Auf diese Weise werden die Fäzes vorwiegend im Colon ascendens und dem Zäkum, aber auch im Rektum gespeichert. Findet keine Stuhlentleerung statt, akkommodiert das Rektum (**Speicherfunktion**).

Funktionell werden 2 Abschnitte unterschieden:
- **proximales Kolon** (Colon ascendens und transversum): Hier findet die überwiegende Resorption von Wasser und Elektrolyten statt. Es kommen 2 Bewegungsarten vor:
  - **Segmentationen** kommen durch Ringmuskelkontraktion zustande und führen zur Haustrierung des Dickdarms. Sie mischen den Darminhalt und halten ihn zurück.
  - **Massenbewegungen** (Massenperistaltik) treten 2–3 Mal pro Tag auf. Dabei verschwinden die Haustrierungen und die Tänien erschlaffen. Es entsteht ein ringförmiges Kontraktionsband, das von proximal nach distal wandert und dabei den Darminhalt 20–30 cm vor sich herschiebt. Diese propulsiven Massenbewegungen stehen unter der Kontrolle des autonomen Nervensystems.
- **distales Kolon** (Colon descendens und sigmoideum): Das distale Kolon dient der endgültigen Eindickung und als Reservoir. Auch hier finden sich Segmentationen sowie Massenperistaltik. Durch distale Massenperistaltik wird das ansonsten leere Rektum mit Darminhalt gefüllt und dadurch gedehnt. Diese Dehnung löst dann den **Defäkationsreflex** (S. 31) aus.

Aufgrund der vorwiegend nicht propulsiven Peristaltik ergeben sich im Kolon lange Passagezeiten, die interindividuell auch stark variieren können. Je nach Nahrungszusammensetzung – ballaststoffreiche Nahrung beschleunigt die Darmpassage – beträgt die durchschnittliche Passagezeit 1–3 Tage.

Die Dickdarmmotorik unterliegt einer **zirkadianen Rhythmik** mit geringer Aktivität in der Nacht und hoher Aktivität am Vormittag.

4.2.7 Defäkation und Darmkontinenz

Wenn das Rektum durch zunehmende Füllung gedehnt wird, werden anorektale Afferenzen erregt und es entsteht ein verstärkter Stuhldrang. Dabei relaxiert der M. sphincter ani internus durch einen lokalen Reflex, während der Tonus des M. sphincter ani externus zunächst ansteigt. Der Defäkationsreflex kann **willkürlich kontrolliert** werden, d. h. der Stuhldrang lässt sich beim Erwachsenen willentlich über den Sympathikus vermittelt unterdrücken. In diesem Fall kontrahiert sich der M. sphincter ani internus wieder und das Rektum passt sich dem vermehrten Inhalt an.

Wenn die Defäkation erfolgen soll, muss der M. sphincter externus bewusst entspannt werden. Die Defäkation tritt ein, wenn auch der innere Schließmuskel erschlafft ist und gleichzeitig durch rektale Afferenzen über einen spinalen parasympathischen Reflex die Kontraktion von Colon sigmoideum und Rektum ausgelöst wird. Die willentliche Erhöhung des intraabdominellen Drucks durch Zwerchfellkontraktion und Anspannung der Bauchdecke (Pressen beim Stuhlgang) kann die Defäkation unterstützen. Die Zahl der Defäkationen schwankt zwischen 3 pro Woche und 3 pro Tag. Das Stuhlgewicht beträgt bei normaler Ernährung etwa 100–200 g/d.

> **IMPP-Fakten**
>
> **!!!** Die Magenperistaltik geht von **Schrittmacherzellen (Cajal-Zellen)** im Magenkorpus aus, die über Gap-Junctions mit der Muskulatur verbunden sind.
>
> **!** Eine Stimulation von α-Adrenozeptoren **erhöht den Tonus** des unteren Ösophagussphinkters.
>
> **! Erbrechen** geht mit vegetativen Begleiterscheinungen wie z. B. der **Vasokonstriktion von Hautgefäßen** einher.
>
> **!** Mechanische Zerkleinerung der Nahrung im **Magenantrum** mit u. a. **mechanischer Emulgierung von Fetten**.
>
> **!** Das **Motilin** der M-Zellen wirkt fördernd auf die **Magenentleerung**.
>
> **! Opioide** hemmen die Dünndarmmotilität.
>
> **!** Im **proximalen Jejunum** kann ein hyperosmolarer Chymus durch Einstrom von Wasser ausgeglichen werden.
>
> **!** Zwischen den Dünndarmmuskelzellen gibt es **elektrische Kopplungen durch Gap Junctions**.
>
> **!** Unverdaute Ballaststoffe bewirken eine **verkürzte Passagezeit** des Darminhaltes im Kolon.
>
> **!** An der Defäkation sind Kontraktionen des **Colon sigmoideum** beteiligt.

4.3 Steuerung des Magen-Darm-Trakts

Die Regulation der Motilität und die Freisetzung von Verdauungsenzymen wird durch das enterische Nervensystem (S. 34) über lokale Reflexbögen sowie durch hormonelle Stimuli reguliert. Die Zusammensetzung des Nahrungsbreies beeinflusst über Mechano-, Osmo- und Chemorezeptoren die Motilität der betroffenen Abschnitte und die Sekretion von Verdauungsenzymen. **Parasympathikus** und **Sympathikus** können, z. T. vermittelt durch das enterische Nervensystem, modulierend auf die Motilität und Sekretion einwirken und z. B. die Peristaltik fördern. Hormone können direkt an ihre Rezeptoren auf glatten Muskelzellen binden und deren Kontraktilität beeinflussen.

Auch das Gehirn und das Immunsystem beeinflussen die Tätigkeit des Magen-Darm-Trakts.

4.3.1 Steuerung durch Hormone

Hormone des Magens

Gastrin. Gastrin wird in den G-Zellen im Magenantrum und in geringen Mengen in der Duodenalschleimhaut synthetisiert. Freigesetzt wird es durch Reizung des Parasympathikus (Neurotransmitter Acetylcholin), Magendehnung, Anstieg des pH-Werts und auch durch Alkohol und Coffein. Gastrin regt die Salzsäureproduktion in den Belegzellen der Magenschleimhaut an (siehe Tab. 2.3), die wichtig für die Proteinverdauung ist. Durch den

Tab. 4.1 Hormone und Signalstoffe zur Steuerung der Magen-Darm-Tätigkeit (nach Pape et al., Physiologie, Thieme 2014)

Hormon	Syntheseort	Freisetzungsreiz	Wirkung
Hormone des Magens			
Gastrin (S. 31)	G-Zellen im Magenantrum, in geringen Mengen in der Duodenalschleimhaut	• Magendehnung • Vagusreizung • Proteine im Magen • ungenügende Ansäuerung des Magens	• Stimulation der Belegzellen des Magens • Sekretion von HCl und Pepsinogen ↑ • wahrscheinlich Hemmung der Fundusmuskulatur • Tonus des unteren Ösophagussphinkters ↑
Histamin (S. 32)	H- oder ECL(enterochromaffin-like)-Zellen im Magenfundus	• Vagusreizung	• HCl-Sekretion ↑ • Pepsinogensekretion ↑
Hormone des Darms			
Sekretin (S. 32)	S-Zellen in Duodenum und Jejunum	• pH im Duodenum < 4 • Gallen- und Fettsäuren im Duodenum	• HCO_3^--Sekretion im Pankreas ↑ • Gastrin-Ausschüttung ↓ • Magenmotilität ↓ • HCl-Sekretion ↓ durch Blockade der muskarinergen Cholinozeptoren der Belegzellen • Magenentleerung ↓ • Tonus des unteren Ösophagussphinkters ↓ • Gallengangsekretion (HCO_3^--reiches Sekret) ↑
Cholecystokinin (S. 33) (CCK)	I-Zellen in Duodenum und Jejunum	• Peptide, Aminosäuren und Fettsäuren im Duodenum	• Enzymsekretion (α-Amylase) im Pankreas ↑ • Kontraktion der Gallenblase ↑ • Pepsinogensekretion ↑ • Magenmotilität ↓ • HCl-Sekretion ↓ • „Sättigungshormon"
GIP (S. 33) (glucose-dependent insulin-releasing peptide, früher gastroinhibitorisches Peptid)	K-Zellen im Dünndarm, Duodenum	• Glucose, Fette oder Aminosäuren im Dünndarm	• Insulinfreisetzung ↑ • HCl-Sekretion ↓ • Magenmotilität ↓ • Magenentleerung ↓
Somatostatin (S. 33) (SIH)*	D-Zellen im Pankreas (Langerhans-Inseln), Magen und Dünndarm	• Fettsäuren, Glucose, Peptide und Gallensäuren im Dünndarm	• Motilität ↓ • Vagusaktivität ↓ • HCl-Sekretion ↓ • Gastrinfreisetzung ↓ • Magenentleerung ↓ • Gallesekretion ↓ • Pankreassaftsekretion ↓ • Insulinsekretion ↓ • Transmitterfreisetzung ↓
GLP-1 (S. 33) (glucagon-like peptide, Enteroglucagon)	L-Zellen in Ileum und Kolon	• Fettsäuren und Glucose im Ileum	• Insulinfreisetzung ↑ • Glucagonfreisetzung ↓ • Magenmotilität ↓ • Darmmotilität ↓
Motilin (S. 33)	M-Zellen im Dünndarm	• Säure, Fett- und Gallensäuren im Duodenum	• gastrointestinale Motilität ↑ • Tonus des unteren Ösophagussphinkters ↑

* Somatostatin ist auch ein Inhibiting-Hormon des Hypothalamus (S. 45) und hemmt die Freisetzung von Somatotropin und Thyreotropin.

sauren pH-Wert werden die Proteine denaturiert. Bei einer chronischen Schädigung der Belegzellen kann keine genügende Ansäuerung des Magens erreicht werden und die Gastrinausschüttung wird weiter angetrieben.

Histamin. Histamin hat ebenfalls eine positive Wirkung auf die Verdauung im Magen. Es wird von den H- oder ECL(enterochromaffine-like)-Zellen im Magenfundus synthetisiert und durch den Parasympathikus freigesetzt. Es stimuliert die HCl- und die Pepsinogensekretion.

Hormone des Darms

Die Hormone, die im Duodenum und im Jejunum produziert werden, wirken hemmend auf den Magen.

Sekretin. Sekretin wird von den S-Zellen im Dünndarm produziert. Stimuliert wird die Ausschüttung durch einen Abfall des pH-Werts im Duodenum unter 4, nämlich dann, wenn Magensaft ins Duodenum gelangt. Es hemmt direkt die Gastrinausschüttung im Magen. Außerdem hemmt Sekretin die HCl-Sekretion durch Blockade der muskarinergen Cholinozeptoren der Belegzellen.

Weiterhin stimuliert es in den Ausführgängen des exokrinen Pankreas die H₂O- und Bicarbonatsekretion (neutralisiert die Magensäure) und fördert die Gallensäuresekretion.

Cholecystokinin (Pankreozymin, CCK). CCK wird in den I-Zellen des Duodenums und im Jejunum gebildet und unter der Einwirkung von Fettsäuren und Aminosäuren freigesetzt. Es hemmt zwar die Verdauung im Magen, regt aber wie VIP (vasoaktives intestinales Peptid) die Azinuszellen des exokrinen Pankreas zur Sekretion der Verdauungsenzyme an. Außerdem sorgt CCK für die Kontraktion der Gallenblase.

GIP (glucose-dependent insulin-releasing peptide). GIP (früher gastroinhibitorisches Peptid) wird in den K-Zellen des Duodenums und im Jejunum produziert. Es hemmt die Verdauung im Magen, sobald die Nährstoffe ins Duodenum gelangen. Seine Hauptaufgabe ist aber eine Stimulierung der Insulinsekretion, damit die resorbierten Nährstoffe auch verwertet werden können.

Somatostatin. Somatostatin wird von den enteroendokrinen Zellen des Darms und den D-Zellen im Pankreas produziert und hemmt die gesamte Verdauung. Es spielt eine wichtige Rolle bei der HCl-Produktion (S. 15). Freigesetzt wird es durch Fettsäuren, Glucose, Peptide und Gallensäuren im Dünndarm.

GLP-1 (glucagon-like peptide). GLP-1 wird in den L-Zellen in Ileum und Kolon gebildet. Es wird durch Fettsäuren und Glucose im Ileum freigesetzt und kurbelt die Insulinfreisetzung an. Außerdem ist es an der Entstehung des Sättigungsgefühls beteiligt.

Motilin. Motilin wird in den M-Zellen des Dünndarms gebildet. Es wird freigesetzt, wenn Säure, Fett- und Gallensäuren in das Duodenum gelangen. Es stimuliert insgesamt die gastrointestinale Motilität und beschleunigt die Magenentleerung.

> **Lerntipp**
>
> Die Funktion einiger Hormone lässt sich aus ihren Namen ableiten:
> - **Gastrin** (gaster = Magen) fördert bei gefülltem Magen die Magensaftsekretion.
> - **Cholecystokinin CCK** (Chole = Galle, Cysto = Blase, Kinin = Bewegung, Kontraktion) fördert die Kontraktion der Gallenblase.

4.3.2 Steuerung durch Neurotransmitter

Auch Sympathikus und Parasympathikus sind an der Steuerung des Magen-Darm-Trakts mit verschiedenen Neurotransmittern beteiligt.

Vasoaktives intestinales Peptid (VIP). VIP wird im Dünndarm in Nervenendigungen gebildet und durch den Kontakt der Dünndarmmukosa mit HCl freigesetzt. Es stimuliert die Galle- und Pankreassaftsekretion und hemmt die Magenaktivität. Außerdem hemmt es die glatte Muskulatur in der Trachea, den Bronchien und in den Blutgefäßen. Damit ist es auch ein systemischer wie pulmonalarterieller Vasodilatator.

Serotonin. Serotonin (5-Hydroxytryptamin) wird von den APUD-Zellen (S. 32) (enterochromaffine Zellen) im gesamten Magen-Darm-Trakt gebildet und aus der Darmmukosa freigesetzt. Es aktiviert verschiedene Neurone des enterischen Nervensystems (S. 34), welche dann wiederum über den Neurotransmitter Acetylcholin Motoneurone steuern, die für die distal gerichtete Peristaltik sorgen.

Acetylcholin. Acetylcholin ist der Neurotransmitter des Parasympathikus und wird durch dessen Aktivierung freigesetzt. Es aktiviert die Verdauung durch Stimulation der Motilität und Sekretion verschiedener Verdauungssekrete (Speichel, Magensäure, Pankreassaft). Es regt die Gallenblasenkontraktion an und erhöht den Tonus des unteren Ösophagussphinkters.

> **IMPP-Fakten**
>
> ! Eine ungenügende Ansäuerung des Magens führt zu einer vermehrten **Gastrinsekretion**.
> ! **Gastrin** stimuliert die Sekretion der Belegzellen (HCl) des Magens.
> !! **Histamin** stimuliert die HCl-Sekretion der Belegzellen des Magens.
> !!!! **Sekretin** wird in den S-Zellen im Duodenum und Jejunum gebildet. Es hemmt die HCl-Sekretion über Blockade der muskarinergen Cholinozeptoren.
> ! **Cholecystokinin** wird in enteroendokrinen Zellen des Dünndarms (Duodenum und Jejunum) produziert.
> ! **Cholecystokinin** stimuliert die Sekretion der Pankreasenzyme.
> ! Die **Cholecystokinin-Freisetzung** wird durch langkettige Fettsäuren stimuliert.
> ! **Cholezystokinin** fördert den Gallenabfluss ins Duodenum durch Stimulation der Gallenblasenkontraktion.

Tab. 4.2 Neurotransmitter zur Steuerung der Magen-Darm-Tätigkeit (nach Pape et al., Physiologie, Thieme 2014)

Hormon	Syntheseort	Freisetzungsreiz	Wirkung
vasoaktives intestinales Peptid (S. 33) (VIP)	Nervenendigungen im Dünndarm	• neuronal (Neurotransmitter)	• Gallesekretion ↑ • Pankreassaftsekretion ↑ • HCl-Sekretion ↓ • Motilität ↓ • Tonus des unteren Ösophagussphinkter ↓
Serotonin (5-Hydroxytryptamin)	APUD-Zellen* im gesamten Magen-Darm-Trakt		• cholinerge sekretomotorische Nervenaktivität ↑
Acetylcholin (S. 33)	2. Neuron des Parasympathikus	• Aktivierung des Parasympathikus	• Aktivierung der Verdauung durch Stimulation von Sekretion und Motilität • regt die Gallenblasenkontraktion an • Tonus des unteren Ösophagussphinkters ↑

* Das APUD-System (amin precursor uptake and decarboxylation) besteht aus verstreut liegenden endokrinen Zellen, die biogene Amine und Polypeptide synthetisieren und speichern.

> **!** **Cholezystokinin** stimuliert die **α-Amylase-Sekretion** des Pankreas.
> **!** **Glucose** im Lumen des Ileums steigert die endokrine Sekretion von GLP-1.
> **!!!** **GLP-1** und GIP fördern die Insulinfreisetzung.
> **!** **GLP-1** ist außerdem an der Entstehung des Sättigungsgefühls beteiligt.
> **!** **Motilin** beschleunigt die Magenentleerung.
> **!** **VIP** wirkt über eine Vasodilatation durchblutungssteigernd.

4.4 Enterisches Nervensystem

4.4.1 Organisation

Das enterische Nervensystem ist eine Ansammlung von ca. 100 Millionen Neuronen (d. h. mehr als im Rückenmark), die, organisiert in 2 ganglionierten Plexus, den Magen-Darm-Trakt umgeben. Zwischen der Ring- und der Längsmuskelschicht der Muscularis externa des gesamten Magen-Darm-Trakts befindet sich der **Plexus myentericus** (S. 34) (Auerbach-Plexus), in der Submukosa des Dünn- und Dickdarms liegt der **Plexus submucosus** (S. 34) (Meissner-Plexus).

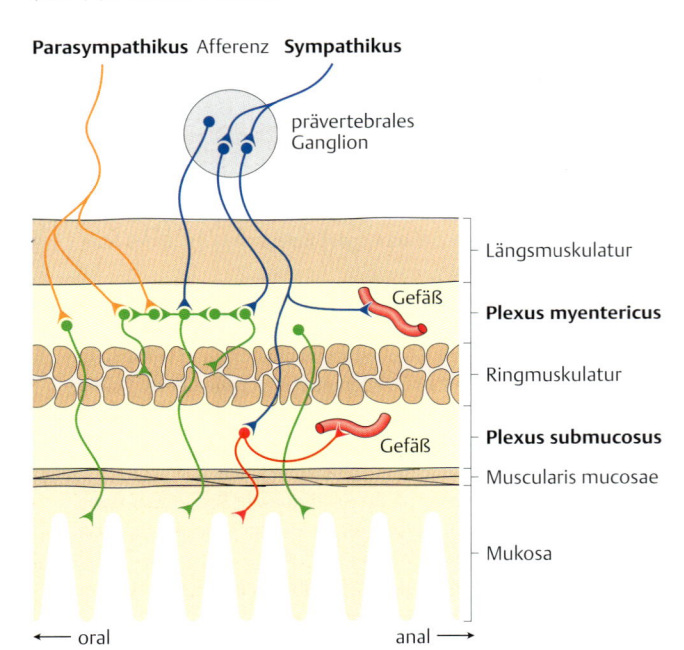

Abb. 4.2 Das enterische Nervensystem. [Quelle: Gekle et al., Taschenlehrbuch Physiologie, Thieme, 2015]

Die sensorischen Nervenendigungen der Afferenzen beider Plexus liegen frei in der Darmwand und fungieren als Mechano-, Schmerz- und Chemosensoren. Ihre Afferenzen laufen zusammen mit sympathischen und parasympathischen Fasern zum ZNS.

4.4.2 Funktion

Die Aufgabe des enterischen Nervensystems ist die Kontrolle der Motilität des Magen-Darm-Trakts und der Sekretion der Verdauungsenzyme.

Plexus myentericus (Auerbach). Die Efferenzen des Plexus myentericus enden vor allem an den glatten Muskelzellen der Längs- und Ringmuskelschicht und der Gefäße und steuern reflektorisch die Motilität bzw. die Durchblutung des Darms. Besonders bei der propulsiven Peristaltik bedürfen Kontraktion und Erschlaffung benachbarter Abschnitte einer präzisen Kontrolle, damit es zu einem geordneten Transport des Speisebreis in aboraler Richtung kommt.

> **Blick in die Klinik** Beim **Morbus Hirschsprung** (Megacolon congenitum) fehlen in den unteren Abschnitten des Kolons die intramuralen Ganglien (Aganglionose) des Plexus myentericus. Dadurch kommt es zu einer Stenose in den betroffenen Abschnitten, einer fehlenden reflektorischen Erschlaffung des inneren Schließmuskels und einer prästenotischen Aufdehnung des Kolons (Megakolon). Es kann bei Neugeborenen zum schweren Darmverschluss (Ileus) kommen, der tödlich verlaufen kann.

Plexus submucosus (Meissner). Der Plexus submucosus zwischen Ringmuskulatur und Lamina muscularis mucosae trägt zur Feinregulation der peristaltischen Bewegungen bei. Seine Hauptaufgabe ist allerdings die Steuerung der Sekretion der Drüsen im Magen-Darm-Trakt.

Sympathikus und Parasympathikus. Um die Aktivität des Magen-Darm-Trakts an den allgemeinen Aktivitätszustand des Körpers anzupassen, wird das enterische Nervensystem durch das vegetative Nervensystem moduliert (extrinsische Innervation). Der Sympathikus hat dabei einen hemmenden, der Parasympathikus einen fördernden Einfluss.

> **IMPP-Fakten**
> **!!** Beim **Morbus Hirschsprung** fehlen vegetative Ganglienzellen des Plexus myentericus (Aganglionose).

4.5 Abwehrfunktion des Magen-Darm-Trakts

4.5.1 Nicht immunologische Abwehr

Die nicht immunologische Abwehr funktioniert hauptsächlich auf chemischem, mechanischem und „biologischem" Weg:
- Verschluckte Erreger werden durch den sauren Magensaft abgetötet.
- Im Dünndarm verhindert der intestinale Schleimfilm ein Eindringen der Erreger in den Organismus, falls diese die chemische Schranke des sauren Magensafts überwunden haben sollten. Ebenso wird das Eindringen durch die Epithelzellbarriere, die entlang des gesamten Magen-Darm-Trakts besteht, verhindert.
- Die Peristaltik des Magen-Darm-Trakts trägt letzten Endes dazu bei, dass Bakterien abtransportiert und ausgeschieden werden.
- Im Kolon sorgt die Darmflora mit symbiontischen Bakterien dafür, dass sich dort keine Fremderreger ansiedeln können.

4.5.2 Immunologische Abwehr

Der Magen-Darm-Trakt hat auch die Möglichkeit, sich immunologisch gegen Eindringlinge zu wehren:
- Die Mundspeicheldrüsen sezernieren Antikörper (IgA) und Lysozym, das Bakterienwände zerstört.
- Außerdem hat der Darm ein eigenständiges Immunsystem, das sogenannte GALT (gut-associated lymphoid tissue), auch allgemein MALT (mucosa-associated lymphoid tissue) genannt. Zu ihm zählen die Mandeln, die Peyer-Plaques und die Lymphfollikel in der Appendix vermiformis. Außerdem gehören dazu auch frei im Gewebe vorkommende Immunzellen wie Lymphozyten, Mastzellen, dendritische Zellen und Makrophagen.

Hormone

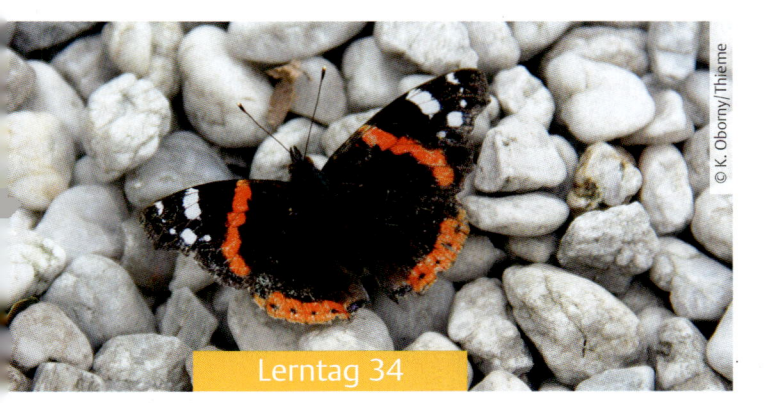

Lerntag 34

5 Grundlagen der Signalübertragung

5.1 Eigenschaften und Einteilung

5.1.1 Hormone als extrazelluläre Signalmoleküle

Hormone sind **körpereigene Signalstoffe**, die neben den Zytokinen eine weitere große Gruppe von **extrazellulären Signalmolekülen** bilden. Beide Gruppen haben unterschiedliche Wirkungsschwerpunkte, wobei jedoch Überschneidungen auftreten. Die **Zytokine** (S. 73) regulieren in erster Linie Wachstumsvorgänge, Zellproliferation und -differenzierung.

Der Schwerpunkt der **Hormonwirkungen** liegt dagegen vor allem bei der Koordination des Stoffwechsels und der Funktion von Erfolgsorganen.

Die Art der Signalübertragung hängt von der chemischen Struktur des Hormons und seinen substanzklassenspezifischen Eigenschaften wie der Wasserlöslichkeit ab. Das Wirkprinzip ist aber allen Hormonen gemeinsam: Sie vermitteln ihre Wirkung durch Bindung an einen **Hormonrezeptor**, die innerhalb der Zelle eine **Signalkaskade** auslösen kann, an der weitere Botenstoffe (Second Messenger (S. 42)) beteiligt sind, oder der Hormon-Rezeptor-Komplex beeinflusst direkt die Expression einzelner hormonsensitiver Gene.

Hormone wirken in sehr geringen Mengen und ihre Konzentration unterliegt einer strengen Kontrolle (S. 37).

5.1.2 Reichweite der Hormone

Hormone entfalten ihre spezifische Wirkung am Erfolgsorgan. Die klassischen Hormone wirken **endokrin**, sie werden von Hormondrüsen bzw. Drüsenzellen gebildet, über den Blutweg im gesamten Körper verteilt und gelangen so auch zu entfernt liegenden Zielorganen. **Parakrine** Signalstoffe dagegen wirken als Gewebshormone nur lokal auf umliegende Zellen, sie können aber, wenn sie in größeren Mengen gebildet werden, auch in das Blut gelangen und endokrine Wirkung entfalten. Bei der parakrinen Sekretion erreicht das Hormon nur durch Diffusion seinen Zielort. **Autokrine** Hormone wirken auf die sezernierende Zelle selbst zurück oder auf benachbarte Zellen des gleichen Typs. Ein Hormon kann sowohl auto- als auch para- oder endokrin wirken.

5.1.3 Einteilung nach dem Bildungsort

Hypothalamische Hormone

Der Hypothalamus ist das Bindeglied zwischen Nerven- und Hormonsystem. Der Hypothalamus gibt die erhaltenen Informationen in Form von Hormonen, die im Hypothalamus gebildet werden, weiter. Je nach Art der „Mitteilung des Nervensystems" unterscheidet man zwischen **Releasing-Hormonen** (Liberine) und (Release-)**Inhibiting-Hormonen** (Statine). Die Hormone gelangen über das Pfortadersystem zur Adenohypophyse, wo sie die Ausschüttung der glandotropen Hormone beeinflussen.

Außerdem werden im Hypothalamus **ADH** (antidiuretisches Hormon, Vasopressin) und **Oxytocin** gebildet. Sie gelangen durch axonalen Transport in die Neurohypophyse, werden dort gespeichert und bei Bedarf freigesetzt.

Hypophysäre Hormone

Die Hormone, die in der **Adenohypophyse** (Hypophysenvorderlappen, HVL) gebildet werden, sind wichtig für die Hormonregulation. Sie dienen der Steuerung des peripheren Hormonsystems, wirken auf die Sekretion der Effektorhormone in den peripheren Drüsen und werden deshalb **glandotrope Hormone** genannt. Ihre Sekretion unterliegt dem Einfluss von Releasing- bzw. Inhibiting-Hormonen aus dem Hypothalamus.

Außerdem werden in der Adenohypophyse die Effektorhormone **Prolaktin** und **Somatotropin** (Wachstumsfaktor) produziert. Diese beiden Hormone werden an das Blut abgegeben und wirken direkt auf das Zielgewebe, zählen also nicht zu den glandotropen Hormonen.

Im **Hypophysenmittellappen** wird ein melanozytenstimulierendes Hormon (MSH) gebildet und gespeichert.

Glanduläre Hormone

Zu den glandulären Hormonen gehören die „klassischen" Hormone. Sie werden in speziellen **Hormondrüsen** gebildet und wirken nach Abgabe in das Blut (endokrine Sekretion) direkt auf das Zielgewebe. Bei diesen Hormonen unterscheiden sich also Bildungsort und Wirkort voneinander. Zu ihnen zählen z. B.:
- glandotrope Hormone (Hypophyse)
- Insulin und Glucagon (Pankreas)
- T_3 und T_4, (Schilddrüse)

Aglanduläre Hormone

Die aglandulären Hormone werden nicht in endokrinen Drüsen synthetisiert. Man unterteilt aglanduläre Hormone in 3 Gruppen.
- Eine Gruppe umfasst Hormone, die von **spezialisierten endokrinen Einzelzellen oder Zellgruppen** gebildet und in die Blutbahn entlassen werden. Die Einzelzellen können über ein Gewebe verteilt sein. Zu diesen Hormonen zählen z. B.:
  - Relasing- und Inhibiting-Hormone, ADH, Oxytocin (Hypothalamus)
  - Gastrin, Cholecystokinin, Sekretin (Gastrointestinaltrakt)
- **Gewebshormone** (S. 70) werden von verschiedenen Zellen produziert und wirken hauptsächlich lokal (parakrin). Nur bei starker Stimulation finden sich auch in der Blutbahn nennenswerte Konzentrationen. Zu ihnen gehören beispielsweise:
  - Serotonin (Zentralnervensystem, Darm)
  - Histamin (Mastzellen)
  - Kinine (Endotheloberflächen)
  - Prostaglandine (Gastrointestinaltrakt, Niere, Endothelzellen usw.)
  - Leukotriene (Leukozyten, Mastzellen)
  - Stickstoffmonoxid (NO) (Gefäßendothel, Makrophagen)
- **neurosekretorische Hormone** (**Neurohormone**): Diese Hormone werden von sekretorischen Nervenzellen synthetisiert und von ihnen in die Blutbahn ausgeschüttet. Ein Beispiel ist die Freisetzung von Neurohormonen durch die neurosekretorischen Zellen des Hypothalamus in das Pfortadersystem. Diese Form der Sekretion wird auch als neurokrin bezeichnet.

5.1.4 Einteilung nach der chemischen Struktur

Hormone gehören sehr unterschiedlichen chemischen Substanzklassen an. Die substanzspezifischen Eigenschaften, z. B. die Wasserlöslichkeit, haben Auswirkungen auf ihren Transport, ihre zellulären Wirkmechanismen, ihre Speicherung und ihre Halbwertszeit.

Hydrophile Hormone

Hydrophile Hormone machen den weitaus größten Anteil der Hormone aus. Zu ihnen zählen
- **Aminosäurederivate** (mit Ausnahme der lipophilen Schilddrüsenhormone) und
- **Peptidhormone** (Proteohormone).

Sie werden ausgehend von einer einzelnen Aminosäure bzw. durch Modifikation der entsprechenden Vorstufen synthetisiert oder es handelt sich um Peptide. Die Hormone werden in Vesikeln gespeichert und bei Bedarf durch Exozytose freigesetzt.

Hydrophile Hormone werden im Blut meist **frei transportiert**. Sie können die Lipiddoppelschicht der Zellmembran nicht passieren, sondern binden an **extrazelluläre membranständige Rezeptoren** (S. 39) (Ektorezeptoren), die das Signal an intrazelluläre Botenstoffe, **Second Messenger** (S. 42), weitergeben. Die Wirkung der Hormone setzt innerhalb von Minuten ein. Die Komplexe aus Hormon und Rezeptor können durch Endozytose aufgenommen und in Lysosomen abgebaut werden, wodurch ihre **Plasmahalbwertszeit relativ kurz** ist (wenige Minuten). Der Abbau hydrophiler Hormone erfolgt durch Proteolyse in der Leber oder in den Zielorganen. Katecholamine werden methyliert und desaminiert.

Aminosäurederivate. Zu den Aminosäureabkömmlingen gehören die endokrin freigesetzten Katecholamine Dopamin, Noradrenalin und Adrenalin, die enzymatisch aus L-Tyrosin gebildet werden. Histamin ist ein biogenes Amin und wird durch Decarboxylierung aus der Aminosäure Histidin hergestellt. Serotonin und Melatonin entstehen aus Tryptophan.

Peptidhormone (Proteohormone). Zu den Peptidhormonen gehören kleinere Oligopeptide (z. B. ADH, TRH), größere Polypeptide (z. B. Insulin, Glucagon, ACTH) und Glykoproteine, die zusätzliche Kohlenhydratketten enthalten (z. B. Erythropoetin, FSH). Da ein Teil der Aminosäuren geladen ist, sind auch Peptidhormone hydrophil. Peptidhormone werden am rauen endoplasmatischen Retikulum zunächst als **Präprohormone** synthetisiert, im Lumen des ER zum **Prohormon** modifiziert und im Golgi-Apparat zum **reifen Hormon** prozessiert. Ihre Plasmahalbwertszeit reicht von wenigen Minuten bis zu einigen Stunden. Um die Halbwertszeit und die Verfügbarkeit für die Bindung an Rezeptoren zu regulieren, liegen einige Peptidhormone im Blut nicht frei vor, sondern sind an Proteine gebunden.

Lipophile Hormone

Aufgrund ihrer schlechten Wasserlöslichkeit werden lipophile Hormone im Blut hauptsächlich **an Plasmaproteine gebunden** transportiert. Die Bindung an Transportproteine schützt die Hormone vor einem schnellen Abbau und Filtration durch die Niere, wodurch ihre **Plasmahalbwertszeit im Stundenbereich liegt**. Neben der Lebensdauer beeinflusst die Bindung an Plasmaproteine auch die Bioverfügbarkeit der lipophilen Hormone.

Lipophile Hormone gelangen durch Diffusion, mithilfe von Carriern oder im Komplex mit dem Transportprotein in das Innere ihrer Zielzelle. In der Zelle bilden sie mit **intrazellulären Rezeptoren** (S. 38) (sog. nucleäre Hormonrezeptoren oder Kernrezeptoren) im Zytosol und/oder im Zellkern Komplexe. Bei den Rezeptoren handelt es sich um **ligandenabhängige Transkriptionsfaktoren**, die sich im Komplex mit dem jeweiligen Hormon an spezifische DNA-Abschnitte im Zellkern lagern und dadurch die Transkription hormonsensitiver Gene beeinflussen. Lipophile Hormone regulieren längerfristige Prozesse. Neben den genomischen Effekten können die Hormone intrazellulär allerdings auch verschiedene Transportmechanismen und z. B. unterschiedliche Proteinkinasen beeinflussen.

Da lipophile Hormone zelluläre Membranen durchdringen, können sie in membranumgebenen Vesikeln der hormonproduzierenden Zellen **nicht gespeichert** werden, sondern werden bei Bedarf neu synthetisiert und direkt ausgeschüttet. Eine Ausnahme bilden die Schilddrüsenhormone.

Der Abbau der lipophilen Hormone findet, wie bei vielen lipophilen Substanzen, durch **Biotransformation** in der Leber statt.

Schilddrüsenhormone. Die Schilddrüsenhormone T_3 und T_4 sind **Tyrosinderivate**. Sie werden im Follikellumen in Form des Proteins Thyreoglobulin gespeichert, bei Bedarf durch Endozytose aufgenommen, im Lysosom proteolytisch abgebaut und in das

Blut sezerniert. Im Blut werden sie im Komplex mit Plasmaproteinen transportiert. Durch ihre hydrophoben Eigenschaften können sie wie die Steroidhormone die Zellmembran durchdringen und binden vor allem an intrazelluläre Transkriptionsfaktoren als Rezeptoren.

Fettsäurederivate. Zu den Fettsäurederivaten gehören die Eicosanoide (S. 71) – Prostanoide (Prostaglandine und Thromboxane) und Leukotriene –, die sich von der Arachidonsäure oder anderen mehrfach ungesättigten C_{20}-Fettsäuren ableiten. Die Eicosanoide sind durch verschiedene Modifikationen jedoch verhältnismäßig hydrophil und wirken daher über einen membranständigen Rezeptor.

Steroidhormone. Die lipophilen Steroidhormone (Glucocorticoide (S. 56) wie Cortisol, Mineralcorticoide (S. 55), Sexualhormone (S. 57) und auch das Calcitriol (S. 51)) leiten sich von der Grundstruktur des **Cholesterins** ab und zählen wie die Retinsäure zu den Isoprenoiden. Die bei den Umwandlungen stattfindenden Hydroxylierungs- und Oxidationsreaktionen werden bis auf wenige Ausnahmen von Enzymen durchgeführt, die zur Familie der Cytochrom-P_{450}-Monooxygenasen gehören.

Retinsäure. Die Retinsäure leitet sich vom Isoprenoid Vitamin A ab und zählt wie die Steroidhormone zu den Isoprenoiden.

> **IMPP-Fakten**
>
> ! Bei der **parakrinen Sekretion** wirken die Signalstoffe nur **lokal** auf Zellen, die sich in der Nähe der sezernierenden Zelle befinden.
> ! Bei der **parakrinen Sekretion** erreicht das Hormon nur durch **Diffusion** seinen Zielort.
> ! Am rauen ER werden u. a. **Peptidhormone** (als Präprohormone) synthetisiert.
> ! Die Bindung von lipophilen Hormonen an **Transportproteine** schützt die Hormone vor schnellem Abbau und rascher Ausscheidung und führt so zu einer **höheren Halbwertszeit** der Hormone.

5.2 Regulation der Konzentration

5.2.1 Regelkreise zur Regulation der Hormonfreisetzung

Entscheidend für die physiologische Wirkung der Hormone ist ihre Konzentration im Blut. Diese ist nicht immer gleich, sondern schwankt mit dem physiologischen Bedarf und weist häufig zyklische Veränderungen auf, die von den äußeren Bedingungen (Hunger/Sättigung; Stress/Entspannung) oder z. B. vom circadianen (Tag-Nacht-)Rhythmus abhängen.

Da Hormone schon in sehr geringen Mengen wirksam sind, unterliegt ihre Konzentration im Plasma einer strengen Kontrolle auf verschiedenen Ebenen. Sie wird hauptsächlich von der Geschwindigkeit der Hormonfreisetzung aus den Hormondrüsen bestimmt. Diese kann, je nach Hormon, **unregelmäßig** (episodisch) sein, aber auch **periodisch** (pulsatil) oder **gleichmäßig**. Die Hormonausschüttung wird über Regelkreise kontrolliert, mit deren Hilfe die ausgeschütteten Mengen an die metabolischen und physiologischen Anforderungen des Organismus angepasst werden.

Im Zuge dieser Regulationsmechanismen wirken viele Effektorhormone auf die Hormondrüse zurück und viele glandotrope Hormone auf Hypothalamus und Hypophyse. Dort bremsen sie die weitere Hormonfreisetzung. Diesen Effekt bezeichnet man als **negative Rückkopplung** (negatives Feedback). Übersteigt ein Parameter den normalen Wert (Sollwert), werden Mechanismen aktiviert, die den Parameter wieder senken bzw. ihn im umgekehrten Fall (Abfall eines Parameters) wieder erhöhen. Eine negative Rückkopplung stabilisiert also das System.

Einfache Regelkreise

Beim **einfachen Regelkreis** wird die Hormonausschüttung unabhängig vom Zentralnervensystem direkt durch den beeinflussten Stoffwechselparameter an der Hormondrüse reguliert. Man spricht von einer einfachen Rückkopplung. Ein Beispiel ist die Regulation des Blutzuckers. Bei einem hohen Blutzuckerspiegel schüttet das Pankreas verstärkt Insulin aus. Der Blutzuckerspiegel sinkt, da das Insulin die Glucoseaufnahme von insulinempfindlichen Organen steigert. Bei abnehmendem Blutglucosespiegel entfällt die stimulierende Wirkung der Glucose auf die Freisetzung von Insulin. Dagegen fördert der sinkende Blutglucosespiegel die Ausschüttung von Glucagon, das die Freisetzung von Glucose in der Leber stimuliert.

Komplexe Regelkreise

Viele vegetative Funktionen wie die Aufrechterhaltung des inneren Milieus erfordern die Verarbeitung zahlreicher Informationen und eine strikt koordinierte, enge Zusammenarbeit zwischen Nerven- und Hormonsystem. Der wichtigste Verknüpfungspunkt zwischen Nervensystem und endokrinem System ist der Hypothalamus. Er kommuniziert über die Hypophyse mit den peripheren endokrinen Organen.

Der **Hypothalamus** erhält Signale aus übergeordneten Hirnzentren wie dem Cortex, dem limbischen System sowie dem Thalamus. Er besitzt aber auch Temperatur- und Osmorezeptoren und erhält durch nervale Afferenzen und Stoffwechselmetaboliten Informationen aus der Peripherie. Die eintreffenden Signale werden verarbeitet und die Aktivität von neurosekretorischen Zellen des Hypothalamus beeinflusst. Sie sezernieren **Releasing-Hormone** und auch (Release-)**Inhibiting-Hormone** und außerdem Effektorhormone. Die Hormone erreichen über verschiedene Wege die **Hypophyse**. Die Releasing- und Inhibiting-Hormone gelangen in die **Adenohypophyse** (Hypophysenvorderlappen, HVL), die **glandotrope Hormone** freisetzt, aber auch 2 **Effektorhormone** produziert. Werden die Effektorhormone ausgeschüttet, wirken sie direkt auf nicht endokrines Zielgewebe. Dagegen entfalten die glandotropen Hormone ihre Wirkung an endokrinem Zielgewebe, einer **peripheren Hormondrüse**, die wiederum Effektorhormone in Richtung Zielorgane entlässt.

Dieses sich selbst regulierende System verfügt über mehrere **negative Rückkopplungsmechanismen**. Die Effektorhormone der peripheren Drüsen hemmen durch eine **lange Rückkopplungsschleife** die Sekretion von Hormonen aus Hypothalamus und Adenohypophyse und sie beeinflussen übergeordnete Zentren im Gehirn. Die Zentren verarbeiten diese Information und senden Signale an den Hypothalamus, der die Information mit weiteren Signalen aus der Peripherie verrechnet und die Freisetzung von Releasing- und Inhibiting-Hormonen entsprechend modifiziert. Die glandotropen Hormone der Adenohypophyse hemmen über eine **kurze Rückkopplungsschleife** die neurosekretorischen Zellen des Hypothalamus und unterbinden so die weitere Hormonausschüttung. Gleichzeitig können auch die von den Effektorhormonen ausgelösten Stoffwechselreaktionen über die metabolischen Parameter die Aktivität von Hypophyse und Hyphthalamus beeinflussen und Informationen an höhere Zentren im Gehirn liefern.

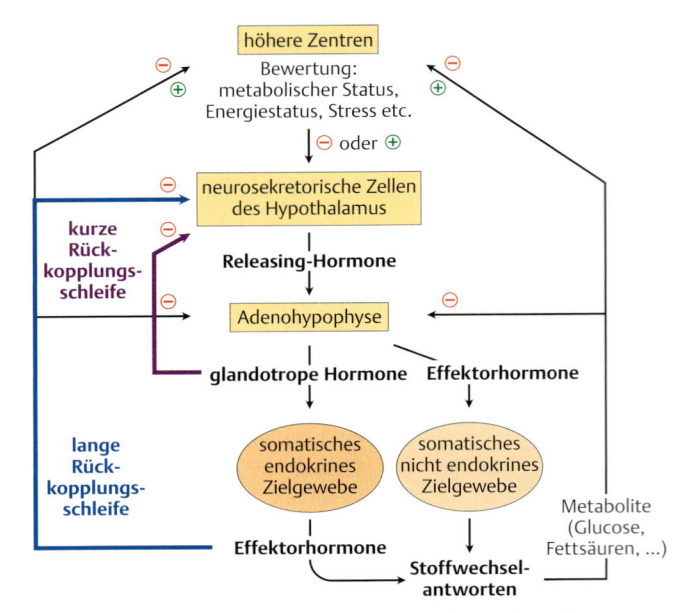

Abb. 5.1 Neuroendokriner Regelkreis als Beispiel eines komplexen Regelkreises. [Quelle: Rassow et al., Duale Reihe Biochemie, Thieme, 2022]

5.2.2 Inaktivierung und Wirkdauer von Hormonen

Die **Inaktivierung der Hormone** erfolgt meist entweder direkt im Erfolgsorgan oder in der Leber. Peptidhormone werden durch Proteolyse in Aminosäuren gespalten, die dann im Stoffwechsel weiterverwendet werden. Steroidhormone werden durch Hydrierung der Doppelbindung in den Hepatozyten inaktiviert. Anschließend werden sie z. B. mit Glucuronsäure und Sulfat verestert und über die Galle oder mit dem Urin ausgeschieden. Schilddrüsenhormone werden zunächst deiodiert und dann ebenfalls sulfatiert oder glucuronidiert. Katecholamine werden durch Desaminierung und Methylierung inaktiviert.

Die **Plasmahalbwertszeit** gibt an, nach welcher Zeit 50 % der Hormonmenge aus dem Plasma eliminiert sind. Lipophile Hormone (Steroidhormone, Schilddrüsenhormone) sind durch ihre hohe Plasmaeiweißbindung vor einem schnellen Abbau geschützt. Die Halbwertszeit von lipophilen Hormonen liegt im Bereich Stunden bis Tage (T_3 ca. 1 Tag, T_4 ca. 7 Tage, Aldosteron ca. 30 min) und ist daher deutlich höher als bei den hydrophilen Hormonen (Peptidhormone: Minuten bis Stunden, Katecholamine: Sekunden). **Insulin** hat wegen einer Reihe hochaktiver Enzyme eine sehr kurze Halbwertszeit von nur 5–15 min.

5.2.3 Störungen der Hormonproduktion

Als Ursache einer überschießenden oder mangelnden Hormonproduktion kann eine primäre oder eine sekundäre Störung vorliegen.

Bei **primären Störungen** ist die periphere Hormondrüse selbst betroffen und produziert zu viel Hormon oder zu wenig. Die Freisetzung der glandotropen Hormone und Releasing-Hormone sind aufgrund der Rückkopplung durch die jeweiligen Hormonspiegel entsprechend supprimiert oder erhöht.

Bei **sekundären Störungen** ist der Überschuss bzw. Mangel an Effektorhormon auf eine gestörte Stimulation der peripheren Hormondrüse zurückzuführen, daher sind sowohl die Konzentration des Effektorhormons als auch die des glandotropen Hormons verändert.

> **IMPP-Fakten**
>
> ! Die Halbwertszeit von lipophilen Hormonen liegt im Bereich Stunden bis Tage: Bei dem Steroidhormon Aldosteron beträgt sie ca. 30 min und bei dem Schilddrüsenhormon T_4 ca. 7 Tage.
> !! Das hydrophile Peptidhormon **Insulin** hat mit 5–15 min eine **kurze Halbwertszeit**.

5.3 Intrazelluläre und membranständige Rezeptoren

5.3.1 Einführung

Um die Signale durch freigesetzte Hormone und Zytokine in die Zellen zu übertragen und dort entsprechende Reaktionen auszulösen, besitzen Zellen **spezifische Rezeptoren**. So vielfältig wie die unterschiedlichen extrazellulären Signalmoleküle, die auch als **First Messenger** bezeichnet werden, sind, so umfangreich ist auch die Zahl verschiedener Rezeptoren, an die diese Moleküle binden. In der Zelle werden die Informationen jedoch über eine verhältnismäßig geringe Anzahl von Signaltransduktionswegen weitergeleitet und viele First Messenger aktivieren die gleichen intrazellulären Botenstoffe (**Second Messenger** (S. 42)). Die von den Liganden ausgelösten Reaktionen sind dennoch spezifisch, da die Zielzellen eine unterschiedliche Ausstattung mit Enzymen und anderen Proteinen aufweisen. Da die **Signaltransduktionswege** häufig miteinander vernetzt sind, hängt die ausgelöste Reaktion zudem von der Summe der beteiligten unterschiedlichen Signale ab. Bei diesen Reaktionen handelt es sich um metabolische und physiologische Antworten (Aktivierung bzw. Inaktivierung von Enzymen und Ionenkanälen) oder auch die Aktivierung bzw. Repression der Expression von Zielgenen.

Die Art des Rezeptors hängt von der chemischen Struktur des extrazellulären Signalmoleküls ab. Je nach Wasserlöslichkeit des Signalmoleküls werden die Signale durch intrazelluläre oder membranständige Rezeptoren vermittelt.

5.3.2 Intrazelluläre Rezeptoren

Bei den intrazellulären Rezeptoren handelt es sich um ligandenaktivierte Transkriptionsfaktoren. Sie dienen der Signalübertragung von lipophilen, systemisch oder lokal wirkenden Hormonen. Zu den **lipophilen Hormonen**, die ihre Wirkung über einen solchen ligandenspezifischen Transkriptionsfaktor entfalten, zählen:

- **Steroidhormone**: Glucocorticoide, Mineralcorticoide, Sexualhormone (S. 58)
- **Calcitriol** (S. 52): ebenfalls ein Steroidhormon
- **Retinsäure**
- **Schilddrüsenhormone** (S. 48): Triiodthyronin (T_3), Thyroxin (T_4)

Lipophile Hormone haben eine geringe Löslichkeit im Blut und müssen an **Transportproteine** gebunden transportiert werden. Aufgrund ihres lipophilen Charakters können sie jedoch die Lipiddoppelschicht der Zellmembranen durchdringen. Über einfache oder erleichterte Diffusion oder auch im Komplex mit dem Transportprotein gelangen sie in das Zytosol der Zielzelle. Einige Hormone binden bereits hier an einen hoch spezifischen **intrazellulären Hormonrezeptor**. Es entsteht ein Hormon-Rezeptor-Komplex, der in den Zellkern geschleust wird, an die DNA bindet und als **Transkriptionsfaktor** wirkt. In anderen Fällen diffundieren die Signalmoleküle in den Zellkern und treffen erst dort auf ihre Rezeptoren. Hormonrezeptoren der lipophilen Hormone werden daher auch als **nucleäre Rezeptoren** oder Kernrezeptoren bezeichnet.

Nach der Bindung des Liganden bilden 2 Hormon-Rezeptor-Komplexe in der Regel ein Dimer (**Dimerisierung**). Dieses Dimer bindet an regulatorische Sequenzen auf der DNA von hormonsensitiven Genen (hormone response elements, HRE) und tritt über weitere Faktoren mit Komponenten der Transkriptionsmaschinerie in Wechselwirkung. Dadurch wird die Expression des jeweiligen Gens verändert und z. B. die Synthese eines bestimmen Enzyms induziert oder auch reprimiert.

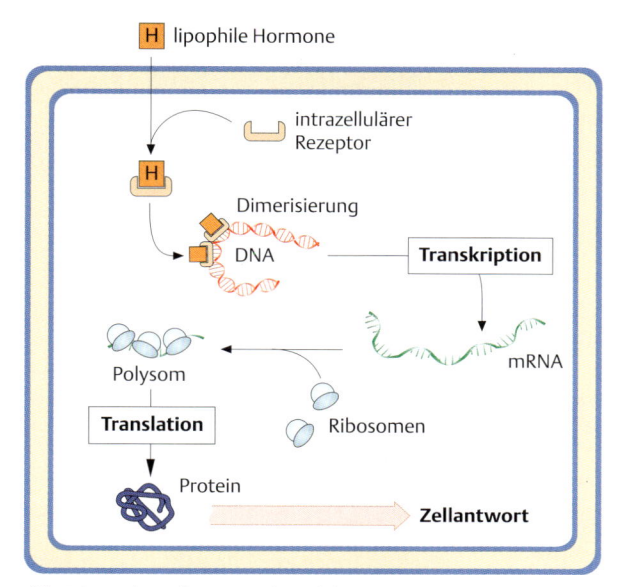

Abb. 5.2 Wirkmechanismus lipophiler Hormone. H, Hormon. [Quelle: Königshoff, Brandenburger, Kurzlehrbuch Biochemie, Thieme, 2018]

Strukturelemente nucleärer Rezeptoren. Nucleäre Rezeptoren müssen ihre Liganden binden, sie bilden Dimere und treten mit zahlreichen weiteren Komponenten im Zytosol oder Zellkern in Wechselwirkung. Dazu besitzen sie mehr oder weniger stark konservierte und spezifische Regionen:

- **DNA-Bindungsdomäne**: eine hoch konservierte, spezifische Region; die Aminosäuresequenzen der DNA-Bindungsdomänen ähneln sich strukturell stark. Sie bilden 2 hintereinandergeschaltete Zinkfinger aus und dienen der spezifischen Bindung an das HRE
- **Ligandenbindungsdomäne**: eine wenig konservierte Region zur Bindung des Signalmoleküls
- **Dimerisierungsdomäne**: eine Domäne, die die Dimerisierung hormonbeladener Rezeptoren erlaubt
- **Transaktivierungdomäne**: ein Bereich, der mit der basalen Transkriptionsmaschinerie interagiert
- **Spacer**: Aminosäuresequenzen zwischen den Domänen, die für einen Abstand der Domänen sorgen

Rezeptoren für Schilddrüsenhormone, Calcitriol und Retinsäure

Diese Rezeptoren sind im **Zellkern** lokalisiert und bereits an die DNA gebunden. Die Hormone diffundieren nach ihrer Aufnahme in die Zelle in den Zellkern und binden dort an ihre Rezeptoren. Die Rezeptoren für 9-*cis*-Retinsäure (RXR, Retinsäure-X-Rezeptor), all-*trans*-Retinsäure (RAR, retinoic acid receptor), die Schilddrüsenhormone (TR) und Calcitriol (VDR, Vitamin-D-Hormon-Rezeptor) besitzen die gleiche Erkennungssequenz auf der DNA. Nach der Bindung des jeweiligen Hormons bilden sich **Heterodimere**, die an **direkte Wiederholungen** (direct repeats) der Erkennungssequenz binden. Der erste Rezeptor (in 5'-Position) ist dabei stets RXR mit dem Liganden 9-*cis*-Retinsäure. Die zweite Position nimmt einer der anderen Hormon-Rezeptor-Komplexe ein. Die Spezifität entsteht durch die Zahl an Nucleotiden im Spacer, die zwischen 1 und 5 liegt.

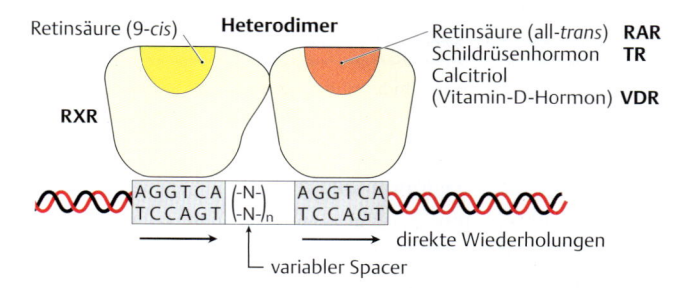

Abb. 5.3 Rezeptoren für Schilddrüsenhormone, Calcitriol und Retinsäure. RAR, Rezeptor für all-*trans*-Retinsäure; RXR, Retinsäure-X-Rezeptor; TR, Schilddrüsenhormonrezeptor; VDR, Vitamin-D-Hormon-Rezeptor [Quelle: Rassow et al., Duale Reihe Biochemie, Thieme, 2022]

5.3.3 Membranständige Rezeptoren

Über membranständige Rezeptoren wirken in der Regel die folgenden Gruppen von Hormonen:

- **Aminosäurederivate**: hydrophil; z. B. Katecholamine (z. B. Adrenalin), Gewebshormone (Histamin, Serotonin) (Ausnahme: lipophile Schilddrüsenhormone)
- **Peptidhormone**: hydrophil; alle Hormone aus Hypothalamus und Hypophyse sowie Insulin, Glucagon, Parathormon und Calcitonin
- **Fettsäurederivate**: Eicosanoide (Prostanoide und Leukotriene; nur schwach lipophil)

Hydrophile Hormone sind wasserlöslich und werden daher im Serum frei transportiert, sie können aber die Zellmembran nicht durchdringen. Zu einer Interaktion mit der Zelle kommt es nur, wenn ein spezifischer **membranständiger Rezeptor** vorhanden ist. Bei diesen Rezeptoren handelt es sich meist um Transmembranproteine, die die Zellmembran vollständig durchspannen. Das Hormon (**First Messenger**) bindet auf der Membranaußenseite an den Rezeptor, wodurch sich die Konformation der intrazellulären Domäne des Rezeptors ändert. Das führt, je nach Rezeptor, zur Öffnung von Ionenkanälen oder zur Aktivierung von Enzymen. Letztere bilden intrazelluläre Botenstoffe, die **Second Messenger** (S. 42), die schließlich die Zellantwort hervorrufen. Je nach Hormon gibt es verschiedene Rezeptoren und Second Messenger.

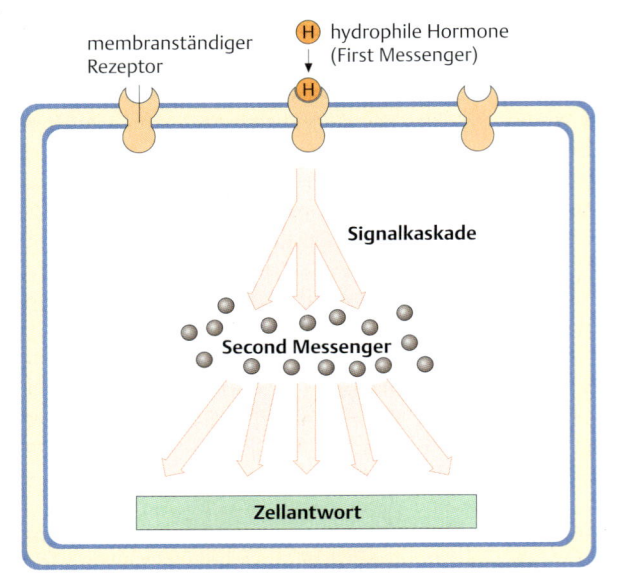

Abb. 5.4 Wirkmechanismus hydrophiler Hormone. H, Hormon. [Quelle: Königshoff, Brandenburger, Kurzlehrbuch Biochemie, Thieme, 2018]

Ligandengesteuerte Ionenkanäle

Bei diesen Rezeptoren (auch als ionotrope oder ionenkanalgekoppelte Rezeptoren bezeichnet) handelt es sich um Membranrezeptoren, die zugleich die **Funktion eines Ionenkanals** übernehmen. Die Bindung eines Signalmoleküls sorgt für eine **Konformationsänderung** des Rezeptors, wodurch sich ein für bestimmte Ionen (Ca^{2+}, K^+, Na^+, Cl^-) spezifischer Kanal öffnet. Durch diesen Kanal können die betreffenden Ionen von ihrem elektrochemischen Gradienten angetrieben in die Zelle hinein oder aus ihr heraus strömen.

G-Protein-gekoppelte Rezeptoren

Diese Rezeptoren vermitteln die Hormonwirkung über heterotrimere G-Proteine und bilden die größte Familie unter den Rezeptoren. Es handelt sich um universelle Rezeptoren, z. B. für:
- Hormone: z. B. die glandotropen Hormone der Hypophyse wie auch Katecholamine, Glucagon (S. 68), Calcitonin (S. 52), Histamin (S. 70)
- Neurotransmitter: z. B. Dopamin (D_1-Rezeptor), γ-Aminobuttersäure (GABA), Serotonin (S. 70) (5-HT_1, 5-HT_2, 5-HT_4)
- Sinnesreize: Licht wie auch Geruchs- und Geschmacksmoleküle

G-Protein-gekoppelte Rezeptoren zeichnen sich durch 7 Transmembranhelices aus. Sie werden daher auch als 7TM-Rezeptoren oder heptahelikale Rezeptoren bezeichnet. Die 7 α-Helices sind durch Schleifen miteinander verbunden. Auf der zytosolischen Seite des Rezeptors kann nach einer Konformationsänderung mit hoher Affinität ein heterotrimeres G-Protein binden.

Die heterotrimeren **G-Proteine** sind regulatorische, GTP-(guanosintriphosphat-)bindende, in die Membran eingelagerte Proteine. Sie bestehen aus 3 verschiedenen Untereinheiten (α, β und γ), wobei die α-Untereinheit (Gα) und die γ-Untereinheit (Gγ) über je einen **Lipidanker** an die Membran gebunden sind. Gα trägt zudem ein **Guaninnucleotid** – GDP oder GTP – und kann sowohl mit dem Rezeptor als auch mit der β/γ-Untereinheit in Wechselwirkung treten.

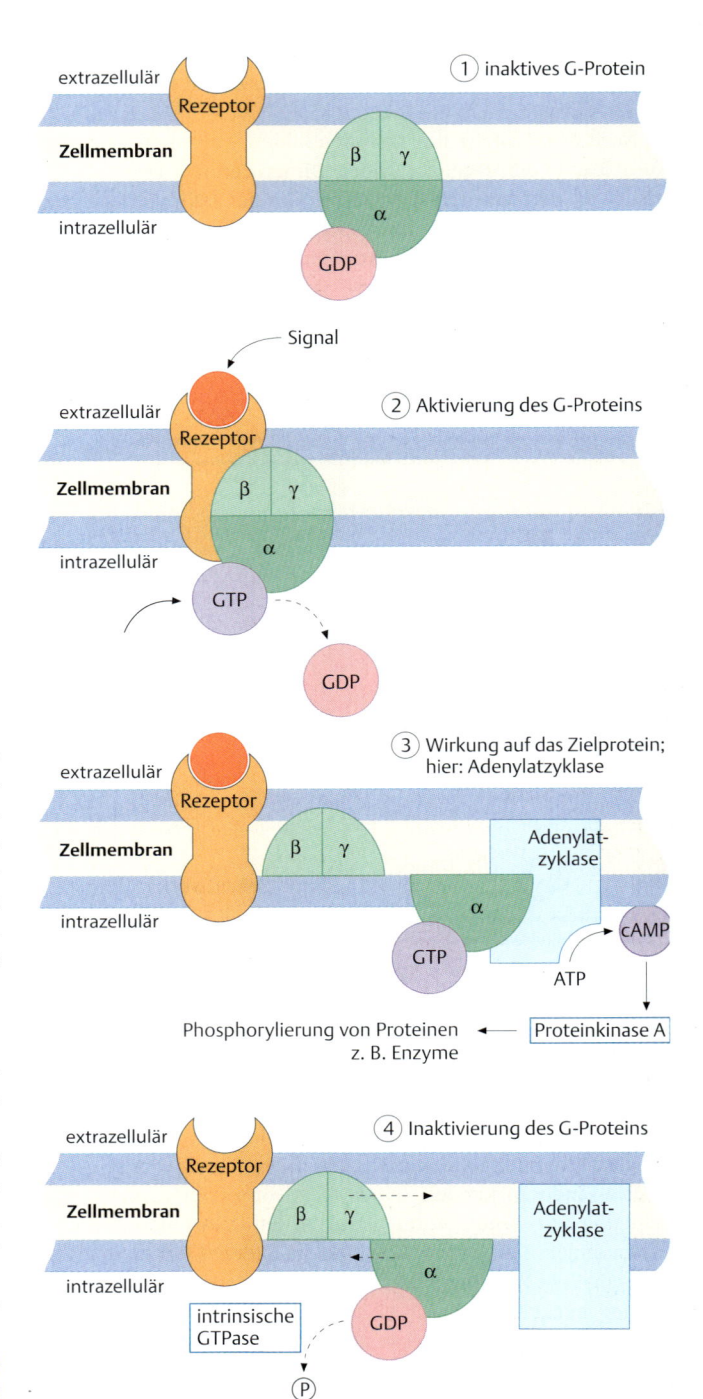

Abb. 5.5 Signaltransduktion G-Protein-gekoppelter Rezeptoren. [Quelle: Königshoff, Brandenburger, Kurzlehrbuch Biochemie, Thieme, 2018]

Im nicht aktivierten Zustand bilden die 3 Untereinheiten des heterotrimeren G-Proteins einen inaktiven Komplex, wobei an Gα ein **GDP** gebunden ist. Wird der Rezeptor durch die **Bindung eines Liganden** aktiviert und ändert sich daraufhin seine Konformation, kann er auf der zytosolischen Seite ein G-Protein über Gα binden. Dadurch verändert sich die Konformation von Gα, das GDP löst sich und die nun freie Bindungsstelle an Gα wird von einem **GTP** besetzt. Dies hat 2 wichtige Konsequenzen:
- Gα löst sich sowohl vom Rezeptor als auch von der **β/γ-Untereinheit** und diffundiert in der Membran.
- Gα kann nun mit spezifischen Zielproteinen, den **Effektormolekülen**, interagieren.

Die α- und auch die β/γ-Untereinheit aktivieren oder inhibieren verschiedene Effektoren. Die Zielproteine produzieren weitere Signalstoffe (**Second Messenger** (S. 42)). Sehr wichtige Second Messenger sind cAMP bzw. IP$_3$ und Diacylglycerin (DAG).

Gα bleibt so lange aktiv, bis die intrinsische **GTPase-Aktivität der aktivierten α-Untereinheit das gebundene GTP zu GDP und anorganischem Phosphat hydrolysiert hat**. Dies geschieht durch die α-Untereinheit. Sie assoziiert in der GDP-gebundenen Form wieder mit einer β/γ-Untereinheit und kann erneut von einem ligandengebundenen Rezeptor aktiviert werden. Ein einziger ligandengebundener Rezeptor kann so bei vielen G-Proteinen für den Austausch des Nucleotids sorgen (Verstärkungseffekt durch Enzymkaskaden).

Jede der 3 Untereinheiten des G-Proteins kommt in verschiedenen Isoformen vor. Diese können eine Vielzahl von zellulären Effekten vermitteln. Je nach Familie der α-Untereinheit unterscheidet man 4 Klassen von heterotrimeren G-Proteinen. Sie werden als G$_s$ (s für stimulierend), G$_i$ (i für inhibierend), G$_q$ und G$_{12}$ bezeichnet.

Enzymgekoppelte Rezeptoren

Enzymgekoppelte Rezeptoren binden extrazellulär ein Signalmolekül. Diese Bindung führt zur Aktivierung unterschiedlicher Enzyme, die auf der intrazellulären Seite lokalisiert sind.

Rezeptortyrosinkinasen. Rezeptortyrosinkinasen (RTK) sind **Transmembranproteine**, die auf der zytosolischen Seite eine Domäne mit Tyrosinkinaseaktivität besitzen. Die Signalweiterleitung läuft wie folgt ab:
1. Die Bindung des Liganden führt zur **Dimerisierung** von Rezeptormolekülen.
2. Die intrazellulären **Tyrosinkinasedomänen** der Rezeptoren phosphorylieren und aktivieren sich gegenseitig (**Autophosphorylierung**); die Kinaseaktivität wird gesteigert.
3. Die Tyrosinkinasedomänen können nun andere Proteine in der Zelle phosphorylieren und die Tyrosinreste der zytosolischen Rezeptordomänen weiter phosphorylieren.
4. Die phosphorylierten Tyrosinreste der Rezeptordomänen dienen als **Bindungsstellen** für weitere Komponenten der Signaltransduktion; die Bindung erfolgt über eine SH2-Domäne.
5. Die Komplexe aktivieren weitere intrazelluläre Signalproteine, die die Zellproliferation und Zelldifferenzierungsprozesse regulieren.

Die Aktivierung von Rezeptortyrosinkinasen setzt komplexe Phosphorylierungskaskaden (z. B. den **MAP-Kinase-Signalweg**; MAP, mitogen-activated protein) in Gang, führt aber auch zur Aktivierung der Phospholipase C und weiterer Enzyme. Viele Wachstumsfaktoren (S. 73), z. B. EGF (epidermal growth factor) oder PDGF (platelet-derived growth factor) mit dem RAS-Protein als Komponente der Signaltransduktion, aber auch Insulin aktivieren ihren Signaltransduktionsweg über solche Rezeptoren.

Beim **MAP-Kinase-Signalweg** spielt die **SH2-Domäne** für die Aktivierung des über einen Lipidanker an die Membran gebundenen **RAS-Proteins** eine Rolle. Nach Aktivierung der Rezeptortyrosinkinase durch Bindung eines Liganden und der anschließenden Autophosphorylierung bindet das Adaptorprotein **GRB2** über die SH2-Domäne an die Phosphotyrosinreste des Rezeptors und rekrutiert den **Guaninnucleotidaustauschfaktor SOS** zur Zellmembran. SOS gelangt in die Nähe des G-Proteins RAS und tauscht an RAS gebundenes GDP gegen GTP aus. Das aktivierte RAS-Protein stößt weitere Signaltransduktionsprozesse an, insbesondere die **MAP-Kinase-Kaskade**, die die Transkription von bestimmten Genen stimuliert. RAS-GTP aktiviert die **MAPKK-Kinase**. Diese aktiviert die nächste Kinase, die **MAPK-Kinase**, und diese die dritte Kinase, die **MAP-Kinase**. Die MAP-Kinase kann zytosolische oder nach Diffusion in den Zellkern auch nucleäre Substrate phosphorylieren und aktivieren. Beide Substrate regulieren als Transkriptionsfaktoren die Expression bestimmter Gene.

Rezeptoren mit assoziierten Tyrosinkinasen. Rezeptoren mit assoziierten Tyrosinkinasen verfügen über keine eigene Tyrosinkinaseaktivität. Stattdessen sind sie zwar nicht kovalent, aber doch dauerhaft mit Tyrosinkinasen aus der Familie der **Januskinasen** (**JAKs**) verbunden. Der Signaltransduktionsweg ähnelt dem der Rezeptortyrosinkinasen.

Die Ligandenbindung führt zur **Dimerisierung des Rezeptors**. Die JAKs werden durch Autophosphorylierung aktiviert und phosphorylieren Tyrosinreste des Rezeptors. An diese Phosphotyrosinreste können Proteine mit SH2-Domänen binden. Dies sind vor allem die **STAT-Proteine** (STAT, signal transducer and activator of transcription), die im inaktiven Zustand als Monomere im Zytosol vorliegen. Anschließend werden die gebundenen STAT-Proteine selbst durch die JAKs an einem Tyrosinrest phosphoryliert. Über diesen Phosphotyrosinrest interagiert ein STAT-Protein und mit der SH2-Domäne eines zweiten STAT-Proteins, sodass ein **STAT-Dimer** entsteht. Dieses diffundiert in den Zellkern, wo es als Transkriptionsaktivator für JAK-STAT-regulierte Gene dient.

Der **JAK-STAT-Signaltransduktionsweg** wird von vielen Zytokinen verwendet, darunter von den meisten Interleukinen, von Interferonen und Erythropoetin.

Rezeptor-Serin-/Threoninkinasen. Rezeptor-Serin-/Threoninkinasen verfügen über eine intrinsische Serin-/Threoninkinase-Aktivität. Sie vermitteln die Wirkung, indem sie durch Phosphorylierung von Transkriptionsfaktoren direkt die Genaktivität beeinflussen.

Guanylatzyklasen. Guanylatzyklasen sind Hormonrezeptoren, die bei Aktivierung aus GTP den Second Messenger **cGMP** synthetisieren.

Es gibt 2 Klassen von Guanylatzyklasen. Sie unterscheiden sich in ihrer Struktur, in ihrer Lokalisation und vor allem in ihrer Aktivierung durch Liganden:
- **membranständige Guanylatzyklasen**: besitzen eine extrazelluläre Bindungsstelle für Liganden; zu dieser Gruppe gehören unter anderem der Rezeptor für ANP (atriales natriuretisches Peptid, Atriopeptin), der auch als NPR-A (Natriuretisches-Peptid-Rezeptor Typ A) bezeichnet wird, wie auch die Guanylatzyklase, die für die Produktion des für den Sehvorgang wichtigen cGMP zuständig ist
- **zytosolische (lösliche) Guanylatzyklasen**: befinden sich frei im Zytosol der Zelle; werden in einem ersten Schritt durch Stickstoffmonoxid (NO) aktiviert

IMPP-Fakten

! **Steroidhormone** wie die Mineralcorticoide besitzen einen **intrazellulären Rezeptor**, der nach Hormonbindung als Transkriptionsfaktor wirkt.
! Auch bei der **Retinsäure** erfolgt die Signalweiterleitung in der Zelle über **ligandenspezifische (ligandenaktivierte) Transkriptionsfaktoren**.
! Retinsäure ist **Ligand nucleärer Rezeptoren**.
! **Nucleäre Rezeptoren** besitzen eine hoch konservierte, spezifische DNA-Bindungsdomäne.
! Der Rezeptor des **Vitamin-A-Derivats** all-*trans*-Retinsäure ist der RAR-Rezeptor.
!! Der **D_1-Rezeptor für Dopamin** ist ein typischer metabotroper, G-Protein-gekoppelter Rezeptor.
! **G-Protein-gekoppelte Rezeptoren** zeichnen sich durch 7 Transmembranhelices, daher werden sie auch als 7TM-Rezeptoren oder **heptahelikale Rezeptoren** bezeichnet.
!! **Heterotrimere G-Proteine** sind über einen **Lipidanker** in der Zellmembran verankert und liegen der Zellmembran von innen an.
!!!! An die **α-Untereinheit von trimeren G-Proteinen** (Gα) können GTP oder GDP binden und verfügen über eine GTPase-Aktivität.
! Als 2. Schritt der G-Protein-gekoppelten Signalkaskade (z. B. **Glucagon**-vermittelte Hemmung der Glykogensynthase) dissoziiert Gα von der **β/γ-Untereinheit**.
!! Heterotrimere **G-Proteine** werden inaktiviert, indem sie das gebundene GTP zu GDP und anorganischem Phosphat hydrolysieren.
! **G-Protein-gekoppelte Rezeptoren** können Enzymkaskaden auslösen, die einen hohen Verstärkungseffekt haben.
! Nach Aktivierung von **Rezeptortyrosinkinasen** durch einen Liganden dimerisiert der Rezeptor.
!! Der **Rezeptor für EGF** (epidermal growth factor) gehört zu den Rezeptortyrosinkinasen.
!! Das **RAS-Protein** ist Teil der Signaltransduktionskaskade vieler **Wachstumsfaktoren**, z. B. EGF (epidermal growth factor) und PDGF (platelet-derived growth factor).
! Das **RAS-Protein** ist bei Signalweiterleitung in der **Zellmembran verankert**.
! Die Reihenfolge der Proteine, die beim **Signaltransduktionsweg vieler Wachstumsfaktoren** (dem MAP-Kinase-Signalweg) rekrutiert werden, ist: SH2-Adaptor-Protein GRB2 – GTP-Austauschfaktor SOS – G-Protein RAS – MAP-Kinase-Kinase-Kinase – MAP-Kinase.
! **Januskinasen** phosphorylieren im JAK-STAT-Signaltransduktionsweg direkt die Untereinheiten von **Transkriptionsfaktoren** (STAT-Proteine).
! Die Januskinase 2 (JAK2) ist Bestandteil eines Signaltransduktionswegs, der durch Bindung von Erythropoetin an den Rezeptor in Gang gesetzt wird. Mutationen, die zu einer **erhöhten JAK2-Aktivität** führen, werden bei Patienten mit Polycythaemia vera beobachtet.
!! Der Rezeptor **NPR-A**, an den **ANP** und BNP binden, gehört zu den (membranständigen) **Guanylatzyklasen**.
!!!! Die **lösliche, zytosolische Guanylatzyklase** wird durch NO stimuliert.

5.4 Second-Messenger-Systeme

5.4.1 Einführung

Nach Bindung eines extrazellulären Signalmoleküls (**First Messenger**) an einen **membranständigen Rezeptor** (S. 39) verändert sich die Konformation der zytosolischen Domäne des Rezeptors. Dort erzeugen die Rezeptoren auf unterschiedliche Weise und häufig über andere Proteine ein sekundäres chemisches Signal wie die direkte Phosphorylierung und Aktivierung von Transkriptionsfaktoren, die Aktivierung von Phosphorylierungskaskaden, die Verschiebung von Ionen über Membranen oder die Synthese von intrazellulären Botenstoffen, den **Second Messengern**. Diese sekundären Botenstoffe sind Liganden allosterischer Enzyme, Ionenkanäle und Transporter, die durch den Anstieg der Second-Messenger-Konzentration meist aktiviert werden.

Second Messenger sind **diffusible Signalmoleküle**. Man unterscheidet hydrophobe Second Messenger (z. B. Diacylglycerin), die in oder an Membranen lokalisiert sind, von hydrophilen (z. B. cAMP, cGMP, IP_3, Ca^{2+}, NO), die sich im Zytosol befinden.

Die Signaltransduktion geht meist mit einer **Verstärkung des extrazellulären Signals** einher, da ein extrazelluläres Signalmolekül zur Produktion von Hunderten von Second-Messenger-Molekülen führen kann (Signalkaskade).

5.4.2 cAMP

Synthese. cAMP (zyklisches Adenosinmonophosphat) ist ein **Phosphorsäurediester** (Struktur des Second Messengers siehe Abb. 5.6). Es wird von **Adenylatzyklasen** synthetisiert, die die folgende Reaktion katalysieren:

ATP → cAMP + PP_i

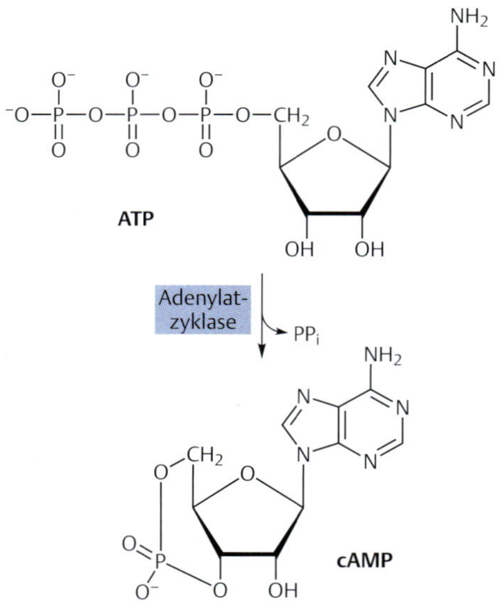

Abb. 5.6 Synthese von cAMP. [Quelle: Rassow et al., Duale Reihe Biochemie, Thieme, 2022]

Genauso wichtig wie die Synthese von cAMP ist dessen Inaktivierung bzw. Beseitigung. Diese wird von der **Phosphodiesterase (PDE)** katalysiert, die cAMP in **Adenosinmonophosphat (AMP)** spaltet.

Wirkungen. cAMP aktiviert vor allem die **Proteinkinase A** (PKA). Bindet cAMP an die beiden regulatorischen Untereinheiten des Enzyms, dann lösen sich diese vom Molekül und die beiden katalytischen Untereinheiten werden als aktive Monomere freigesetzt. Die Monomere der Proteinkinase A phosphorylieren Proteine, die dadurch aktiviert oder auch inaktiviert werden.

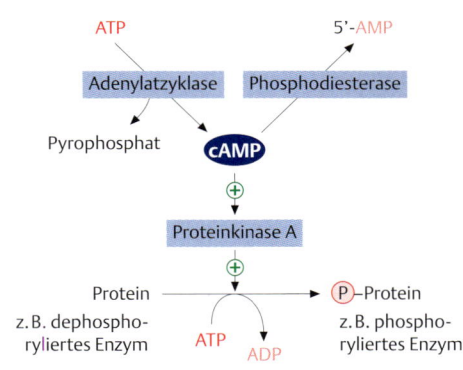

Abb. 5.7 cAMP-Kaskade. [Quelle: Königshoff, Brandenburger, Kurzlehrbuch Biochemie, Thieme, 2018]

Hormone, die die Bildung von cAMP über G_s-Proteine steigern, vermitteln die Zunahme von phosphorylierten Enzymen. Andere Hormone wirken auf die Phosphodiesterase, also auf den Abbau von cAMP. Damit bleiben die Enzyme im dephosphorylierten Zustand.

cAMP kann aber auch unabhängig von der Proteinkinase A wirken. So spielt es durch die **direkte Bindung an Ionenkanäle**, die dadurch geöffnet werden, bei der Verarbeitung von olfaktorischen Signalen eine Rolle.

> **Blick in die Klinik** Bestimmte Bakterientoxine können Proteine kovalent modifizieren.
>
> **Choleratoxin** Choleratoxin ist eine ADP-Ribosyltransferase. Das Toxin modifiziert die α-Untereinheit eines heterotrimeren stimulatorischen G-Proteins ($G\alpha_s$) im Dünndarm, indem es den ADP-Ribosylrest von NAD^+ kovalent mit $G\alpha_s$ verbindet. Dadurch wird $G\alpha_s$ in der aktiven Form fixiert und damit auch die Adenylatzyklase dauerhaft aktiviert. Der cAMP-Spiegel ist permanent erhöht. Chloridkanäle im Darm werden aktiviert und Na^+/H^+-Austauscher gehemmt. Folge ist eine starke Sekretion von Cl^- und Wasser und dadurch bedingte schwere Durchfälle.
>
> **Pertussistoxin** Pertussistoxin ist eine ADP-Ribosyltransferase. Sie überträgt einen ADP-Ribosylrest ebenfalls von NAD^+ auf die α-Untereinheit inhibitorischer G-Proteine ($G\alpha_i$), die dadurch in der inaktiven GDP-Form fixiert werden. Hemmende Effekte auf die Adenylatzyklase bleiben aus, sodass die Adenylatzyklase aktiv bleibt und der cAMP-Spiegel steigt. Wie die molekularen Mechanismen zu den Symptomen des Keuchhustens führen, ist noch nicht ausreichend geklärt.

5.4.3 Calciumionen

Calcium bildet eine Ausnahme unter den Second Messengern, da Ca^{2+}-Ionen, im Gegensatz zu den anderen Botenstoffe, in Organellen gespeichert werden können: In der Zelle dienen das **endoplasmatische und sarkoplasmatische Retikulum** wie auch die **Mitochondrien** als Speicher und Puffer. Außerdem sind Ca^{2+}-Ionen sehr unterschiedlich verteilt – im Zytosol der nicht stimulierten Zelle ist ihre Konzentration sehr niedrig, im Extrazellularraum ist sie dagegen hoch. Eine Depolarisation der Zelle oder Signalstoffe wie IP_3 induzieren einen Anstieg des zytosolischen Ca^{2+}-Spiegels. Ca^{2+}-Ionen strömen durch spannungsabhängige oder ligandengesteuerte Ionenkanäle in der Zellmembran und in den Membranen der Ca^{2+}-speichernden Organellen ins Zytosol.

Die zytosolischen Ca^{2+}-Ionen entfalten ihre Wirkung, indem sie mit Proteinen Komplexe bilden. Durch diese Interaktion mit Ca^{2+} ändert sich die Konformation des Proteins.

Das wichtigste regulatorische Ca^{2+}-bindende Protein ist **Calmodulin** (**CaM**). Calmodulin bindet 4 Ca^{2+}-Ionen und wird dadurch aktiviert. Der Ca^{2+}-CaM-Komplex interagiert mit negativ geladenen Gruppen von Enzymen, induziert eine Konformationsänderung und aktiviert auf diese Weise die Enzyme.

5.4.4 IP_3 und DAG

Synthese. Sowohl G_q-Proteine als auch Rezeptortyrosinkinasen können die **Phospholipase C** aktivieren. Die hormonaktivierte Phospholipase C spaltet das Phospholipid Phosphatidylinositol-4,5-bisphosphat (PIP_2) auf der Innenseite der Zellmembran in die beiden Second Messenger **Inositol-1,4,5-trisphosphat** (**IP_3**) und **Diacylglycerin** (**DAG**).

Abb. 5.8 Synthese von IP_3 und DAG. [Quelle: Rassow et al., Duale Reihe Biochemie, Thieme, 2022]

Wirkungen. Beide Moleküle wirken auf intrazelluläre Vorgänge im Sinne einer Kaskade.

DAG ist lipophil in der Membran und aktiviert die **Proteinkinase C** (**PKC**). Die PKC wird durch DAG jedoch nur teilweise aktiviert, für eine vollständige Aktivierung ist Ca^{2+} erforderlich. Die PKC phosphoryliert Enzyme und ändert dadurch deren Aktivitätszustand.

IP_3 ist hydrophil, diffundiert zum endoplasmatischen Retikulum (ER), bindet dort an Rezeptoren, die gleichzeitig Ca^{2+}-Kanäle sind, und stimuliert über diese Bindung eine Ca^{2+}-Freisetzung aus dem ER. Das Calcium sorgt für eine vollständige Aktivierung der PKC.

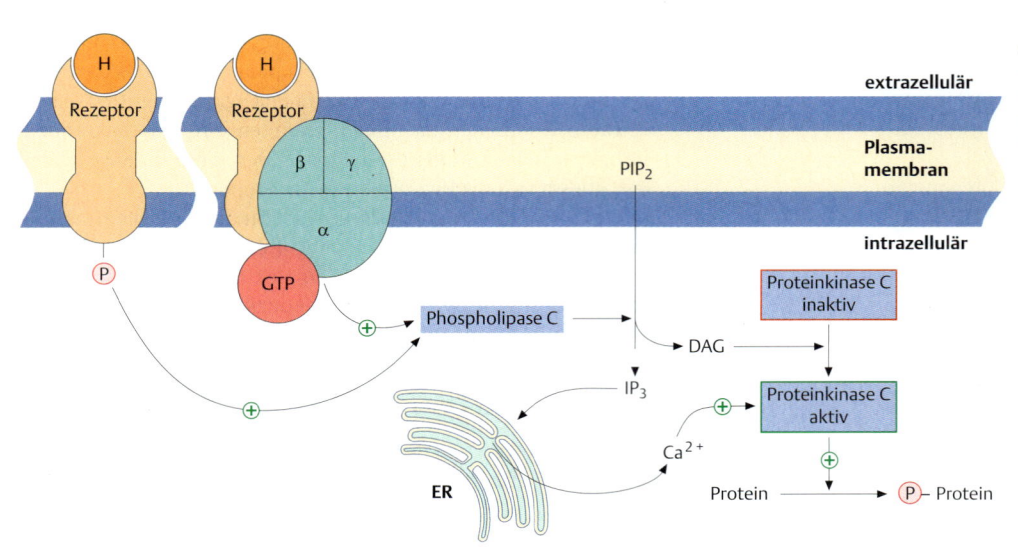

Abb. 5.9 IP$_3$/DAG-Kaskade. DAG, Diacylglycerin; H, Hormon; PKC, Proteinkinase C; PIP$_2$, Phosphatidylinositol-4,5-bisphosphat. [Quelle: Königshoff, Brandenburger, Kurzlehrbuch Biochemie, Thieme, 2018]

> **Lerntipp**
>
> Die Proteinkinase **C** arbeitet in der Regel nur in Gegenwart von **C**alcium.

5.4.5 Stickstoffmonoxid (NO)

Synthese. Stickstoffmonoxid (NO) ist ein extra- und intrazellulärer Signalstoff. Zudem ist NO mit seinem ungepaarten Elektron ein Radikal. Es ist sehr reaktiv und wird innerhalb kurzer Zeit mit O$_2$ und H$_2$O in Nitrit und Nitrat umgewandelt. Seine Halbwertszeit beträgt nur wenige Sekunden. Die Synthese von Stickstoffmonoxid (NO) aus **Arginin** wird von **NO-Synthasen (NOS)** katalysiert. Weiteres Produkt der Reaktion ist Citrullin.

Wirkung. NO wirkt zum einen **direkt**. Seine sehr reaktive und toxische Wirkung kommt beispielsweise in Makrophagen zum Tragen. Dort entsteht aus NO und Sauerstoffradikalen **Peroxinitrit**, das die Membranen der phagozytierten Mikroorganismen und auch der Makrophagen selbst schädigt, sodass beide zugrunde gehen.

NO wirkt zum anderen aber auch **indirekt**, indem es von seinem Bildungsort in die Zielzelle diffundiert und dort die zytosolische Guanylatzyklase aktiviert. Auf diese Weise wird die Synthese des Second Messengers **cGMP** stimuliert.

5.4.6 cGMP

Synthese. cGMP (zyklisches Guanosinmonophosphat) ist wie cAMP ein Phosphorsäurediester. Es wird von membranständigen und zytosolischen Guanylatzyklasen synthetisiert, die folgende Reaktion katalysieren:

GTP → cGMP + PP$_i$

Die **zytosolische Guanylatzyklase** liegt frei löslich im Zytosol der Zelle vor und wird durch NO aktiviert. Die **membranständige Guanylatzyklase** besitzt eine extrazelluläre Bindungsstelle für Hormone und wird durch die Bindung eines Liganden aktiviert.

Wirkungen. Wie cAMP ist cGMP ein Second Messenger, der in Zellen jedoch in bedeutend höheren Konzentrationen vorkommt als cAMP. Zu den Wirkungen von cGMP gehören:
- die Bindung an spezifische Ionenkanäle
- die Aktivierung der Proteinkinase G (PKG), die über die Modulation verschiedener Proteine die zelluläre Ca^{2+}-Konzentration senkt, was zur **Relaxation der glatten Muskulatur** führt
- die Hemmung der Thrombozytenaggregation
- die Stimulation der Signalübertragung im Gehirn

Wichtig für die Kontrolle der cGMP-Wirkung ist die **Regulation der intrazellulären cGMP-Konzentration**. Diese wird zum einen beeinflusst von der Aktivität des synthetisierenden Enzyms Guanylatzyklase. Zum anderen hat die Inaktivierung von cGMP (wie auch von cAMP) durch Phosphodiesterasen einen Einfluss auf die cGMP-Konzentration.

> **Blick in die Klinik** Die **Phosphodiesterase 5 (PDE 5)** ist eines von 11 Isoenzymen, die in verschiedenen Organen lokalisiert sind und unterschiedliche Substratspezifitäten und z. T. sogar unterschiedliche Wirkungen besitzen. Die PDE 5 wird v. a. in den Gefäßen des Lungenkreislaufs und in den arteriellen **Gefäßen der Corpora carvernosa des Penis** exprimiert, wo eine **NO-abhängige cGMP-Synthese** über die **Relaxation der glatten Muskelzellen** und eine vermehrte Blutzufuhr zu einer **sexuellen Erregung** führt. Dort katalysiert das Enzym den Abbau von cGMP.
>
> **PDE-5-Hemmer** (z. B. **Sildenafil**) sind pharmakologische Wirkstoffe, die in den NO-Signalweg eingreifen. Durch die Inhibition der Phosphodiesterase 5 erhöhen die Wirkstoffe die cGMP-Konzentration und führen über die Relaxation der glatten Muskelzellen (= Vasodilatation) zu einer **Erektion**. PDE-5-Hemmer werden u. a. bei erektiler Dysfunktion verabreicht. Zu den **unerwünschten Wirkungen** von Sildenafil gehören **Sehstörungen**, da der Wirkstoff auch die **PDE 6** in der Retina hemmt. Die cGMP-Konzentration in den Stäbchenzellen bleibt hoch und letztlich wird kein Lichtsignal weitergegeben.

> **IMPP-Fakten**
>
> ! Präge dir die Strukturformel von **cAMP** ein.
> ! **cAMP** ist ein **Phosphorsäurediester**.
> ! **cAMP** wird von der Phosphodiesterase (PDE) in Adenosinmonophosphat (**AMP**) gespalten.
> !!! **Choleratoxin** ist eine Ribosyltransferase, die NAD$^+$ als Ribosylgruppendonator nutzt, um die α-Untereinheit von G-Proteinen kovalent zu modifizieren.
> !!! **Choleratoxin** aktiviert ein stimulatorisches G-Protein.
> ! **Pertussistoxin** überträgt einen ADP-Ribosylrest von NAD$^+$ auf die **α-Untereinheit** inhibitorischer G-Proteine (Gα$_i$).
> !!! Die **Phospholipase C** spaltet Phosphatidylinositol-4,5-bisphosphat (PIP$_2$) in die beiden Second Messenger **Inositol-1,4,5-trisphosphat** und **Diacylglycerin** (DAG).
> ! **Diacylglycerin** ist ein **Second Messenger**.
> ! **Diacylglycerin** aktiviert die Proteinkinase C.
> ! **IP$_3$** bindet intrazellulär an Rezeptoren am endoplasmatischen Retikulum.
> !!!! **NO-Synthasen** katalysieren die Bildung von NO und Citrullin aus Arginin.
> ! Die **zytosolische Guanylatzyklase** liegt frei löslich im Zytosol der Zelle vor und wird durch NO aktiviert.
> !! Die **Relaxation der glatten Muskulatur** und die **Sehstörungen** durch die Verabreichung von **Sildenafil** gehen auf eine **Hemmung der Phosphodiesterase** zurück.
> !! Die Hemmung der **cGMP-spezifischen Phosphodiesterase** verhindert den Abbau von cGMP und führt so zu vermehrter **Vasodilatation**.

6 Hypothalamus- und Hypophysenhormone

6.1 Hypothalamus- und Hypophysenhormone

6.1.1 Hormone des Hypothalamus

Der Hypothalamus koordiniert die Zusammenarbeit von Nerven- und Hormonsystem. Er verarbeitet die Signale aus den übergeordneten Zentren im Gehirn und schickt die entsprechenden Befehle an neurosekretorische Zellen im medialen und rostralen Hypothalamus.

Medialer Hypothalamus

Im medialen Hypothalamus produzieren neurosekretorische Zellen **Releasing-** und **Inhibiting-Hormone**, die über die Axone der Neurone zum Hypophysenstiel (Infundibulum) transportiert werden. Dort gelangen die Hormone in die Portalgefäße, die sich im Bereich des Hypophysenvorderlappens zu einem zweiten Kapillarsystem verzweigen (Pfortadersystem). In der Adenohypophyse werden die Hormone durch das gefensterte Endothel aufgenommen und beeinflussen dort die Bildung der glandotropen und nicht glandotropen Hormone.

Releasing-Hormone (Liberine) fördern die Ausschüttung des entsprechenden glandotropen Hormons, z.B. CRH (Corticotropin-Releasing-Hormon), TRH (Thyreotropin-Releasing-Hormon) oder GnRH (Gonadotropin-Releasing-Hormon). Inhibiting-Hormone (Statine) hemmen sie.

Rostraler Hypothalamus

Im rostralen Hypothalamus synthetisieren neurosekretorische Zellen des Ncl. supraopticus und Ncl. paraventricularis die **Effektorhormone** antidiuretisches Hormon (**ADH** (S. 46), Adiuretin, Vasopressin) und **Oxytocin** (S. 46). Die beiden Hormone gelangen durch axonalen Transport in die **Neurohypophyse (Hypophysenhinterlappen)** und werden dort gespeichert und in die Blutbahn abgegeben.

Releasing-Hormone des Hypothalamus

Tab. 6.1 Releasing-Hormone (Liberine) des Hypothalamus (nach Silbernagl/Despopoulos)

Abkürzung	Name	Wirkung
TRH (S. 48)	Thyreotropin-Releasing-Hormon, Thyreoliberin	fördert die Freisetzung von: • Thyreotropin (TSH) (S. 48) • Prolactin (S. 83)
CRH (S. 59)	Corticotropin-Releasing-Hormon, Corticoliberin	fördert die Freisetzung von: • Corticotropin (ACTH) (S. 59) • stimuliert die Synthese von POMC (S. 46)
GnRH (S. 75)	Gonadotropin-Releasing-Hormon, Gonadoliberin	fördert die Freisetzung von: • Lutropin (LH) (S. 75) • Follitropin (FSH) (S. 75)
GHRH (S. 53)	Growth-Hormone-Releasing-Hormon, Somatoliberin	fördert die Freisetzung von: • Somatotropin (S. 53) (STH = GH)

Inhibiting-Hormone des Hypothalamus

Tab. 6.2 Inhibiting-Hormone (Statine) des Hypothalamus

Abkürzung	Name	Wirkung
GHIH (S. 53), SIH	Somatostatin, Growth-Hormone-Inhibiting-Hormon (GHIH), Somatotropin-Inhibiting-Hormon (SIH)*	hemmt die Freisetzung von: • Somatotropin (STH) (S. 53) • Thyreotropin (TSH) (S. 48)
PIH	Dopamin (S. 62), Prolactin-Inhibiting-Hormon	hemmt die Freisetzung von: • Prolactin (S. 83)

Somatostatin wird auch in den D-Zellen des Pankreas, des Magens und des Dünndarms produziert. Es hemmt die Verdauung im Allgemeinen (S. 33) und spielt eine wichtige Rolle bei der Regulation der Magensäuresekretion (S. 14).

6.1.2 Hormone der Hypophyse

Die Hypophyse besteht aus der Adenohypophyse (Hypophysenvorderlappen) und der Neurohypophyse (Hypophysenhinterlappen).

Adenohypophyse

Die Adenohypophyse bildet unter dem Einfluss der hypothalamischen Releasing- und Inhibiting-Hormone glandotrope Hormone (Tropine), die über das Blut zu den endokrinen Drüsen gelangen (= Zielorgan) und dort die Freisetzung von Effektorhormonen steuern.

Tab. 6.3 Glandotrope Hormone der Adenohypophyse (nach Silbernagl/Despopoulos)

Abkürzung	Name	Wirkung
ACTH (S. 59)	adrenocorticotropes Hormon, Corticotropin	wirkt auf: • Nebennierenrinde (Synthese von Corticoiden, insbesondere Glucocorticoiden)
TSH (S. 48)	thyroideastimulierendes Hormon, Thyreotropin	wirkt auf: • Schilddrüse (T_3 und T_4, Iodaufnahme und Schilddrüsenwachstum)
FSH (S. 75)	follikelstimulierendes Hormon, Follitropin	wirkt auf: • Ovar (Follikelreifung, Östrogenfreisetzung) • Hoden (Spermatogenese)
LH (S. 75)	luteinisierendes Hormon, Lutropin	wirkt auf: • Ovar (Ovulation, Progesteronfreisetzung) • Hoden (Testosteronfreisetzung)

Proopiomelanocortin (POMC). Proopiomelanocortin ist ein Prohormon, das in der Adenohypophyse gebildet wird. Es wird posttranslational durch Proteasen in mehrere Peptide gespalten. Dabei entstehen u. a.: β-Endorphin („Opio"), α- und γ-MSH („Melano"), ACTH (S. 59) („Cortico") und γ-LPH (lipotropes Hormon, Lipotropin). α-MSH (melanozytenstimulierendes Hormon, Melanotropin) wirkt auf die Pigmentbildung in den Melanozyten und führt zu einer reduzierten Nahrungsaufnahme.

Die Biosynthese von POMC wird durch CRH (S. 59), das vom Hypothalamus ausgeschüttet wird, stimuliert.

Außerdem werden in der Adenohypophyse die beiden Effektorhormone Prolactin und Somatotropin produziert. Diese beiden Hormone werden an das Blut abgegeben und wirken direkt am Zielgewebe.

Tab. 6.4 Effektorhormone der Adenohypophyse

Abkürzung	Name	Wirkung
–	Prolactin (S. 83)	bewirkt: • Milchbildung (Brustdrüse) • Hemmung der Freisetzung von GnRH (S. 75)
STH (= GH)	Somatotropin (S. 53), somatotropes Hormon, growth hormone	bewirkt: • Körperwachstum • Blutzucker ↑ • Lipolyse ↑ • Freisetzung von insulin-like growth factor (IGF-1)
MSH	melanozytenstimulierendes Hormon, Melanotropin	wirkt auf: • Pigmentbildung in den Melanozyten • reduziert die Nahrungsaufnahme

Neurohypophyse

Die aus dem Hypothalamus stammenden Hormone ADH (S. 46) und Oxytocin (S. 46) gelangen über axonalen Transport in die Neurohypophyse (Hypophysenhinterlappen). Dort werden sie in den axoterminalen Strukturen gespeichert und in die Blutbahn abgegeben. ADH und Oxytocin sind Effektorhormone. ADH und Oxytocin wirken direkt auf periphere Organe.

Tab. 6.5 Effektorhormone der Neurohypophyse

Abkürzung	Name	Wirkung
ADH (S. 46)	antidiuretisches Hormon, Adiuretin, Vasopressin	wirkt auf: • Niere (Antidiurese) • stimuliert die Freisetzung von ACTH (S. 59)
–	Oxytocin (S. 46)	wirkt auf: • Uterus • Brustdrüse

ADH (antidiuretisches Hormon, Vasopressin). ADH wird als **Präprohormon** von Neuronen des Hypothalamus gebildet. Dieses Prähormon besteht aus 166 Aminosäuren und wird durch limitierte Proteolyse zunächst in ein 23 kDa großes Prohormon umgewandelt. Nachdem es durch axonalen Transport in die Neurohypophyse gelangt ist, entsteht dort durch weitere Spaltung das reife Hormon. Dieses besteht aus 9 Aminosäuren mit einer Disulfidbrücke zwischen den Cysteinen 1 und 6.

Oxytocin. Auch Oxytocin ist ein Peptid, das wie das ADH aus 9 Aminosäuren besteht. Es unterscheidet sich vom ADH nur in 2 Aminosäuren. Die Sekretion von Oxytocin (S. 84) wird durch das Saugen an der stillenden Brust angeregt. Es kommt zum Milcheinschuss. Die Kontrolle der Milchproduktion (Laktation) erfolgt dann durch Prolactin (S. 83). Außerdem wird die Sekretion von Oxytocin durch die Dehnung der Genitalorgane bei der Geburt (S. 83) angeregt, wodurch dann die Kontraktion des Uterus gesteigert wird (Wehenverstärkung).

> **IMPP-Fakten**
>
> ! Im **Hypophysenvorderlappen** (Adenohypophyse) wird unter anderem das **luteinisierende Hormon (LH)** gebildet.
> ! **Oxytocin** wird in den neurosekretorischen Zellen des Hypothalamus synthetisiert.
> ! **Oxytocin** wird von der Neurohypophyse in die Blutbahn abgegeben.
> ! **Somatostatin** wird u. a. im Hypothalamus synthetisiert.
> !!!! Aus **Proopiomelanocortin** (POMC) entstehen durch posttranslationale Spaltung u. a. **ACTH** und **β-Endorphin**.
> ! **Endorphine** gehören zu den **Peptiden**.
> ! **CRH** stimuliert die Biosynthese von **POMC**.
> ! **ADH** entsteht durch limitierte Proteolyse aus einem Prohormon.
> ! **ADH** unterscheidet sich vom Oxytocin nur in 2 Aminosäuren.
> ! **Oxytocin** steigert die **Kontraktion** des **Uterus**.

7 Schilddrüsenhormone, Calciumhaushalt, Wachstumshormon

7.1 Schilddrüsenhormone

Die Schilddrüse produziert die Hormone Triiodthyronin (T_3) und Thyroxin (T_4). Beide sind essenziell für das Wachstum und die Reifung des Organismus.

Die Schilddrüsenhormone spielen eine wichtige Rolle für die körperliche und geistige Entwicklung (insbesondere im Embryonalstadium und der frühen Kindheit). Sie passen die Stoffwechselaktivität den physiologischen Erfordernissen an und regulieren den Energieumsatz und die Leistungsfähigkeit.

7.1.1 Funktionelle Anatomie der Schilddrüse

Die Schilddrüse ist in Läppchen gegliedert, von denen jedes einzelne aus zahlreichen Follikeln besteht. Schilddrüsenfollikel sind kugelförmige Hohlräume, die von einem einschichtigen Epithel umgeben und mit einem homogenen **Kolloid** gefüllt sind. Das Kolloid im Follikellumen dient den Schilddrüsenhormonen als Speicherort. Gebunden an **Thyreoglobulin** (TGB) können sie dort als modifizierte Aminosäuren bis zu mehreren Wochen gespeichert werden.

Zwischen den Follikeln lokalisierte C-Zellen produzieren **Calcitonin** (S. 52), das an der Regulation des Calciumhaushalts beteiligt ist.

> **Lerntipp** !
>
> Die Schilddrüsenhormone sind ein sehr zentrales Prüfungsthema, zu dem extrem viele Fragen gestellt werden. Es lohnt sich daher, hier Zeit zu investieren und sich die Zusammenhänge ganz klarzumachen.

7.1.2 Biosynthese

Biosynthese und Struktur

Die Schilddrüsenhormone werden in den **Follikelepithelzellen** der Schilddrüsenfollikel synthetisiert. Zur Synthese wird Iodid benötigt, das basolateral an der dem Blut zugewandten Membran über einen sekundär aktiven Na^+-I^--Symporter (NIS) in die Follikelepithelzellen transportiert wird. Das Iodid wird dann über den Anionenaustauscher Pendrin, der Cl^--Ionen gegen I^--Ionen entlang ihres elektrochemischen Gradienten transportiert, in das Follikellumen gebracht und durch eine NADPH-Oxidase zusammen mit der **Thyreoperoxidase** (TPO) zu Iod oxidiert (siehe Abb. 7.1). Es kann so die Schilddrüse nicht mehr verlassen.

Ausgangsverbindung der Hormonsynthese ist das Thyreoglobulin, das ebenfalls in den Follikelepithelzellen gebildet und ins Follikellumen sezerniert wird. Es enthält viele Tyrosylreste, aus denen die Schilddrüsenhormone **Triiodthyronin T_3** und **Thyroxin T_4** (auch 3,5,3',5'-Tetraiodthyronin) synthetisiert werden. Die Schilddrüsenhormone sind also Tyrosinderivate.

> **Lerntipp** !
>
> Du solltest die Struktur von Thyroxin bzw. 3,5,3',5'-Tetraiodthyronin kennen. In der Chemieprüfung wird dir möglicherweise die Struktur präsentiert, die du erkennen musst, bevor du die Frage beantworten kannst.

Im Bereich der Mikrovilli an der apikalen Seite der Plasmamembran im Lumen der Follikel bindet das Iod an die Tyrosylreste des Thyreoglobulins. Dazu muss eine positiv polarisierte Iod-Spezies erzeugt werden, welche durch Oxidation mithilfe von H_2O_2 (gebildet von der NADPH-Oxidase) entsteht. Im nächsten Schritt wird zunächst Monoiodtyrosyl- (MIT) und dann Diiodtyrosylreste (DIT) gebildet. Dann entstehen durch intermolekulare Kopplung aus den iodierten Tyrosylresten unter Bildung einer Etherbindung Tri- oder Tetraiodtyronylreste.

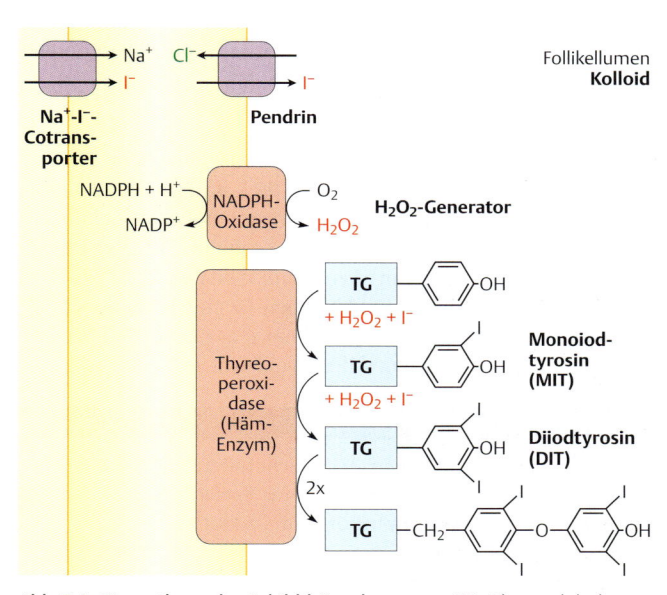

Abb. 7.1 Biosynthese der Schilddrüsenhormone. TG, Thyreoglobulin. [Quelle: Rassow et al., Duale Reihe Biochemie, Thieme, 2022]

Freisetzung

Unter Einfluss von TSH (S. 48) wird Thyreoglobulin (als Kolloid) aus dem Follikellumen über Endozytose in die Epithelzellen aufgenommen. Die endozytotischen Vesikel verschmelzen mit Lysosomen und die beiden Hormone werden durch Proteolyse aus dem Thyreoglobulin freigesetzt und gelangen in die Blutbahn.

Außerhalb der Schilddrüse, in Leber und Niere, werden etwa 30 % des T_4 deiodiert und in T_3 umgewandelt. Dabei entfernt eine Thyroxin-5'-Deiodase ein Iodatom am äußeren Ring des T_4. Eine geringe Menge T_4 wird noch in der Schilddrüse zu T_3 umgewandelt.

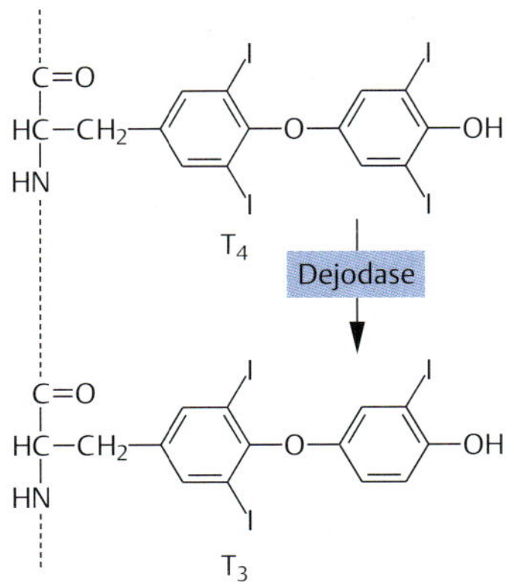

Abb. 7.2 Umwandlung von Thyroxin (T₄) in Triiodthyronin (T₃). [Quelle: Königshoff, Brandenburger, Kurzlehrbuch Biochemie, Thieme, 2018]

Wird ein Iodatom am inneren Ring des T_4 entfernt, entsteht reverses T_3 (rT_3), das biologisch inaktiv ist. Es ist als Abbauprodukt der Schilddrüsenhormone zu verstehen.

Transport im Blut

Aufgrund des Iodanteils sind die Schilddrüsenhormone lipophil. Sie werden daher im Blutplasma zu 99 % an Protein gebunden transportiert. Das wichtigste Transportprotein für die Schilddrüsenhormone ist das thyroxinbindende Globulin (TBG). Sie binden aber auch unspezifisch an das thyroxinbindende Präalbumin (TBPA) und an Albumin. Dadurch haben sie eine besonders lange Halbwertszeit von ca. 1 Woche. Nur ein sehr kleiner Teil (< 0,3 %) liegt im Blut in freier, biologisch aktiver Form vor.

> **Lerntipp** !
>
> Verwechsele Thyreoglobulin (TGB) nicht mit TBG (thyroxinbindendes Globulin): Thyreoglobulin ist die Speicherform in der Schilddrüse, TBG ist die Transportform im Blut!

Abbau

Thyroxin wird in der Leber im Rahmen der Biotransformation **glucuronidiert** oder **sulfatiert** und über die **Galle** ausgeschieden.

7.1.3 Wirkung

Wirkmechanismus

Schilddrüsenhormone sind lipophil und gelangen über die Zellmembran ins Zytosol. Im Zellkern binden sie an hormonsensitive **Transkriptionsfaktoren**, deren Affinität für T_3 wesentlich höher ist als für T_4. Der Hormon-Rezeptor-Komplex bindet als Dimer an TRE (thyroid hormone response element) der DNA und kann dadurch die Transkription bestimmter Gene regulieren.

Wirkungen

Schilddrüsenhormone regulieren in Anpassung an physiologische Anforderungen zahlreiche **Stoffwechselprozesse**.

Grundumsatz. Die Schilddrüsenhormone steigern den Grundumsatz, den Sauerstoffverbrauch und die **Wärmeproduktion** durch eine verstärkte Expression der Na^+/K^+-ATPase und einen verstärkten ATP-Verbrauch.

Kohlenhydratstoffwechsel. Die Schilddrüsenhormone haben eine **diabetogene** Wirkung: Sie fördern den Glucosestoffwechsel über Verstärkung der Gluconeogenese und Glykogenolyse. Es kommt zur vermehrten Expression von Enzymen für Citratzyklus und die Atmungskette. Außerdem verbessern sie die Resorption der Kohlenhydrate im Darm. Gleichzeitig nimmt die Empfindlichkeit der Gewebe für Insulin ab. Auf diese Weise erhöhen sie den Blutzuckerspiegel.

Fettstoffwechsel. Je nach Stoffwechselsituation stimulieren die Schilddrüsenhormone entweder die Lipolyse oder die Lipogenese. U.a. steigern sie die Fettsäurekonzentration durch verstärkte Lipolyse, Abbau von VLDL und Umbau von Cholesterin in Gallensäuren.

Wachstum. Beim Knochenwachstum stimulieren die Schilddrüsenhormone Osteoblasten und Osteoklasten, das Längenwachstum wird stimuliert. Bei der Gehirnentwicklung fördern sie die Ausbildung der Axone, Dendriten und Myelinscheiden.

Weitere Wirkungen.
- Schilddrüsenhormone steigern die Kontraktionskraft des **Herzmuskels** (inotrop) und die Herzfrequenz (chronotrop). Sie erhöhen das Herzzeitvolumen, indem sie Herz und Gefäße durch vermehrte Expression von β-Rezeptoren für Katecholamine sensibilisieren. Sie steigern die Erregbarkeit des Nervensystems und verschieben den Tonus des vegetativen Nervensystems in Richtung Sympathikotonie.
- Schilddrüsenhormone induzieren die lysosomale **Hyaluronidase** und wirken so auf das Bindegewebe.

7.1.4 Regulation der Biosynthese und Freisetzung

Die Schilddrüsenhormone werden über das Hypothalamus-Hypophysen-System gesteuert:

Im **Hypothalamus** wird das Hormon TRH (Thyreotropin-Releasing-Hormon, Thyreoliberin) produziert. TRH ist ein an C- und N-Terminus modifiziertes Tripeptid, das u.a. Histidin enthält und durch limitierte Proteolyse aus einer höhermolekularen Vorstufe entsteht. TRH gelangt über den hypophysären Portalkreislauf in die Adenohypophyse und bewirkt dort die Bildung und Freisetzung des Proteohormons TSH (thyreoideastimulierendes Hormon, Thyreotropin, Thyrotropin). TSH bindet an einen **G-Protein gekoppelten Rezeptor** in der Schilddrüse und stimuliert die Bildung und Freisetzung der Schilddrüsenhormone. Außerdem fördert es die Aufnahme von Iodid in die Schilddrüsenzellen und das Wachstum der Schilddrüse. Die Schilddrüsenhormone ihrerseits hemmen darüber hinaus über eine negative Rückkopplung die Sekretion von TSH und von TRH und halten so den Hormonspiegel konstant.

Äußere Einflüsse wie Stress und länger anhaltende Kälte wirken stimulierend auf die TRH-Bildung im Hypothalamus.

Kann die Schilddrüse z.B. bei Iodmangel nur noch geringe Hormonmengen bilden, sinkt der Plasmaspiegel und entsprechend werden Hypothalamus und Hypophyse stimuliert und TRH bzw. TSH ausgeschüttet. Durch eine exogene Zufuhr von Thyroxin kann über den Regelkreis die TRH- bzw. TSH-Ausschüttung gehemmt werden.

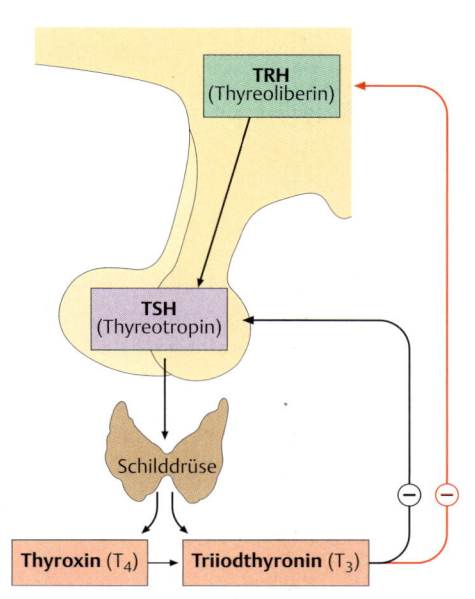

Abb. 7.3 Regelkreis der Schilddrüsenhormone. [Quelle: Huppelsberg, Walter, Kurzlehrbuch Physiologie, Thieme, 2013]

7.1.5 Funktionsstörungen

Hyperthyreose

Eine Hyperthyreose ist eine Überfunktion der Schilddrüse. Diese Überfunktion wirkt sich auf den gesamten Organismus im Sinne eines **Hypermetabolismus** aus. Grundumsatz, Herzfrequenz und Körpertemperatur sind erhöht, die Patienten verlieren Gewicht und leiden u. a. unter Unruhe, Schwitzen, Wärmeintoleranz, Tremor, Diarrhö und Schlafstörungen. Im TRH-Test (Injektion von TRH) zeigt sich eine erhöhte T_4-Konzentration, die basale TSH-Konzentration hingegen ist typischerweise erniedrigt.

Die möglichen Ursachen für eine Überfunktion sind vielfältig.

Funktionelle Autonomie. Durch einen hormonbildenden Tumor oder eine Gain-of-function-Mutation, bei der die TSH-Rezeptoren übermäßig aktiviert sind, kommt es zu einer unkontrollierten Freisetzung von T_3 und T_4. Die ausgeschütteten Hormone bewirken am Hypothalamus eine negative Rückkopplung, die TSH-Ausschüttung sinkt. Es findet sich eine **verminderte TSH- und TRH-Konzentration** bei gleichzeitig erhöhter T_3- und T_4-Konzentration.

Morbus Basedow. Beim Morbus Basedow sind Autoantikörper gegen die TSH-Rezeptoren der Schilddrüse gerichtet. Diese Antikörper stimulieren die Schilddrüse wie TSH, es kommt zum Wachstum der Schilddrüse (Kropfbildung) und zu einer unkontrollierten Freisetzung von T_3 und T_4. Die Schilddrüsenhormone wirken zwar negativ rückkoppelnd auf Hypothalamus und Hypophyse (TRH und TSH sind also niedrig), da die Schilddrüse aber durch die Antikörper weiter stimuliert wird, besteht trotzdem eine Hyperthyreose. Nach (subtotaler) Resektion der Schilddrüse entfällt die negative Rückkopplung, die TSH-Konzentration steigt wieder an. Durch Kreuzreaktionen der Antikörper mit Muskel-, Fett- und Bindegewebe der Augen und einwandernden Immunzellen kann es zu einem Hervortreten der Augäpfel (Exophthalmus) kommen. Außerdem kann die Wirkung von Katecholaminen am Herzen verstärkt sein. Typisch für Morbus Basedow ist die Symptomkombination der **Merseburger Trias**: Struma (S. 49), Herzrasen und Exophthalmus.

Hypothyreose

Eine Hypothyreose ist eine Unterfunktion der Schilddrüse, bei der es zu einem verminderten Thyroxingehalt im Blut kommt.

Bei den Hypothyreosen unterscheidet man primäre, sekundäre und tertiäre Hypothyreose.

Primäre Hypothyreose. Bei der primären Hypothyreose werden aufgrund einer nicht funktionsfähigen Schilddrüse zu wenig oder gar keine Schilddrüsenhormone gebildet. Hierbei unterscheidet man zwischen einer angeborenen und einer erworbenen Form.

- **Angeborene primäre Hypothyreose.** Bei der angeborenen Form liegt meist eine Aplasie oder Dysplasie der Schilddrüse vor und es werden zu wenig Schilddrüsenhormone gebildet. Ohne Behandlung kommt es innerhalb kurzer Zeit zu massiver und irreversibler Beeinträchtigung der Intelligenz und zu verzögertem und vermindertem Wachstum (Kretinismus). Aus diesem Grund ist eine frühzeitige Diagnose überaus wichtig (Screening auf erhöhtes TSH am 2.–4. Lebenstag – das **TSH ist erhöht**, da die negative Rückkopplung der Schilddrüsenhormone fehlt).

- **Erworbene primäre Hypothyreose.** Die häufigste Ursache einer erworbenen Hypothyreose ist die **Autoimmunthyreopathie** (Hashimoto-Thyreoiditis (S. 141)), bei der das Schilddrüsengewebe angegriffen wird. Außerdem verursacht **Iodmangel** eine Hypothyreose.

Der zu niedrige Hormonspiegel stimuliert Hypothalamus und Hypophyse. Die Hypophyse produziert daraufhin vermehrt TSH, was die Schilddrüse zum Wachstum anregt, aber nicht zu einer vermehrten Hormonbildung führt. Die Patienten sind häufig depressiv und fallen v. a. durch Antriebslosigkeit, Obstipation und Gewichtszunahme sowie schnelle Ermüdbarkeit auf. Die Körperkerntemperatur ist leicht erniedrigt und die Patienten zeigen eine gesteigerte Kälteempfindlichkeit. Außerdem ist die Herzfrequenz verlangsamt. Es entwickelt sich eine arterielle Hypotonie und durch einen verminderten Umsatz von Bindegewebe (fehlende Aktivität der Hyaluronidase) kommt es zur übermäßigen Einlagerung von Glucosaminoglykanen im Interstitium. Die Haut erscheint teigig geschwollen, kühl, trocken und rau (Myxödem). Außerdem kommt es längerfristig zu einer Vergrößerung der Schilddrüse (Kropfbildung).

Sekundäre und tertiäre Hypothyreose. Bei der sekundären Hypothyreose handelt es sich um einen TSH-Mangel (Veränderung der Hypophyse), bei der tertiären Hypothyreose um eine TRH-Mangel (zentrale Hypothyreose, Fehlfunktion im Hypothalamus), der auch einen TSH-Mangel zur Folge hat. Beide Defekte führen zu einem Schilddrüsenhormonmangel.

Struma

Der Begriff Struma bezeichnet die Vergrößerung der Schilddrüse und ist nicht mit einer Diagnose gleichzusetzen. Als weitaus häufigste Ursache gilt der alimentäre **Iodmangel** in den Iodmangelgebieten der Erde. Der Iodmangel verursacht eine verminderte Produktion von Schilddrüsenhormonen. Durch den niedrigen T_3/T_4-Spiegel fehlt die negative Rückkopplung und es kommt zu einer vermehrten Ausschüttung von TSH aus der Hypophyse. TSH führt zu einer gesteigerten Schilddrüsendurchblutung und zu einer Zellhypertrophie. Durch den Iodmangel kommt es zudem zu einer Aktivierung intrathyreoidaler Wachstumsfaktoren. Folge davon ist eine Hyperplasie der Schilddrüsenzellen. Therapeutisch kann der Iodmangel durch eine Gabe von Iodid und Thyroxin ausgeglichen werden.

IMPP-Fakten

- !! Die Schilddrüsenhormone werden im **Kolloid** der Schilddrüsenfollikel an Thyreoglobulin gebunden gespeichert.
- ! Unter Einfluss von **TSH** wird Thyreoglobulin (als Kolloid) aus dem Follikellumen über **Endozytose** in die Epithelzellen aufgenommen.
- ! Die Schilddrüsenhormone werden als **modifizierte Aminosäuren** gespeichert.
- !!! Iodidionen gelangen im **Symport** mit Na^+-Ionen in die Follikelepithelzellen.
- ! Die Oxidation von Iodid in der Schilddrüse wird durch die **Thyreoperoxidase** katalysiert.
- !! Die Iodierung des Thyreoglobulins erfolgt im **Lumen** der Schilddrüsenfollikel.
- !! Für die Aktivierung des Iods zur **Synthese von T_3 und T_4** wird H_2O_2 benötigt.
- ! Die Iodierung des Thyreoglobulins erfolgt an **Tyrosylresten**.
- ! Die **Thyreoperoxidase** katalysiert die **Iodierung** von Tyrosinresten des Thyreoglobulins.
- ! Die Bindung zwischen den beiden Ringen im Thyroxin ist eine **Etherbindung**.
- !!!! Thyroxin wird in Lysosomen durch **limitierte Proteolyse** freigesetzt.
- ! Der größte Teil des T_3 außerhalb der Schilddrüse entsteht durch **Deiodierung** von T_4.
- ! Das inaktive **reverse Triiodthyronin** (rT_3) unterscheidet sich vom **aktiven Triiodthyronin** (T_3) dadurch, dass 2 der 3 Iodatome am äußeren statt am inneren Ring stehen.
- !!! Der Transport von Thyroxin im Blut erfolgt zu **99 % an Protein** gebunden.
- !! Thyroxin hat eine (sehr lange) **Halbwertszeit** im Blut von ca. 1 Woche.
- !! Schilddrüsenhormone steigern den **Grundumsatz**.
- ! Schilddrüsenhormone steigern den **Sauerstoffverbrauch**.
- ! Schilddrüsenhormone erhöhen das **Herzzeitvolumen**.
- !! Schilddrüsenhormone steigern die Expression von **kardialen β-Rezeptoren**.
- ! TRH (Thyrotropin-Releasing-Hormon) ist ein am N- und C-terminus modifiziertes Tripeptid.
- ! TRH enthält die Aminosäure **Histidin**.
- ! TRH stimuliert die Freisetzung des thyreoideastimulierenden Hormons (**TSH**).
- ! TSH (thyreoideastimulierenden Hormon) wird in der Adenohypophyse gebildet.
- !!! TSH vermittelt seine Wirkung über **G-Protein gekoppelte** Rezeptoren.
- !!! Die Freisetzung der Schilddrüsenhormone wird durch **TSH** stimuliert, die Schilddrüsenhormone ihrerseits hemmen über eine negative Rückkopplung die Sekretion von TSH.
- ! Bei einer Hyperthyreose ist der **Grundumsatz** erhöht.
- !! Bei einer **Hyperthyreose** ist im TRH-Test die T_4-Konzentration erhöht und die basale TSH-Konzentration erniedrigt.
- ! Bei einer Gain-of-function-Mutation der **TSH-Rezeptoren** sind diese übermäßig aktiviert und es kommt in der Folge zu einer Hyperthyreose.
- !! Bei **Morbus Basedow** ist die freie Konzentration an T_4 im Blut erhöht, die Konzentration an basalem TSH erniedrigt.
- ! Bei Morbus Basedow Menschen mit Morbus Basedow kann die **Wirkung** von **Katecholaminen** im Herzen **verstärkt** sein.
- !!! Symptome einer **primären Hypothyreose** sind u. a. Antriebslosigkeit, Obstipation und eine erhöhte Konzentration an TSH (Thyrotropin) im Blut.
- ! Durch einen Schilddrüsenhormonmangel kann es zu einer **erniedrigten Körpertemperatur** kommen.
- ! Bei einem **Mangel an Schilddrüsenhormon** ist auch die **Kälteempfindlichkeit** gesteigert.

7.2 Parathormon, Calcitriol (Vitamin D) und Calcitonin

Die beiden wichtigsten hormonellen Steuerelemente des Calcium- und Phosphathaushalts sind das **Parathormon** (S. 51) und das Steroidhormon **Calcitriol** (S. 51).

Calcitonin (S. 52) spielt im Vergleich zu den beiden anderen genannten Hormonen nur eine untergeordnete Rolle. Es wirkt in erster Linie als Gegenspieler zum Parathormon.

7.2.1 Die Rolle des Calciums im Körper

Calcium übernimmt vielfältige Aufgaben im Körper. Der größte Teil des Körpercalciums befindet sich im Knochen (> 99 %), wo es überwiegend in Verbindung mit Phosphat (Hydroxylapatitkristalle) die mineralische **Knochengrundsubstanz** bildet und für die Steifigkeit der Knochen sorgt. Calcium ist aber auch an vielen Steuerungsprozessen und Zellfunktionen (Muskelkontraktion, Blutgerinnung, Second Messenger etc.) beteiligt und spielt eine wichtige Rolle für die **neuromuskuläre Erregbarkeit**, indem es Ionenkanäle reguliert.

Entscheidend für die biologischen Funktionen ist die Konzentration der freien Ca^{2+}-Ionen im Blut. Im Blutplasma liegt nur etwa die Hälfte des Calciums als freie Ca^{2+}-Ionen vor. Der Rest ist an Proteine gebunden bzw. als schwerlösliches Salz vorhanden. Die intrazelluläre Ca^{2+}-Konzentration im Zytosol ist normalerweise sehr niedrig. Sie kann erhöht werden sowohl durch Aufnahme von extrazellulärem Calcium als auch durch Ausschüttung aus dem endoplasmatischen Retikulum und den Mitochondrien, den intrazellulären Calciumspeichern.

Oberstes Ziel der hormonellen Regulation ist es, den Calciumspiegel im Blut bei **2,1–2,6 mmol/l** konstant zu halten. Die Konzentration von Calcium in der extrazellulären Flüssigkeit beträgt 1,3 mmol/l und intrazellulär ca. 100 nmol/l.

Zur Regulation des Calciumspiegels wird der **Knochen** als großer körpereigener Calciumspeicher genutzt, aus dem Calcium mobilisiert bzw. in den es eingebaut werden kann. Da Calcium im Knochen in gebundener Form mit **Phosphat** vorliegt, wird es auch zusammen mit Phosphat freigesetzt. Das Löslichkeitsprodukt der Calciumphosphatsalze ist sehr niedrig, sodass der Anstieg einer der beiden Ionensorten zur Ausfällung von Calciumphosphat führt, wenn nicht gleichzeitig die Konzentration der anderen Ionensorte gesenkt wird. Der Calciumhaushalt ist daher untrennbar mit dem Phosphathaushalt verknüpft.

An der Kontrolle des Calciumhaushalts sind 3 Hormone beteiligt:

- **Parathormon** (S. 51) aus den Nebenschilddrüsen
- **Calcitriol** (S. 51) (1,25-$(OH)_2$-Vitamin-D_3, 1,25-Dihydroxycholecalciferol)
- **Calcitonin** (S. 52) aus den C-Zellen der Schilddrüse

Bei der kurzfristigen Regulation des Calciumspiegels wird der Knochen für eine schnelle Calciummobilisierung genutzt. Längerfristig wird der Calciumspiegel über die vermehrte Aufnahme oder Ausscheidung von Calcium über Darm und Niere reguliert.

7.2.2 Parathormon

Biosynthese

Parathormon (PTH) ist ein Proteohormon und wird in der Nebenschilddrüse produziert. Die biologisch aktive Form entsteht durch Proteolyse aus der Vorstufe Prä-Pro-PTH.

Regulation der Freisetzung

Parathormon wird durch negative Rückkopplung über den Calciumspiegel im Blut reguliert: Steigt die extrazelluläre Ca^{2+}-Konzentration, so wird die Sekretion von PTH inhibiert, sinkt dagegen die extrazelluläre Ca^{2+}-Konzentration, dann wird PTH verstärkt ausgeschüttet.

Auch die **Biosynthese** von PTH wird durch die extrazelluläre Ca^{2+}-Konzentration reguliert. Eine Hyperkalzämie inhibiert die Transkription von PTH, während eine Hypokalzämie sie fördert. Die Zellen der Nebenschilddrüse können mithilfe eines G-Protein-gekoppelten **Ca^{2+}-Rezeptors** (calcium sensing receptor, CaSR) die extrazelluläre Ca^{2+}-Konzentration messen. Wird der Rezeptor durch Bindung extrazellulärer Ca^{2+}-Ionen aktiviert, werden die Adenylatzyklase inhibiert, verschiedene Phospholipasen aktiviert und über die Produktion von IP_3 die intrazelluläre Ca^{2+}-Konzentration erhöht. Letzteres hat in der Nebenschilddrüse den Effekt, dass die Freisetzung von Parathormon gebremst wird. Gleichzeitig hemmt die Aktivierung des CaSR die Zellteilung. Im Rahmen einer chronischen Hypokalzämie kommt es daher durch „Enthemmung" (Disinhibition) der Zellteilung zu einer Hyperplasie der Nebenschilddrüsen.

Wirkung

Parathormon wirkt über G-Protein-gekoppelte Rezeptoren. Es wirkt nicht nur auf den Calcium-, sondern auch auf den Phosphatstoffwechsel. Grundsätzlich ist es für einen **Anstieg der Calciumkonzentration** und einen **Abfall der Phosphatkonzentration** im Blut verantwortlich. Parathormon wirkt auf folgende 3 Organsysteme:

Knochen. Parathormon stimuliert die **schnelle Mobilisation** von Calcium, indem es im Knochen die Produktion osteoklastenaktivierender Substanzen fördert. Die **Osteoklasten** bauen den Knochen ab und setzen dabei Calciumsalze (Calciumphosphat, Calciumcarbonat) frei. Der Calciumspiegel im Blut steigt an. Auch die organische Knochenmatrix wie Kollagen wird durch aktivierte Proteasen abgebaut.

Ein Mangel an Magnesium behindert die Freisetzung von PTH und damit auch die Calciumfreisetzung aus dem Knochen, wodurch es zu einer Hypokalzämie kommen kann.

Niere. Die aus dem Knochen mobilisierten Calciumsalze sind schlecht löslich und es besteht die Gefahr, dass sie außerhalb des Knochens ausfallen und die Konzentration an freien Ca^{2+}-Ionen wieder sinkt. Um dies zu verhindern, wird durch Parathormon in der Niere nicht nur die Resorption von Calcium verstärkt, sondern auch die Ausscheidung von Phosphat und Bicarbonat gesteigert. Dadurch steigt der Calciumspiegel und der Phosphatspiegel im Blut sinkt, sodass trotz steigendem Calciumspiegel das Löslichkeitsprodukt nicht überschritten wird.

Parathormon ist mit einer Halbwertszeit von wenigen Minuten gut geeignet, um kurzfristig eine Hypokalzämie auszugleichen. Längerfristig würde es allerdings zu einer Entmineralisierung des Knochens kommen. Deswegen stimuliert Parathormon außerdem die Biosynthese von Calcitriol (S. 51) (Vitamin-D-Hormon) in der Niere.

Darm. Im Darm wird die Resorption von Calcium gesteigert, wodurch sich die Ca^{2+}-Konzentration im Blut ebenfalls erhöht.

Störungen der Nebenschilddrüse

Hypoparathyreoidismus. Eine Unterfunktion der Nebenschilddrüse mit Mangel an Parathormon tritt am häufigsten nach einer Schilddrüsenoperation auf, bei der die Epithelkörperchen versehentlich mit entfernt wurden. Klinisch treten die typischen Symptome einer **Hypokalzämie** auf: Parästhesien, gesteigerte Reflexe sowie evtl. Krampfanfälle bei erhaltenem Bewusstsein. Bei langfristig bestehendem Hypoparathyreoidismus kommt es außerdem zu Verkalkungen in den Stammganglien und in der Augenlinse. Aufgrund der verringerten Ausscheidung über die Niere kommt es zu einem Anstieg der Phosphatkonzentration im Blutplasma. Die Therapie besteht in der oralen Langzeitsubstitution von Calcium und Vitamin D.

Hyperparathyreoidismus. Eine vermehrte Bildung von Parathormon kann verschiedene Ursachen haben. Bei einem **primären Hyperparathyreoidismus** wachsen z. B. eines oder mehrere Epithelkörperchen der Nebenschilddrüse unkontrolliert und steigern ihre Hormonabgabe. Die Überproduktion manifestiert sich v. a. an der Niere (Nephrolithiasis, Nephrokalzinose), am Knochen (verstärkter Abbau von Knochensubstanz [Osteolyse], Osteopenie), im Magen-Darm-Trakt (Ulzera, Pankreatitis etc.) und am Bewegungs- und Nervensystem (Muskelschwäche, Depression). Verschiedene maligne Tumoren bilden PTHrP (PTH related peptide), das eine dem PTH ähnliche Wirkung besitzt.

Von einem **sekundären Hyperparathyreoidismus** spricht man, wenn eine Erkrankung zum Absinken des Serumcalciums führt, auf das die Nebenschilddrüsen dann mit einer verstärkten Sekretion von Parathormon reagieren. Diese gesteigerte Freisetzung kann sich verselbstständigen, sodass sich schließlich sogar eine Hyperkalzämie entwickeln kann.

7.2.3 Calcitriol (Vitamin-D-Hormon)

Biosynthese

Calcitriol (Vitamin-D-Hormon, 1,25-Dihydroxycholecalciferol) ist ein Steroidhormon, das in mehreren Syntheseschritten gebildet wird, die in verschiedenen Organen ablaufen.

Im ersten Schritt wird in der Leber aus Cholesterin 7-Dehydrocholesterin (Provitamin D) synthetisiert. 7-Dehydrocholesterin wird dann in der Haut durch UV-Einstrahlung einer Wellenlänge von 290–315 nm (UV-B-Strahlung) in das biologisch unwirksame Vitamin D_3 (Cholecalciferol) umgewandelt, indem ein Ring des Sterangrundgerüsts (zwischen C9 und C10) aufgebrochen wird. Cholecalciferol gelangt erneut in die Leber und wird an Position 25 zu 25-Hydroxycholecalciferol (Calcidiol) hydroxyliert. Katalysiert wird die Reaktion durch eine Cytochrom-P_{450}-Monooxygenase unter Verbrauch von $NADPH + H^+$ und O_2.

In der Niere entsteht, katalysiert durch die 1α-Hydroxylase, aus dem 25-Hydroxycholecalciferol durch Hydroxylierung an Position 1 das biologisch aktive 1,25-Dihydroxycholecalciferol (Calcitriol), das dann ins Blut abgegeben wird.

Über diesen letzten Syntheseschritt wird auch der Calcitriolspiegel geregelt. Dabei steigern v. a. das bei Hypokalzämie ausgeschüttete **Parathormon**, aber auch eine Hypophosphatämie oder Prolactin (Muttermilch ist calciumreich) den Calcitriolspiegel.

Bei einer chronischen **Niereninsuffizienz** ist die Calcitriolbildung gestört. Dies kann mitursächlich für einen gestörten Calciumhaushalt sein.

Abb. 7.4 Biosynthese von Calcitriol. [Quelle: Rassow et al., Duale Reihe Biochemie, Thieme, 2012]

Regulation der Freisetzung

Calcitriol unterliegt keinem hypothalamisch-hypophysären Regelkreis, sondern der Calcitriolspiegel wird vor allem durch die Aktivität der renalen **1α-Hydroxylase** gesteuert, da die Halbwertszeit des Calcidiols ca. 2 Wochen, die des Calcitriols jedoch nur wenige Stunden beträgt.

Die Aktivität der 1α-Hydroxylase wird durch **Parathormon** (S. 51) stimuliert, wodurch die Hydroxylierung von 25-Hydroxycholecalciferol am C1-Atom zu 1,25-Dihydroxycholecalciferol (Calcitriol) steigt.

Im Sinne einer negativen Rückkopplung inhibieren auch Calcitriol und eine erhöhte Ca^{2+}- und Phosphatkonzentration die weitere Synthese von Calcitriol durch Transkriptionshemmung der 1α-Hydroxylase. Gleichzeitig induzieren sie die 24-Hydroxylase, die Calcitriol inaktiviert.

Wirkung

Calcitriol bindet als Steroidhormon an ligandenabhängige Transkriptionsfaktoren. Die Hormon-Rezeptor-Komplexe regulieren im Zellkern die Expression von entsprechenden Proteinen. Dazu gehört das Ca^{2+}-Bindeprotein Calbindin und verschiedene Proteine, die am Ca^{2+}-Transport beteiligt sind. Calbindin verlängert die Wirkungszeit von Calcitriol um ein Vielfaches. Im Darm kann so die Ca^{2+}-Resorption bis auf 90 % gesteigert werden. Calcitriol wirkt auf dieselben 3 Organsysteme wie Parathormon:

Knochen. Calcitriol fördert die Mineralisierung des Knochens, indem es die Osteoblasten aktiviert, u. a. über Osteocalcin. Die Osteoblasten bauen daraufhin Calcium und Phosphat in den Knochen ein. Calcitriol spielt auch beim Um- und Abbau des Knochens eine wichtige Rolle.

Niere. In der Henle-Schleife der Niere stimuliert Calcitriol die Resorption von Calcium u. a. über eine gesteigerte Expression der Ca^{2+}-Kanäle TRPV5. Die Phosphatresorption wird ebenfalls durch Calcitriol gesteigert. Außerdem hemmt Calcitriol die 1α-Hydroxylase (S. 51) über eine negative Rückkopplung. Calcium- und Phosphatspiegel im Blut steigen an, was längerfristig zu einer verstärkten Mineralisation des Knochens führt.

Darm. Calcitriol fördert die Ca^{2+}-Resorption über die apikale Membran der Epithelzellen des Darms und induziert die Calbindinexpression. Außerdem steigert Calcitriol die Expression der Ca^{2+}-ATPase. Deshalb kann auch durch eine Vitamin-D-Überdosierung der Calciumspiegel im Blut erhöht werden.

Zusammenwirken von Calcitriol und Parathormon

Calcitriol und Parathormon erhöhen beide den Calciumspiegel, aber über 2 unterschiedliche Mechanismen: Parathormon ist v. a. für die kurzfristige Calciummobilisation zuständig und setzt dafür Calcium aus dem Knochen frei. Um langfristig eine Entkalkung des Knochens zu verhindern, aktiviert es gleichzeitig Calcitriol, das Calcium und Phosphat durch eine verstärkte enterale und renale Resorption gewinnt und den Knochenaufbau fördert.

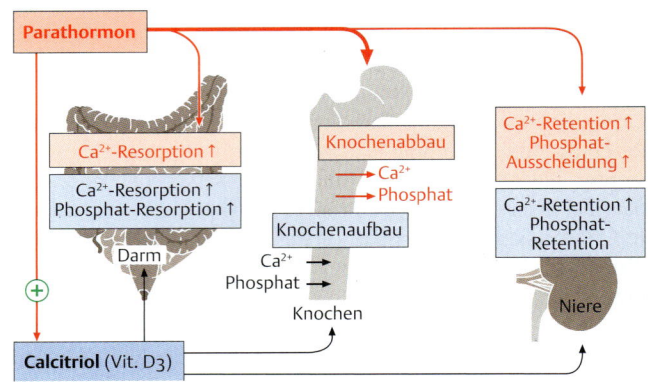

Abb. 7.5 Zusammenwirken von Calcitriol und Parathormon im Calciumstoffwechsel. [Quelle: Huppelsberg, Walter, Kurzlehrbuch Physiologie, Thieme, 2013]

7.2.4 Calcitonin

Calcitonin ist ein Peptidhormon aus 32 Aminosäuren. Es wird in den parafollikulären C-Zellen der Schilddrüse bei Anstieg des Plasmacalciumspiegels gebildet. Im Vergleich zu Parathormon und Calcitriol spielt es nur eine untergeordnete Rolle. Calcitonin hat eine ebenso kurze Halbwertszeit wie Parathormon und wirkt in erster Linie als dessen Gegenspieler. Es wirkt über einen membranständigen Rezeptor, der an ein G-Protein oder eine Phospholipase C gekoppelt ist.

Regulation der Freisetzung und Wirkung

Calcitonin wird über den Calciumspiegel im Blut reguliert. Bei hohem Calciumspiegel wird es ausgeschüttet und verringert die Konzentration von Calcium und Phosphat im Blut: Beide Spiegel sinken.

Calcitonin wirkt auf folgende 3 Organsysteme:

Knochen. Calcitonin bindet an Calcitoninrezeptoren auf der Oberfläche der Osteoklasten und bewirkt, dass sie sich von der Knochenmatrix lösen. So wird die knochenresorbierende und calciumfreisetzende Aktivität der Osteoklasten gehemmt, d. h., es findet kein Knochenabbau statt. Stattdessen kommt es zur Mineralisierung des Knochens und der Calciumspiegel im Blut sinkt.

Niere. Calcium- und Phosphatausscheidung werden stimuliert. Dadurch nehmen die Konzentrationen von Calcium und Phosphat im Blut ab.

Darm. Im Darm hemmt Calcitonin die Ca^{2+}-Resorption und wirkt so calciumsenkend.

IMPP-Fakten

! Parathormon wird in den **Nebenschilddrüsen** produziert.
!!! Eine Abnahme der extrazellulären Ca^{2+}-Konzentration stimuliert die Ausschüttung von **Parathormon**.
! Parathormon ist für einen **Anstieg der Calciumkonzentration** und einen **Abfall der Phosphatkonzentration** im Blut verantwortlich.
!! Parathormon fördert im Knochen **osteoklastenaktivierende** Substanzen.
! Parathormon hebt den **Calciumspiegel** im Blut an.
!! Parathormon hemmt die **Rückresorption von Phosphat** in der Niere.
!! Parathormon stimuliert die Synthese von **Calcitriol** (der biologisch aktiven Form von Vitamin D) in der Niere.
! Ein PTH-Mangel führt zur Zunahme der **Phosphatkonzentration** im Blut.
! Ein chronischer **Hyperparathyreoidismus** kann zu calciumhaltigen Nierensteinen führen.
! Eine **erhöhte Parathormonkonzentration** kann zu einer verstärkten **Osteolyse** (Knochenabbau) führen.
!!!! Calcitriol kann beim Menschen aus **7-Dehydrocholesterin** synthetisiert werden. Durch UV-Licht wird dabei eine Ringöffnung im Sterangrundgerüst (Bindung C9 zu C10) ausgelöst.
! Die Reihenfolge der Organe, in denen Calcitriol synthetisiert wird, lautet: **Haut – Leber – Niere**.
! **25-Hydroxycholecalciferol** wird in der Leber synthetisiert.
!! In der Niere wird **25-Hydroxycholecalciferol** am C1-Atom zu **1,25-Dihydroxycholecalciferol (Calcitriol)** hydroxyliert.
!!! Calcitriol wird von der **Niere** ans Blut abgegeben.
! Katalysiert wird die Synthese von **1,25-Dihydroxycholecalciferol (Calcitriol)** in der Niere von der **1α-Hydroxylase**.
!!!! Die **Aktivität der 1α-Hydroxylase** wird durch **Parathormon** stimuliert, wodurch die Hydroxylierung von 25-Hydroxycholecalciferol am C1-Atom und damit die **Biosynthese von 1,25-Dihydroxycholecalciferol (Calcitriol, aktive Form von Vitamin D)** zunimmt.
!! Eine Aktivierung des **CaSR** (calcium sensing receptor) führt dazu, dass die Freisetzung von **Parathormon** gebremst wird.
! Eine **chronische Niereninsuffizienz** kann mitverantwortlich für einen gestörten Calciumhaushalt sein.
!! Calcitriol vermittelt seine Wirkung über einen **ligandenabhängigen Transkriptionsfaktor**.
! Calcitriol induziert die Expression von **TRPV5-Kanälen** und stimuliert die Ca^{2+}-Resorption in der Niere.
! Calcitriol stimuliert die **Calbindinexpression**.
!! Calcitriol fördert die Ca^{2+}**-Resorption** über die apikale Enterozytenmembran.
! Calcitonin bindet an **Rezeptoren** auf der Oberfläche von Osteoklasten.
!! Calcitonin hemmt die knochenresorbierende und calciumfreisetzende **Aktivität der Osteoklasten**.

7.3 Wachstumshormon (Somatotropin)

7.3.1 Biosynthese, Speicherung und Transport im Blut

Somatotropin (growth hormone, GH, STH, somatotropes Hormon, Wachstumshormon) ist ein 22 kDa großes Proteohormon. Es wird in den azidophilen (= somatotropen) Zellen gebildet.

Etwa die Hälfte des im Plasma zirkulierenden Hormons ist an das somatotropinbindende Protein GHBP (growth hormone binding protein) gebunden.

7.3.2 Regulation der Freisetzung

Die basale Freisetzung von Somatotropin erfolgt in Episoden vor allem während der ersten Nachthälfte.

Regulation durch Somatoliberin und Somatostatin

Die Sekretion des Somatotropins steht unter der Kontrolle der hypothalamischen Releasing-Hormone **Somatoliberin** und **Somatostatin**.

Somatoliberin. Somatoliberin (growth hormone releasing hormone, GHRH, SRH, GRH) stimuliert spezifisch die Biosynthese und Freisetzung von Somatotropin, indem es die azidophilen Zellen der Hypophyse über das cAMP-System aktiviert.

Somatostatin. Somatostatin (STH-inhibierendes Hormon, GHIH, SIH) ist ein wichtiger Regulator bei sehr vielen Sekretionsprozessen, indem es wahrscheinlich Überreaktionen verhindert. An der Hypophyse hemmt Somatostatin die STH-Sekretion, aber auch die von TSH und Prolactin.

Regulation durch weitere Faktoren

An der Regulation der Somatotropinausschüttung sind außerdem viele weitere, z. T. noch ungeklärte Faktoren beteiligt.

Stimulation. Neben Somatoliberin ist das im Blut zirkulierende Peptid **Ghrelin** ein starker Stimulus, es wird in endokrinen Zellen des Magens freigesetzt und hat eine appetitsteigernde Wirkung. Fördernd wirken z. B. auch **Aminosäuren** (v. a. Arginin), Cortisol in physiologischer Konzentration, Schilddrüsenhormone, Östrogene und Testosteron, Noradrenalin, Hypoglykämien oder körperliche Arbeit. Auch im Tiefschlaf wird vermehrt Somatotropin freigesetzt.

Inhibition. Hemmend auf die Somatotropinausschüttung wirken neben SIH hohe Blutzuckerspiegel, freie Fettsäuren, langfristig erhöhte Cortisolspiegel und Adrenalin oder zirkulierende Wachstumsfaktoren im Sinne einer negativen Rückkopplung.

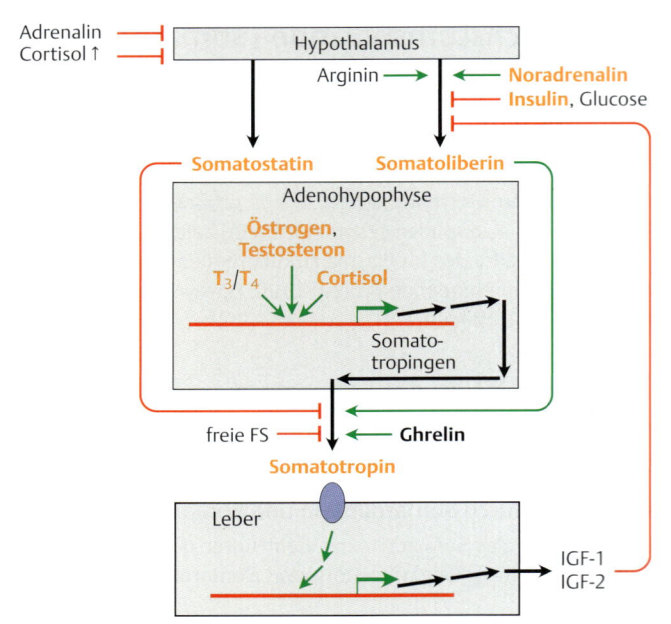

Abb. 7.6 Neuroendokriner Regelkreis des Somatotropins. FS, Fettsäuren [Quelle: Püschel et al., Taschenlehrbuch Biochemie, Thieme 2019]

7.3.3 Wirkung

Die Wirkungen des Somatotropins auf die Zielorgane kommen größtenteils über **Somatomedine** zustande, das wichtigste Somatomedin ist IGF-1 (insulin-like growth factor 1). Somatomedine werden unter Einfluss von Somatotropin in der **Leber** gebildet, die so als „Hormondrüse" wirkt. Anders als andere hypophysäre Hormone beeinflusst Somatotropin jedoch auch direkt Zielorgane. Diese direkte Wirkung auf den Stoffwechsel entfaltet Somatotropin durch Bindung an seinen homodimeren Rezeptor und die Aktivierung rezeptorassoziierter Janus-Kinasen (rezeptorassoziierte Tyrosinkinasen (S. 41)).

Somatotropin ist ein **anaboles** Hormon. Es fördert das **Wachstum** von Knochen und Organen und stellt dem Körper die dafür notwendige Energie bereit. Es ist aber auch nach der Wachstumsphase an der **Steuerung des Stoffwechsels** beteiligt. Dabei werden die Steigerung der Proteinsynthese, das Längenwachstum und die Zellteilung vorwiegend über IGF-1 vermittelt, die metabolischen und v. a. anabolen Effekte auf Kohlenhydrat- und Fettstoffwechsel entfaltet Somatotropin dagegen direkt (siehe Abb. 7.6).

Folgende Wirkungen von Somatotropin sind bekannt:
- gesteigerte enchondrale Ossifikation vor Schluss der Epiphysenfugen (Längenwachstum)
- gesteigertes apophysäres und periostales Knochenwachstum nach Schluss der Epiphysenfugen (Dickenzunahme, appositionelles Knochenwachstum)
- Aufnahme von Aminosäuren in die Zelle und erhöhte Proteinsynthese (positive Stickstoffbilanz) mit Wachstum von Weichteilgewebe und Muskeln (deshalb wird Somatotropin auch als Dopingmittel verwendet)
- vermehrte Lipolyse mit einer Latenz von 2–3 Stunden (direkt und durch Sensibilisierung für die lipolytische Katecholaminwirkung)
- Freisetzung von Glucose aus der Leber und Hemmung der weiteren Glucoseverwertung (Anstieg des Blutzuckerspiegels)
- gesteigerte Ca^{2+}-Resorption im Darm (Knochenaufbau)
- Na^+- und Cl^--Retention in der Niere

7.3.4 Störungen des Somatotropinstoffwechsels

Somatotropinmangel

Ein Wachstumshormonmangel (z. B. durch einen Defekt der STH-Biosynthese) führt im Kindesalter zu **hypophysärem Kleinwuchs**. Das Wachstum wird nach dem zweiten Lebensjahr deutlich verlangsamt, die Kinder sind übergewichtig (aufgrund fehlender Lipolyse). Durch eine Substitutionstherapie mit gentechnisch hergestelltem, humanem STH ist ein Wachstum bis zur Normalgröße möglich.

Somatotropinüberschuss

Ein Überschuss an Wachstumshormon (z. B. durch einen Hypophysentumor) im Kindesalter führt dagegen zu überschießendem Längenwachstum (**Gigantismus**). Im Erwachsenenalter sind die Epiphysenfugen bereits geschlossen, d. h. auch ein übermäßig erhöhter Somatotropinspiegel kann kein erneutes Längenwachstum auslösen. Stattdessen zeigen sich ein appositionelles Knochenwachstum und ein Wachstum an Knorpel und Weichteilen, v. a. an den Akren (z. B. Kinn, Nase, Stirnwülste, Hand- und Fußknochen), sowie eine Vergrößerung der inneren Organe (z. B. Herz, Zunge). Das Krankheitsbild wird als **Akromegalie** bezeichnet. Aufgrund der blutzuckersteigernden Wirkung von STH kann eine diabetische Stoffwechsellage eintreten.

IMPP-Fakten

! Die basale Freisetzung von Somatotropin erfolgt in Episoden vor allem während der **ersten Nachthälfte**.
!! **Ghrelin** stimuliert die Freisetzung des Wachstumshormons aus der Adenohypophyse und hat eine appetitsteigernde Wirkung.
! Die Ausschüttung von Somatotropin wird durch eine **Hypoglykämie** gesteigert.
! **Aminosäuren** (besonders Arginin) bewirken eine Ausschüttung von Somatotropin.
! Die Freisetzung von Somatotropin ist in der **ersten Nachthälfte** stärker als in der zweiten Nachthälfte.
! Die Ausschüttung von Somatotropin wird durch eine **Hyperglykämie** gehemmt.
!! Die Wirkung von Somatropin wird indirekt über Somatomedine wie **IGF-1** vermittelt, die das **Längenwachstum** fördern.
!!!! **Somatotropin** (GH) stimuliert in der Leber die Freisetzung von IGF-I.
!! Der **Somatotropin-(GH-)Rezeptor** ist ein Rezeptor mit **assoziierter Janus-Kinase**.
! **Somatotropin** kann zu einem gesteigerten apophysären und periostalen Knochenwachstum (Dickenzunahme, **appositionelles Knochenwachstum**) führen.
! Appositionelles Knochen- und Organwachstum (z. B. Herz) kann Hinweis auf einen **Somatotropinüberschuss** sein (Akromegalie).
! Aufgrund der blutzuckersteigernden Wirkung von STH kann eine **diabetische Stoffwechsellage** eintreten.

8 Nebennierenhormone

8.1 Überblick

Die Nebenniere besteht aus 2 funktionell weitgehend voneinander unabhängigen Teilen: der **Nebennierenrinde** und dem **Nebennierenmark**.

Hormone der Nebennierenrinde. Die Nebennierenrinde lässt sich histologisch und funktionell in 3 Schichten einteilen, in denen unterschiedliche Hormone synthetisiert werden:
- Zona glomerulosa: **Mineralcorticoide** (S. 58)
- Zona fasciculata: **Glucocorticoide** (S. 59)
- Zona reticularis: **Androgene** (S. 78)

Alle Hormone der Nebennierenrinde sind **Steroidhormone**.

Hormone des Nebennierenmarks. Das Nebennierenmark enthält eine große Anzahl modifizierter Ganglienzellen (chromaffine Zellen), die die beiden Katecholamine **Adrenalin** (S. 62) und **Noradrenalin** (S. 62) bilden.

8.2 Steroidhormone: Synthese

8.2.1 Einführung

Alle Steroidhormone leiten sich vom Cholesterin ab. Trotz ihrer Vielfalt sind für die Synthese der Steroidhormone jedoch nur wenige Reaktionstypen erforderlich. Die unter anderem an den Umwandlungen zu den jeweiligen Hormonen beteiligten Enzyme sind **Cytochrom-P_{450}-Monooxygenasen**, die eine Vielzahl der Hydroxylierungen und Oxidationen katalysieren. Sie benötigen O_2 und **NADPH + H$^+$** als Substrate.

Steroidhormone haben einen lipophilen Charakter, binden also an intrazelluläre Rezeptoren (S. 38) und wirken über die Modifikation der Expression ihrer Zielgene. Man unterscheidet folgende Gruppen:
- **Mineralcorticoide**: Synthese in der Nebennierenrinde (v. a. Zona glomerulosa)
- **Glucocorticoide**: Synthese in der Nebennierenrinde (Zona fasciculata)
- **Sexualhormone**: Synthese vor allem der Hormonvorstufen in der Nebennierenrinde (Zona reticularis); Bildung der aktiven Geschlechtshormone dann in den Hoden, im Ovar, in der Plazenta und im Corpus luteum
- **Calcitriol** (**Vitamin-D-Hormon**): Synthese in Haut (Bildung von Calciol), Leber (Calcidiol) und Niere (Calcitriol).

Die verschiedenen an der Steroidhormonsynthese beteiligten Enzyme werden sowohl kompartiment- (endoplasmatisches Retikulum, Mitochondrien) als auch gewebespezifisch (Nebennierenrinde, Plazenta, Ovar, Hoden) exprimiert. Auf diese Weise ist eine **zelltypspezifische Synthese** der Hormone möglich.

8.2.2 Umwandlung von Cholesterin in Pregnenolon

Die Synthese aller **Steroidhormone wie Cortisol**, Aldosteron und Testosteron geht vom **Cholesterin** aus.

Bei der allen Steroidhormonen der Wirbeltiere gemeinsamen ersten Reaktion entsteht aus Cholesterin **Pregnenolon**. Bei dieser von der **Cholesterindesmolase** katalysierten Reaktion wird die Alkylseitenkette des Cholesterins oxidativ durch Hydroxylierungen und anschließende Spaltung um 6 C-Atome verkürzt. Hydroxyliert werden C20 und C22, zwischen denen auch die Spaltung erfolgt, sodass letztlich C22–27 entfernt werden.

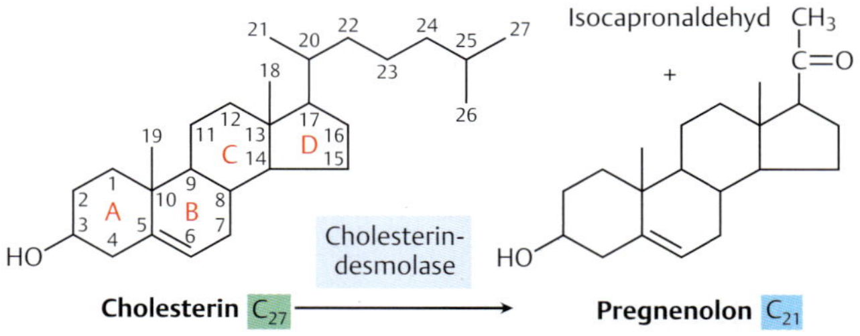

Abb. 8.1 Synthese von Pregnenolon aus Cholesterin. [Quelle: Rassow et al., Duale Reihe Biochemie, Thieme, 2022]

Auf der Stufe von Pregnenolon (bzw. Progesteron, s. u.) trennen sich die Synthesewege der Gluco- und Mineralcorticoide und auch der Sexualhormone.

8.2.3 Synthese der Mineralcorticoide

Bei der Synthese von Mineralcorticoiden wie Aldosteron wird **Pregnenolon** in **Progesteron** umgewandelt. Progesteron trägt eine charakteristische Ketogruppe am C3-Atom und wirkt bereits als Sexualhormon. Es folgen 3 Hydroxylierungen (am C11, C18 bzw. C21) und 1 Oxidation am C18, aus denen das wichtigste Mineralcorticoid, **Aldosteron**, hervorgeht.

Die Hydroxylierungen werden von **Cytochrom-P_{450}-Monooxygenasen** katalysiert.

> **Lerntipp**
>
> Für **Ald**osteron typisch ist die **Ald**ehydgruppe am C18.

Regulation und Wirkungen von Aldosteron. Die Ausschüttung von Aldosteron unterliegt dem **Renin-Angiotensin-Aldosteron-System** (RAAS) und in geringem Umfang der Kontrolle durch Hypothalamus und Hypophyse.

Aldosteron spielt eine wesentliche Rolle im Elektrolythaushalt. Als lipophiles Hormon passiert es die Zellmembran und bindet an den intrazellulären Mineralcorticoidrezeptor (MR), der wiederum als Transkriptionsfaktor wirkt und die Synthese der Na$^+$/K$^+$-ATPase in den Tubuluszellen der Niere induziert. Durch die Rückresorption von Na$^+$ steigen das Blutvolumen und damit auch der Blutdruck.

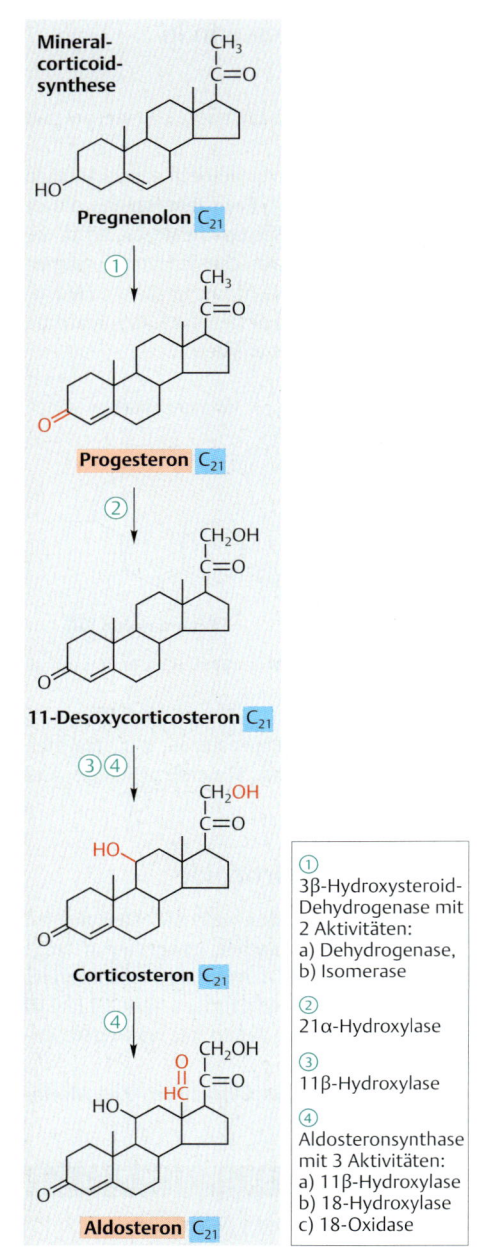

Abb. 8.2 Synthese der Mineralcorticoide. [Quelle: Rassow et al., Duale Reihe Biochemie, Thieme, 2022]

① 3β-Hydroxysteroid-Dehydrogenase mit 2 Aktivitäten:
a) Dehydrogenase,
b) Isomerase
② 21α-Hydroxylase
③ 11β-Hydroxylase
④ Aldosteronsynthase mit 3 Aktivitäten:
a) 11β-Hydroxylase
b) 18-Hydroxylase
c) 18-Oxidase

8.2.4 Synthese der Glucocorticoide

Substrate für die Synthese der Glucocorticoide können sowohl **Pregnenolon** als auch **Progesteron** sein. Unter anderem über 3 Hydroxylierungen (am C11, C17 bzw. C21) werden sie in **Cortisol** umgewandelt.

- Die erste Hydroxylierung erfolgt am C17 und wird von der 17α-Hydroxylase/17,20-Lyase katalysiert. Es entstehen 17α-Hydroxypregnenolon bzw. 17α-Hydroxyprogesteron. Ersteres wird in **17α-Hydroxyprogesteron** umgewandelt.
- 17α-Hydroxyprogesteron wird durch die 21α-Hydroxylase am C21 zu **11-Desoxycortisol** hydroxyliert.
- 11-Desoxycortisol wird anschließend durch die 11β-Hydroxylase am C11 zu **Cortisol** hydroxyliert.

Alle beteiligten Hydroxylasen sind auch hier Cytochrom-P_{450}-Monooxygenasen.

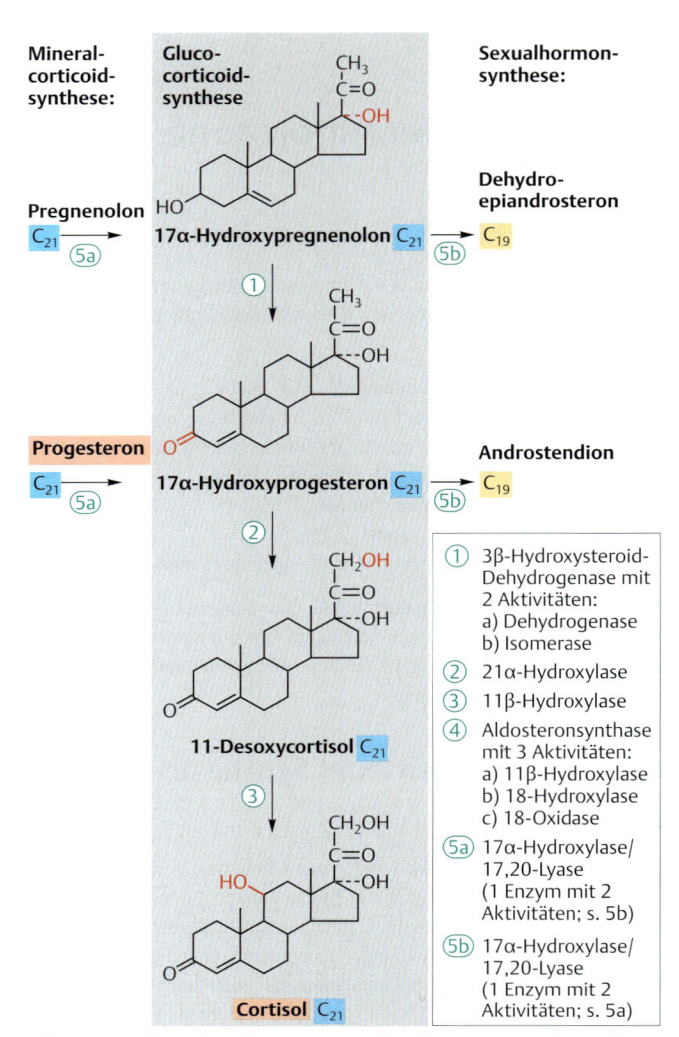

Abb. 8.3 Synthese der Glucocorticoide. [Quelle: Rassow et al., Duale Reihe Biochemie, Thieme, 2022]

① 3β-Hydroxysteroid-Dehydrogenase mit 2 Aktivitäten:
a) Dehydrogenase
b) Isomerase
② 21α-Hydroxylase
③ 11β-Hydroxylase
④ Aldosteronsynthase mit 3 Aktivitäten:
a) 11β-Hydroxylase
b) 18-Hydroxylase
c) 18-Oxidase
⑤a 17α-Hydroxylase/17,20-Lyase (1 Enzym mit 2 Aktivitäten; s. 5b)
⑤b 17α-Hydroxylase/17,20-Lyase (1 Enzym mit 2 Aktivitäten; s. 5a)

Cortisol ist **lipophil** und wird im Blut an das Transportprotein **Transcortin** gebunden. Aus Cortisol kann durch Oxidation am C11 das inaktive **Cortison** entstehen. Diese Reaktion wird von der **11β-Hydroxysteroid-Dehydrogenase Typ 2** (11β-HSD 2) katalysiert und findet unter anderem in den renalen Sammelrohrzellen statt. Dadurch wird verhindert, dass eine hohe Cortisolkonzentration die Wirkung von **Aldosteron** auf den **Mineralcorticoidrezeptor** zunichtemacht.

Die Rückreaktion – die Umwandlung von Cortison in Cortisol durch Reduktion am C11 – wird von der **11β-Hydroxysteroid-Dehydrogenase Typ 1** (11β-HSD 1) katalysiert.

Außerdem wird Cortisol in den **Hepatozyten** inaktiviert, indem im A-Ring die Doppelbindung zwischen C4 und C5 hydriert und die Ketogruppe am C3 zur Hydroxy-(Alkohol-)gruppe reduziert wird.

> **Lerntipp**
>
> Für Cortis**ol** typisch ist die Alkoh**ol**gruppe am C11.
> Für Cortis**on** typisch ist die Ket**o(n)**gruppe am C11.

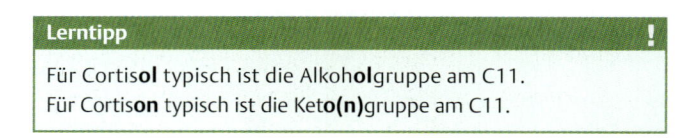

Regulation und Wirkung. Die Glucocorticoide unterliegen einem komplexen Regelkreis unter Einbeziehung von **Hypothalamus** und **Hypophyse**. Verschiedene Stimuli wie Hypoglykämie bewirken im Hypothalamus die Freisetzung von **CRH** (Corticotropin-Releasing-Hormon, Corticoliberin), das, unterstützt von ADH aus dem Hypothalamus, in der Adenohypophyse die Sekretion von **ACTH** (adrenocorticotropes Hormon) anregt. ACTH induziert dann in der Nebennierenrinde über den cAMP-Proteinkinase-A-Weg die Biosynthese von Cortisol.

Glucocorticoide wie Cortisol spielen eine wichtige Rolle bei der Glucoseversorgung und der Mobilisierung von Energiespeichern wie auch bei der Stressantwort. Cortisol greift in den Stoffwechsel ein und hat außerdem eine entzündungshemmende und immunsuppressive Wirkung.

> **Blick in die Klinik** Das **adrenogenitale Syndrom** (S. 60) (**AGS**) geht auf einen autosomal-rezessiv vererbten Mangel eines Enzyms der Steroidhormonbiosynthese zurück. Am häufigsten (über 90%) ist der **Mangel an 21α-Hydroxylase** (Häufigkeit ca. 1:12 000) die Ursache. Durch den Defekt sind die von dem Enzym vermittelten Reaktionen teilweise oder vollständig inhibiert und die Cortisol- und meist auch die Aldosteronsynthese sind beeinträchtigt. Aufgrund des geringen Cortisolspiegels wird die ACTH-Freisetzung stimuliert, sodass die Nebennierenrinde hyperplasiert und verstärkt Sexualhormone synthetisiert werden.

8.2.5 Synthese der Sexualhormone

Sowohl die männlichen (**Androgene**) als auch die weiblichen Sexualhormone (**Östrogene**, **Gestagene**) sind Steroidhormone, wobei die Östrogene aus den Androgenen hervorgehen. In der Nebennierenrinde werden vor allem Hormonvorstufen (Dehydroepiandrosteron und Androstendion) produziert, die in den verschiedenen Geweben dann in die aktiven Sexualhormone umgewandelt werden.

Zwischenprodukte bei der Synthese von Sexualhormonen wie Testosteron, die sich wie alle Steroidhormone vom Cholesterin ableiten, sind **Pregnenolon** wie auch das Gestagen **Progesteron**.

- Diese werden zunächst von der Hydroxylaseaktivität der 17α-Hydroxylase/17,20-Lyase am C17 hydroxyliert. Es entstehen **17α-Hydroxypregnenolon** bzw. **17α-Hydroxyprogesteron**.
- Die Lyaseaktivität der 17α-Hydroxylase/17,20-Lyase spaltet von 17α-Hydroxypregnenolon bzw. 17α-Hydroxyprogesteron anschließend 2 C-Atome (in Form von Acetat) ab, sodass **Dehydroepiandrosteron** (**DHEA**) bzw. **Androstendion** entstehen.
- DHEA kann von einer Sulfotransferase in **DHEA-Sulfat** oder von der 3β-Hydroxysteroid-Dehydrogenase in **Androstendion** umgewandelt werden.

Die nur relativ schwach wirksamen Androgene DHEA, DHEA-Sulfat und Androstendion dienen vor allem als Vorstufen. Sie werden peripher in die wichtigsten Androgene Testosteron und Dihydrotestosteron oder auch in Östrogene wie Östradiol umgewandelt.

Androstendion kann
- von der 17β-Hydroxysteroid-Dehydrogenase zu **Testosteron** reduziert oder
- vom 19-Hydroxylase-Aromatase-Komplex in **Östron** umgewandelt werden.

Testosteron wiederum kann
- z. B. im Fettgewebe, im Ovar und der Nebennierenrinde von der **Aromatase** in **Östradiol** umgewandelt werden und ist damit ein Zwischenprodukt der Östrogensynthese oder es kann
- am A-Ring von einer Steroid-5α-Reduktase zu **5-Dihydrotestosteron** (**DHT**) reduziert werden.

Sowohl Östradiol als auch Östron können in der Leber und in der Plazenta in **Östriol** umgewandelt werden.

Die Östrogene Östron, **Östradiol (Estradiol)** und Östriol besitzen einen **aromatischen Ring** und keine Methylgruppe (C19) an der Position 10 des Sterangerüsts mehr. Dieser wird von der Aromatase (genauer: 19-Hydroxylase-Aromatase-Komplex) hergestellt. Die Aromatase ist also entscheidend an der Umwandlung von C_{19}- zu C_{18}-Steroiden beteiligt und auch Zielenzym der Pharmakologie.

Abb. 8.5 Reduktion von Testosteron zu 5-Dihydrotestosteron. [Quelle: Rassow et al., Duale Reihe Biochemie, Thieme, 2022]

> **Lerntipp**
>
> In der Prüfung wird dir möglicherweise eine Struktur präsentiert, die du erkennen musst und bei der es sich um 5-Dihydrotestosteron handeln könnte. Präge dir die Besonderheiten der Strukturformel von 5-Dihydrotestosteron gut ein.

Regulation und Wirkung der Sexualhormone. Zeitpunkt und Dosis der Freisetzung aller Sexualhormone unterliegen einer Regulation durch **Hypophyse** und **Hypothalamus**. Im Hypothalamus wird GnRH (Gonadotropin-Releasing-Hormon, Gonadoliberin) freigesetzt. Es gelangt über das hypophysäre Pfortadersystem zur Adenohypophyse und bewirkt dort die Ausschüttung der Gonadotropine FSH (follikelstimulierendes Hormon) und LH (luteinisierendes

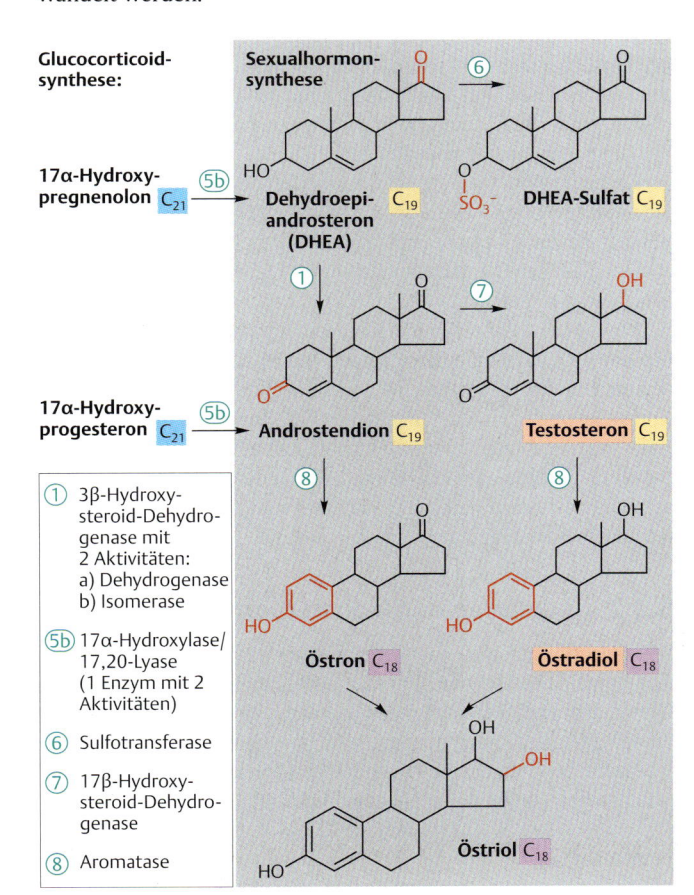

Abb. 8.4 Synthese der Sexualhormone. [Quelle: Rassow et al., Duale Reihe Biochemie, Thieme, 2022]

Hormon), die dann in den peripheren Hormondrüsen die Freisetzung der Sexualhormone (Effektorhormone) stimulieren.

Sexualhormone sind wie alle Steroidhormone lipophil und werden im Blut nicht frei, sondern gebunden an das **sexualhormonbindende Protein** (SHBG) transportiert. Dem Transport von Progesteron dient **Transcortin**. Eine kleine Hormonmenge kann auch unspezifisch an Albumin gebunden werden. Als lipophile Hormone passieren sie die Zellmembran und binden an intrazelluläre Rezeptoren (S. 38) wie den Östrogenrezeptor (estrogen receptor, ER) oder den Androgenrezeptor (AR).

Bei beiden Geschlechtern werden sowohl männliche als auch weibliche Sexualhormone gebildet. Da ihre Wirkung jedoch dosisabhängig und die Konzentration der Sexualhormone je nach Geschlecht deutlich unterschiedlich ist, überwiegen bei Männern die androgenen, bei Frauen die östrogenen Wirkungen.

Lerntipp

Merkmale von Steroidhormonen
- **Alle** besitzen ein **Sterangerüst** aus 3 sechsgliedrigen und 1 fünfgliedrigen Ring.
- **Cholesterin** besteht aus **27 C-Atomen** und besitzt eine **Alkylseitenkette**.
- **Mineral- und Glucocorticoide** bestehen aus **21 C-Atomen**; **Glucocorticoide** tragen **am C17 eine Hydroxygruppe**.
- **Androgene** bestehen aus **19 C-Atomen**.
- **Östrogene** bestehen aus **18 C-Atomen** und besitzen einen **aromatischen A-Ring**.

IMPP-Fakten

! Die **Mineralcorticoide** werden v. a. in der Zona glomerulosa der Nebennierenrinde gebildet.
!! Die **Glucocorticoide** werden v. a. in der Zona fasciculata der Nebennierenrinde gebildet.
! **Cortisol** ist ein Steroidhormon.
! Cortisol wird im Blut an **Transcortin** gebunden transportiert.
! **Pregnenolon** entsteht durch Hydroxylierung und nachfolgende oxidative Verkürzung der Alkylseitenkette um 6 C-Atome aus Cholesterin.
! Auf der Stufe von Pregnenolon (bzw. Progesteron) trennen sich die Synthesewege der Gluco- und Mineralcorticoide und auch der Sexualhormone. **Aldosteron**, **Cortisol**, **Östradiol** (Estradiol), **Progesteron** und **Testosteron** können alle ausgehend von **Progesteron** synthetisiert werden.
!!!! Bei der **Synthese aller Steroidhormone** wird im ersten Schritt die **Seitenkette des Cholesterins aus C22–27 oxidativ abgespalten** und dann die Bindung **zwischen C20 und C22 gespalten**, sodass Pregnenolon entsteht. Diese Reaktion wird von der **Cholesterindesmolase** katalysiert.
! Die **Synthese von Aldosteron** erfolgt über das Zwischenprodukt Progesteron.
! Der **Mineralcorticoidrezeptor** ist ein Transkriptionsfaktor.
! Eine **Cytochrom-P_{450}-Monooxygenase** katalysiert die **Bildung von Cortisol** aus 11-Desoxycortisol.
!!!! Die **11β-Hydroxysteroid-Dehydrogenase** (11β-HSD) katalysiert in den renalen Sammelrohrzellen die **Oxidation von Cortisol** am C11 zu Cortison, wodurch Cortisol inaktiviert wird.
! **Cortisol** wird in den Hepatozyten inaktiviert, indem im Ring A die Doppelbindung zwischen C4 und C5 hydriert und die Ketogruppe am C3 zur Hydroxygruppe reduziert wird.
! **ACTH** stimuliert in der Nebennierenrinde über den **cAMP-Proteinkinase-A-Weg** die Biosynthese von Cortisol.
! Durch einen angeborenen **Defekt der 21α-Hydroxylase** kommt es zum **adrenogenitalen Syndrom** (AGS).
! **Pregnenolon** ist ein Zwischenprodukt bei der **Testosteronbiosynthese**.
! Ausgehend von **Dehydroepiandrosteron (DHEA)** können Östrogene wie **Östradiol (Estradiol)** synthetisiert werden.
!!!! **Testosteron** kann im Fettgewebe, im Ovar und in der Nebennierenrinde von einer **Aromatase** in Östrogene umgewandelt werden und ist daher ein Zwischenprodukt der **Östrogensynthese**.
! **Dihydrotestosteron** ist ein Steroidhormon mit 19 C-Atomen und besitzt keine Doppelbindung im Sterangerüst.
!! **Östradiol** (Estradiol) besitzt einen aromatischen Ring.
! **Östradiol** (Estradiol) besitzt **keine Methylgruppe (C19)** an Position 10 des Sterangerüsts.
! Von allen Steroidhormonen haben die **Östrogene (C_{18})** die geringste Zahl an C-Atomen.
! Die **Aromatase** ist entscheidend an der **Umwandlung von C_{19}- zu C_{18}-Steroiden** beteiligt.

8.3 Mineralcorticoide

8.3.1 Wirkung von Aldosteron

Aldosteron ist das wichtigste Mineralcorticoid. Es spielt eine zentrale Rolle bei der Regulation des Na^+- und K^+-Haushalts. Sein Zielorgan ist hauptsächlich die Niere, wo es die **Na^+-Rückresorption** und die **K^+- und H^+-Sekretion** steigert. Außerdem erhöht es den Blutdruck.

Zusätzlich zur Niere wird auch im Magen-Darm-Trakt (S. 27), in den Speicheldrüsen und in den Schweißdrüsen die Na^+-Resorption unter Aldosteroneinfluss gesteigert.

Wirkmechanismus. Als lipophiles Hormon passiert Aldosteron die Zellmembran und bindet an den intrazellulären **Mineralcorticoidrezeptor (MR), der als Transkriptionsfaktor wirkt** und die Synthese verschiedener Proteine induziert.

Die frühe Wirkung von Aldosteron setzt bereits nach 30 min ein. Sie verhindert den Abbau der Na^+-Kanäle (ENaC, epithelialer Na^+-Kanal) und der K^+-Kanäle (ROMK, renal outer medullar K^+-channel) in der luminalen Plasmamembran sowie der Na^+/K^+-ATPase auf der basolateralen Seite.

Mit einer Latenzzeit von mehreren Stunden (späte Effekte) induziert Aldosteron die Biosynthese von **ENaC**, **ROMK** und der basolateralen **Na^+/K^+-ATPase** in den Tubuluszellen der Niere. Die Rückresorption von Na^+ und die Sekretion von H^+ und K^+ wird gesteigert. Außerdem wird der Transport des Na^+ an der basolateralen Membran aus den Zellen ins Interstitium gesteigert. Wasser folgt osmotisch nach und das Blutvolumen und damit auch der Blutdruck steigen an.

8.3.2 Regulation der Aldosteronfreisetzung

Die Aldosteronfreisetzung wird in erster Linie durch das Renin-Angiotensin-Aldosteron-System in Abhängigkeit von der Plasmaosmolalität und dem Blutdruck reguliert. Ein wichtiger Stimulus an den Zellen der Zona glomerulosa ist **Angiotensin II**.

Andere wichtige Stimuli sind Hyperkaliämie, Hyponatriämie und Abweichungen des pH-Werts (Azidose).

IMPP-Fakten

! Der **Mineralcorticoidrezeptor** ist ein Transkriptionsfaktor.

8.4 Glucocorticoide und Androgene

8.4.1 Glucocorticoide

Die vorwiegend in der Zona fasciculata, aber auch in der Zona reticularis gebildeten Glucocorticoide (Cortisol, Cortison, Corticosteron) beeinflussen zahlreiche Stoffwechselprozesse, die der **Energiebereitstellung** in Stresssituationen dienen. In Ruhe haben sie einen Einfluss auf das Immunsystem.

Cortisol und Cortison. Das biologisch wirksamere Glucocorticoid ist Cortisol (es macht 85 % der gesamten Glucocorticoidaktivität aus). Cortisol hat eine hohe Affinität zum Aldosteronrezeptor (Mineralcorticoidrezeptor), während Cortison nur schlecht an diesen Rezeptor bindet. Beide Hormone können ineinander umgewandelt werden (S. 56). Die Umwandlung des im Blut zirkulierenden Cortisols in der Niere zum Cortison verhindert die falsche Besetzung der Aldosteronrezeptoren.

Wirkmechanismus. Als lipophile Steroidhormone wirken Glucocorticoide über intrazelluläre ligandenaktivierte Transkriptionsfaktoren. Der Transkriptionsfaktor-Hormon-Komplex bindet an DNA und beeinflusst die Transkription spezifischer Gene. Dabei ist die Spezifität der Rezeptoren nicht absolut, sodass Glucocorticoide eine leichte mineralcorticoide Wirkung haben und umgekehrt.

Wirkung

Da alle Körperzellen Glucocorticoidrezeptoren besitzen, hängt die Wirkung von der jeweiligen Funktion der Zelle ab und die Wirkungen der Glucocorticoide sind entsprechend vielfältig. Cortisol spielt eine wichtige Rolle bei der Stressantwort. Es greift in den Stoffwechsel ein und hat außerdem eine entzündungshemmende und immunsuppressive Wirkung.

Wirkungen im Stoffwechsel.
- Cortisol ist ein **Insulinantagonist** und erhöht den Blutzuckerspiegel, indem es die extrahepatische Glucoseaufnahme hemmt und die Gluconeogenese in der Leber stimuliert. Stimuliert wird die Biosynthese von **Schlüsselenzymen** der Gluconeogenese wie der Phosphoenolpyruvat-Carboxykinase.
- Cortisol steigert die **Lipolyse**, wodurch Fettsäuren und Glycerin entstehen. Die Fettsäuren werden z. T. in Ketonkörper umgewandelt.
- Auf den **Proteinstoffwechsel** hat es eine katabole Wirkung, besonders auf die Muskulatur, mit negativer Stickstoffbilanz. Die Expression von Genen für Transaminasen (Aminotransferasen) wird induziert, um die beim Proteinabbau freigesetzten Aminosäuren zu Ketosäuren zu desaminieren und in die Gluconeogenese einzuschleusen. Das anfallende NH_3 regt die **Harnstoffsynthese** an.

Wirkungen auf das Immunsystem.
- Glucocorticoide hemmen Immunprozesse, indem sie durch Induktion der Apoptose die Zahl der Lymphozyten reduzieren sowie die Bildung von eosinophilen und basophilen Granulozyten verringern. Außerdem nimmt die Zahl der Makrophagen ab. Die Hormone stimulieren die Bildung von neutrophilen Granulozyten und hemmen die Freisetzung von Zytokinen. Bei längerer Anwendung wird auch die Antikörperbildung herabgesetzt. Diese Effekte werden zur Unterdrückung unerwünschter Immunreaktionen genutzt.
- Glucocorticoide steigern die Lipocortinsynthese, was zur Hemmung der Eicosanoidsynthese (S. 71) und damit zur entzündungshemmenden Wirkung führt. Auf diese Weise hemmt Cortisol die Immunantwort.

Weitere Wirkungen.
- Cortisol hat auch eine mineralcorticoide Wirkung: Es steigert die Na^+-Retention und die K^+- und H^+-Sekretion und führt so zum **Blutdruckanstieg**.
- Es stimuliert die Freisetzung von **Katecholaminen** im Nebennierenmark und sensibilisiert gleichzeitig verschiedene Organe (z. B. Herz und Gefäße etc.) für die Wirkung der Katecholamine (Vasokonstriktion, Blutdrucksteigerung), z. B. durch Stimulation der Rezeptorbildung.
- Es fördert den Abbau von **Knochensubstanz**, indem es die Biosynthese von Osteocalcin hemmt.
- Es beeinflusst das **ZNS**, indem es die Erregbarkeit gegenüber sensorischen Reizen steigert, und hat eine euphorisierende oder auch depressionsauslösende Wirkung. Außerdem senkt es die Krampfschwelle.
- Cortisol stimuliert die **Säuresekretion** im Magen. Stress und eine exogene Cortisonzufuhr begünstigen die Entstehung von Magengeschwüren.

Regulation der Freisetzung

Die Freisetzung der Glucocorticoide wird über das Hypothalamus-Hypophysen-System reguliert.

Im Nucleus paraventricularis des Hypothalamus wird das Peptidhormon CRH (Corticotropin-Releasing-Hormon) stressinduziert ausgeschüttet, das in den Proopiomelanocortin-(**POMC**-) Zellen in der Adenohypophyse die Biosynthese von Prä-POMC (S. 46) stimuliert. Aus diesem Protein entsteht durch proteolytische Spaltung u. a. ACTH (adrenocorticotropes Hormon, Corticotropin).

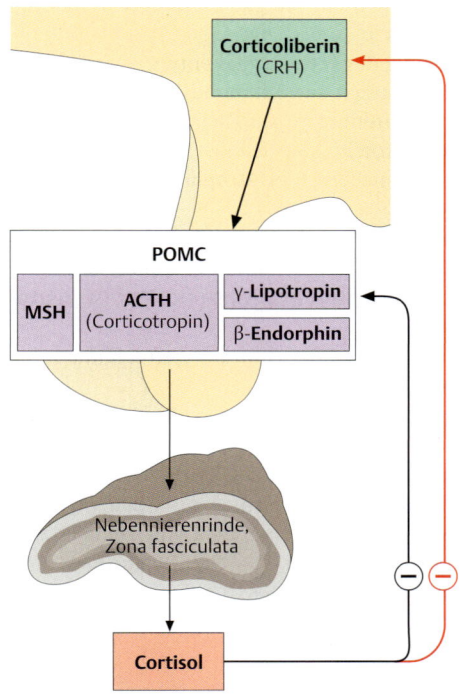

Abb. 8.6 Regelkreis der Cortisolfreisetzung. CRH, Corticoliberin, POMC, Proopiomelanocortin. [Quelle: Huppelsberg, Walter, Kurzlehrbuch Physiologie, Thieme, 2013]

ACTH stimuliert über G-Protein-gekoppelte Melanocortinrezeptoren die Produktion und Ausschüttung der Glucocorticoide, insbesondere von Cortisol. Außerdem steigert ACTH die Cholinesteraseaktivität und erhöht den Substratumsatz im Pentosephosphatweg. Auf diese Weise stellt es den Grundbaustein Cholesterin und das Coenzym NADPH+H⁺ für die Biosynthese des Cortisols zur Verfügung. Die Cortisolproduktion erfolgt nach Bedarf, es gibt keine Synthese und Speicherung auf Vorrat in intrazellulären Vesikeln.

Über eine negative Rückkopplung hemmt Cortisol die ACTH-Synthese und Freisetzung. Cortisol **verringert** aber auch die **Expression von POMC** in der Adenohypophyse, indem es die **CRH-Sekretion** im Hypothalamus hemmt.

Der stärkste Stimulus für die bedarfsangepasste Freisetzung von Cortisol ist körperliche oder psychische Belastung („Stress"), wodurch die Sekretion auf das 10-Fache gesteigert werden kann.

Pulsatile Freisetzung von Cortisol. Die Freisetzung von Cortisol unterliegt einer ausgeprägten **zirkadianen Rhythmik**. Sie folgt der pulsatilen Freisetzung des CRH, die in den frühen Morgenstunden am intensivsten ist. Daher ist auch der Cortisolspiegel am frühen Morgen am höchsten, er sinkt bis Mitternacht wieder auf etwa ein Viertel ab.

Hyperkortisolismus (Cushing-Syndrom)

Als Cushing-Syndrom bezeichnet man eine Erhöhung des Cortisolspiegels im Blut. Als endogene Ursachen für ein Cushing-Syndrom kommen Störungen der Nebennierenrinde oder erhöhte ACTH- oder CRH-Sekretion infrage. Weitaus häufiger ist jedoch das exogene, iatrogene Cushing-Syndrom durch Langzeitbehandlung mit Steroiden. Dabei kann eine langdauernde exogene Cortisolzufuhr zu einer Atrophie der Nebennierenrinde führen.

Die Symptome des Cushing-Syndroms sind aufgrund der unterschiedlichen Glucocorticoideffekte vielfältig.

- Die gesteigerte Gluconeogenese begünstigt eine diabetische Stoffwechsellage mit erhöhtem Blutglukosespiegel (Hyperglykämie, „Steroiddiabetes").
- Durch die Umverteilung des Fettgewebes entwickeln sich eine **Stammfettsucht**, Stiernacken und Vollmondgesicht.
- Gleichzeitig sind die Extremitäten auffallend dünn, was durch den **Muskelschwund** (Proteinkatabolismus!) verstärkt wird.
- An der Haut sieht man neben einer **Atrophie** Striae distensae und Purpura.
- Durch fehlendes Osteocalcin entsteht eine **Osteoporose**.
- Die **Immunabwehr** ist herabgesetzt (Immunsuppression).
- Die **Anzahl an T-Lymphozyten** im peripheren Blut ist **verringert** (Lymphopenie).
- Durch die Zunahme neutrophiler Granulozyten kommt es zu einer **Leukozytose**.
- Die Wirkung auf das ZNS kann zu einem **endokrinen Psychosyndrom** führen.

Cortisol hat eine leichte mineralcorticoide Wirkung, sodass sich Symptome wie beim Hyperaldosteronismus ausbilden: Hypokaliämie und Hypernatriämie, welche eine Hypervolämie nach sich ziehen. Der Blutdruck ist erhöht (arterielle Hypertonie) und ebenso kann durch die verstärkte H⁺-Ausscheidung in den Nieren eine Alkalose auftreten.

Hypokortisolismus

Ein **Mangel an Glucocorticoiden** manifestiert sich mit Hypotonie, Schwäche und rascher Ermüdung, Adynamie und Gewichtsverlust. Auch beim Hypokortisolismus unterscheidet man zwischen primären (NNR-Insuffizienz) und sekundären (Insuffizienz von Adenohypophyse oder Hypothalamus) Störungen, die man bereits klinisch unterscheiden kann.

Morbus Addison. Hierbei handelt es sich um eine **primäre Nebennierenrindeninsuffizienz**. Es fehlen sowohl Gluco- als auch Mineralcorticoide. Die Folgen sind:

- Da Aldosteron die Rückresorption von Na⁺ und die Sekretion von K⁺ und H⁺ fördert, finden sich beim Mangel eine **Hyponatriämie** einhergehend mit Flüssigkeitsmangel und erniedrigtem Blutdruck, eine **Hyperkaliämie** und eine **metabolische Azidose**.
- Wegen der fehlenden negativen Cortisolrückkopplung ist die **ACTH-Produktion** deutlich **gesteigert**. Als Nebenprodukt fällt bei der ACTH-Synthese (Vorstufe POMC) immer auch **MSH** (= melanozytenstimulierendes Hormon) an, die Haut und Schleimhäute sind dadurch stark pigmentiert.
- Weitere Symptome sind Adynamie, Gewichtsverlust, Hypoglykämie, vorzeitige Vergreisung, verringerte 17-Hydroxy- und 17-Ketosteroidkonzentration im Urin.

Adrenogenitales Syndrom (AGS). Das AGS geht auf einen autosomal-rezessiv vererbten Mangel eines Enzyms der Steroidhormonbiosynthese zurück. In 90% der Fälle besteht ein Mangel an 21α-Hydroxylase. Dadurch können bestimmte **Steroidhormone** wie Cortisol oder Aldosteron nicht mehr ausreichend produziert werden, sodass sich ihre Vorstufen (v. a. 17-Hydroxyprogesteron) ansammeln. Aus ihnen werden stattdessen **Androgene** gebildet. Meist ist auch die Aldosteronsynthese beeinträchtigt. Es gibt zwei verschiedene Formen:

- **AGS ohne Salzverlust** (ohne Aldosteronmangel): führt zur Virilisierung bei Mädchen (Ausbildung männlicher Geschlechtsmerkmale) und zur Pseudopubertas praecox bei Jungen.
- **AGS mit Salzverlust** (mit Aldosteronmangel): führt zusätzlich zu Hyponatriämie und Hyperkaliämie und zur Azidose.

> **Lerntipp** !
>
> Zur Hautpigmentierung wird gerne differenziert gefragt: Die vermehrte Hautpigmentierung kommt nur bei **primärer Nebenniereninsuffizienz** (Morbus Addison) vor, bei einer sekundären Nebenniereninsuffizienz (z. B. infolge einer Hypophyseninsuffizienz) nicht, da in diesem Fall nicht genügend ACTH und dann natürlich auch kaum MSH produziert wird.

8.4.2 Androgene

Androgene gehören zu den Sexualhormonen. Sie werden bei beiden Geschlechtern vor allem von den Gonaden (Hoden, Ovar) gebildet, nur bei Frauen in geringer Menge auch in der Nebennierenrinde. Die Hormone beeinflussen beim Mann Bildung und Entwicklung der Geschlechtsorgane und -merkmale sowie das geschlechtsspezifische Verhalten und regulieren sowohl beim Mann als auch bei der Frau zusammen mit Östrogenen das Skelettwachstum. Die wichtigsten Androgene sind **Testosteron** (S. 78) und sein aktiver Metabolit **5-Dihydrotestosteron**.

IMPP-Fakten

- ! **Cortisol** wirkt bei der Regulation des Blutglucosespiegels als **Insulinantagonist**.
- ! **Cortisol** stimuliert in der Leber die Biosynthese der **Phosphoenolpyruvat-Carboxykinase**.
- ! **Glucocorticoide** hemmen die **Lymphozytenbildung**.
- !! Über ihre mineralcorticoide Wirkung (Na^+-Retention und K^+- und H^+-Sekretion) führen Glucocorticoide zu einem **Blutdruckanstieg**.
- !!! Glucocorticoide wirken am **Knochen** katabol.
- ! **Glucocorticoid-Rezeptoren** sind am Zellkern lokalisiert und wirken als ligandenaktivierte Transkriptionsfaktoren.
- !! Cortisol hemmt die ACTH-Synthese und Freisetzung über eine **negative Rückkopplung**.
- ! Cortisol hemmt die Bildung von **POMC** in der Adenohypophyse, indem es die **CRH-Sekretion** im Hypothalamus inhibiert.
- ! Der **Cortisolspiegel** ist morgens höher als nachts (zirkadiane Rhythmik).
- ! Eine erhöhte **ACTH**-Produktion kann zu einem **Cushing-Syndrom** führen.
- !!!! Symptome des **Cushing-Syndroms** sind vielfältig:
  - ! arterieller Bluthochdruck
  - ! Hyperglykämie (Steroiddiabetes)
  - ! Stammfettsucht
  - !! Verringerung der Muskelmasse an den Extremitäten durch Proteinkatabolismus
  - !! Abnahme der Anzahl der T-Lymphozyten im Blut (Lymphopenie)
  - ! gehemmte Fibroblasten-Proliferation und Kollagensynthese.
- ! Bei einer NNR-Insuffizienz kommt es zu einer **Hyponatriämie**.
- !! **Hypokortisolismus** führt zu einer gesteigerten Ausschüttung von **MSH** (= melanozytenstimulierendes Hormon).
- ! Ein Symptom bei **Morbus Addison** ist die Hyperpigmentierung der Haut.
- !!!! Durch den 21-Hydroxylase-Mangel beim **adrenogenitalen Syndrom** (AGS) findet man im Blut eine erhöhte Konzentration an deren Substrat 17-Hydroxyprogesteron und einen erniedrigten Cortisolspiegel.
- ! Durch **21-Hydroxylase-Mangel** kommt es u. a. zur Pseudopubertas praecox bei Jungen.
- ! Durch eine Mutation des **21-Hydroxylase-Gens** kommt es auch zu einer **verminderten Synthese von Aldosteron**.

8.5 Katecholamine

8.5.1 Synthese

Die Katecholamine **Adrenalin** und **Noradrenalin** werden überwiegend in den **postganglionären Zellen des Sympathikus** synthetisiert. Noradrenalin wird auch im **Nebennierenmark** gebildet, wobei ein Großteil des dort produzierten Noradrenalins in Adrenalin umgewandelt wird. Dopamin entsteht in **dopaminergen Neuronen**.

Die Synthese erfolgt in mehreren aufeinanderfolgenden Reaktionen, an denen verschiedene Enzyme und Coenzyme beteiligt sind:

1. Aus der essenziellen Aminosäure Phenylalanin entsteht über einen Hydroxylierungsschritt zunächst **Tyrosin** (4-Hydroxyphenylalanin). Tyrosin ist die Ausgangssubstanz für die Synthese der Katecholamine.
2. Tyrosin wird von der **Tyrosinhydroxylase**, einer Monooxygenase, die **Tetrahydrobiopterin** als Coenzym benötigt, zu **L-Dopa** (L-3,4-Dihydroxyphenylalanin, eine nicht proteinogene Aminosäure, kurz Dopa) hydroxyliert.
3. Dopa wird anschließend zu seinem biogenen Amin **Dopamin** decarboxyliert, eine Reaktion, die von der **Dopadecarboxylase**, die Pyridoxalphosphat (PALP) als Coenzym benötigt, katalysiert wird.
4. Aus Dopamin kann durch eine β-Hydroxylierung **Noradrenalin** entstehen. Katalysiert wird die Reaktion, die in noradrenergen Neuronen und im Nebennierenmark stattfindet, von der **Dopamin-β-Hydroxylase**. Coenzym ist Vitamin C, außerdem werden O_2 und Cu^{2+} benötigt.
5. Noradrenalin wird durch die **Phenylethanolamin-N-Methyltransferase** zu **Adrenalin** methyliert. Coenzym bei dieser Reaktion ist S-Adenosylmethionin (SAM), das als Methylgruppendonor dient. Diese Reaktion findet vor allem im Nebennierenmark statt.

> **Lerntipp** !
>
> In der Prüfung musst du möglicherweise die Reihenfolge der einzelnen Zwischenstufen bei der Biosynthese der Katecholamine kennen. Hier sind sie nochmal in der Übersicht:
> Phenylalanin → Tyrosin → Dopa → Dopamin → Noradrenalin → Adrenalin

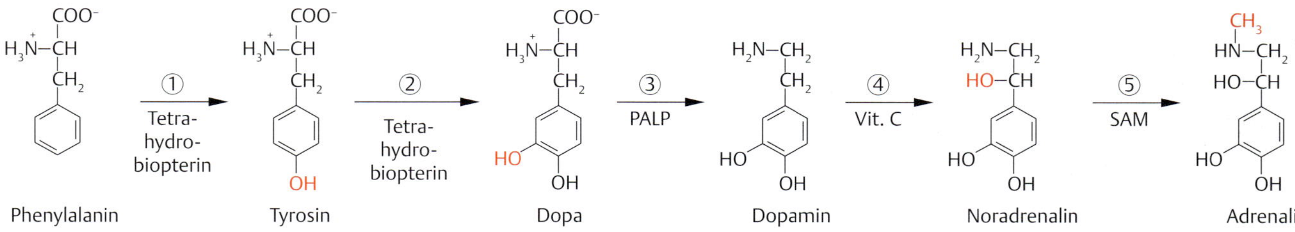

Abb. 8.7 Biosynthese der Katecholamine. PALP; Pyridoxalphosphat; SAM, S-Adenosylmethionin. [Quelle: Königshoff, Brandenburger, Kurzlehrbuch Biochemie, Thieme, 2018]

8.5.2 Regulation

Reguliert wird die Katecholaminfreisetzung durch die **Aktivierung des Sympathikus**. Die Freisetzung des Neurotransmitters Acetylcholin und die Aktivierung der entsprechenden Rezeptoren der chromaffinen Zellen des Nebennierenmarks lassen Ca^{2+} in die Zellen strömen. Auf dieses sympathische Signal hin wird das in den Zellen in Vesikeln gespeicherte Katecholamin Adrenalin (und auch Noradrenalin) in großen Mengen ausgeschüttet. Die Halbwertszeit von Adrenalin bzw. der Katecholamine allgemein ist im Blutplasma allerdings sehr gering. Sie beträgt nur Sekunden bis wenige Minuten.

8.5.3 Wirkung

Die Katecholamine wirken unterschiedlich: Noradrenalin und Dopamin fungieren vorwiegend als **Neurotransmitter**, Adrenalin, das hauptsächlich aus dem Nebennierenmark stammt, wirkt vor allem als zirkulierendes **Hormon**.

Adrenalin und Noradrenalin. Adrenalin und Noradrenalin binden an adrenerge (auf Adrenalin oder Noradrenalin reagierende) G-Protein-gekoppelte Rezeptoren (S. 40) (auch Adrenorezeptoren oder Adrenozeptoren genannt), die die Adenylatzyklase, inhibitorische G-Proteine oder die Phospholipase C aktivieren. Nach ihrem Signalwandlungsmechanismus und ihrer Expression im Gewebe unterscheidet man **α-Rezeptoren** ($α_1$, $α_2$) und **β-Rezeptoren** ($β_1$, $β_2$, $β_3$). Diese werden von Adrenalin und Noradrenalin unterschiedlich stark aktiviert: Noradrenalin wirkt vorwiegend auf α- und $β_1$-Rezeptoren, Adrenalin kann dagegen alle Rezeptortypen aktivieren, am stärksten jedoch β-Rezeptoren.

Die Signalweiterleitung verläuft wie folgt:
- Alle **α- und β-Rezeptoren** leiten ihr Signal über **G-Protein-gekoppelte Rezeptoren** (S. 40) weiter. Die unterschiedlichen Effekte einer Aktivierung der Adrenozeptoren gehen auf die verschiedenen G-Proteine zurück.
- Der $α_1$-Rezeptor aktiviert die **Phospholipase C** (S. 43), während der $α_2$-Rezeptor die **Adenylatzyklase** (S. 42) hemmt. Die Bindung an die **β-Rezeptoren** führt über das heterotrimere G-Protein zu einer Aktivierung der **Adenylatzyklase** (S. 42).

Durch Bindung der Katecholamine an die Rezeptoren werden schließlich die Konzentrationen der Second Messenger cAMP (S. 43), IP_3 und DAG (S. 43) beeinflusst und die spezifische Wirkung der Katecholamine ausgelöst.

Adrenalin und Noradrenalin werden bei Alarmbereitschaft ausgeschüttet (3F-Reaktion: fright, fight, flight – Schreck, Kampf, Flucht). Sie aktivieren über cAMP-abhängige Proteinkinasen die **Glykogenolyse** in der Leber und die **Lipolyse** in den Adipozyten und sorgen so für die Bereitstellung von Glucose und Fettsäuren. Außerdem werden die „wichtigen" Gewebe **Skelettmuskulatur** und **Herz** positiv beeinflusst und sie sind an der Blutdruckregulation beteiligt.

Dopamin. Dopamin spielt eine große Rolle für das Empfinden von **Freude und Lust**, aber auch für die **Regulation von Bewegungen**. Große Bedeutung hat es als Transmitter der Neuronen in der Substantia nigra. Dopamin wird aber auch vom Hypothalamus freigesetzt und **hemmt die Prolaktinausschüttung** in der Adenohypohyse. Daher wird es auch als Prolaktin-Release-Inhibiting-Hormon (PIH) bezeichnet.

Katecholamine sind beteiligt an der Regulation
- der Glykogenolyse,
- des Lipidstoffwechsels,
- der Organdurchblutung und
- des Atemwegswiderstands.

8.5.4 Abbau

Katecholamine werden zur **Vanillinmandelsäure** abgebaut. In einem ersten Schritt werden sie durch die Katecholamin-O-Methyltransferase (**COMT**) methyliert, wobei die COMT die Methylgruppe von **S-Adenosylmethionin** (SAM) übernimmt. Beim Abbau von Adrenalin entsteht dadurch **Methanephrin** (3-Methoxyadrenalin), beim Abbau von Noradrenalin **Normethanephrin**. Danach wird in einer oxidativen Desaminierung durch eine **Monoaminooxidase** (**MAO**) die Aminogruppe entfernt. Es entsteht **Vanillinmandelsäurealdehyd** (3-Methoxy-4-hydroxymandelsäurealdehyd), dessen Aldehydgruppe durch eine Aldehyddehydrogenase zu einer Säuregruppe oxidiert wird. Durch diese Oxidation wird das Ausscheidungsprodukt **Vanillinmandelsäure** (3-Methoxy-4-hydroxymandelsäure) gebildet.

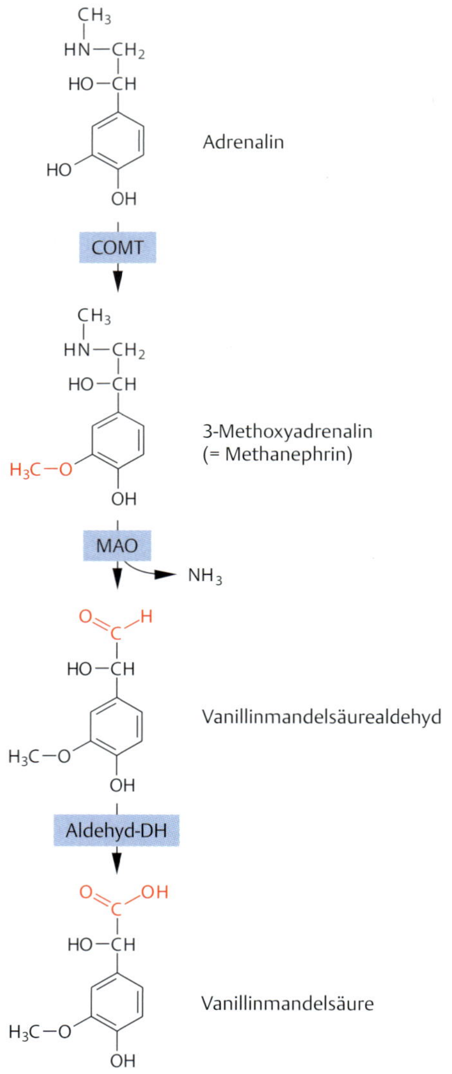

Abb. 8.8 Abbau von Adrenalin zu Vanillinmandelsäure. [Quelle: Königshoff, Brandenburger, Kurzlehrbuch Biochemie, Thieme, 2018]

Die Reihenfolge der ersten beiden Inaktivierungsschritte – Methylierung durch die COMT und Desaminierung durch die MAO – ist beliebig: Dopamin, Adrenalin und Noradrenalin können auch zuerst durch die MAO desaminiert werden. Die Methylierung durch die COMT zur Vanillinmandelsäure erfolgt dann in einem späteren Schritt. Der erste Schritt des **Katecholaminabbaus** ist somit entweder eine **Methylierung** durch die **COMT** oder eine **Oxidation** durch die **MAO**. Durch (medikamentöse) Hemmung der MAO kann der Katecholaminabbau verhindert werden.

> **IMPP-Fakten**
>
> !! Ausgangssubstanz für die **Synthese von Dopa** (3,4-Dihydroxyphenylalamin), Dopamin, Adrenalin und Noradrenalin ist Tyrosin.
> !!! Für die Hydroxylierung von Tyrosin zu Dopa benötigt das Enzym **Tyrosinhydroxylase** als Cofaktor **Tetrahydrobiopterin**.
> ! Die Umwandlung von **Dopa** in **Dopamin** ist eine **Decarboxylierung**.
> ! Coenzym bei der Umwandlung von Dopa zu Dopamin ist **Pyridoxalphosphat** (Vitamin B_6).
> !!! Die **Bildung von Noradrenalin** aus Dopamin ist eine **β-Hydroxylierung**.
> ! Die **Hydroxylierung des Dopamins** zum Noradrenalin erfolgt durch die **Dopamin-β-Hydroxylase**.
> ! **Dopa** ist eine wichtige Zwischenstufe bei der Neurotransmittersynthese.
> !! **Noradrenalin** wird durch die **Phenylethanolamin-N-Methyltransferase** zu Adrenalin methyliert.
> !! Bei der Umwandlung von **Noradrenalin** in **Adrenalin** wird **S-Adenosylmethionin** (SAM) als Substrat benötigt.
> !! Die Reihenfolge der Verbindungen bei der **Katecholaminsynthese** ist:
> Phenylalanin → Tyrosin → Dopa → Dopamin → Noradrenalin → Adrenalin
> ! **Adrenalin** und **Noradrenalin** werden in **Vesikeln** gespeichert, bis sie auf ein sympathisches Signal hin ausgeschüttet werden.
> ! **Adrenalin** bindet an G-Protein-gekoppelte Rezeptoren.
> ! Die **Halbwertszeit von Katecholaminen** wie Adrenalin im Blutplasma ist sehr kurz.
> ! **α- und β-Rezeptoren** leiten ihr Signal unter anderem über heterotrimere G-Proteine weiter.
> ! Die Wirkung von an **β-Rezeptoren** gebundenem Adrenalin (Katecholamin) entfaltet sich intrazellulär über den **Second Messenger cAMP**.
> ! **Dopamin** spielt eine große Rolle für das Empfinden von **Freude und Lust**.
> ! Katecholamine werden beim Abbau mit Hilfe der **Katecholamin-O-Methyltransferase** (COMT) und **S-Adenosylmethionin** (SAM) methyliert.
> ! Die **Katecholamin-O-Methyltransferase** (COMT) übernimmt die Methylgruppe von S-Adenosylmethionin (SAM).
> ! **Monoaminooxidasen** (MAO) sind an der Inaktivierung von Katecholaminen, z. B. Adrenalin, beteiligt.
> ! **Monoaminooxidasen** entfernen eine **Aminogruppe** durch oxidative Desaminierung.
> ! **Katecholamine** werden durch Methylierung oder Oxidation inaktiviert.
> ! Durch (medikamentöse) **Hemmung der Monoaminooxidase** (**MAO**) kann der Katecholaminabbau verhindert werden.

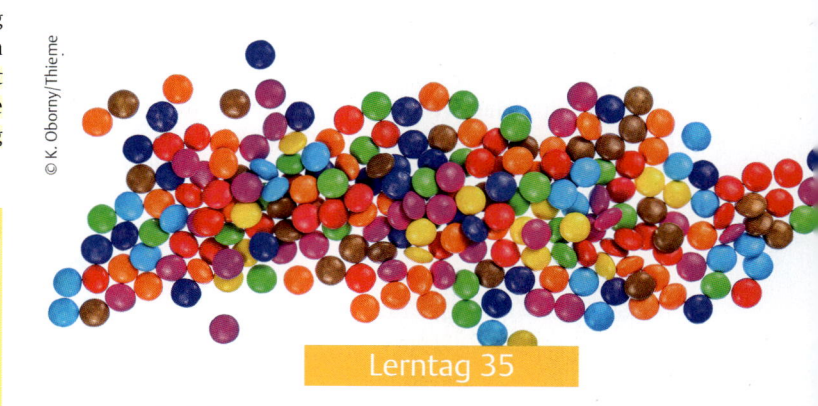

Lerntag 35

9 Pankreashormone

9.1 Insulin

9.1.1 Einführung

Insulin ist neben Glucagon das wichtigste Hormon des Kohlenhydratstoffwechsels. Es reguliert im Wechselspiel mit seinen funktionellen Gegenspielern Glucagon und Adrenalin Metabolitflüsse im Intermediärstoffwechsel. Hauptaufgaben von Insulin sind:
- die Senkung des Blutglucosespiegels
- die Hemmung der Gluconeogenese in der Leber
- die Stimulation des Einbaus von Aminosäuren in Proteine des Skelettmuskels und von Fettsäuren in Triacylglycerine des weißen Fettgewebes
- die Hemmung der Freisetzung von Fettsäuren aus Triacylglycerinen des Fettgewebes.

Gebildet werden Insulin und Glucagon von speziellen Zellen des Pankreas. Sie setzen sich aus 4 verschiedenen hormonproduzierenden Zelltypen zusammen:
- α-Zellen: bilden Glucagon
- β-Zellen: bilden Insulin
- δ-Zellen: produzieren Somatostatin
- PP-Zellen: synthetisieren das pankreatische Polypeptid (PP).

> **Lerntipp**
>
> Wenn du das Thema „Insulin" inkl. Diabetes mellitus (S. 68) gut beherrschst, kannst du dir viele Punkte sichern. Es ist ein sehr zentrales Prüfungsthema mit vielen Fragen.

9.1.2 Synthese

Insulin ist ein **Peptidhormon** (Proteohormon), das aus 2 Peptidketten mit insgesamt 51 Aminosäuren besteht: aus einer **A-Kette** mit 21 Aminosäuren und einer **B-Kette** mit 30 Aminosäuren. Die Ketten sind über 2 Disulfidbrücken miteinander verknüpft. Eine zusätzliche Disulfidbrücke befindet sich innerhalb der A-Kette.

Ausgehend von der Insulin-mRNA wird zunächst **Präproinsulin**, ein einkettiges Vorläufermolekül, synthetisiert. **Präproinsulin** besitzt am N-Terminus eine **Signalsequenz**, mit deren Hilfe Präproinsulin cotranslational in das endoplasmatische Retikulum transloziert wird. Dort wird die Signalsequenz abgespalten und es entsteht **Proinsulin**, bei dem die A- und die B-Kette noch durch das **C-Peptid** verknüpft sind. Proinsulin passiert den Golgi-Apparat und wird am *trans*-Golgi-Netzwerk zusammen mit spezifischen Proteasen (Prohormonkonvertasen) wie auch Zn^{2+}- und Ca^{2+}-Ionen in Granula verpackt. Das C-Peptid wird durch eine **limitierte Proteolyse** aus dem Proinsulin entfernt und es entsteht **reifes Insulin**. Auf das entsprechende Signal hin fusionieren die Granula mit der Plasmamembran und entlassen ihren Inhalt ins Blut.

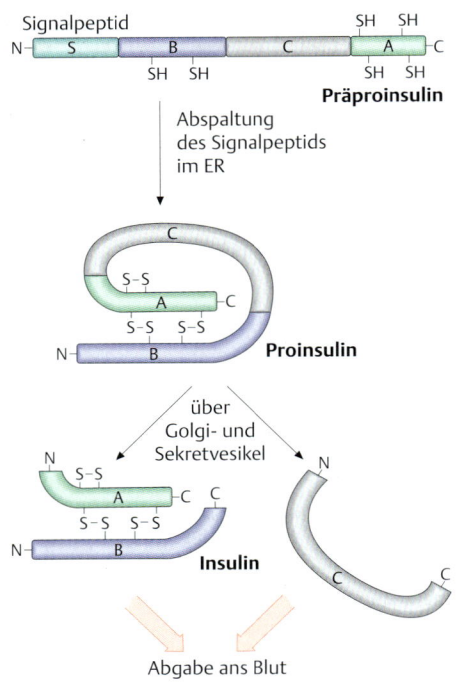

Abb. 9.1 Synthese des Insulins. A, A-Kette; B, B-Kette; C, C-Peptid bzw. C-Terminus; ER, endoplasmatisches Retikulum; N, N-Terminus; SRP, Signalerkennungspartikel. [Quelle: Königshoff, Brandenburger, Kurzlehrbuch Biochemie, Thieme, 2018]

Blick in die Klinik Da das C-Peptid in derselben Menge wie Insulin freigesetzt wird, jedoch eine lange Halbwertszeit im Blut besitzt, kann seine Konzentration im Blut zur Diagnostik herangezogen werden.
Das C-Peptid ist in gentechnisch produziertem und therapeutisch verabreichtem Insulin nicht enthalten. Daher kann die Konzentration des C-Peptids im Blut auch unter Insulintherapie der Beurteilung der endogenen Insulinproduktion dienen.

Blick in die Klinik Als **Insulinom** bezeichnet man einen meist gutartigen insulinproduzierenden Tumor der β-Zellen. Die Patienten zeigen die typischen Symptome einer Hypoglykämie: Schwitzen, Übelkeit, Tachykardie, Zittern, Heißhunger sowie verschiedene zentrale Symptome wie Sehstörungen, Parästhesien oder Verhaltensänderungen. Nach oraler oder intravenöser Gabe von Glucose bessert sich die Symptomatik rasch. Diagnostisch typisch ist die fehlende physiologische Insulinsuppression bei Abfall des Blutzuckers im Hungerversuch. Außerdem sind die Werte für Proinsulin und das C-Peptid im Blut erhöht.

9.1.3 Mechanismus der Insulinausschüttung

Die Insulinausschüttung wird durch den Blutzuckerspiegel reguliert. Insulin wird immer dann ausgeschüttet, wenn der **Blutzuckerspiegel ansteigt** (normal: 80–100 mg/100 ml, entspricht etwa 4,5–5,5 mM):

1. Glucose wird vom **Pankreas** über **Glucosetransporter** (GLUT1 und GLUT3 beim Menschen) durch erleichterte Diffusion aufgenommen. Dabei ist die Anzahl der Transporter so hoch, dass der Transport über die Plasmamembran nie limitierend für die intrazelluläre Glucoseverwertung wird. In den β-Zellen wird die Glucose von der **Glucokinase** zu Glucose-6-phosphat phosphoryliert und damit dem Gleichgewicht entzogen, sodass Glucose weiter aus dem Blut in die Zelle strömen kann. Die Glucokinase hat eine niedrige Affinität zur Glucose, also einen **hohen K_M-Wert** (ca. 12 mM), der im physiologischen Schwankungsbereich der Glucosekonzentration im Blut (4,5–15 mM) liegt. Dadurch setzt die Glucokinase Glucose in Abhängigkeit von der Konzentration im Blut unterschiedlich schnell um. Bei niedriger Glucosekonzentration entsteht daher langsam (wenig) Glucose-6-phosphat, bei hoher Konzentration schnell (viel). Die Glucokinase ist damit *der* **Glucosesensor** der β-Zelle.
2. In den nachfolgenden, schnell ablaufenden Stoffwechselschritten des **oxidativen Glucoseabbaus** über Glykolyse, Citratzyklus und Atmungskette entsteht aus Glucose-6-phosphat ATP. Die ATP-Konzentration steigt proportional zum Blutzuckerspiegel.
3. Der **steigende ATP-Spiegel** wirkt auf einen **ATP-abhängigen K^+-Kanal** (K_{ATP}-Kanal, Kaliumleckstromkanal), der für die Aufrechterhaltung des negativen Ruhepotenzials in der β-Zelle verantwortlich ist. Der Kanal wird durch den ATP-Anstieg gehemmt.
4. Durch die Hemmung des K^+-Auswärtsstroms wird die Zellmembran **depolarisiert** und **Ca^{2+}-Ionen** strömen durch einen spannungsgesteuerten Ca^{2+}-Kanal **in die Zelle**.
5. Ca^{2+} bewirkt eine **Fusion der Sekretgranula** mit der Zellmembran.
6. Insulin wird durch **Exozytose** ins Blut freigesetzt.

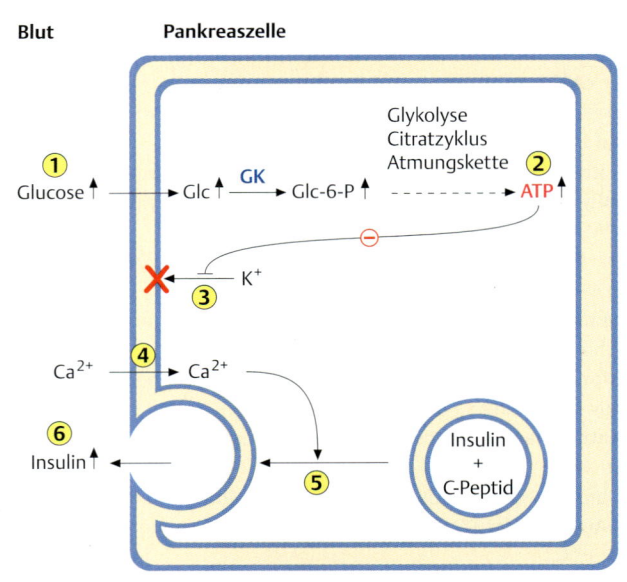

Abb. 9.2 Mechanismus der Insulinausschüttung. GK, Glucokinase; Glc, Glucose; Glc-6-P, Glucose-6-phosphat. Die Ziffern beziehen sich auf die Schritte im Text. [Quelle: Königshoff, Brandenburger, Kurzlehrbuch Biochemie, Thieme, 2018]

Blick in die Klinik Der ATP-abhängige K⁺-Kanal lässt sich durch **Sulfonylharnstoffe** und ihre Analoga hemmen. Sie stimulieren auf diese Weise die Insulinsekretion und senken den Blutglucosespiegel. Sie werden zur Therapie bei Diabetes mellitus Typ 2 eingesetzt.

9.1.4 Regulation der Insulinausschüttung

Insulin wird zum einen in Abwesenheit eines externen Reizes auf einem basalen Niveau freigesetzt (basale Sekretion). Steigt der Blutzuckerspiegel über den Normalwert an, wird verstärkt Insulin ausgeschüttet. Da Insulin jedoch neben seiner Bedeutung für den Blutzuckerspiegel auch auf viele weitere Stoffwechselfunktionen wirkt, wird die glucoseinduzierte Insulinausschüttung von zahlreichen weiteren Faktoren moduliert.

Gesteigert wird die Insulinfreisetzung durch:
- einen **erhöhten Glucosespiegel im Blut**: primärer Stimulus für die Insulinausschüttung
- **gastrointestinale Hormone** wie GLP-1 (glucagon-like peptide 1), GIP (glucose-dependent insulinotropic peptide, glucose-dependent insulin-releasing peptide), Cholecystokinin, Gastrin und Sekretin
- **Aktivierung des Parasympathikus** (N. vagus): vermittelt die Insulinfreisetzung über den Transmitter Acetylcholin
- **Somatotropin** (STH [somatotropes Hormon]; auch als GH [growth hormone, Wachstumshormon] bezeichnet)
- **Aminosäuren**: Insulin stimuliert als allgemeines Energiespeicherhormon auch den Fett- und Proteinaufbau. Deshalb fördern auch Aminosäuren – vor allem **Arginin** und Leucin – die Insulinsekretion. Arginin wirkt aber auch fördernd auf die Ausschüttung von Glucagon und Somatotropin.
- **Fettsäuren**

Gehemmt wird die Insulinausschüttung durch:
- **Aktivierung des Sympathikus**: vermittelt die Hemmung durch die neuronale Freisetzung von Noradrenalin, das α₂-Adrenorezeptoren auf den β-Zellen stimuliert. Das ist sinnvoll, da der Sympathikus die Leistungseinstellung fördert und dabei der Glucosebedarf steigt. Bei körperlicher Aktivität (z.B. Ausdauertraining) sinkt daher der Insulinspiegel.
- **Somatostatin** (SIH [Somatotropin-Inhibiting-Hormon]; auch als GHIH [Growth-Hormone-Inhibiting-Hormon] bezeichnet): in δ-Zellen des Pankreas gebildet; wirkt parakrin auf β-Zellen
- **Katecholamine**: z.B. Adrenalin aus dem Nebennierenmark; Wirkung ebenfalls über α₂-Adrenorezeptoren

9.1.5 Signaltransduktion

Insulin wirkt über einen **membranständigen Rezeptor** (**Insulinrezeptor, IR**), der aus **4 Untereinheiten** besteht:
- 2 extrazelluläre **α-Untereinheiten**, die gemeinsam ein Insulinmolekül binden
- 2 membrandurchspannende **β-Untereinheiten**, deren intrazellulärer Anteil **Tyrosinkinaseaktivität** (Rezeptortyrosinkinase (S. 41)) besitzt.

Nach Bindung des Insulins an den Rezeptor phosphorylieren und aktivieren sich die intrazellulären Tyrosinkinasedomänen gegenseitig (**Autophosphorylierung**) an Stellen, die so zu Andockstellen für phosphotyrosinbindende Proteine werden. Ein wichtiges phosphotyrosinbindendes Protein ist das **Insulinrezeptorsubstrat** (**IRS**), das an den Rezeptor bindet, von den Kinasedomänen des Rezeptors selbst an einigen Stellen phosphoryliert wird und so weitere Signalmoleküle rekrutiert und aktiviert.

Für die **metabolischen Wirkungen des Insulins** ist die Aktivierung der **PI3-Kinase** (Phosphatidylinositol-3-Kinase) von Bedeutung. Die PI3-Kinase phosphoryliert das Phospholipid **Phosphatidylinositol-4,5-bisphosphat** (**PIP₂**) in der Zellmembran zu **Phosphatidylinositol-3,4,5-trisphosphat** (**PIP₃**).

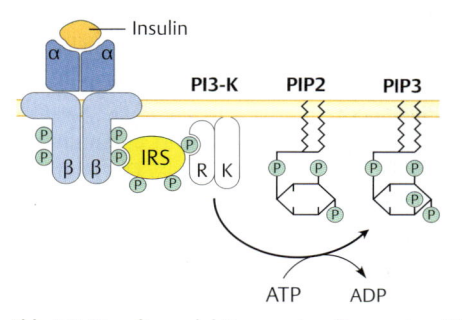

Abb. 9.3 Signaltransduktion am Insulinrezeptor. IRS, Insulinrezeptorsubstrat; PI3-K, PI3-Kinase; R, regulatorische Untereinheit; K, katalytische Untereinheit der PI3-Kinase; PIP₂, Phosphatidylinositol-4,5-bisphosphat; PIP₃, Phosphatidylinositol-3,4,5-trisphosphat. [Quelle: Rassow et al., Duale Reihe Biochemie, Thieme, 2022]

PIP₃ wiederum bindet daraufhin unter anderem die **Proteinkinase B** (PKB, AKT), die an der Zellmembran durch weitere PIP₃-abhängige Kinasen (PDK, mTORC2-Komplex) phosphoryliert und aktiviert wird. Die PKB phosphoryliert dann selbst viele weitere Moleküle z.B. wie die Phosphodiesterase und aktiviert sie auf diese Weise.

Insulin hat auch eine **wachstumsstimulierende Wirkung**. Die Bindung an den Insulinrezeptor kann über die Aktivierung des **RAS-Proteins** (S. 41) weitere Signaltransduktionsprozesse, insbesondere die **MAP-Kinase-Kaskade** (S. 41), in Gang setzen. Dadurch wird die Transkription von bestimmten Genen stimuliert und u.a. die Zellproliferation wie auch die Differenzierung reguliert.

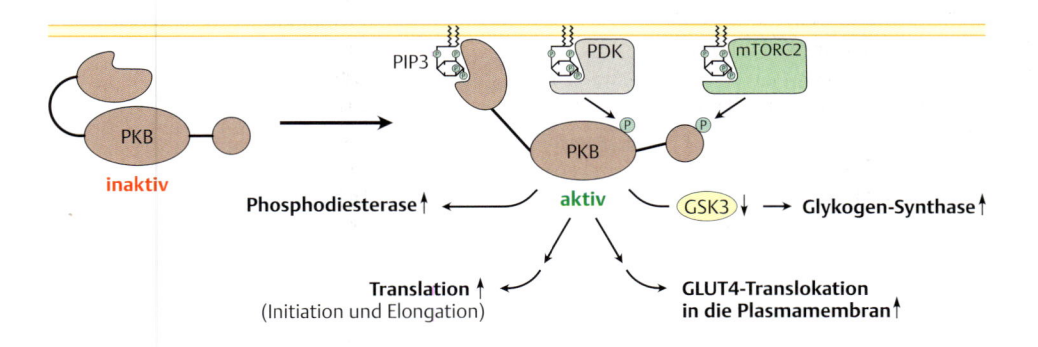

Abb. 9.4 Rekrutierung der Proteinkinase B zur Zellmembran. PIP₃, Phosphatidylinositol-3,4,5-trisphosphat; PBK, Proteinkinase B; PDK, PIP₃-abhängige Kinase; mTORC2, mTORC2-Komplex; GSK3, Glykogen-Synthase-Kinase 3. [Quelle: Rassow et al., Duale Reihe Biochemie, Thieme, 2022]

9.1.6 Metabolische Wirkungen

Insulin senkt den Blutzuckerspiegel, hat aber auch noch weitere Funktionen bei der Regulation des Stoffwechsels und des Elektrolythaushalts.

Glucoseaufnahme. Eine der wichtigsten Insulinwirkungen ist die Stimulierung der Glucoseaufnahme in verschiedene Zellen. Ihre Insulinabhängigkeit ergibt sich aus den verschiedenen Glucosetransportern der Organe. Die β-Zellen des Pankreas nehmen Glucose insulinunabhängig über den Glucosetransporter **GLUT1** auf, die **Leber** nimmt Glucose ebenfalls insulinunabhängig, aber über den Glucosetransporter **GLUT2** auf. In der ruhenden **Muskulatur** und im **Fettgewebe** wird **GLUT4** insulinabhängig in die Zellmembran eingebaut und ermöglicht eine verstärkte Glucoseaufnahme in die Zelle, wenn die Glucosekonzentration im Blut hoch ist. Bei niedrigem Insulinspiegel ist ein Großteil des GLUT4 in zytosolischen Vesikeln gespeichert. Insulin bewirkt eine Fusion der GLUT4-haltigen Vesikel mit der Zellmembran. Durch den Einbau von GLUT4 in die Plasmamembran wird V_{max} für die Glucoseaufnahme erhöht. Die Zellen der arbeitenden Muskulatur können GLUT4 auch insulinunabhängig in ihre Membran einbauen, um den erhöhten Glucosebedarf des Muskels bei motorischer Aktivität zu decken.

Enzymaktivität. Die Aktivierung von **Phosphodiesterasen** führt zu einer Senkung des cAMP (S. 42)-Spiegels in der Zelle. Durch die Aktivierung der Phosphodiesterase wird die cAMP-Kaskade gehemmt. Die Proteinkinase A wird nicht aktiviert und interkonvertierbare Enzyme werden nicht phosphoryliert. Die interkonvertierbaren Enzyme, die phosphoryliert aktiv sind, werden also durch Insulin gehemmt.

Kohlenhydratstoffwechsel. In der Leber induziert Insulin die Glucokinase sowie indirekt über die vermehrte glucokinaseabhängige Bildung von Xylulose-5-phosphat weitere Enzyme der **Glykolyse**. Es aktiviert die Enzyme der **Glykogensynthese** und hemmt bzw. reprimiert die Enzyme der **Gluconeogenese**. Ein Mangel an Insulin in der Leber führt also zu einer Zunahme der Gluconeogenese und damit zu einer Hyperglykämie zwischen den Mahlzeiten.

Bei einem Überschuss an Glucose (oder anderen Kohlenhydraten) steigert Insulin in der Leber die Fettsäuresynthese.

Lipidstoffwechsel. Insulin hemmt die **Lipolyse** in den **Adipozyten** und fördert die Triacylglycerinsynthese auf 3 Wegen:
- Insulin induziert die Lipoproteinlipase und steigert so die Aufnahme von Fettsäuren aus den Lipoproteinen in die Fettzelle.
- Insulin steigert über die Translokation des GLUT4 in die Plasmamembran die Glucoseaufnahme und damit die Bereitstellung von Glycerin-3-phosphat für die Triacylglycerinsynthese aus der Glycolyse.
- Insulin aktiviert die Glycerin-3-phosphat-Acyltransferase, die den ersten Schritt der Triacylglycerinsynthese katalysiert.

Proteinstoffwechsel. Insulin wirkt proteinanabol (positive Stickstoffbilanz), es stimuliert unter anderem die Proteinsynthese in den Skelettmuskelzellen.

Enzymsynthese. Insulin induziert die Synthese wichtiger Stoffwechselenzyme.

Elektrolythaushalt.
- Insulin fördert die K^+-Aufnahme in den Intrazellularraum der Skelettmuskelzellen durch **Stimulation der Na^+/K^+-ATPase** und senkt so die K^+-Konzentration im Blut.
- Insulin fördert die **Phosphataufnahme** in die Zellen.
- Bei einem Patienten mit einer **Hyperglykämie** führt eine Verabreichung von Insulin zur **Abnahme der K^+-Konzentration** im Blutplasma.

> **Blick in die Klinik** Insulin fördert die K^+-Aufnahme in die Zellen und senkt so die **K^+-Konzentration** im Blut. Dieser Effekt ist von großer klinischer Bedeutung: Bei einer Stoffwechselentgleisung im Rahmen eines Diabetes mellitus, die durch Insulingabe therapiert werden soll, muss man gleichzeitig Kalium substituieren, um eine gefährliche **Hypokaliämie** zu vermeiden. Umgekehrt kann man bei der Behandlung einer **Hyperkaliämie** (z. B. im Rahmen einer Niereninsuffizienz) den Kaliumspiegel durch eine Infusion aus Glucose und Insulin ausgleichen.

Tab. 9.1 Wirkungen von Insulin

Muskulatur (Glucoseaufnahme über GLUT4)	Fettgewebe (Glucoseaufnahme über GLUT4)	Leber (Glucoseaufnahme über GLUT2)
Glucoseaufnahme ↑	Glucoseaufnahme ↑	–
Glykolyse	Glykolyse	Glykolyse
• Hexokinase ↑	• Hexokinase ↑	• Glucokinase ↑
Glykogenese	• Phosphofructokinase ↑	• Phosphofructokinase ↑
• Glykogensynthase ↑	• Pyruvatkinase ↑	• Pyruvatkinase ↑
• Glykogenphosphorylase ↓	Lipogenese	• PFK-2 ↑ (Fructose-2,6-bisphosphat ↑)
	• Acetyl-CoA-Carboxylase ↑	Glykogenese
	• Fettsäuresynthase ↑	• Glykogensynthase ↑
	• Lipoproteinlipase ↑	• Glykogenphosphorylase ↓
	Lipolyse	Gluconeogenese
	• Phosphodiesterase ↑	• Pyruvatcarboxylase (↓)
	• ATGL ↓	• PEP-Carboxykinase ↓↓
	• hormonsensitive Lipase ↓	• Fructose-1,6-bisphosphatase ↓

PEP, Phosphoenolpyruvat; PFK, Phosphofructokinase

IMPP-Fakten ✕

! Die **Signalsequenz**, die der Einschleusung des Proteins in das ER dient, ist Teil des Präproinsulins.
! Unter **Insulintherapie** kann die **Blutkonzentration des C-Peptids** herangezogen werden, um die **endogene Insulinproduktion** zu beurteilen.
! **Proinsulin** besteht aus einem A-, einem B- und einem C-Peptid.
! Das **C-Peptid** befindet sich im mittleren Bereich der Peptidkette des Proinsulins zwischen B- und A-Kette.
! Liegt ein **Insulinom** vor, äußert sich dies durch eine **fehlende Insulinsuppression** im Fastentest und erhöhte Laborwerte für **Proinsulin** und **C-Peptid**.
Zellulärer **Mechanismus der Insulinsekretion** der β-Zellen:
– ! Glucose strömt über GLUT1 in die β-Zellen.
– ! In den β-Zellen wird die Glucose von der **Glucokinase** zu Glucose-6-phosphat phosphoryliert.
– !! Die Glucose wird über die Glykolyse abgebaut, durch Phosphorylierung von ADP entsteht ATP.
– !!!! ATP-abhängige K$^+$-Kanäle in der Zellmembran schließen sich.
– !! Die Zellmembran wird depolarisiert.
– !!! Spannungsabhängige Ca^{2+}-Kanäle öffnen sich, die Ca^{2+}-Konzentration in der Zelle steigt.
– ! In Granula gespeichertes Insulin wird über Exozytose freigesetzt.
! Im **Signaltransduktionsweg des Insulins** werden die Proteine wie folgt nacheinander aktiviert:
– Insulinrezeptor (IR),
– Insulin-Rezeptor-Substrat (IRS),
– Phosphatidylinositol-3-Kinase (PI3-Kinase) und
– ! Proteinkinase B (PKB, Akt)
!! Glucose gelangt durch **erleichterte Diffusion** in die β-Zellen des Pankreas.
!!! **Arginin** und **Leucin** fördern die Insulinfreisetzung. Arginin stimuliert darüber hinaus die Sekretion von Glucagon und Somatotropin.
!!!! Hemmend auf die **insulinproduzierenden β-Zellen des Pankreas** wirken:
– die Stimulation von α$_2$-Adrenorezeptoren
– Somatostatin aus den δ-Zellen des Pankreas
– Adrenalin
!!!! **Sulfonylharnstoffe** hemmen den **ATP-abhängigen K$^+$-Kanal** der β-Zellen des Pankreas, stimulieren direkt die **Insulinfreisetzung** und senken dadurch den Blutglucosespiegel.
! Durch Hemmung des ATP-abhängigen **K$^+$-Kanals** wird die Insulinausschüttung gesteigert.
! Bei **körperlicher Aktivität** (z. B. Ausdauertraining) sinkt der Insulinspiegel.
! Der Insulinrezeptor ist eine **Rezeptortyrosinkinase**.
!! Nach **Bindung des Insulins** an den Rezeptor phosphorylieren sich die intrazellulären Tyrosinkinasedomänen gegenseitig (**Autophosphorylierung**).
! Ein Austausch der Aminosäure **Tyrosin** in der zytoplasmatischen **β-Untereinheit** des Insulinrezeptors würde die **Signalweiterleitung unterbrechen**.
!! Vor der Aktivierung der **Proteinkinase B** muss zunächst die **PI3-Kinase** aktiviert werden.
! Bei der Signalübertragung der Insulinbindung an seinen Rezeptor spielt unter anderem die Bindung von Bindung von **Proteinkinase B** an **PIP$_3$** eine Rolle.
! Die **Bindung von Insulin** an den Rezeptor kann die **MAP-Kinase-Kaskade** aktivieren.
! In die **Leber** wird Glucose insulinunabhängig über **GLUT2** aufgenommen.
!!!! **Insulin** fördert die Aufnahme von **Glucose in die Skelettmuskelzellen** und **Adipozyten**, indem es den Einbau des **Glucosetransporters GLUT4** in deren Membran stimuliert.
! In der arbeitenden Muskulatur kann **GLUT4** auch **insulinunabhängig** in die Plasmamembran der Zellen eingelagert werden.
!!! **Insulin** stimuliert die **Glykogensynthese** und die **Glykolyse** in der Leber.
! **Insulin** hemmt die Gluconeogenese, ein **Mangel an Insulin** führt also zu einer **Zunahme der Gluconeogenese**.
!!!! **Insulin** hemmt die **Lipolyse** in den Adipozyten.
! **Insulin** stimuliert die **Proteinsynthese** in den Skelettmuskelzellen.
!!!! **Insulin** fördert die **Aufnahme von K$^+$** in die Skelettmuskelzellen durch Stimulation der **Na$^+$/K$^+$-ATPase**. Nach Insulininjektion kann es daher zu einer akuten Hypokaliämie kommen.
! Bei einem Patienten mit **Hyperglykämie** führt die Verabreichung von Insulin zur **Abnahme der K$^+$-Konzentration** im Blutplasma.
! **Insulin** induziert die Bildung von **Acetyl-CoA-Carboxylase** und **Fettsäuresynthase**.

9.2 Glucagon

Glucagon ist neben Insulin ein sehr wichtiges Hormon des Kohlenhydratstoffwechsels.

Synthetisiert wird Glucagon in den **α-Zellen** der **Langerhans-Inseln** im endokrinen Pankreas.

9.2.1 Synthese des Glucagons

Glucagon ist ein einkettiges **Peptidhormon**. Ausgehend von der Glucagon-mRNA wird zunächst ein Vorläufermolekül aus 160 Aminosäuren, das **Präproglucagon**, hergestellt. Dieses enthält, teilweise überlappend, verschiedene Peptide und wird gewebespezifisch zu unterschiedlichen Produkten prozessiert: Im Pankreas entsteht aus dem Präproglucagon unter anderem das **reife Glucagon** (29 Aminosäuren), im Darm wird GLP-1 (glucagon-like peptide 1) gebildet. Glucagon wird in Vesikeln gespeichert und bei Bedarf sezerniert.

9.2.2 Regulation der Glucagonausschüttung

Glucagon wird vor allem bei **niedrigem Blutzuckerspiegel sezerniert**. Diese Freisetzung kann durch Katecholamine aus dem Nebennierenmark oder dem sympathischen Nervensystem noch verstärkt werden. Bei einem Blutzuckerspiegel zwischen **3–7 mM Glucose** wird die Glucagonfreisetzung zunehmend **gehemmt**.

Gesteigert wird die Glucagonausschüttung auch durch **Aminosäuren**, insbesondere Alanin und Arginin. Arginin wirkt auch fördernd auf die Ausschüttung von Insulin und Somatotropin. Durch Aktivierung von Glucagon kann so bei einer proteinreichen Mahlzeit einem Abfall des Blutglucosespiegels durch das ebenfalls vermehrt ausgeschüttete Insulin vorgebeugt werden. Außerdem wird die Glucagonfreisetzung durch **gastrointestinale Hormone** (z. B. Cholecystokinin) gesteigert.

Gehemmt wird die Glucagonausschüttung durch Insulin und das **gastrointestinale Hormon GLP-1**.

9.2.3 Signaltransduktion und metabolische Wirkung

Glucagon besitzt weitgehend dem Insulin entgegengesetzte Wirkungen und ist der wichtigste funktionelle **Insulinantagonist**. Es dient der Bereitstellung energiereicher Substanzen (v. a. Glucose) mit dem Ziel, den Blutzuckerspiegel auch zwischen den Mahlzeiten und bei hohem Glucoseverbrauch konstant zu halten und Energiereserven zu mobilisieren. Glucagon wirkt so einer Hypoglykämie entgegen.

Der Hauptwirkort von Glucagon ist die **Leber**. Glucagon wirkt über einen **G-Protein-gekoppelten Rezeptor** (S. 40). Die Bindung aktiviert die **Adenylatzyklase** (S. 42), sodass der intrazelluläre cAMP-Spiegel steigt und schließlich die Proteinkinase A (S. 42) (PKA) aktiviert wird. Die cAMP-abhängige PKA kann **Transkriptionsfaktoren wie CREB phosphorylieren und so die Transkription von Genen induzieren, die z. B. Schrittmacherenzyme der Gluconeogenese codieren** (Phosphoenolpyruvat-Carboxykinase, Pyruvatcarboxylase, Fructose-1,6-bisphosphatase, Glucose-6-phosphatase). Die PKA kann weitere Proteinkinasen und Enzyme des Intermediärstoffwechsels durch Phosphorylierung direkt in ihrer Aktivität modulieren oder weitere Proteinkinasen aktivieren. Der Glykogenabbau wird akut durch PKA-abhängige Phosphorylierung von Proteinkinasen und schlussendlich der Glykogenphosphorylase (Aktivierung) stimuliert. Auf diese Weise werden in den Hepatozyten die **Gluconeogenese**, der **Glykogenabbau** und die **Glucosefreisetzung** verstärkt. Die gebildete Glucose wird an das Blut abgegeben und der Blutzuckerspiegel steigt.

Außerdem verstärkt Glucagon die **β-Oxidation** und die **Bildung von Ketonkörpern** aus Fettsäuren.

Gesteigert wird auch die **Proteolyse** (im Hepatozyten), wobei die frei werdenden Aminosäuren zur Gluconeogenese eingesetzt werden. Der überwiegende Teil der Aminosäuren für die Gluconeogenese stammt aber aus der Muskulatur, in der die Proteolyse durch Glucocorticoide stimuliert wird.

Gehemmt wird dagegen die **Glykolyse**, sodass die frei werdende Glucose ins Blut abgegeben wird.

> **Lerntipp**
>
> Zur Wirkung von Glucagon werden einige Fragen gestellt. Besonders wichtig ist der Wirkmechanismus über G-Protein-gekoppelte Rezeptoren und auch die Induktion der Expression von Genen, die Schrittmacherenzyme der Gluconeogenese codieren.

> **IMPP-Fakten**
>
> !! Eine erhöhte **Aminosäurekonzentration** (v. a. Arginin oder Alanin) stimuliert die Glucagonfreisetzung.
> ! **Glucagon** wirkt über **G-Protein-gekoppelte Rezeptoren**.
> ! Die Bindung von **Glucagon** aktiviert die **Adenylatzyklase**.
> ! **Glucagon** induziert in Leberzellen über die **Phosphorylierung eines Transkriptionsfaktors** die Transkription der Gene, die **Schrittmacherenzyme** der Gluconeogenese wie die Phosphoenolpyruvat-Carboxykinase codieren.
> ! **Glucagon** verstärkt **Gluconeogenese** und **Glykogenolyse**.

9.3 Diabetes mellitus

9.3.1 Einführung

Der Begriff Diabetes mellitus bezeichnet eine Störung des Kohlenhydratstoffwechsels durch Insulinmangel oder eine verminderte Insulinempfindlichkeit. Man unterscheidet hauptsächlich 2 Erkrankungen:
- **Typ-1-Diabetes** (absoluter Insulinmangel)
- **Typ-2-Diabetes** (relativer Insulinmangel, Insulinresistenz)

Eine weitere Diabetesform ist der **Schwangerschaftsdiabetes** (Gestationsdiabetes).

Die Folge eines Typ-1- oder Typ-2-Diabetes ist eine **Hyperglykämie**, ein Anstieg des Blutglucosewerts über den Normalwertbereich, im Nüchternzustand oder nach den Mahlzeiten. Durch Insulinmangel oder Insulinresistenz ist die GLUT4-vermittelte, insulinabhängige Aufnahme von Glucose in Muskulatur und Fettgewebe gestört. Besonders die fehlende Glucoseaufnahme in die Muskulatur (1) führt zur Hyperglykämie nach Mahlzeiten. Zudem ist der Proteinabbau in der Muskulatur gesteigert (2). Die Aminosäuren gelangen zur Leber und werden in die Gluconeogenese eingeschleust (3), die nicht länger insulinabhängig gehemmt wird. Außerdem ist der Glykogenabbau in der Leber erhöht, sodass noch mehr Glucose gebildet wird. Dadurch steigt der Blutzuckerspiegel vor allem zwischen den Mahlzeiten weiter an (normal: 80–100 mg dl^{-1} bzw. 4,4–5,6 mmol l^{-1}). Bei Erreichen der Nierenschwelle von 150–180 mg dl^{-1} (bzw. 8,3–10 mmol l^{-1}) wird Glucose mit dem Urin ausgeschieden.

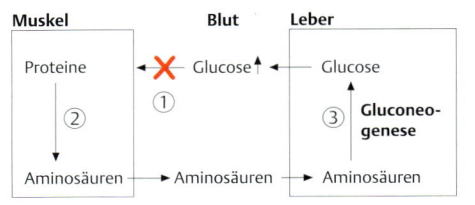

Abb. 9.5 Teufelskreis beim Diabetes mellitus. [Quelle: Königshoff, Brandenburger, Kurzlehrbuch Biochemie, Thieme, 2018]

Insulin fördert zudem die Fettsäuresynthese und die Speicherung von Fettsäuren im Fettgewebe in Form von Triacylglycerinen. Auch hemmt es dort die Lipolyse. Insulinmangel oder Insulinresistenz resultieren daher in einem höheren Flux von Fettsäuren zur Leber, wo sie zu Acetyl-CoA abgebaut werden, das wiederum der Bildung der Ketonkörper Acetacetat und 3-Hydroxybutyrat dient. Die Ketonkörper werden als Säuren ins Blut abgegeben und können zu einer metabolischen Ketoazidose führen.

9.3.2 Diagnose

Beim Typ-1-Diabetes ergibt sich der Verdacht aufgrund der typischen Symptome häufig schon bei einer sorgfältigen Anamnese, beim Typ-2-Diabetes sind die Symptome häufig recht unspezifisch. Die Diagnostik wird durch die Erhebung von Laborwerten gesichert, darunter:
- **Bestimmung des Glucosespiegels im Blut**
- **Bestimmung des Glucosespiegels im Urin**
- **Bestimmung des HbA$_1$c-Werts**
- **Bestimmung von Autoimmunantikörpern**
- **Bestimmung des C-Peptids** (S. 64).

9.3.3 Typ-1-Diabetes

Der Typ-1-Diabetes (juveniler Diabetes mellitus; **IDDM**, Insulin-dependent Diabetes mellitus) beginnt häufig im jugendlichen Alter. Es handelt sich um eine **Autoimmunkrankheit**, bei der die β-Zellen des endokrinen Pankreas durch eine T-Zell-vermittelte Autoimmunantwort zerstört werden. Im Laufe der Erkrankung bilden sich Antikörper gegen die β-Zellen. Durch die sukzessive Zerstörung der β-Zellen kommt es zu einem **absoluten (echten) Insulinmangel**.

Symptome. Ist die Erkrankung ausgebrochen, entwickeln sich die Symptome relativ rasch:
- **Glukosurie**
- **Polyurie** (häufiges Wasserlassen) mit möglicher resultierender Dehydratation: Durch die unvollständige Resorption verbleibt osmotisch aktive Glucose im Urin und zieht H_2O mit sich (**osmotische Diurese**).
- **Polydipsie** (starker Durst)
- **Gewichtsabnahme**
- **Ketonurie**
- **Leistungsabfall**, Schwindel, Müdigkeit.

Da wegen des Insulinmangels GLUT4 nicht in die Adipozyten transloziert, steht dem **Fettgewebe** keine Glucose für die Triacylglycerinsynthese zur Verfügung. Triacylglycerine werden abgebaut und die Fettsäuren an das Blut abgegeben. Die **Leber** baut die Fettsäuren zu Acetyl-CoA ab und bildet daraus **Ketonkörper**. Die Ketonkörper werden in das Blut freigesetzt und ihre Anhäufung bewirkt einen Abfall des Blut-pH-Werts unter den Normalwert von ca. 7,4. Dies kann zu einer akut lebensbedrohlichen Situation führen, dem **diabetischen Koma**:
- vertiefte Atmung (erhöhtes Atemzugvolumen) und mitunter beschleunigte Atmung (**Kußmaulatmung**): Durch die vertiefte Atmung versucht der Körper, die Übersäuerung des Körpers über das Abatmen von Kohlendioxid respiratorisch zu kompensieren. Aceton, das abgeatmet wird, verursacht einen typischen Acetongeruch der Ausatemluft.
- Dehydratation mit Blutdruckabfall und Herzrasen
- Bewusstlosigkeit

9.3.4 Typ-2-Diabetes

Beim Typ-2-Diabetes (Altersdiabetes; **NIDDM**, Non-Insulin-dependent Diabetes mellitus) bleibt die körpereigene Insulinproduktion zunächst erhalten. Die Ursache für die Erkrankung liegt in einer verminderten Insulinempfindlichkeit bzw. **Insulinresistenz in Hepatozyten, Skelettmuskelzellen und Adipozyten**. Die Insulinresistenz ist häufig im Kontext des metabolischen Syndroms zu finden. Dazu gehören unter anderem **abdominelle Adipositas** und mindestens 2 der folgenden Symptome:
- **arterielle Hypertonie**
- **erhöhte Neutralfette** im Blut (Hypertriglyzeridämie)
- **erniedrigtes HDL-Cholesterin** (häufig gleichzeitig erhöhtes LDL-Cholesterin)
- **erhöhte Nüchternglucosewerte** (oder gestörte Glucosetoleranz)

Entstehung des Typ-2-Diabetes

Die Entstehung eines Typ-2 Diabetes wird durch ungünstige Ernährungsgewohnheiten wie eine hyperkalorische Ernährung mit übermäßiger Aufnahme von fett- und kohlenhydrathaltigen Nahrungsmitteln bei häufig gleichzeitig bestehendem Bewegungsmangel begünstigt.

Zur Kompensation der durch die Insulinresistenz verursachten Hyperglykämie wird die Insulinproduktion in den β-Zellen des Pankreas gesteigert. Neben der Hypersekretion von Insulin kommt es in der Anfangsphase auch zu einer Proliferation der β-Zellen. In späteren Phasen der Erkrankung sterben bei Patienten mit entsprechender genetischer Prädisposition die β-Zellen aber zunehmend ab. Dies wird als **Sekundärversagen** bezeichnet.

Symptome

Die Symptome eines Typ-2-Diabetes entwickeln sich meist langsam über Monate oder Jahre. Die ersten Symptome sind unspezifisch, wie:
- **allgemeine Schwäche** und **Leistungsverminderung**
- **wiederkehrende Harnwegsinfekte** aufgrund einer häufig unbemerkten Glukosurie
- **ständiger Juckreiz**

Erst später stellen sich die für einen Diabetes typischen Symptome ein, wie:
- **Polyurie**
- **Polydipsie**
- **Gewichtsabnahme**.

Auch bei einem Typ-2-Diabetes kann es zu einem lebensbedrohlichen **diabetischen Koma** kommen. Da die vom Körper produzierte Insulinmenge ausreicht, um einen überschießenden Fett- und Proteinabbau in Grenzen zu halten, unterbleibt im Allgemeinen die Entwicklung einer Ketoazidose mit den entsprechenden Folgen. Ursache für ein diabetisches Koma ist beim Typ-2-Diabetes in der Regel eine **hyperosmolare Hyperglykämie**. Durch den hohen Blutzuckerspiegel wird die Osmolarität des Blutes erhöht. Glucose wird verstärkt mit dem Urin ausgeschieden (Glukosurie), das Harnvolumen erhöht sich stark (Polyurie). Folge sind enorme Elektrolyt- und Flüssigkeitsverluste. Trotz einer hohen Flüssigkeitsaufnahme kann es zur Exsikkose und einer Verringerung des Blutvolumens mit zerebraler und renaler Minderdurchblutung kommen.

9.3.5 Diabetische Spätkomplikationen

Diabetische Spätkomplikationen sind Makro- und Mikroangiopathien. Bei den **Mikroangiopathien** werden kleine Gefäße, besonders der Augen (Retinopathie), der Nieren (Nephropathie) und im Bereich der Nerven (Neuropathie) geschädigt, bei den **Makroangiopathien** sind mittlere und große Gefäße betroffen. Folgen der Makroangiopathie sind unter anderem koronare Herzkrankheit, Schlaganfall, arterielle Verschlusskrankheit und der häufig daraus resultierende „diabetische Fuß" (offene Wunden, Gangrän durch verminderte Durchblutung). Folgen der Mikroangiopathie sind Sehverschlechterung und Nierenfunktionsstörungen. Die Neuropathie zeichnet sich durch Schmerzen, Taubheitsgefühl, Verlangsamung der Motorik und Reflexe sowie durch herabgesetztes Schmerzempfinden aus. Sie sind unter anderem darauf zurückzuführen, dass nicht-reduzierende Zucker, wie Glucose, nicht-enzymatisch mit freien Amino- und Carbonylgruppen in Proteinen reagieren. Es entstehen glykierte Proteine, die häufig in ihrer Funktion beeinträchtigt und/oder schwer abbaubar sind, wodurch sich intra- und extrazellulär Proteinaggregate ablagern können. Beim Abbau der glykierten Proteine entstehen zudem advanced glycation endproducts (**AGEs**), die einerseits selber Proteine modifizieren andererseits Entzündungszellen aktivieren und so zu den Spätschäden beitragen können.

9.3.6 Therapie

Unabhängig vom Diabetestyp besteht das Ziel der Therapie darin, die Blutglucosekonzentration soweit zu normalisieren, dass diabetische Spätkomplikationen verhindert werden können. Der dazu herangezogene Laborparameter ist der HbA$_1$c-Wert (S. 104), der unter Vermeidung von (lebensbedrohlichen!) Hypoglykämien auf Werte zwischen 6,5 und 7,5 % eingestellt werden sollte.

Typ-1-Diabetes. Die Therapie des Typ-1-Diabetes besteht in der Gabe von Insulin, das entweder in mehreren Dosen über den Tag verteilt subkutan injiziert werden muss oder über eine Insulinpumpe bedarfsabhängig verabreicht wird.

Typ-2-Diabetes. Wird der Typ-2-Diabetes in einer Phase diagnostiziert, in der die β-Zell-Funktion noch nicht gestört ist, sollte versucht werden, durch eine Lebensstilintervention (Gewichtsreduktion, Bewegung) die Insulinresistenz zu bekämpfen. In zweiter Linie kann ein Typ-2-Diabetes mit oralen Antidiabetika behandelt werden, die unterschiedliche Ziele haben.

Reicht die endogene Insulinproduktion zur Kontrolle des Blutglucosespiegels nicht mehr aus, kann auch bei einem Typ-2-Diabetes eine Therapie mit Insulin notwendig werden.

> **IMPP-Fakten**
>
> !! **AGEs** (advanced glycation end products) sind stabile Reaktionsprodukte aus reduzierenden Zuckern mit Aminogruppen von Proteinen. Sie sind an der Entstehung **diabetischer Spätkomplikationen** beteiligt.
> !!!! Gewichtsverlust, Polydipsie (ungewöhnlich starker Durst) und Polyurie (häufiges Wasserlassen, das auf osmotische Diurese zurückgeht) mit möglicher resultierender Dehydratation sind einige der **Hauptsymptome für Insulinmangel** durch einen Diabetes mellitus.
> !!!! Ebenfalls typisch für einen Diabetes mellitus ist eine **metabolische Azidose** (Abnahme der Blut-pH-Werts unter 7,4; Geruch der Ausatemluft nach Aceton) mit respiratorischer Kompensation (vertiefte Atmung = erhöhtes Atemzugvolumen).
> ! Liegt ein **Insulinom** vor, äußert sich dies durch eine **fehlende Insulinsuppression** im Fastentest und erhöhte Laborwerte für **Proinsulin** und **C-Peptid**.

10 Gewebshormone und Zytokine

10.1 Gewebshormone

10.1.1 Einführung

Die **Gewebshormone** zählen zu den **aglandulären Hormonen** (S. 36) und gehören verschiedenen Stoffklassen an. So gibt es biogene Amine wie Serotonin und Histamin, Peptide wie die Kinine, Derivate ungesättiger C$_{20}$-Fettsäuren (Eicosanoide) und das anorganische, gasförmige Molekül Stickstoffmonoxid (NO).

Die Gewebshormone werden von verschiedenen Zellen parakrin ausgeschüttet und wirken hauptsächlich lokal. Nur bei starker Stimulation gelangen größere Mengen in den Blutkreislauf und die Wirkung der Hormone wird systemisch.

10.1.2 Serotonin (5-Hydroxytryptamin)

Synthese. Das biogene Amin Serotonin entsteht durch Hydroxylierung und Decarboxylierung aus der essenziellen Aminosäure **Tryptophan**. Zunächst hydroxyliert die Tryptophanhydroxylase das Tryptophan, sodass **5-Hydroxytryptophan** entsteht. Dieses wird anschließend von einer Decarboxylase zu **Serotonin** (5-Hydroxytryptamin, 5-HT) decarboxyliert.

Ein Großteil des Serotonins wird in den **enterochromaffinen Zellen** des Gastrointestinaltrakts gebildet. Ein Teil entsteht aber auch in den **serotoninergen Neuronen** des ZNS. Die großen Mengen an Serotonin in **Thrombozyten** werden mithilfe eines spezifischen Transportproteins von den Zellen aufgenommen.

Wirkungen. Serotonin bindet an verschiedene **Rezeptoren** (5-HT$_{1-7}$ plus Subtypen), die sich auf vielen unterschiedlichen Zelltypen befinden.

Serotonin wird aus den enterochromaffinen Zellen der **Darmmukosa** auf bestimmte Reize hin sezerniert und diffundiert im Gewebe zu den Zielzellen. Im Darm übernimmt es über die Bindung an diverse Subtypen der verschiedenen 5-HT-Rezeptoren unterschiedliche Funktionen wie die **Stimulation der Darmperistaltik**.

Serotonin ist auch an der **Blutstillung** (S. 112) beteiligt. Nach einer Gefäßverletzung granulieren die **Thrombozyten** und Serotonin (S. 113) wird freigesetzt. Es kommt zu einer **lokalen Vasokonstriktion** und zur Thrombozytenaggregation.

Im **Gefäßsystem** führt die Aktivierung von entsprechenden Rezeptoren in der glatten Gefäßmuskulatur zu einer **Vasokonstriktion** und einer **Blutdrucksteigerung**.

Serotonin wird auch in serotoninergen Zellen des **ZNS** synthetisiert und ist als **Neurotransmitter** an der Steuerung verschiedener Funktionen beteiligt wie **Emotionen** und der Regulation des **Schlaf-Wach-Rhythmus**, der Körpertemperatur und des Blutdrucks.

> **Lerntipp**
>
> Die Serotoninwirkung kannst du dir mit einer eingängigen Eselsbrücke merken: Sero**tonin** im Serum steigert den Vaso**tonus**.

Abbau. Serotonin wird von einer **Monoaminooxidase** (MAO) und einer Aldehyddehydrogenase zu **5-Hydroxyindolessigsäure** abgebaut, das über die Nieren ausgeschieden wird. Die Bestimmung der 5-Hydroxyindolessigsäure im Urin kann zum Nachweis einer pathologisch gesteigerten Serotoninsynthese herangezogen werden.

10.1.3 Histamin

Das biogene Amin **Histamin** entsteht durch PALP-abhängige Decarboxylierung der **Aminosäure Histidin**, die von der Histidindecarboxylase katalysiert wird.

Ein Großteil des Histamins wird in **Mastzellen** gebildet, aber auch von **basophilen Leukozyten**, **ECL-(enterochromaffin-like-) Zellen des Magens** und **histaminergen Neuronen** des ZNS.

Histamin bindet an vier unterschiedliche G-Protein-gekoppelte **Rezeptoren** (H$_{1-4}$), von denen H$_1$ und H$_2$ am besten untersucht sind. Je nach Rezeptor und seiner Lokalisierung ist die Wirkung unterschiedlich:

- **H$_1$-Rezeptoren**: vor allem auf Endothelzellen und glatter Muskulatur
- **H$_2$-Rezeptoren**: vor allem auf den Belegzellen des Magens

Durch die Aktivierung von H_1-Rezeptoren auf den Endothelzellen der **Arteriolen** und **Venolen** des Gefäßsystems kommt es zur **Vasodilatation**. Außerdem wird die Gefäßpermeabilität gesteigert und Flüssigkeit tritt ins Gewebe aus. Die Bindung an H_1-Rezeptoren der **Bronchiolen** und **Azini** des Respirationstrakts führt zu einer Kontraktion der glatten Muskulatur. Bei Histaminausschüttung, z. B. im Rahmen einer allergischen Reaktion (S. 140), treten daher typische Symptome auf: **Bronchialkonstriktion** und **Vasodilatation** mit Ödembildung. Aus diesem Grund werden bei allergischen Reaktionen H_1-Blocker eingesetzt.

Im **Magen** regt Histamin durch Bindung an den H_2-Rezeptor die **Salzsäureproduktion** an. Deshalb werden H_2-Blocker bei Magengeschwüren eingesetzt (Ulkustherapie).

Histamin wird im **ZNS** von histaminergen Neuronen des hinteren Teils des Hypothalamus gebildet und ist als **Neurotransmitter** an der Steuerung verschiedener Funktionen beteiligt, wie der Regulation von **Wachheit**, **Lernen** und **Gedächtnis**, aber auch der **Thermoregulation** und der Hormonfreisetzung aus der Hypophyse.

10.1.4 Kinine

Zu den Kininen zählen unter anderem die beiden Oligopeptide **Bradykinin** und **Kallidin**. Als Vorstufe wird in der Leber das Prohormon **Kininogen** gebildet und an das Blut abgegeben. Dort zirkulieren die Kininogenmoleküle im Komplex mit der Proteasevorstufe **Präkallikrein** (S. 115). Aus dem Präkallikrein werden durch den **Gerinnungsfaktor XIIa** proteolytisch Plasma- bzw. Gewebskallikreine freigesetzt. Diese aktivieren zum einen weitere Präkallikreinmoleküle, zum anderen bilden sie die Basis für die Bildung der Kinine aus Kininogen: Plasmakallikrein setzt Bradykinin frei, Gewebskallikrein Kallidin.

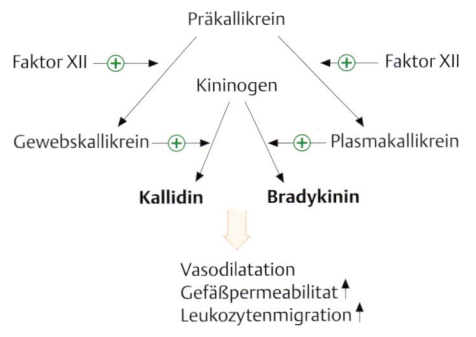

Abb. 10.1 Synthese und Wirkung der Kinine. [Quelle: Königshoff, Brandenburger, Kurzlehrbuch Biochemie, Thieme, 2018]

Kinine werden vom Körper im Rahmen einer **Entzündungsreaktion** aktiviert und zeichnen sich durch eine **schnelle und kurze Wirkung** aus.

Kinine bewirken eine **Vasodilatation**, erhöhen die **Gefäßpermeabilität** und verstärken die **Leukozytenmigration**. Außerdem **hemmen sie die Thrombosebildung** am intakten Endothel. Kinine können auch die Kontraktion von glatten Muskeln des Darms fördern.

10.1.5 Eicosanoide

Zu den Eicosanoiden zählen die **Prostaglandine**, **Prostacyclin**, **Thromboxane** und **Leukotriene**. Die Eicosanoide bilden eine besondere Gruppe unter den Gewebshormonen, da sie lipidlöslich sind und sich nicht von Aminosäuren ableiten.

> **Lerntipp**
>
> Zu den Eicosanoiden werden viele Fragen gestellt. Zentrales Thema ist die Arachidonsäure und ihre Umwandlung durch die Cyclooxygenase und die Lipoxygenase unter Beteiligung von O_2.

Synthese. Eicosanoide sind Derivate **mehrfach ungesättigter Fettsäuren**. Ausgangssubstanz der Eicosanoidsynthese ist die **Arachidonsäure** (Eicosatetraensäure). Arachidonsäure wird aus der essenziellen C_{18}-Fettsäure Linolsäure synthetisiert. Dazu wird Linolsäure zunächst zur dreifach ungesättigten **γ-Linolensäure** oxidiert (Einführung einer Doppelbindung am C6-Atom = Desaturierung), von Enzymen des endoplasmatischen Retikulums am C1-Atom um eine C_2-Einheit verlängert und nochmals oxidiert (Einführung einer Doppelbindung am C5-Atom = Desaturierung), sodass die vierfach ungesättigte Arachidonsäure mit **20 C-Atomen** entsteht.

Arachidonsäure ist Bestandteil der Phospholipide der Zellmembran. Aus diesen wird sie durch die **Phospholipase A_2** freigesetzt.

Die weitere Umwandlung der Arachidonsäure kann über 2 verschiedene Wege stattfinden, wobei in beiden molekularer Sauerstoff zur initialen Oxidation verwendet wird:

- **Synthese der Prostaglandine (PG) und Thromboxane (TX)**: Mithilfe der **Cyclooxygenase** (PGH_2-Synthase, COX), die die Zyklisierung unter Mitwirkung von 2 Molekülen O_2 katalysiert, entstehen Prostaglandine, die einen Ring aus 5 C-Atomen enthalten, wie auch Prostacyclin und Thromboxane. In den meisten Zellen werden, abhängig von ihrer Enzymausstattung, PGE_2, PGD_2 und/oder $PGF_{2\alpha}$ synthetisiert, in Gefäßendothelzellen entsteht vor allem PGI_2 (Prostacyclin) und in Thrombozyten TXA_2.
- **Synthese der Leukotriene (LT)**: Die **Lipoxygenase** oxidiert Arachidonsäure ebenfalls mithilfe von O_2 und wandelt sie in Leukotriene (genauer: Leukotrien A_4) um. Wie die Cyclooxygenase ist auch die Lipoxygenase eine Dioxygenase. Ausgehend von LTA_4 werden LTB_4, C_4, D_4 und E_4 gebildet. Bei der Entstehung von LTC_4 aus LTA_4 wird **Glutathion** (ein Tripeptid Glu-Cys-Gly) über eine Thioetherbindung gebunden.

Die verschiedenen Prostaglandine, insbesondere PGE_2, werden von zahlreichen Zelltypen wie Makrophagen, Endothelzellen, Neuronen des Gehirns, Belegzellen, glatten Muskelzellen usw. produziert. Thromboxan A_2 entsteht dagegen hauptsächlich in Thrombozyten. Leukotriene werden ebenfalls nur von wenigen Zelltypen wie Mastzellen, Granulozyten und Makrophagen hergestellt.

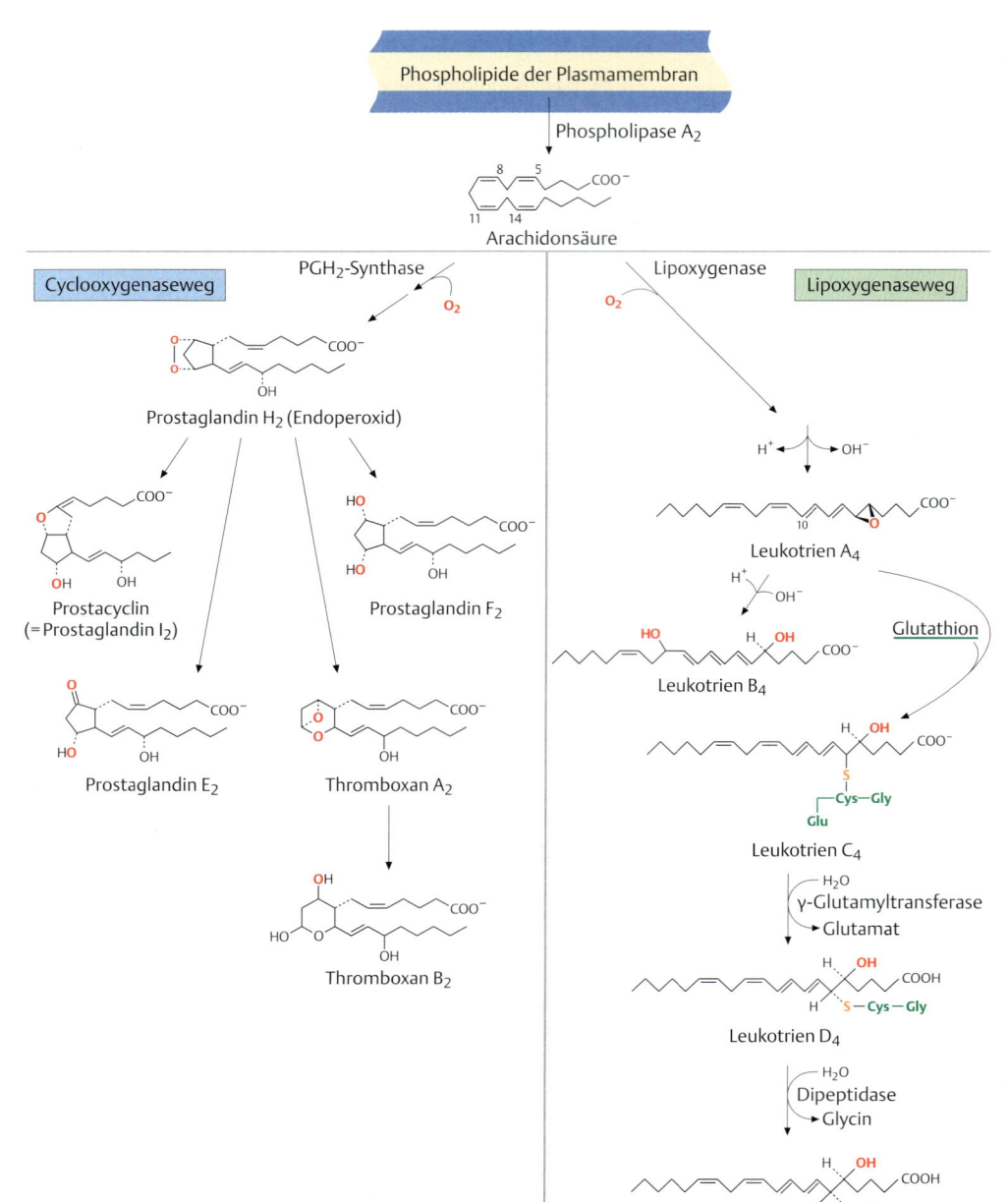

Abb. 10.2 Synthese der Eicosanoide. [Quelle: Doenecke et al., Karlsons Biochemie und Pathobiochemie, Thieme, 2005]

Wirkungen. Die Eicosanoide sind zwar **Fettsäurederivate**, wirken jedoch über membranständige, **G-Protein-gekoppelte Rezeptoren** (S. 40). Sie modulieren das Adenylatzyklase- und Guanylatzyklasesystem und auf diese Weise die Konzentrationen der jeweiligen Second Messenger cAMP (S. 42) bzw. cGMP (S. 44) und haben vielfältige Wirkungen.

Wirkung der Prostaglandine und Thromboxane:

Vertreter der sich von der Arachidonsäure ableitenden Prostaglandine und Thromboxane haben z. B. folgende Wirkungen:

- **PGD$_2$** und **PGF$_2$** bewirken eine Kontraktion der glatten Muskulatur.
- **PGE$_2$** führt zu einer Relaxation der glatten Muskulatur (z. B. Vasodilatation mit abschließendem Blutdruckabfall) und hemmt die Lipolyse und die Magensaftsekretion. Es erhöht die Schmerzsensibilität der Nozizeptoren, verstärkt Entzündungsreaktionen und steigert die Nierendurchblutung und damit die Diurese. Außerdem wirkt es als endogenes Pyrogen bei der Fieberentstehung.
- **TXA$_2$** wird von Thrombozyten gebildet. Im Verlauf der Blutstillung (S. 113) fördert es die Thrombozytenaggregation und die Vasokonstriktion.
- **PGI$_2$** (Prostacyclin) wird vom Gefäßendothel produziert. Es hemmt die Thrombozytenaggregation (S. 113) und fördert die Vasodilatation.

Wirkung der Leukotriene:

Leukotriene sind Mediatoren bei **Entzündungen und allergischen Reaktionen**. Sie bewirken eine Bronchokonstriktion (Leukotrien C$_4$ ist 1000-mal stärker als Histamin). Dies kann zu **Asthma bronchiale** führen. Außerdem erhöhen Leukotriene die Membranpermeabilität und können so Ödeme verursachen. Sie haben zudem chemotaktische Wirkung (Leukotrien B$_4$ hat einen chemotaktischen Effekt auf Leukozyten).

Blick in die Klinik Die medikamentösen Inhibitoren der Eicosanoidsynthese greifen an unterschiedlichen Stellen in den Syntheseweg ein.
Acetylsalicylsäure (ASS) hemmt die **Cyclooxygenase (COX)** irreversibel, d. h. sie inhibiert die Synthese von Prostaglandinen, Prostacyclinen und Thromboxanen. Die irreversible Hemmung von ASS beruht darauf, dass ein **Acetylrest** der Acetylsalicylsäure auf einen **Serinrest** der COX-1 bzw. 2 übertragen wird. Dadurch wird das aktive Zentrum der Cyclooxygenase dauerhaft für die Substratbindung blockiert.
Die Thromboxansynthese wird dabei stärker gehemmt als die Prostacyclinsynthese. Dies führt zu einer Inhibition der Thrombozytenaggregation. Durch Hemmung der Prostaglandinsynthese werden der Schmerz verringert und Entzündungen gehemmt (antiphlogistische Wirkung). ASS gehört daher zu den **nicht steroidalen Antiphlogistika (NSAP)**.
Da der Weg über die Cyclooxygenase durch die ASS-Wirkung blockiert ist, wird Arachidonsäure verstärkt über die Lipoxygenase umgesetzt und es entstehen mehr Leukotriene. Folge davon kann eine Bronchokonstriktion, das sogenannte **ASS-Asthma**, sein.
Die Nebenwirkung eines ASS-Asthmas tritt bei anderen schmerzlindernden und entzündungshemmenden Substanzen nicht auf: **Glucocorticoide (steroidale Antiphlogistika)** hemmen über die gesteigerte Synthese von Lipocortin die Phospholipase A_2, also auch die Leukotriensynthese.

10.1.6 Stickstoffmonoxid (NO)

NO ist nicht nur ein Gewebshormon und potenter physiologischer Vasodilatator, sondern auch ein universeller Second Messenger. Zudem wirkt NO im ZNS als Neurotransmitter.

IMPP-Fakten

! Nach einer Gefäßverletzung granulieren die **Thrombozyten** und **Serotonin** wird freigesetzt.
!!!! **Serotonin** wird durch eine Monoaminooxidase (MAO) und eine Aldehyddehydrogenase zu 5-Hydroxyindolessigsäure abgebaut.
!! Die Bestimmung der **5-Hydroxyindolessigsäure** kann zum Nachweis einer pathologisch gesteigerten **Serotoninsynthese** herangezogen werden.
! **Histamin** steigert die **Gefäßpermeabilität**.
!! Die **Decarboxylierung von Histidin** zu Histamin ist abhängig von **Pyridoxalphosphat** (PALP).
! Zu den **Eicosanoiden** zählen die Prostaglandine, Prostacyclin, Thromboxane und Leukotriene.
!!! **Arachidonsäure** wird aus der essenziellen C_{18}-Fettsäure **Linolsäure** synthetisiert. Dabei wird diese zunächst am C6-Atom **desaturiert** (Einführung einer Doppelbindung), dann erfolgt eine **Kettenverlängerung um 2 C-Atome**, anschließend wird am C5-Atom erneut eine Doppelbindung eingeführt (**Desaturierung**).
! **Linolsäure** ist das Ausgangsprodukt der Synthese von **Prostaglandin PGE_2**.
! **Arachidonsäure** besitzt wie Prostaglandine und Thromboxane **20 C-Atome**.
!!! **Arachidonsäure**, die Ausgangsverbindung der Eicosanoidsynthese, wird von der **Phospholipase A_2** aus Phospholipiden freigesetzt.
! Bei der initialen **Oxidation der Arachidonsäure** im Rahmen der Eicosanoidsynthese ist **molekularer Sauerstoff** das Oxidationsmittel.

!!!! Die **Cyclooxygenase** katalysiert die Bildung von Prostaglandinen, Prostacyclinen und Thromboxanen aus Arachidonsäure unter Mitwirkung von **2 Molekülen molekularem Sauerstoff**.
! **Prostaglandine** enthalten einen Ring aus 5 C-Atomen.
!! Im ersten Schritt der **Leukotriensynthese** wird Arachidonsäure von der Lipoxygenase oxidiert.
!! Bei der Entstehung von **Leukotrien C_4** aus Leukotrien A_4 wird Glutathion (ein Tripeptid Glu-Cys-Gly) über eine Thioetherbindung angekoppelt.
! **Prostacyclin** hemmt die Thrombozytenaggregation.
! **Thromboxan A_2 (TXA_2)** fördert u. a. die Vasokonstriktion.
!!!! **Acetylsalicylsäure (ASS)** hemmt die **Cyclooxygenase (COX)** irreversibel durch Übertragung eines Acetylrests auf eine **Serin-Seitenkette** der COX und inhibiert so die **Synthese von Prostaglandinen** wie Prostacyclin und Thromboxan A_2.

10.2 Zytokine

10.2.1 Einführung

Zytokine sind extrazelluläre Signalproteine mit vielfältigen regulatorischen Funktionen. Sie werden von zahlreichen Zellen gebildet und wirken vor allem para- und autokrin, gelegentlich aber auch endokrin.

Zytokine regulieren in erster Linie Wachstumsvorgänge, Zellproliferation und Zelldifferenzierung. Damit unterscheiden sie sich wesentlich von den **Hormonen**, deren Wirkungsschwerpunkt vor allem bei der Koordination des Stoffwechsels, der Anpassung des Organismus an Veränderungen der Umwelt und der Funktion von Erfolgsorganen liegt. Außerdem wirken viele Zytokine – anders als Hormone (mit Ausnahme von Insulin) – auf eine Vielzahl von Zellen und Geweben.

Man teilt die **Zytokine** in 3 Gruppen ein:
- Wachstumsfaktoren
- hämatopoetische Wachstumsfaktoren (Hämatopoetine)
- Zytokine des Immunsystems

10.2.2 Zytokine als Wachstumsfaktoren

Bei den Zytokinen, die als Wachstumsfaktoren wirken, handelt es sich um Signalmoleküle, deren Wirkungen in der Regel den gesamten Organimus betreffen.
- **Embryonalentwicklung**:
  - Regulation des Größenwachstums, der Proliferation und der Differenzierung von Zellen
  - Regulation des Überlebens oder der Apoptose von Zellen
  - Regulation der Wachstumsrichtung von Axonen und Kapillaren
- **postnatale Entwicklung, Erwachsene**:
  - Regulation der Zellproliferation und -differenzierung neu gebildeter Zellen
  - Regulation des Überlebens bzw. der Apoptose von Zellen
  - notwendig für Regenerationsprozesse nach Gewebsverletzungen

Je nach Differenzierungszustand verfügen Zellen über eine unterschiedliche Ausstattung mit Signaltransduktionsmolekülen und Transkriptionsfaktoren. Der gleiche Wachstumsfaktor kann daher unterschiedliche Reaktionen auslösen, auch bei offenbar gleichen Zelltypen. Beispiele für Zytokine sind FGFs (fibroblast growth factors), EGF (epidermal growth factor), PDGF (platelet-derived growth factor), VEGF (vascular endothelial growth factor) und die TGFβ-Superfamilie.

10.2.3 Zytokine als Hämatopoetine

Hämatopoetine sind Zytokine, die an der **Hämatopoese** (S. 85) beteiligt sind und Wachstum und Differenzierung von hämatopoetischen Stamm- und Vorläuferzellen regulieren. Dabei gibt es Überschneidungen mit den Zytokinen des Immunsystems: Die Interleukine spielen auch bei der Immunantwort eine wichtige Rolle.

Die ausdifferenzierten Blutzelltypen gehen aus einem gemeinsamen Zellvorläufer im Knochenmark hervor: einer **pluripotenten hämatopoetischen Stammzelle** (HSC). Aus dieser entwickelt sich abhängig von den vorhandenen Wachstumsfaktoren eine **myeloide** oder eine **lymphatische Stammzelle**. Aus der myeloiden Stammzelle entstehen über **determinierte Vorläuferzellen** (colony forming units, CFUs) und weitere Zwischenstufen die nicht-lymphoiden Blutzellen: Erythrozyten, Thrombozyten, frei zirkulierende Monozyten, Makrophagen und Granulozyten. Aus der lymphoiden Stammzelle werden, ebenfalls über Zwischenstufen, die Lymphozyten gebildet. Proliferation, Differenzierung und das Überleben der Stamm- und Vorläuferzellen hängt von den vorhandenen Wachstumsfaktoren bzw. koloniestimulierenden Faktoren ab. Beispiele für Hämatopoetine sind SCF (stem cell factor), IL (Interleukine), GCSF (granulocyte colony stimulating factor) und EPO (Erythropoetin).

10.2.4 Zytokine des Immunsystems

Diese Zytokine regulieren die **Proliferation**, **Differenzierung** und **Funktion** von Zellen des **angeborenen Immunsystems** (S. 122) und **adaptiven Immunsystems** (S. 130) im Rahmen der Immunabwehr und koordinieren so die Vielzahl der Abwehrmechanismen. Die Zytokine des Immunsystems können in verschiedene **Klassen** eingeteilt werden. Zu diesen gehören die Interleukine, die Interferone, die Chemokine und die Zytokine der TNF-Familie.

Interleukine

Interleukine, kurz IL, sind eine Familie mit über 20 verschiedenen Proteinen. Sie wirken in der Zielzelle durch die Aktivierung intrazellulärer Signalproteine, die die Transkription beeinflussen, und nehmen in der Kommunikation zwischen den Leukozyten eine zentrale Stellung ein. Leukozyten werden durch das Zutun der Interleukine zur Proliferation und Differenzierung angeregt und aktiviert. **IL-1** wird z. B. von **Makrophagen**, **Monozyten** und **Endothelzellen** gebildet und aktiviert T-Zellen und Endothelzellen. Gleichzeitig wirkt IL-1 als **endogenes Pyrogen** und führt durch eine Einwirkung auf den Hypothalamus zu **Fieber** und, mit Unterstützung von IL-6, zur Entzündungsreaktion (S. 124). IL-1 fördert die Sekretion von IL-2 und in der Leber bewirkt IL-1 die Produktion und Freisetzung von Akute-Phase-Proteinen.

Interferone

Die Interferone (IFN) sind mit den Interleukinen nahe verwandt. Sie werden in Typ-I- und Typ-II-Interferone eingeteilt und binden an unterschiedliche Rezeptoren. Zu den **Typ-I-Interferonen** zählen IFN-α und IFN-β. IFN-α wird von Leukozyten, IFN-β von Fibroblasten produziert. Das einzige **Typ-II-Interferon** ist das IFN-γ. Typ I und II unterscheiden sich vor allem in ihrer Wirkung.

IFN-α und **IFN-β** sind für die Abwehr einer viralen Infektion von Bedeutung. Sie aktivieren NK-Zellen (S. 127), hemmen die Transkription und Translation viraler Proteine sowie die Zellproliferation, induzieren MHC-Klasse-I-Proteine auf allen somatischen Zellen und stimulieren so die Zelllyse durch zytotoxische T-Zellen. Typ-I-Interferone sind wichtige Mediatoren der Entzündungsreaktion.

IFN-γ wird hauptsächlich von aktivierten T_{H1}-Zellen, aber auch von NK-Zellen sezerniert. Es aktiviert vor allem Makrophagen (S. 123), Monozyten, neutrophile Granulozyten, Endothelzellen und B-Zellen. IFN-γ induziert MHC-Klasse-I- und -Klasse-II-Proteine, fördert die Differenzierung zu T_{H1}-Zellen und hemmt die Differenzierung zu T_{H2}-Zellen.

Chemokine

Chemokine wirken chemotaktisch. Sie **rekrutieren Leukozyten** zum Infektionsherd und **regulieren die Wanderung** von Leukozyten aus dem Blut zum Entzündungsherd (Leukozytenmigration (S. 124)) und das Auswandern von Immunzellen in periphere Lymphorgane. Bei einer Entzündungsreaktion werden sie als erstes ausgeschüttet. Sie bewirken eine gerichtete Bewegung der Leukozyten auf die Infektionsstelle zu. Chemokine fungieren demnach als Chemoattraktoren für Monozyten, neutrophile Granulozyten und weitere Effektorzellen des Immunsystems. Typische Vertreter sind CXCL-8, das auch als IL-8 bezeichnet wird, und CCL2. CCL2 wird bei Entzündungsreaktionen von Monozyten, DZ und T-Gedächtniszellen sezerniert.

TNF-Superfamilie

Die TNF-Superfamilie ist eine Familie mit ca. 20 verschiedenen Proteinen. Sie regulieren das Überleben bzw. die Apoptose von Zellen, die Entwicklung und **Homöostase** von Lymphgewebe sowie von neuronalem und ektodermalem Gewebe und die Immunantwort. Ein wichtiger Vertreter ist der Tumornekrosefaktor α (TNF-α). TNF-α hat u. a. eine zytolytische bzw. zytostatische Wirkung auf **Tumorzellen**. Ähnlich wie IL-1 wird er von Monozyten, Makrophagen und T-Zellen gebildet. TNF-α ist der wichtigste Mediator im Kampf gegen gramnegative Bakterien, indem er eine akute Entzündungsreaktion auslöst. Zusätzlich stimuliert er die Chemokinproduktion durch Endothelzellen und Makrophagen. Höhere Dosen von TNF-α können zu einem septischen Schock führen.

> **IMPP-Fakten**
>
> ! Während einer Virusinfektion hemmt **Interferon-α** u. a. die **Proteinsynthese** der Wirtszellen.
> ! **Interferon-γ** wird hauptsächlich von **aktivierten T_{H1}-Zellen** sezerniert.

11 Sexualhormone und Sexualfunktion

11.1 Sexualentwicklung

11.1.1 Festlegung des Geschlechts

Das biologische Geschlecht des Menschen wird durch die Geschlechtschromosomen (XX oder XY) festgelegt (**chromosomales Geschlecht**).

Genprodukte der beiden Geschlechtschromosomen entscheiden dann über die Differenzierung der indifferent angelegten Gonaden (**gonadales Geschlecht**). Der sogenannte testis-determining factor (TDF) eines einzelnen Y-Chromosoms z. B. ist notwendig und hinreichend für die Differenzierung männlicher Gonaden (Hoden). Ist kein Y-Chromosom vorhanden, entwickeln sich weibliche Gonaden (Ovarien). Für die Entwicklung voll funktionsfähiger weiblicher Gonaden sind allerdings die Genprodukte zweier X-Chromosomen notwendig. Das Fehlen oder entsprechende Mutationen eines X-Chromosoms verursachen eine gonadale Dysgenesie (z. B. Turner-Syndrom).

Die Entwicklung des **somatischen Geschlechts** wird schließlich durch die Hormonprodukte der Gonaden festgelegt.

11.1.2 Pubertät

Die Pubertät ist die Reifung zur Fortpflanzungsfähigkeit (Beginn: ♀ 8.–10. Lebensjahr; ♂ 9.–11. Lebensjahr). Sie wird möglicherweise durch eine ansteigende pulsatile Sekretion von GnRH (S. 75) im Hypothalamus ausgelöst. Dadurch werden in der Adenohypophyse die Gonadotropine follikelstimulierendes Hormon (S. 75) (FSH) und luteinisierendes Hormon (S. 75) (LH) vermehrt freigesetzt, die die Spermatogenese und Oogenese sowie die Produktion der Sexualsteroide (S. 55) stimulieren. Letztere induzieren schließlich die Ausbildung der sekundären Geschlechtsmerkmale (Körperbau, Behaarungstyp, Stimmlage) und leiten nach anfänglichen Wachstumsschüben den Abschluss des Längenwachstums ein. Die erste Regelblutung (S. 78) der Frau (**Menarche**) tritt meistens zwischen dem 12. und 14. Lebensjahr auf.

11.2 Sexualhormone des Hypothalamus und der Hypophyse

Die Sexualhormone des Hypothalamus und der Hypophyse sind regulatorische Hormone. Sie regulieren Zeitpunkt und Dosis der Freisetzung der effektorischen Sexualhormone.

Vom Hypothalamus wird **GnRH** (S. 75) (Gonadotropin-Releasing-Hormon, Gonadoliberin) pulsatil freigesetzt, das in der Adenohypophyse die Ausschüttung der glandotropen Hormone **LH** (S. 75) (luteinisierendes Hormon) und **FSH** (S. 75) (follikelstimulierendes Hormon) induziert.

11.2.1 Gonadotropin-Releasing-Hormon (GnRH, Gonadoliberin)

Das Gonadotropin-Releasing-Hormon (Gonadoliberin, GnRH) ist ein **Peptidhormon.** Es besteht beim Menschen aus 10 Aminosäuren und wird im Hypothalamus synthetisiert. Seine Freisetzung aus dem Hypothalamus ins hypophysäre Pfortadersystem geschieht pulsatil, wobei die Pulse bei Frauen in der ersten Zyklushälfte alle 60–90 Minuten, in der zweiten Zyklushälfte und bei Männern alle 2,5–4 Stunden erfolgen.

Die Halbwertszeit von GnRH beträgt 2–4 min.

Wirkung

GnRH gelangt über das Blut in den Hypophysenvorderlappen und bindet dort an seinen Rezeptor. So fördert es die Ausschüttung der Gonadotropine LH (luteinisierendes Hormon) und FSH (follikelstimulierendes Hormon). Dabei ist nicht nur die freigesetzte GnRH-Menge, sondern auch die Sekretionsfrequenz ausschlaggebend.

Regulation

Die GnRH-Sekretion wird über **negative Rückkopplung** durch die Blutspiegel der effektorischen Hormone reguliert:
- Stimulierend wirken niedrige Gonadotropin- und Sexualhormonspiegel.
- Hemmend wirken hohe Spiegel an Gestagenen und Östrogenen (Ausnahme: positive Rückkopplung direkt vor der Ovulation (S. 79)) bzw. Androgene.

Modulierend auf die Ausschüttung von GnRH wirken übergeordnete Zentren (Großhirnrinde, limbisches System, Formatio reticularis) oder Umweltfaktoren. Dies erklärt, warum es unter starken Belastungen wie großem psychischem Stress, Unterernährung oder Leistungssport zu Unregelmäßigkeiten beim Menstruationszyklus kommen kann.

11.2.2 Die Gonadotropine: FSH und LH

Die im Hypophysenvorderlappen gebildeten **Gonadotropine** FSH (follikelstimulierendes Hormon, Follitropin) und LH (luteinisierendes Hormon, Lutropin) werden, wie GnRH auch, pulsatil freigesetzt. FSH und LH sind **Glykoproteine** und haben eine Halbwertszeit von 1 (LH) bzw. 3–4 Stunden (FSH). Ihre Sekretion wird ebenfalls über negative Rückkopplung durch die effektorischen Hormone im Blut reguliert (Ausnahme: positive Rückkopplung der Östrogene direkt vor der Ovulation (S. 79)). FSH und LH haben unterschiedliche Wirkungen bei Mann und Frau.

Tab. 11.1 Wirkungen der Gonadotropine FSH und LH (Überblick)

Hormon	Frau	Mann
FSH	- fördert die Follikelreifung (Östrogensynthese ↑)	- induziert die Spermatogenese in den Sertoli-Zellen des Hodens - fördert die Inhibinsekretion - fördert die Synthese des Androgenbindungsproteins
LH	- fördert die Follikelreifung (Östrogensynthese ↑) - induziert die Ovulation - induziert die Gelbkörperbildung und -erhaltung (Gestagensynthese ↑)	- induziert die Testosteronbildung in den Leydig-Zwischenzellen des Hodens

Wirkung und Regulation bei der Frau

FSH. Bei der Frau stimuliert FSH in den Follikelepithelzellen (Granulosazellen) den 19-Hydroxylase-Aromatase-Komplex (S. 57) zur Synthese von Östrogenen (S. 76). Außerdem fördert FSH die Follikelreifung. Mit zunehmender Follikelgröße werden immer mehr Östrogene gebildet. Bei einer niedrigen Östrogenkonzentration zu Beginn der Follikelphase (S. 78) besteht eine **negative Rückkopplung** auf den Hypothalamus (GnRH) und die Hypophyse, durch die die Gonadotropinfreisetzung gehemmt wird. Überschreitet die Östrogenkonzentration einen bestimmten Wert, wandelt sich jedoch die negative in eine **positive Rückkopplung**, das Östrogen aktiviert also Hypothalamus und Hypophyse und der Gonadotropinspiegel steigt steil an, was wiederum die Follikelreifung beschleunigt.

LH. Eine hohe LH-Konzentration in der Zyklusmitte führt bei der Frau zur Ovulation (S. 79) (Eisprung).

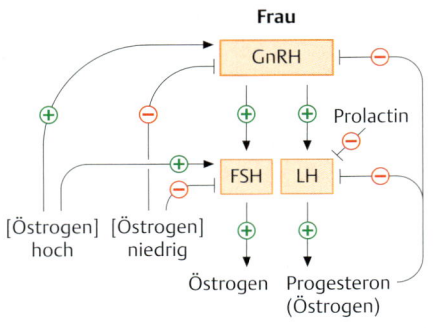

Abb. 11.1 Regulation der Sexualhormone bei der Frau.

Aus dem Follikel bildet sich das Corpus luteum (Gelbkörper), das sowohl Progesteron als auch geringe Mengen an Östrogen freisetzt. Progesteron hemmt dann über eine negative Rückkopplung Hypothalamus und Hypophyse, sodass die Gonadotropinsynthese zurückgeht. Prolactin (S. 83) wirkt besonders hemmend auf die LH-Freisetzung aus der Hypophyse und verhindert so die Ovulation.

Wirkung und Regulation beim Mann

FSH. Beim Mann stimuliert FSH über die Sertoli-Zellen in den Hoden die Spermatogenese und die Synthese von Inhibin (S. 77), das die Sekretion von FSH durch die Adenohypophyse wiederum hemmt. Außerdem stimuliert FSH die Östrogensynthese.

LH. LH bindet an die Leydig-Zellen im Hoden und fördert so die Testosteronsynthese. Außerdem stimuliert es die Östrogen- und Progesteronsynthese. Testosteron (S. 78) reguliert wiederum über eine **negative Rückkopplung** die Freisetzung von GnRH (Gonadoliberin) im Hypothalamus und des LH in der Hypophyse.

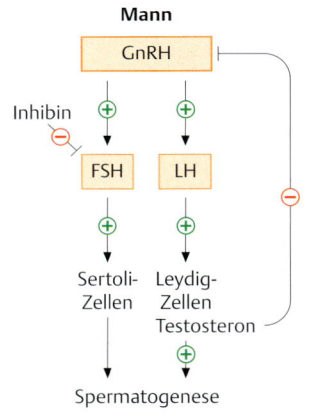

Abb. 11.2 Regulation der Sexualhormone beim Mann. [Quelle: Endpurt Biochemie 2, Thieme, 2020]

IMPP-Fakten

! Pulsatile Ausschüttung von GnRH fördert die Ausschüttung der Gonadotropine **LH** (luteinisierendes Hormon) und **FSH** (follikelstimulierendes Hormon).

! **FSH** hat eine Halbwertszeit von ca. **3 Stunden**.

!! Beim Mann stimuliert **LH** (luteinisierendes Hormon) die Biosynthese von **Testosteron** in den Leydig-Zwischenzellen des Hodens.

! Bei Frauen induziert **LH** die **Ovulation**.

! Testosteron reguliert über eine **negative Rückkopplung** die Freisetzung von LH in der Hypophyse.

11.3 Effektorische Sexualhormone

Die effektorischen Sexualhormone sind die Hormone, die von den Gonaden oder Geschlechtsdrüsen (Ovar und Hoden) gebildet werden. In geringen Mengen entstehen sie auch in der Nebennierenrinde und im Fettgewebe. Sie haben keine regulatorische Funktion (außer im Sinne einer rückkoppelnden Wirkung), sondern erzielen ihre Effekte direkt am Zielorgan.

Bildung bei der Frau (Ovar):

- **Follikel** (S. 78): In den äußeren Zellschichten (Thekazellen) der Follikel werden v. a. **Androgene** (S. 78) (Androstendion und Testosteron) gebildet. Deren Umwandlung in **Östrogene** (S. 76) erfolgt, wie auch die Synthese von **Inhibin** (S. 77), in den inneren Zellschichten (Granulosazellen).
- **Gelbkörper** (S. 79): Im Gelbkörper werden das Gestagen **Progesteron** (S. 77) und ebenfalls **Östrogene** gebildet.

Bildung beim Mann (Hoden):

- **Leydig-Zwischenzellen**: Hier werden v. a. **Androgene** (S. 78) gebildet und geringe Mengen an Östrogenen.
- **Sertoli-Zellen**: Hier erfolgt die Bildung von **Inhibin** (S. 77).

Zum Transport im Blut werden Sexualsteroide an Bluteiweiße gebunden. Nur ein kleiner Teil kommt in ungebundener, biologisch aktiver Form vor.

Alle effektorischen Sexualhormone mit Ausnahme des Inhibins sind Steroidhormone. Bei beiden Geschlechtern werden sowohl männliche als auch weibliche Sexualhormone gebildet. Da ihre Wirkung jedoch dosisabhängig und die Konzentration der Sexualhormone je nach Geschlecht deutlich unterschiedlich ist, überwiegen bei Männern die androgenen, bei Frauen die östrogenen Wirkungen. Zeitpunkt und Dosis der Freisetzung werden durch die Hormone des Hypothalamus und der Hypophyse gesteuert.

11.3.1 Östrogene

Östrogene beeinflussen bei der Frau die Bildung und die Entwicklung der Geschlechtsorgane und -merkmale und regulieren bei beiden Geschlechtern zusammen mit Testosteron das Skelettwachstum. Die wichtigsten Östrogene sind **Östradiol**, **Östriol** und **Östron**, von denen Östradiol am wirksamsten ist.

Bildungsort, Regulation der Freisetzung

Bildungsort.

- **Frau**: Östrogene entstehen vor allem in den Granulosazellen des Ovars. Außerdem werden Östrogene auch im Fettgewebe und in der Nebennierenrinde, während der Schwangerschaft auch in der Plazenta, gebildet.
- **Mann**: Ca. 80 % der Östrogene beim Mann werden im peripheren Fettgewebe, der Rest im Hoden synthetisiert.

Regulation der Freisetzung. Bei beiden Geschlechtern wird Synthese und Freisetzung der Östrogene durch das hypothalamische GnRH (S. 75) bzw. die glandotropen Hormone FSH (S. 75) und LH (S. 75) der Hypophyse reguliert. Aus dem Hypothalamus wird GnRH pulsatil freigesetzt, was wiederum zur pulsatilen Freisetzung von FSH und LH aus der Hypophyse führt. Bis zu einer bestimmten Konzentration wirkt Östrogen in einer negativen Rückkopplungsschleife auf die Gonadotropinfreisetzung in der Hypophyse. Steigt die Konzentration in der zweiten Hälfte des Menstruationszyklus über einen bestimmten Wert, schaltet die negative Rückkopplung auf eine positive Rückkopplung um und die Gonadotropinfreisetzung wird stark stimuliert. Es kommt zum FSH- bzw. LH-Peak (S. 79), der dann die Ovulation auslöst.

Wirkung

Wirkprinzip. Östrogene können durch ihre lipophilen Eigenschaften die Plasmamembran ihrer Zielzellen leicht durchdringen und binden an **intrazelluläre Rezeptoren** (S. 38) im Zytosol oder Zellkern. Der Ligand-Rezeptor-Komplex ist ein Transkriptionsfaktor: Er bindet an die DNA und beeinflusst so die Transkription der Zielgene.

Östrogene haben zahlreiche genitale und extragenitale Effekte auf den Körper.

Genitale Effekte. Zu den Wirkungen auf die weiblichen Geschlechtsorgane gehören:
- Entwicklung und Reifung primärer (Uterus, Scheide, Ovarien) und sekundärer Geschlechtsmerkmale (weibliche Brust, typisch weibliche Fettverteilung)
- Ansäuerung des Vaginalmilieus und damit Behinderung der Besiedlung mit pathogenen Keimen
- Steuerung des Menstruationszyklus (S. 78)
- Vorbereitung für eine erfolgreiche Befruchtung:
  - Proliferation des Endometriums
  - Förderung der Follikelreifung
  - erhöhte Durchlässigkeit des Zervixschleims
  - gesteigerte Tubenmotilität
  - Epithelproliferation in der Vagina
- während der Schwangerschaft (S. 82) Stimulation
  - der Uterusdurchblutung
  - des Brustdrüsenwachstums
  - der Progesteronsynthese.

Beim Mann wirken Östrogene hemmend auf die Androgensynthese und konzentrationsabhängig auf die Spermatogenese.

Extragenitale Effekte. Neben den genitalen Wirkungen haben die Östrogene auch Effekte auf den Gesamtorganismus (wobei beim Mann nur Effekte auf das Längenwachstum und den Knochenstoffwechsel eindeutig nachgewiesen sind):
- Sie bremsen das Längenwachstum, weil sich unter ihrem Einfluss die Epiphysenfugen schließen.
- Sie haben eine anabole Wirkung u. a. auf den Proteinstoffwechsel, aktivieren die Osteoblasten und wirken somit positiv auf den Knochenaufbau. Östrogenmangel (z. B. nach der Menopause) führt zur Entmineralisierung der Knochen und daher zu einem Mangel an Knochenmasse (Osteoporose).
- Sie haben einen regenerativen Effekt auf Haut und Schleimhäute und fördern die Hautdurchblutung.
- Sie beeinflussen die Blutfette in Hinblick auf das HDL/LDL-Verhältnis positiv und wirken daher einer Arteriosklerose entgegen.
- Sie führen zu einer verstärkten Gerinnungsneigung des Blutes und damit zu einer erhöhten Thrombosegefahr.
- Sie führen zu einer vermehrten NaCl- und Wasserretention.
- Sie wirken stimmungsaufhellend und aktivitätssteigernd auf die Psyche.

11.3.2 Gestagene

Gestagene sind Steroidhormone. Ihr wichtigster Vertreter ist **Progesteron**. Sie werden manchmal auch als Gelbkörperhormone bezeichnet.

Bildungsort, Regulation der Freisetzung

Bildungsort. Progesteron wird im Corpus luteum (Gelbkörper) des Ovars gebildet. Während einer Schwangerschaft übernimmt die Plazenta die Progesteronbildung.

Außerdem wird es bei Erwachsenen beiderlei Geschlechts auch in geringen Mengen in der Nebennierenrinde gebildet. Aus ihm können Androgene und Östrogene hergestellt werden.

Regulation der Freisetzung. Die Freisetzung des Progesterons wird im „normalen" Menstruationszyklus (S. 79) durch LH gesteuert. Progesteron selbst wirkt negativ rückkoppelnd auf die Hypophyse und die LH-Freisetzung. Während einer Schwangerschaft (S. 82) wird vermehrt Progesteron gebildet, wodurch die LH-Sekretion gehemmt wird. Um die Progesteronbildung während der Schwangerschaft weiterhin zu sichern, bildet (v. a. im ersten Schwangerschaftsdrittel) die heranwachsende fetoplazentare Einheit humanes Choriongonadotropin (S. 82) (hCG), das dem LH sehr ähnlich ist. Dieses hält die Progesteronfreisetzung weiterhin aufrecht.

Wirkung

Frau. Die Hauptaufgabe des Progesterons ist die Aufrechterhaltung der Schwangerschaft („Schwangerschaftsschutzhormon"). Es bewirkt bei der Frau u. a.:
- die sekretorische Transformation des proliferierten Endometriums als Voraussetzung für die Nidation
- den Erhalt des Endometriums
- eine Viskositätszunahme des Zervixschleims
- das Wachstum des Uterus
- eine Verminderung der Uteruskontraktionen
- zur Geburtsvorbereitung den Einbau von Oxytocinrezeptoren
- die Vorbereitung der Brustdrüsen auf die Laktation
- die Erhöhung der Basaltemperatur um ca. 0,5 °C.

Mann. Über die Wirkungen von Progesteron beim Mann ist nur sehr wenig bekannt. Man kennt Wirkungen bei der Kapazitation und bei der Akrosomenreaktion von Spermien. Es hat einen Einfluss auf das Immunsystem, die Prostata und auch auf das zentrale und periphere Nervensystem.

11.3.3 Inhibine und Aktivine

Inhibine und Aktivine sind Proteohormone, die zur TGFβ-Familie (transforming growth factor) gehören und aus 2 Ketten bestehen:
- **Inhibine** sind Dimere aus der α- und einer von 2 möglichen β-Ketten
- **Aktivine** sind dagegen Dimere aus 2 β-Ketten.

Bildungsort. Die beiden Hormone werden bei der Frau in den Granulosazellen des Ovars gebildet, beim Mann in den Sertoli-Zellen des Hodens.

Wirkung. Die Wirkung der Aktivine wird durch die der Inhibine antagonisiert. Beim Mann hemmt Inhibin die FSH-Ausschüttung und damit die **Spermatogenese**. Außerdem ist es beim Mann für die Rückbildung der Müller-Gänge mitverantwortlich.

Bei der Frau spielen beide Hormone insbesondere bei der **Steuerung des Menstruationszyklus** eine Rolle:
- **Aktivine** stimulieren die FSH-Produktion in der Hypophyse bzw. die Bildung von FSH-Rezeptoren auf den Granulosazellen.
- **Inhibine** hemmen die Wirkung der Aktivine: Sie wirken über eine negative Rückkopplung auf die Synthese und Freisetzung von FSH in der Hypophyse. Dadurch hat es auch eine wichtige Aufgabe bei der Rekrutierung des dominanten Follikels (S. 78) in der ersten Zyklushälfte. In der Postmenopause geht die Inhibinproduktion zurück, die negative Rückkopplung entfällt und es steigt der FSH-Spiegel.

11.3.4 Androgene

Das wichtigste Androgen ist das **Testosteron** und sein Metabolit **5α-Dihydrotestosteron**.

Bildungsort, Regulation der Freisetzung

Bildungsort. Androgene werden beim Mann v. a. in den Leydig-Zellen des Hodens synthetisiert. Bei Frauen findet die Synthese im Ovar statt. Die Androgenproduktion in der Nebennierenrinde spielt nur bei Frauen eine nennenswerte Rolle. In der Zona reticularis wird vorwiegend **Dehydroepiandrosteron** (DHEA) und **Androstendion** synthetisiert. Die relativ schwach wirksamen männlichen Sexualsteroide dienen v. a. als Vorstufen. Sie werden peripher in Testosteron, Dihydrotestosteron oder Östrogene umgewandelt.

Regulation der Freisetzung. Die Testosteronfreisetzung unterliegt der Regulation durch Hypothalamus und Hypophyse: GnRH fördert die Sekretion von LH, das an die Leydig-Zellen im Hoden bzw. die Thekazellen des Ovars und die hormonproduzierenden Zellen der NNR bindet und dort die Testosteronbiosynthese stimuliert. Testosteron übt wiederum eine negative Rückkopplung auf Hypothalamus und Hypophyse und damit auf die GnRH-Synthese aus.

Wirkung

Wirkprinzip. Durch seine lipophilen Eigenschaften kann Testosteron die Plasmamembran seiner Zielzellen (in der Prostata) leicht passieren. In den Zellen wird Testosteron zum großen Teil von der 5α-Reduktase in **5α-Dihydrotestosteron** umgewandelt, das die höchste Aktivität der Androgene in der Prostata besitzt. Beide Androgene binden an **intrazelluläre Rezeptoren** (S. 38) im Zytosol oder Zellkern. Dabei bindet Dihydrotestosteron an die gleichen Rezeptoren wie Testosteron, die Bindung erfolgt jedoch mit höherer Affinität, sodass Dihydrotestosteron erheblich wirksamer ist. Der Ligand-Rezeptor-Komplex wirkt als Transkriptionsfaktor: Er bindet an die DNA und modifiziert auf diese Weise die Transkription der Zielgene.

Wirkungen. Im männlichen Körper haben Androgene zahlreiche Funktionen, wie:
- Differenzierung der primären männlichen Geschlechtsmerkmale (Hoden mit Testosteronsynthese ab der 6. Woche nach Befruchtung, Penis)
- Differenzierung der sekundären männlichen Geschlechtsmerkmale (z. B. tiefe Stimme, Scham- und Achselbehaarung)
- Regulation des Skelettwachstums (zusammen mit Östrogenen): Förderung des Längenwachstums in der Pubertät; später in hohen Dosen verantwortlich für das Schließen der Epiphysenfugen
- anabole Wirkung mit Zunahme von Muskel- und Knochenmasse (Dopingmittel sind überwiegend Androgenderivate)
- Förderung von Libido und Potenz
- Stimulation der Erythropoese durch Stimulation der Erythropoetinsynthese in der Niere
- Steuerung der Spermatogenese (zusammen mit FSH).

Die bei Frauen im Ovar (Theca interna des Tertiärfollikels) gebildeten Androgene dienen v. a. als Vorstufen für die **Östrogensynthese** in der Granulosazellschicht der Tertiärfollikel. Da die Wirkung der Androgene dosisabhängig ist, wirken sie in schwacher Ausprägung auch auf den weiblichen Körper. Bei übermäßiger Bildung treten Virilisierungserscheinungen auf.

IMPP-Fakten

! **Östrogene** werden bei der Frau u. a. im **Fettgewebe** gebildet.
! **Östrogene** haben eine positive Wirkung auf den **Knochenaufbau**.
!!!! Ein Mangel an Östrogenen führt zur Entmineralisierung der Knochen und damit zur Abnahme der Knochenmasse (**Osteoporose**).
! Beim Mann wird **Inhibin** in den Sertoli-Zellen des Hodens gebildet.
! Beim Mann hemmt Inhibin die FSH-Ausschüttung.
!! In der **Postmenopause** liegt der FSH-Spiegel im Blut höher (aufgrund der fehlenden Rückkopplung durch Inhibin).
! In den **Granulosazellen** des Tertiärfollikels werden bei der Frau **Androgene** in Östrogene umgesetzt.
! **Testosteron** wird zum großen Teil durch die **5α-Reduktase** in 5α-Dihydrotestosteron umgewandelt, das die höchste Aktivität der Androgene in der Prostata besitzt.
! **Testosteron** fördert die **Erythropoese** durch Freisetzung von EPO aus der Niere.

11.4 Menstruationszyklus

Unter dem Einfluss hypothalamischer, hypophysärer und im Ovar gebildeter Sexualhormone reift im Ovar jeden Monat ein befruchtungsfähiges Ei heran. Wird das Ei nicht befruchtet, wird es zusammen mit dem Endometrium (S. 80) abgestoßen und es kommt zur monatlichen Blutung (Menstruation). Anschließend beginnt der Zyklus von neuem.

Dieser Zyklus (Menstruationszyklus) dauert im Durchschnitt 28±3 Tage. Er beginnt definitionsgemäß mit dem 1. Tag der Menstruationsblutung, die ca. 3–5 Tage dauert, und gliedert sich in 2 Abschnitte, die **Follikelphase** (S. 78) und die **Lutealphase** (S. 79). Während die Lutealphase konstant 14 Tage dauert, kann die Länge der Follikelphase abhängig von der Gesamtzyklusdauer schwanken. Zwischen den beiden Phasen findet der Eisprung (**Ovulation** (S. 79)) statt.

11.4.1 Follikelphase (1. Zyklushälfte)

Unter dem Einfluss von FSH (S. 75) (follikelstimulierendes Hormon), dessen Konzentration bereits am Ende der Lutealphase des vorangegangenen Zyklus ansteigt, reifen im Ovar einige Follikel (40–100) heran (**Rekrutierung**). FSH fördert dabei die Teilungsrate der Granulosazellen und induziert die Ausbildung von Rezeptoren für FSH und LH (S. 75) (luteinisierendes Hormon) auf den Follikelzellen. Die kleinen Follikel produzieren zu Beginn noch wenig, mit zunehmender Größe immer mehr **Östrogene** und auch Inhibin. Durch die steigenden Konzentrationen von Östrogen und Inhibin, das selektiv die FSH-Ausschüttung der Hypophyse hemmt, sinkt die FSH-Konzentration (**negative Rückkopplung**) und die Heranreifung weiterer Follikel wird gehemmt.

Der Follikel mit der höchsten FSH-Rezeptordichte wird zum **dominanten Follikel** selektiert. Durch die jetzt niedrige Gonadotropinkonzentration wird er ausreichend stimuliert und entwickelt sich zum reifen (sprungbereiten) Follikel (**Graaf-Follikel**). Die übrigen Follikel stellen ihr Wachstum ein und gehen zugrunde (**Follikelatresie**). Die Selektion des dominanten Follikels ist bis zum 7. Zyklustag abgeschlossen. Der dominante Follikel produziert zunehmend Östrogen, mehr als 95 % der zirkulierenden Östrogenmenge stammen von dem dominanten Follikel. Gegen Ende der Follikelphase, unmittelbar vor der Ovulation, ist die Östrogenkonzentration im Blutplasma am höchsten (siehe **Abb. 11.3**).

Die Uterusschleimhaut (**Endometrium**) proliferiert während der Follikelphase unter dem Einfluss des ansteigenden Östrogenspiegels. Die Zervixöffnung (Muttermund) ist klein und durch einen hochviskösen Schleimpfropf verschlossen.

11.4.2 Ovulation

Am 12./13. Tag des Menstruationszyklus ist die Östrogenkonzentration so weit angestiegen, dass die bisher negative Rückkopplung in eine **positive Rückkopplung** umschlägt. Dadurch wird die Hypophyse zu einer schubartigen Freisetzung von LH (und FSH) veranlasst (LH-Surge, siehe **Abb. 11.3**); die LH-Konzentration ist also in der späten Follikelphase am höchsten. Der steile Anstieg der LH-Konzentration, der 2–3 Tage vor dem Eisprung (und bis zu einem Tag danach) am höchsten ist (**LH-Peak**), löst die Ovulation und die Gelbkörperbildung aus. Durch Aktivierung von Kollagenasen rupturiert der Follikel und die Oozyte tritt aus. Sie wird vom Fimbrientrichter der Tuba uterina aufgefangen und wandert in Richtung Uterus. Die Östrogenproduktion sinkt und fällt wieder auf Werte, bei denen die negative Rückkopplung auf die Hypophyse wirksam wird. Die Folge davon ist eine Verringerung der FSH- und LH-Sekretion zum Ende der Ovulationsphase.

Während der Ovulationsphase ist der Muttermund leicht geöffnet und der Zervixschleim ist unter dem Einfluss der Östrogene weniger viskös, um die Aszension der Spermien zu ermöglichen.

> **Lerntipp**
> Um sich die Verläufe der Hormonkonzentrationen während des Menstruationszyklus herleiten zu können, ist es entscheidend, sich den Rückkopplungsmechanismus der Östrogene auf die Gonadotropinfreisetzung zu merken:
> – niedrige bis mittlere Östrogenkonzentration → negative Rückkopplung
> – hohe Östrogenkonzentration → positive Rückkopplung

11.4.3 Lutealphase (2. Zyklushälfte)

Der Rest des Follikels, der nach der Ovulation zurückbleibt, wandelt sich in das **Corpus luteum** (Gelbkörper) um: Blutgefäße sprießen ein und aus den Granulosa- und Thekazellen entstehen Lutealzellen, die hauptsächlich LH-Rezeptoren besitzen und deren hoher Lipoidgehalt für die Steroidhormonsynthese zur Gelbfärbung führt.

Das LH stimuliert im Corpus luteum die Synthese v. a. von **Progesteron**, aber auch Östrogenen. Die Progesteronkonzentration steigt an und erreicht in dieser Zyklusphase ihr Maximum. Auch der Östrogenspiegel nimmt wieder zu. Dabei werden allerdings keine so hohen Östrogenspiegel mehr wie vor der Ovulation erreicht. Etwa 1–2 Tage nach der Ovulation kommt es zu einer für den Rest des Zyklus persistierenden Erhöhung der Basaltemperatur (morgens, vor dem Aufstehen gemessene Körpertemperatur) um ca. 0,5 °C.

> **Blick in die Klinik** Bei einer regelmäßigen Zykluslänge können die fruchtbaren Tage durch eine Temperaturmessung über mehrere Monate hinweg vorhergesagt und die Temperaturmessung als Methode zur Kontrazeption verwendet werden. Der Geschlechtsverkehr muss dann auf die sicher unfruchtbaren Tage beschränkt werden (3. Tag nach Temperaturanstieg bis zur nächsten Regelblutung). Am wahrscheinlichsten zu einer Schwangerschaft führt Geschlechtsverkehr am Tag der Ovulation oder am Tag davor. Im statistischen Mittel werden 1–3 von 100 Frauen innerhalb eines Jahres schwanger, wenn sie nach dieser Methode verhüten. Bei der Einnahme oraler Kontrazeptiva sind es nur 0,1–0,9 von 100.

Das Progesteron bereitet die Uterusschleimhaut auf die Einnistung des befruchteten Eies (Nidation) vor. Bleibt die Nidation aus, degeneriert das Corpus luteum (Luteolyse) und stellt seine Progesteron- und Östrogenproduktion innerhalb von nur 2 Wochen ein. Übrig bleibt das narbige Corpus albicans. Das Endometrium, das auf Progesteron angewiesen ist, geht zugrunde und die Menstruationsblutung setzt ein (siehe **Abb. 11.3**).

> **Lerntipp**
> Die Plasmakonzentrationen der verschiedenen Hormone zu unterschiedlichen Zeitpunkten des Menstruationszyklus sind Gegenstand zahlreicher Fragen. Es ist unbedingt ratsam, sich den Verlauf der Hormonspiegel (siehe **Abb. 11.3**) einzuprägen. Bei ausbleibender Befruchtung lautet die Reihenfolge der entstehenden Corpora übrigens: Corpus rubrum, Corpus luteum, Corpus albicans.

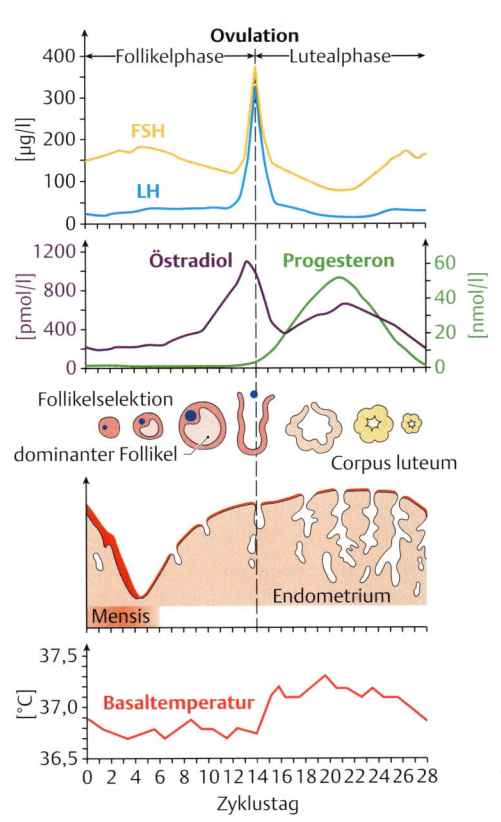

Abb. 11.3 Die hormonellen und physiologischen Veränderungen während des Menstruationszyklus. [Quelle: Pape, Kurtz, Silbernagl, Physiologie, Thieme, 2019]

11.4.4 Zyklische Veränderungen im Uterus

Veränderungen des Endometriums (Uterusschleimhaut)

Im Endometrium lassen sich 2 funktionelle Schichten unterscheiden: das etwa 1 mm dicke Stratum basale und das sich mit dem Verlauf des Zyklus verändernde Stratum functionale. Während des Menstruationszyklus durchläuft das Endometrium mehrere Phasen:

- **Desquamationsphase:** Durch den sinkenden Progesteron- und Östrogenspiegel am Ende des Menstruationszyklus kommt es zu einer Unterversorgung des Stratum functionale (Ischämie), das daraufhin abgestoßen (lat. desquamatio, Abschilferung), proteolytisch verflüssigt und mit dem Menstruationsblut ausgeschieden wird.
- **Proliferationsphase:** Noch während der Menstruation beginnt das Stratum basale unter dem Einfluss des steigenden Östrogenspiegels mit der Regeneration des Stratum functionale. Die Epithel- und Bindegewebszellen vermehren sich, die Drüsentubuli verlängern sich zu geschlängelten Schläuchen und die charakteristischen Spiralarterien wachsen ein. Die Schleimhautdicke nimmt insgesamt während der ersten Zyklushälfte wieder auf 10–12 mm zu.
- **Sekretionsphase:** In der zweiten Zyklushälfte wird das Endometrium unter dem Einfluss von Progesteron stark durchblutet und die Drüsen zu weiterem Wachstum angeregt. Es wird zunehmend glykogenreicher Schleim sezerniert und Glykogen und Fett im Gewebe eingelagert. Das Endometrium ist so optimal auf die Eieinnistung (Nidation) vorbereitet.

Veränderungen des Zervixsekrets

Östrogene verringern die Viskosität des Zervixsekrets. Das Sekret wird glasig, ist leicht spinnbar, d. h. es kann in langen Fäden ausgezogen werden. Auf einem Objektträger kristallisiert der eingetrocknete Schleim in einem farnkrautähnlichen Muster aus (positives Farnkrautphänomen). Die Durchlässigkeit des Zervixsekrets erreicht zum Zeitpunkt der Ovulation ihr Maximum und lässt Spermien in die Gebärmutter eindringen. Nach der Ovulation überwiegt der Einfluss des **Progesterons**, das die Viskosität des Zervixschleims erhöht und damit seine Durchlässigkeit für Spermien verringert. Auf diese Weise wird bei einer Schwangerschaft auch das Eindringen von aufsteigenden pathogenen Keimen verhindert.

11.4.5 Hormonelle Kontrazeption

Östrogen- und gestagenhaltige Präparate wirken als **Kontrazeptiva.** Bei ihrer regelmäßigen Einnahme hemmen die unphysiologisch hohen peripheren Hormonspiegel über negative Rückkopplung die Synthese der Gonadotropine in der Hypophyse. Infolgedessen fällt der LH-Peak zur Zyklusmitte und damit die Ovulation aus. Aus diesem Grund bezeichnet man die Kontrazeptiva auch als **Ovulationshemmer.** Für eine kontrazeptive Wirkung scheint aber auch die lokale Wirkung der Gestagene alleine ausreichend. Gestagene verändern die Zusammensetzung des Zervixschleims, sodass die Aszension der Spermien verhindert wird, weiterhin stören sie die Tubenmotilität und damit den Eitransport. Auf diese Weise kommen inzwischen auch niedrig dosierte reine Gestagenpräparate („**Minipille**") auch ohne Ovulationshemmung zum Einsatz, das Risiko einer ungewollten Schwangerschaft ist aber höher.

> **IMPP-Fakten**
>
> !!! Die **LH-Konzentration** im Blut ist am höchsten 2–3 Tage vor und bis zu einem Tag nach der Ovulation.
> !!!! **Progesteron** erreicht während der Lutealphase des Menstruationszyklus seine höchste Konzentration.
> !! Die **Basaltemperatur** liegt nach der Ovulation um ca. 0,5 °C höher als während der Follikelphase.
> ! Am wahrscheinlichsten zu einer **Schwangerschaft** führt Geschlechtsverkehr am Tag der Ovulation oder am Tag davor.
> ! Reihenfolge der entstehenden Corpora bei ausbleibender Befruchtung: Corpus rubrum, Corpus luteum, Corpus albicans.
> ! Vor der **Desquamation** kommt es zu einer Ischämie im Stratum functionale.

11.5 Kohabitation

Unter Kohabitation im engeren Sinne versteht man die geschlechtliche Vereinigung von Mann und Frau. Im weiteren Sinne wird der Begriff für jede Form der sexuellen Betätigung, die mit der Penetration des Penis einhergeht, verwendet. Das Verhalten des Körpers bei sexueller Erregung und während der Kohabitation ist überwiegend von Reflexen gesteuert und kann nur unwesentlich willentlich beeinflusst werden.

11.5.1 Kohabitationsreflexe des Mannes

Die Kohabitationsreflexe des Mannes werden eingeteilt in Erektion, Emmission und Ejakulation mit Orgasmus.

Erektion. Bei mechanischer Reizung der Genitalien (insbesondere der Glans penis) sowie anderer Hautareale (erogene Zonen) werden Afferenzen taktiler Sinnesrezeptoren in das sogenannte **Erektionszentrum** im Sakralmark (S 2–S 4, Centrum genitospinale) geleitet. Dort werden sie auf die efferenten parasympathischen Nn. pelvici splanchnici (Nn. erigentes) umgeschaltet. Diese Efferenzen bewirken eine durch **Stickstoffmonoxid-(NO-)vermittelte Relaxation der glatten Muskulatur in den zuführenden Arterien. Somit kommt es zu einer Dilatation der Verzweigungen der A. profunda penis (Aa. helicinae) und dadurch zu einer Zunahme des Blutvolumens in den Schwellkörpern des Penis sowie einer Reduktion des venösen Abstroms und dadurch zu einer Erhöhung des Strömungswiderstandes in den Schwellkörpern.** Durch den entstehenden hohen Druck in den Kavernen der Schwellkörper richtet sich der Penis auf. Gleichzeitig wird die Blase verschlossen (u. a. Kontraktion des zirkulären M. sphincter urethrae internus), um den Übertritt des Ejakulats in die Harnblase zu verhindern.

Dieser Reflex wird vom Gehirn kontrolliert, wobei Sinneseindrücke und psychische Faktoren einen entscheidenden Einfluss haben.

Die Erektion des Penis ermöglicht beim Geschlechtsakt seine Einführung in die Vagina (Immissio).

Emmission, Ejakulation und Orgasmus. Wird die sexuelle Erregung stärker, erreichen die Afferenzen auch das Ejakulationszentrum im oberen Lumbalmark (L 2–L 3). Von dort aus wird über adrenerg vermittelte sympathische Impulse die Kontraktion der glatten Muskulatur der akzessorischen Geschlechtsdrüsen und der Ductus deferentes stimuliert. Es kommt zur Ausschüttung der Sekrete und des Samens in die hintere Urethra (**Emission**). Die Dehnung der Urethrawand löst reflektorisch über parasympathische Fasern aus dem unteren Lumbal- und oberen Sakralmark rhythmische Kontraktionen der perinealen Muskulatur, insbesondere des M. bulbospongiosus, aus, die den Urethrainhalt

11.5 Kohabitation

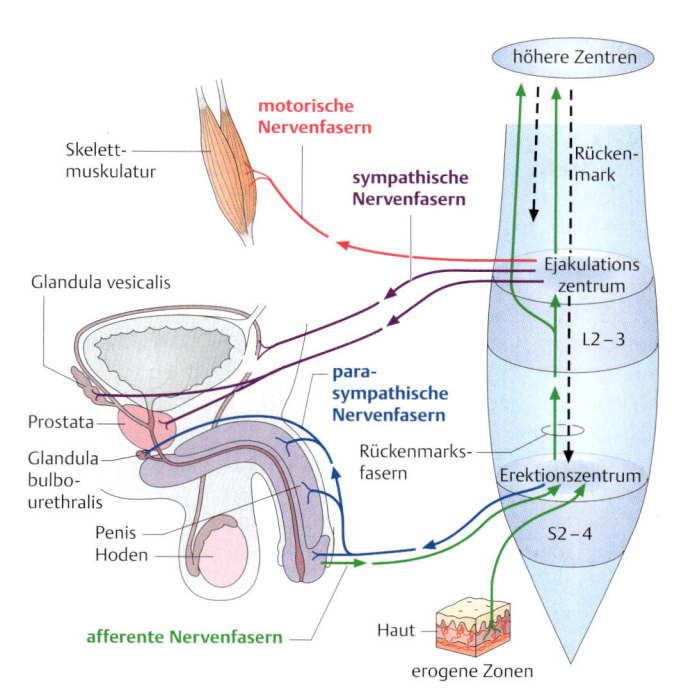

Abb. 11.4 Vegetative Innervation und Reflexbögen des männlichen Genitals. Afferente Stimuli durch mechanische Reizung der Genitalien und der erogenen Zonen (grün) erreichen das Erektionszentrum und werden dort auf parasympathische Efferenzen (blau) umgeschaltet. Diese Efferenzen wiederum bewirken durch eine Zunahme des Blutvolumens im Penis dessen Erektion. Steigt die Erregung weiter an, wird auch das Ejakulationszentrum erreicht (grün) und sympathische Fasern (lila) leiten die Vorgänge zur Ejakulation ein. Gleichzeitig werden auch motorische Fasern der Skelettmuskulatur erregt (rot). Außerdem wird der Reflex über höhere Zentren im ZNS kontrolliert (grün und gestrichelte schwarze Bahnen), wobei Sinneseindrücke und psychische Faktoren eine wichtige Rolle spielen. [Quelle: Behrends et al., Duale Reihe Physiologie, Thieme, 2021]

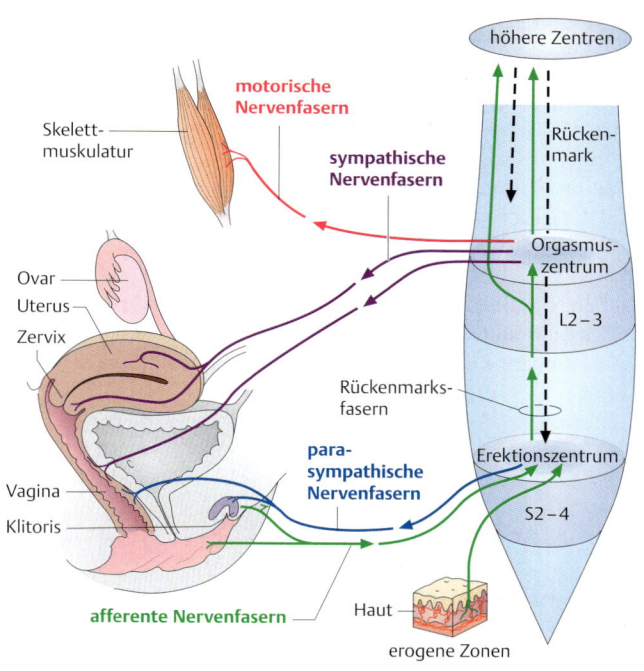

Abb. 11.5 Vegetative Innervation und Reflexbögen des weiblichen Geschlechts. Afferente Stimuli durch mechanische Reizung der Genitalien und der erogenen Zonen (grün) erreichen das Erektionszentrum und werden dort auf parasympathische Efferenzen (blau) umgeschaltet. Diese führen zu einer reflektorischen Anschwellung der Klitoris (Erektion) und der Schwellkörper im Vestibulum. Steigt die Erregung weiter an, gelangen Afferenzen in das obere Lumbalmark. Diese werden auf sympathische Efferenzen umgeschaltet und lösen die Orgasmusphase aus. Gleichzeitig werden auch motorische Fasern der Skelettmuskulatur erregt (rot). Außerdem wird der Reflex über höhere Zentren im ZNS kontrolliert (grün und gestrichelte schwarze Bahnen), wobei Sinneseindrücke und psychische Faktoren eine wichtige Rolle spielen. [Quelle: Behrends et al., Duale Reihe Physiologie, Thieme, 2021]

austreiben (**Ejakulation**). Gleichzeitig wird über Impulse, die über den Thalamus zum Cortex geleitet werden, der Höhepunkt der sexuellen Erregung (**Orgasmus**) ausgelöst. Dieser ist meist begleitet von Zeichen einer sympathischen Stimulation wie Tachykardie, Hyperventilation, Tonuserhöhung der Skelettmuskulatur, Schweißsekretion und Pupillendilatation. In der Rückbildungsphase wird die Erektion über sympathische Efferenzen durch adrenerg vermittelte Konstriktion der Arteriolen des Penis beendet (**Detumeszenz**). Gewöhnlich ist eine erneute Auslösung der Kohabitationsreflexe beim Mann vorübergehend gehemmt.

11.5.2 Kohabitationsreflexe der Frau

Bei der Frau gibt es 2 Phasen des Kohabitationsreflexes: die Erektionsphase und die Orgasmusphase.

Erektionsphase. In der Erektionsphase stimulieren physische und psychische Reize die reflektorische Blutfüllung der Schwellkörper in Vestibulum und Klitoris. Durch ein Sekret aus den Drüsen der kleinen Schamlippen sowie eine seröse Transsudation aus dem perivaginalen Gefäßplexus wird die Gleitfähigkeit der Vagina erhöht und so die Einführung des Penis erleichtert. Gleichzeitig können die Mamillen erigiert sein.

Orgasmusphase. Ebenso wie beim Mann gelangen bei weiter anhaltender Erregung Afferenzen in das obere Lumbalmark. Sie werden auf sympathische Efferenzen umgeschaltet und lösen die Orgasmusphase mit rhythmischen Kontraktionen der unteren Vaginalwand (**orgastische Manschette**) und der perinealen Muskulatur aus. Die Kontraktionen erfolgen in zunehmenden Abstand 3–15-mal hintereinander. Im gleichen Rhythmus kontrahiert sich auch der Uterus, stimuliert durch reflektorisch ausgeschüttetes Oxytocin. Der Muttermund öffnet sich. Durch venöse Stauungen richtet sich der Uterus auf, wodurch sich die Zervix anhebt und sich der hintere Vaginalraum zur Aufnahme des Ejakulats vergrößert. In der Rückbildungsphase bleibt der Muttermund noch einige Zeit erweitert, um die Wanderung der Spermien in den Uterus zu unterstützen.

Trotz aller Ähnlichkeiten laufen die Sexualreflexe der Frau deutlich variabler ab als die des Mannes. Auch tritt bei der Frau im Anschluss an einen Orgasmus gewöhnlich keine Hemmphase der Kohabitationsreflexe auf. Die Sexualreflexe sind bei ihr keine Voraussetzung für die Konzeption (Empfängnis).

11.5.3 Kohabitationsreflexe bei beiden Geschlechtern

Sowohl beim Mann als auch bei der Frau geht die sexuelle Erregung mit einer starken **Sympathikuserregung** einher. Die Zeichen dafür sind:
- Steigerung der Herzfrequenz auf bis zu 180 Schläge/min
- Erhöhung der Atemfrequenz auf bis zu 40 Atemzüge/min
- Anstieg des diastolischen Blutdrucks um 20–50 mmHg
- Erhöhung des systolischen Blutdrucks um 40–100 mmHg
- Dilatation der Pupillen
- willkürliche und unwillkürliche Kontraktionen der Skelettmuskulatur
- evtl. Rötungen im Bereich der Haut (Sexflush).

> **IMPP-Fakten**
>
> ! **Plateauphase:** Die körperliche Erregung steigt weiter an. Die Muskelspannung erhöht sich, auch Herzfrequenz und Blutdruck steigen. Die weibliche Brust wird größer, die Mamillen sind prall gefüllt.
> ! Bei der Frau gibt es eine **relative Rückbildungsphase**. Das heißt, sie kann kurz nach dem erlebten Orgasmus wieder sexuell erregt werden (mehrfacher sukzessiver Orgasmus).
> ! Beim Mann liegt eine **absolute Rückbildungsphase** vor.
> !! Durch Relaxation der glatten Muskulatur (vermittelt durch **Stickstoffmonoxid**) in den zuführenden Arterien kommt es zu einer **Zunahme des Blutvolumens in den Schwellkörpern** des Penis.
> ! Durch eine **Abnahme des venösen Rückstroms** erhöht sich der Strömungswiderstand in den Schwellkörpern des Penis.
> ! Bei der **Frau** laufen die Sexualreflexe deutlich **variabler** ab als beim Mann.

11.6 Schwangerschaft, Geburt und Laktation

11.6.1 Befruchtung und Nidation

Eine Eizelle ist nach der Ovulation (S. 79) nur etwa 6–24 Stunden befruchtungsfähig. Trifft ein Spermium innerhalb dieser Zeit auf eine Eizelle, kommt es zur Befruchtung (Konzeption), die in der Regel im ampullären Teil des Eileiters stattfindet. Noch auf dem Weg zum Uterus, etwa 24 Stunden nach der Befruchtung, finden die ersten Furchungsteilungen der Zygote bis zum **Blastozystenstadium** statt. Etwa 6 Tage nach der Befruchtung beginnt sich die Blastozyste in die Uterusschleimhaut einzunisten (Nidation, Implantation). Zu diesem Zeitpunkt befindet sich das Endometrium gerade in der Sekretionsphase (S. 80). Die Blastozyste lagert sich mit dem embryonalen Pol an die Schleimhaut der Hinterwand des Uterus an. Der Anteil des Trophoblasten, der Kontakt zur Uterusschleimhaut hat, differenziert zum Synzytiotrophoblasten. Er sezerniert lytische Enzyme und dringt unter Auflösung mütterlicher Zellen tiefer in das Endometrium ein, sodass er schließlich die Blastozyste vollständig umgibt. Die Uterusschleimhaut wandelt sich ihrerseits in die **Dezidua** um. Glykogen und Fette werden eingelagert, immunkompetente Zellen wandern ein, und eine extrazelluläre Matrix wird gebildet, sodass die Schleimhaut über dem eingenisteten Keim wieder verschlossen wird.

11.6.2 Hormonelle Veränderungen während der Schwangerschaft

Tritt eine Schwangerschaft ein, übernimmt anstelle des Hypothalamus-Hypophysen-Systems zu Beginn der Schwangerschaft der Synzytiotrophoblast, später dann die Plazenta die Steuerung der Hormonproduktion, die die Schwangerschaft unterhält. Nach Befruchtung der Eizelle und ihrer Einnistung muss die **Progesteronproduktion** gesichert werden, weil sonst die Uterusschleimhaut und mit ihr die Blastozyste mit einer Regelblutung abgestoßen wird. Progesteron stimuliert auch die Ausbildung der Milchgänge und ist außerdem für die Wehenhemmung verantwortlich.

Humanes Choriongonadotropin (hCG)

Da die LH-Konzentration aufgrund der negativen Rückkopplung durch Progesteron und Östrogen am Ende der Ovulationsphase (S. 79) sinkt, beginnt der **Synzytiotrophoblast** schon in einem sehr frühen Stadium, **hCG** (humanes Choriongonadotropin) zu bilden. Die höchsten hCG-Plasmaspiegel im Blut der Mutter finden sich während der embryonalen Phase (1. Schwangerschaftsdrittel).

hCG ist dem LH sehr ähnlich, sodass es hinsichtlich seiner Wirkung das fehlende LH aus der Hypophyse ersetzt. Unter seinem Einfluss bleibt der Gelbkörper erhalten. Er entwickelt sich zum Corpus luteum graviditatis und produziert weiter **Progesteron**. Ab etwa dem 2. Schwangerschaftsdrittel übernimmt dann die **Plazenta** – genauer wieder der Synzytiotrophoblast – die Progesteronproduktion in ausreichender Menge. Das Corpus luteum graviditatis wird dann nicht mehr benötigt, es geht zugrunde. Der hCG-Spiegel sinkt nach dem 1. Schwangerschaftsdrittel auf ein niedriges Plateau ab, das bis zur Geburt erhalten bleibt. Die meisten Schwangerschaftstests basieren auf dem Nachweis von hCG, das ab dem 14. Tag nach der Befruchtung im Urin nachweisbar ist.

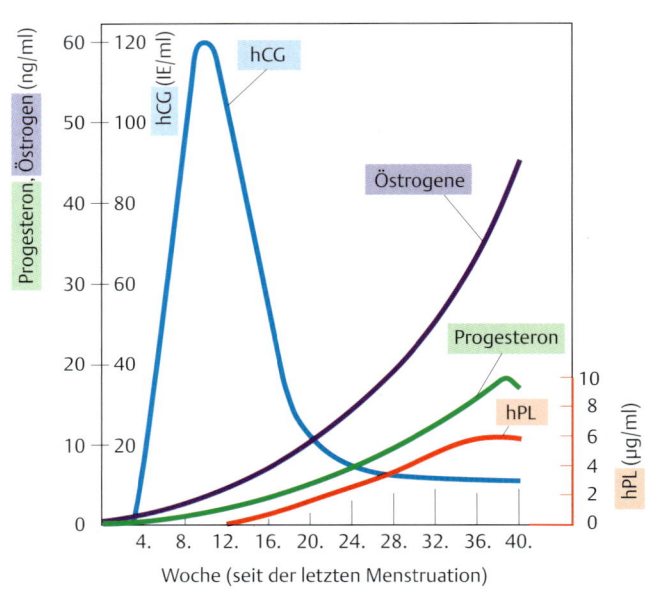

Abb. 11.6 Konzentration der Plazentahormone im Plasma der Mutter im Verlauf der Schwangerschaft. hCG, humanes Choriongonadotropin; hPL, humanes plazentares Lactogen. [Quelle: Pape et al., Physiologie, Thieme, 2019]

Östrogene und Progesteron

Im weiteren Verlauf der Schwangerschaft entwickelt sich die **Plazenta**, die für die Austauschprozesse zwischen Mutter und Kind notwendig ist und wichtige endokrine Aufgaben übernimmt. Insbesondere bildet sie in großem Umfang **Östrogene** und **Progesteron**. Die Plazenta ist bei der Östrogenbildung auf die Anlieferung von Vorstufen angewiesen. Als Vorstufe wird Dehydroepiandrosteron (DHEA) genutzt. Das DHEA (Dehydroepiandrosteron) wird im letzten Schwangerschaftsmonat überwiegend in der **fetalen Nebennierenrinde** gebildet und in der Plazenta zu Östriol umgewandelt, man spricht daher auch von der fetoplazentaren Einheit. Die Östrogenproduktion in der Plazenta steigt bis zur Geburt hin kontinuierlich an. Anders als bei der Östrogensynthese ist der Fötus nicht an der Progesteronsynthese beteiligt. Dessen Synthese geht vom mütterlichen Cholesterin aus, und die Produktion steigt bis zum letzten Schwangerschaftsdrittel an.

Weitere Schwangerschaftshormone

Humanes plazentares Lactogen (hPL). Vor allem im späteren Verlauf der Schwangerschaft wird in der Plazenta humanes plazentares Lactogen (hPL bzw. hCS = humanes Chorionsomatomammotropin) gebildet. hPL wirkt wie Somatotropin (S. 54) auf den Kohlenhydrat- und Fettstoffwechsel und fördert das Gewebewachstum. Zusammen mit den steigenden Östrogenspiegeln ist es an der Vorbereitung der Brustdrüse auf die Laktation beteiligt. Die Ausschüttung des für die Milchsekretion erforderlichen **Prolactins** (S. 83) wird erst nach der Geburt in Gang gesetzt. Östrogene sensibilisieren zudem den Uterus für die Wirkung von **Oxytocin** (S. 83), während die hohen Progesteronspiegel die Muskelaktivität des Uterus hemmen und dadurch eine vorzeitige Wehentätigkeit verhindern.

Relaxin. Relaxin ist ein Proteohormon, das vom Corpus luteum und der Plazenta synthetisiert wird. Es weitet bei der schwangeren Frau den Beckenring, um die Geburt zu erleichtern. Außerdem lockert es das Bindegewebe der Symphyse und die Uterusmuskulatur.

> **Lerntipp**
>
> Beliebtes Thema sind die verschiedenen Hormonspiegel im Verlauf der Schwangerschaft. Auch hier ist es sinnvoll, sich den Verlauf der Kurven (siehe **Abb. 11.6**) einzuprägen.

11.6.3 Weitere Veränderungen während der Schwangerschaft

Zum Ende der Schwangerschaft nimmt das Gewicht der Mutter durchschnittlich um 10–12 kg zu. Der Anteil des Kindes beträgt dabei etwa 3 kg. Etwa 1 kg davon entfällt auf den Uterus. Dabei steigen auch das Blutvolumen um ca. 30 % und das Herzminutenvolumen um 30–40 % an. Da die gesamte Erythrozytenmasse weniger zunimmt als das Blutplasmavolumen, fällt der **Hämatokritwert** ab. Umgekehrt verhält es sich beim **Fötus**: er lebt mit einer physiologisch niedrigeren Sauerstoffkonzentration in der Plazenta, die durch eine gesteigerte Erythropoese – und damit einer **höheren Erythrozytenkonzentration** – und eine erhöhte Affinität des fetalen Hämoglobins zu Sauerstoff ausgeglichen wird. Der **Hämatokrit** ist ebenfalls auf erhöhtem Niveau. Bei der Mutter stellt sich ein **erniedrigter pCO_2 des arteriellen Bluts** ein, damit der Fetus effizient CO_2 an das Blut der Mutter abgeben kann.

11.6.4 Geburt

Fetale Signale und Hormone leiten etwa 40 Wochen post menstruationem (also ca. 38 Wochen nach der Konzeption) die Geburt ein. Unter dem Einfluss des steilen Östrogenpeaks am Ende der Schwangerschaft werden im Uterus vermehrt Gap Junctions zwischen den Myometriumzellen ausgebildet, damit sich während der Geburt Kontraktionen schnell über den gesamten Uterus ausbreiten können. Außerdem werden unter Östrogeneinfluss vermehrt Oxytocinrezeptoren gebildet, sodass Wehen effektiv ausgelöst und gesteuert werden können.

Oxytocin wird in den sekretorischen Neuronen des Hypothalamus (Nucleus supraopticus und Nucleus paraventricularis) gebildet und im Hypophysenhinterlappen gespeichert. Durch Wachstum oder Bewegungen des Fetus und unter der Geburt kommt es zu Dehnungen der Uterusmuskulatur bzw. der Zervix. Dehnungsrezeptoren geben die Impulse an den Hypothalamus weiter (Ferguson-Reflex), sodass Oxytocin freigesetzt wird und am Myometrium Kontraktionen auslöst. Unter dem Einfluss von Östrogen und Oxytocin werden in allen intrauterinen Geweben Prostaglandine gebildet. Sie wirken wehenfördernd, außerdem erweichen sie das zervikale Bindegewebe und der Muttermund öffnet sich.

11.6.5 Laktation

Während der Schwangerschaft reift das Drüsengewebe der Brust unter dem Einfluss verschiedener plazentarer Hormone wie Östrogenen, Progesteron und hPL bzw. dem aus dem Hypophysenvorderlappen freigesetzten Prolactin heran.

Unterhalten wird die Laktation durch einen neurohormonalen Reflex: Das Saugen des Kindes an der Mamille stimuliert die Freisetzung von Oxytocin und Prolactin.

Prolactin. Prolactin fördert das Wachstum und die Differenzierung der Brustdrüse und dient damit der Vorbereitung auf die Milchproduktion. Während die ansteigenden Östrogenspiegel gegen Ende der Schwangerschaft die Synthese von Prolactin in der Hypophyse stimulieren, werden gleichzeitig die Prolactinrezeptoren in der Brustdrüse v. a. durch **Progesteron** gehemmt, sodass der Milchfluss nicht schon vor der Geburt einsetzt. Nach der Geburt fällt der Progesteronspiegel dann durch den Wegfall der Plazenta rasch ab, sodass unter dem Einfluss von Prolactin die Milchproduktion in der Brust einsetzt. Darüber hinaus induziert Prolactin die Bildung der mRNAs für das Milchprotein Casein und andere wichtige Milchsyntheseenzyme.

Die Prolactinfreisetzung aus den lactotropen Zellen des Hypophysenvorderlappens unterliegt einem komplexen Regelkreis. Im Gegensatz zu den anderen Hormonen des Hypophysenvorderlappens steht die Prolactinsekretion dauernd unter der direkten Hemmung des Hypothalamus, v. a. durch das Prolactin-Inhibiting-Hormon (**Dopamin**). Die hohen Östrogenspiegel besonders zum Ende der Schwangerschaft führen wahrscheinlich über eine Desensibilisierung der Dopaminrezeptoren an den laktotropen Zellen zu einer erhöhten Prolactinfreisetzung.

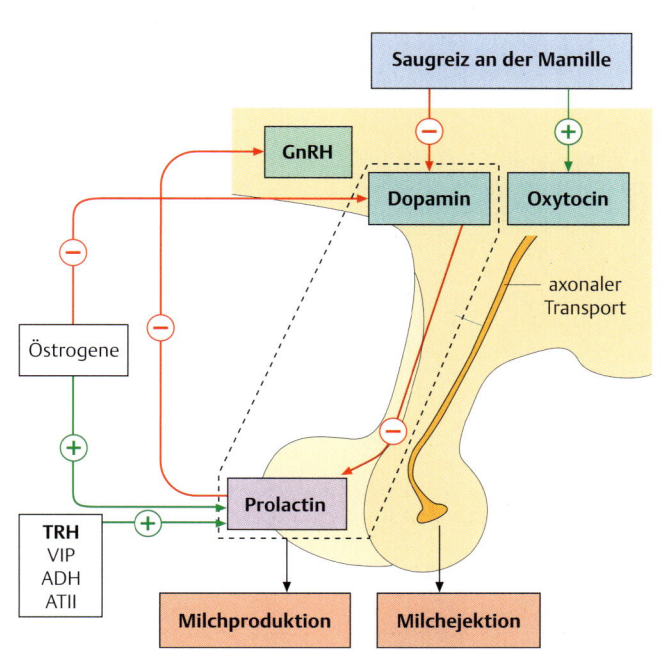

Abb. 11.7 **Steuerung der Laktation.** Außerhalb der Stillperiode wird die Prolactinfreisetzung durch Dopamin blockiert (gestrichelter Kasten). Durch den Saugreiz wird die Dopaminausschüttung im Hypothalamus gehemmt und dadurch der inhibitorische Effekt des Dopamins auf die Prolactinausschüttung aufgehoben. [Quelle: Huppelsberg, Walter, Kurzlehrbuch Physiologie, Thieme, 2013]

Eine Reihe von hypothalamischen Hormonen (Angiotensin II, ADH, VIP, TRH) stimuliert ebenfalls die Prolactinfreisetzung. In der Stillperiode hemmt das Saugen des Kindes an der Mamille reflektorisch die Dopaminfreisetzung im Hypothalamus, wodurch in der Hypophyse nun vermehrt Prolactin freigesetzt wird. Die bei jedem Stillen um ein 10-Faches freigesetzte Prolactinmenge stimuliert die Milchproduktion für das nächste Stillen.

Blick in die Klinik Eine pathologisch erhöhte Prolactinkonzentration (**Hyperprolaktinämie**) führt bei der Frau zu einer Verminderung der pulsatilen GnRH-Freisetzung (und in der Folge auch zu einer Hemmung der LH-Freisetzung), was zu einer sekundären Ovarialinsuffizienz führt. Diese manifestiert sich u. a. durch Follikelreifungs-, Zyklus- und Fertilitätsstörungen. Außerdem kann eine Amenorrhö und/oder eine Galaktorrhö auftreten (spontane milchige Absonderung aus der Brustdrüse außerhalb der Stillzeit). Als Ursache für den erhöhten Prolactinspiegel kommt eine erhöhte TRH-Sekretion des Hypothalamus infrage oder auch ein hormonproduzierender Tumor der Hypophyse (Prolactinom).

Oxytocin. Beim Stillen wird durch **Saugen** an den Brustwarzen Oxytocin (S. 46) aus dem Hypophysenhinterlappen ausgeschüttet. Unter seinem Einfluss kontrahieren sich die Myoepithelzellen in der Brustdrüse, dadurch wird Milch aus den Azini in die Ausführungsgänge gepresst (**Milchejektion**). Gleichzeitig kommt es, bedingt durch die hohe Oxytocinrezeptordichte im Uterus, zu teilweise auch stärkeren Uteruskontraktionen. Diese „Nachwehen" beim Stillen begünstigen die Rückbildung des Uterus und den Abfluss der Lochien („Wochenfluss").

IMPP-Fakten

! Bei der **Nidation** befindet sich die Uterusschleimhaut in der **Sekretionsphase**.
!!! Humanes Choriongonadotropin (hCG) hat während des **1. Trimenons** (embryonale Phase) der Schwangerschaft seine höchste Konzentration im Blutplasma der Mutter.
! Humanes Choriongonadotropin (hCG) sorgt zu Beginn der Schwangerschaft dafür, dass der **Gelbkörper** erhalten bleibt.
! Progesteron wird ab dem **2. Trimenon** hauptsächlich in der Plazenta gebildet.
! Progesteron wird in der Plazenta vom **Synzytiotrophoblasten** gebildet.
!! Humanes Choriongonadotropin kann bereits ab dem 14. Tag nach der Befruchtung im Urin nachgewiesen werden und dient deshalb als **Nachweis** einer frühen Schwangerschaft.
! Während der Schwangerschaft nimmt das **Blutvolumen** um ca. 30 % zu.
!! Gegen Ende der Schwangerschaft fällt der Hämatokrit der **Mutter** ab.
! Bei der Mutter stellt sich ein **erniedrigter pCO_2** des arteriellen Bluts ein, damit der Fetus effizient CO_2 an das Blut der Mutter abgeben kann.
! Beim **Fetus** ist es im 9. Monat umgekehrt: Hämatokrit und Erythrozytenkonzentration sind erhöht.
!!!! **Dopamin** ist der bedeutsamste Hemmer der hypophysären Sekretion von **Prolactin**.
! Eine **Hyperprolaktinämie** führt zu einer verminderten LH-Freisetzung.
!! Das Saugen des Kindes an den Brustwarzen beim Stillen führt zu einer reflektorischen **Oxytocinfreisetzung**.
! Oxytocin kontrahiert die **Myoepithelzellen** in der Brustdrüse.
! Bei einem **Prolactinüberschuss** kann es zur **Amenorrhö** und zur **Galaktorrhö** kommen.
! **Stillen** begünstigt die Rückbildung des Uterus nach der Geburt.

Blut

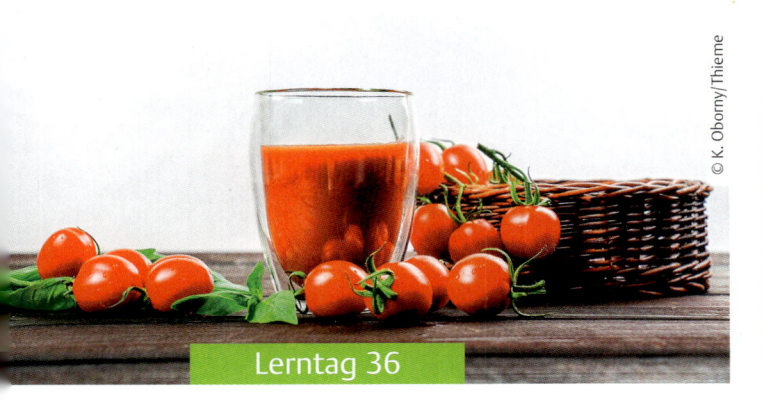

Lerntag 36

12 Grundlagen

12.1 Funktion und Bestandteile

12.1.1 Zusammensetzung

Das Blut macht etwa 8 % des Körpergewichts aus (bei 70 kg: ca. 5,6 l Blutvolumen). Liegt das Blutvolumen im Normbereich, spricht man von Normovolämie, bei erhöhtem bzw. erniedrigtem Volumen von Hyper- bzw. Hypovolämie.

Das Blut setzt sich zusammen aus
- 45 % zellulären Bestandteilen und
- 55 % Blutplasma (u. a. Proteine wie Gerinnungsfaktoren oder Antikörper und Elektrolyte).

> **Lerntipp**
>
> Wichtig ist, dass du folgende Begriffe unterscheiden kannst:
> – **Vollblut**: entspricht dem Blut innerhalb des Blutkreislaufs
> – **Plasma**: Vollblut ohne zelluläre Bestandteile
> – **Serum**: Plasma ohne gerinnungsaktive Proteine
> – **Hämatokrit**: Anteil der Zellen am Blutvolumen (in %).

Blutplasma

Das Blutplasma besteht zu 90 % aus Wasser und zu 10 % aus den darin gelösten Stoffen. Diese wiederum setzen sich zusammen aus
- 70 % Plasmaproteinen (S. 97),
- 20 % niedermolekularen Stoffen (S. 97) und
- 10 % Elektrolyten.

Zelluläre Bestandteile

Pro µl enthält das Blut folgende zelluläre Bestandteile:
- Erythrozyten (S. 88) (enthalten das Hämoglobin (S. 100)): 4,3–5,6 Mio. (Männer), 4,0–5,4 Mio. (Frauen)
- Leukozyten: 3 800–10 500
- Thrombozyten: 140 000–450 000.

Die Zellen haben unterschiedliche Funktionen. Alle Blutzellen stammen von gemeinsamen pluripotenten Stammzellen ab. Die Entstehung und Reifung der Blutzellen bezeichnet man als **Hämatopoese** (S. 85).

> **Lerntipp**
>
> Für die Laborwerte der zellulären Bestandteile des Blutes sind jeweils die Referenzbereiche angegeben, doch kann man sich oft leichter einen theoretischen Mittelwert merken. In der mündlichen Prüfung solltest du aber unbedingt ein „um" hinzufügen bzw. bei den in der schriftlichen Prüfungen angebotenen Lösungen eine gewisse Abweichung vom gelernten Wert als normal betrachten.

12.1.2 Aufgaben des Blutes

Das Blut erfüllt eine Vielzahl von Aufgaben:
- **Transportfunktion**: O_2-, CO_2-Transport (S. 106), Transport von Nährstoffen und Hormonen
- **Abwehrfunktion**: Abwehr von Eindringlingen durch das **Immunsystem** (S. 121)
- **Hämostase**: Blutstillung (S. 112) und Blutgerinnung (S. 114)
- **Wärmetransport**: Aufrechterhaltung der Körpertemperatur
- **Blutgruppensysteme**
- **Säuren-Basen-Haushalt**.

12.2 Hämatopoese

Ein großer Teil der Stammzellen sind sich selbst erneuernde **multipotente hämatopoetische** (= blutbildende) **Stammzellen** (hematopoietic stem cells = **HSCs**). Aus den HSCs entwickeln sich multipotente Vorläuferzellen, aus denen entweder **lymphatische** (oder lymphoide) Vorläuferzellen oder **myeloische** (oder myeloide) Vorläuferzellen entstehen.

Aus den lymphatischen Vorläuferzellen gehen die unreifen T- und B-Lymphozyten hervor, die über Pro- weiter zu Prä- und schließlich zu reifen **T- und B-Lymphozyten** differenzieren. Auch die **natürlichen Killerzellen** (NK-Zellen) gehen aus lymphatischen Vorläuferzellen hervor.

Aus den myeloiden Vorläuferzellen entwickeln sich **Monozyten**, **Makrophagen**, **dendritische Zellen**, basophile-, eosinophile- und neutrophile **Granulozyten**, **Thrombozyten** und **Erythrozyten**.

12.2.1 Hämatopoese – Neubildung von Blutzellen aus Stammzellen

Die Neubildung von Blutzellen wird als Hämatopoese (griechisch: haima – Blut; poiesis – [das] Machen) bezeichnet und findet nach Abschluss der Fetalzeit im Knochenmark (KM) statt. Die ausdifferenzierten Blutzelltypen gehen aus einem gemeinsamen Zellvorläufer hervor: den **multipotenten hämatopoetischen Stammzellen** (HSCs).

HSCs sind durch das Fehlen oder Vorhandensein bestimmter Oberflächenproteine, die als CD-Proteine (**cluster of differentiation proteins** (S. 121)) bezeichnet werden. Meist sind die hämato-

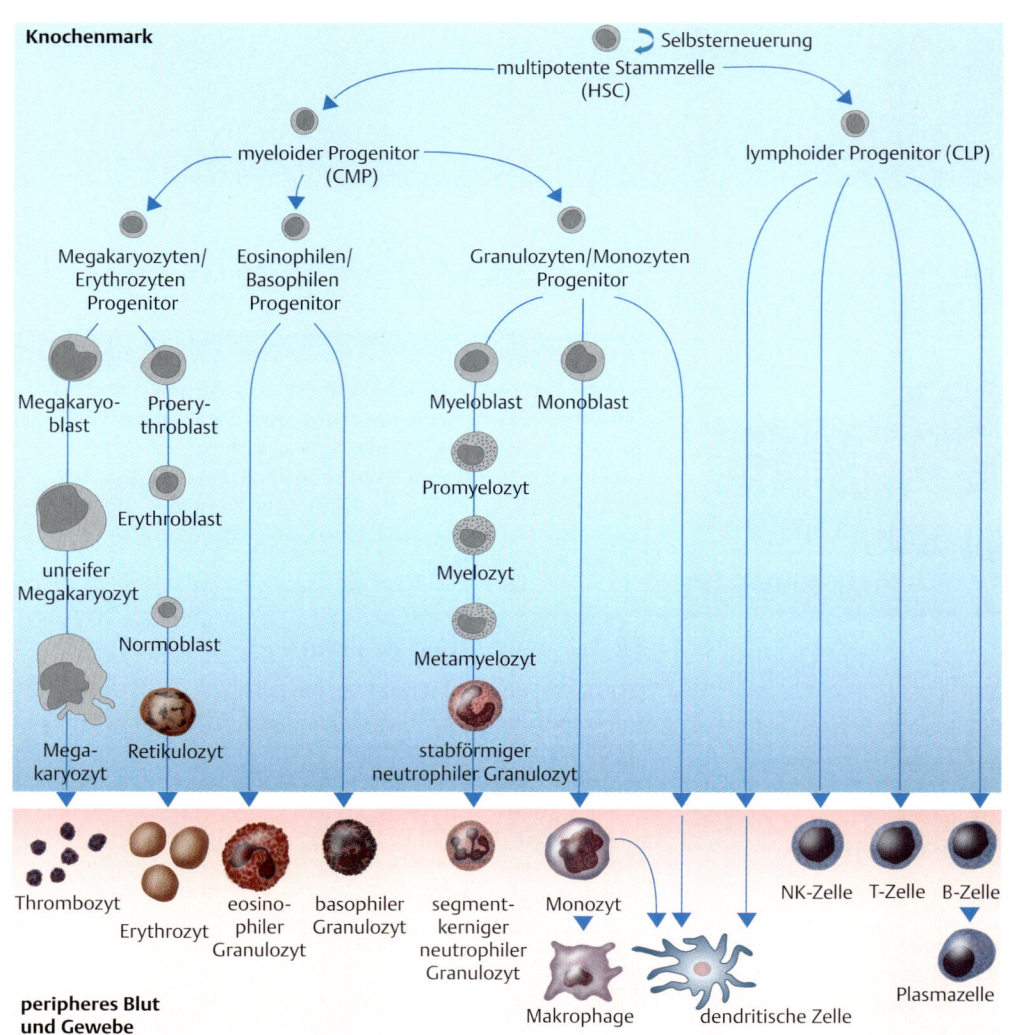

Abb. 12.1 Hämatopoese (Schema). [Quelle: Aumüller et al., Duale Reihe Anatomie, Thieme, 2020]

poetischen Stammzellen inaktiv und ein Leben lang zur Selbsterneuerung fähig. Dabei entstehen Vorläuferzellen, aus denen spezifische Zellkolonien hervorgehen: die **myeloiden** (common myeloid progenitor = **CMP**) oder **lymphoiden Progenitorzellen** (common lymphoid progenitor = **CLP**).

Aus den CMPs gehen alle nicht-lymphoiden Blutzellen hervor: Erythrozyten, Thrombozyten, frei zirkulierende Monozyten, Makrophagen; basophile, neutrophile und eosinophile Granulozyten und eine bestimmte Art dendritischer Zellen (S. 122) (DC). Aus den lymphoiden Progenitorzellen gehen die Lymphozyten, also natürliche Killerzellen (NK-Zellen), T- und B-Lymphozyten sowie andere dendritische Zellen hervor.

Aus den CMP entstehen zunächst die **colony forming units** (**CFU**), die sich wiederum in Progenitorzellen der unterschiedlichen Zell-Entwicklungslinien einteilen lassen: die CFU-E (Erythrozyten-Progenitorzellen), CFU-Mega (Megakaryozyten-Progenitorzellen) und CFU-GM (Granulozyten/Monozyten). Aus ihnen entwickeln sich über diverse Entwicklungsstadien wie die Blasten (z. B. Megakaryoblasten, Erythroblasten, Myeloblasten, Monoblasten) unter Einfluss weiterer Zytokine die verschiedenen Zellen der myeloiden Reihe.

Blick in die Klinik In der **Fetalzeit** findet die Blutbildung ab dem 3. Entwicklungsmonat in der **Leber** statt. Schon früh während der Leberentwicklung differenzieren sich im Mesenchym der Leber Inseln der Blutbildung. Im 6. und 7. Monat erreicht die hepatische Blutzellbildung ihren Höhepunkt. Danach bilden sich die Inseln schnell zurück und die Blutzellbildung wird ins Knochenmark verlegt. Bei verschiedenen **Erkrankungen** (z. B. myeloproliferative Neoplasien (MPN), früher chronisch myeloproliferative Erkrankungen genannt), kann auch **bei Erwachsenen** wieder eine **Hämatopoese** in der Leber (und der Milz) zu beobachten sein.

12.2.2 Entwicklung der T- und B-Zellen in den primären lymphatischen Organen

Die Lymphozyten reifen in den primären lymphatischen Organen heran; B-Lymphozyten im Knochenmark und T-Lymphozyten im Thymus.

> **Lerntipp**
> Im **T**hymus reifen die **T**-Lymphozyten.
> Im Knochenmark (**b**one marrow) reifen die **B**-Lymphozyten.

Die undifferenzierten **T-Lymphozyten** (Prä-Thymozyten) wandern aus dem KM aus und über die Blutbahn in den Thymus ein: Hier reifen sie heran und teilen sich parallel stark. Die Reifung findet von außen nach innen statt, also über die **Thymusrinde** (Cortex) hinein in das **Mark** (Medulla). Innerhalb von 4 Wochen durchlaufen sie unterschiedliche Reifestadien. Anfangs befinden sie sich im Cortex und sind doppelt negativ für die T-Zell-typischen Oberflächenproteine CD4 und CD8 (CD4⁻/CD8⁻). Im subkapsulären Raum beginnen sie mit der Bildung des T-Zell-Rezeptors (TZR) und weiterer Corezeptoren (CD3). Durch **somatischen Rekombination** (S. 137) im Genom der individuellen T-Zellen kommt es zu einem Umbau der T-Zellrezeptorgene, so dass jede T-Zelle einen spezifischen T-Zellrezeptor exprimiert.

Die undifferenzierten **B-Lymphozyten** (Pro-B-Lymphozyten) innerhalb des Knochenmarks empfangen Signale von den umliegenden Stromazellen des KM, differenzieren weiter aus und vermehren sich. Noch im KM werden die Gene, die für die Immunglobulincodierung wichtig sind, neu arrangiert (Prä-B-Zelle). Dabei entstehen die ersten in der Zellmembran verankerten (membranständigen) Immunglobuline (IgM und IgD) der Prä-B-Zelle: die B-Zell-Rezeptoren (BZR) (S. 133). Die BZR werden weiter modifiziert und die Prä-B-Zelle entwickelt sich zur unreifen B-Zelle.

Prüfung auf Selbsttoleranz

Da die somatische Rekombination der Immunrezeptorgene, die für die funktionellen BZRs bzw. TZRs kodieren, auf dem Zufallsprinzip beruht, entstehen auch **autoreaktive T-** und **B-Zellen**, die körpereigene Strukturen als fremd erkennen. Um zu überprüfen, ob die entstandenen TZR und BZR **immuntolerant** sind, werden ihnen noch in den primären lymphatischen Organen eigene Antigene, die **Selbst-Antigene**, präsentiert. Immunreaktive Zellen werden dabei inaktiviert (**zentrale Immuntoleranz**). Da aber in den primären lymphatischen Organen nicht alle Selbst-Antigene präsentiert werden können, überleben auch einige selbstreaktive Immunzellen diese Negativselektion. Diese Zellen werden anschließend im Rahmen der **peripheren Immuntoleranz** inaktiviert. Zentrale und periphere Immuntoleranz gelten grundsätzlich sowohl für B- als auch für T-Zellen.

B-Zellen. Im Rahmen der **zentralen Toleranz** wird überprüft, wie stark der BZR der unreifen B-Zelle auf ein körpereigenes Antigen reagiert, das von den Stromazellen des KM präsentiert wird. Ist die Verbindung sehr schwach, darf die unreife B-Zelle weiterreifen. Ist sie hingegen stark und damit autoreaktiv, bleibt die Entwicklung stehen (**negative Selektion**).

T-Zellen. Den entstandenen TZR werden, im Rahmen der zentralen Toleranz, Komplexe aus MHC-Klasse-I und -II-Molekülen und Selbst-Antigenen präsentiert. Der T-Zell-Rezeptor erkennt nur Antigene, die ihm von einer antigenpräsentierenden Zelle an MHC-Moleküle (MHC = major histocombatibility complex) gebunden dargeboten werden (MHC-Restriktion (S. 87)). Bindet der TZR mit **niedriger Affinität** an den Komplex, durchläuft die immunkompetente Zelle ihren Entwicklungsweg (**positive Selektion**). Diejenigen TZR, die eine zu hohe Affinität zu den Selbst-Antigen-MHC-Komplexen aufweisen, werden in der Prüfung auf Selbsttoleranz erkannt und aussortiert, bevor sie im Körper Schaden anrichten (**negative Selektion**). Fast 95 % aller T-Zellen werden negativ selektiert und via Apoptose aussortiert.

Da den Lymphozyten aber nicht alle Selbst-Antigene präsentiert werden können, können sie in der Peripherie auf diese stoßen und **autoreaktiv** reagieren. Ist dies der Fall, werden sie sogleich eliminiert (**periphere Toleranz**). B-Zellen, die auf ein stark quervernetzendes Antigen treffen, werden ebenfalls sofort deletiert.

Bei der **MHC-Restriktion** spielen die beiden Moleküle CD4 und CD8, die sich zu diesem Zeitpunkt beide auf der sich entwickelnden T-Zelle befinden, eine wichtige Rolle. Wenn es zur Bildung des MHC-Antigen-TZR-Komplexes kommt, ist entweder CD4 oder CD8 beteiligt. Je nach Hilfsmolekül, das an der Bindung beteiligt ist, entscheidet sich, zu welcher Zelle die T-Zelle reift: Ist CD4 beteiligt, entsteht eine T-Helferzelle, bei CD8 ist es eine zytotoxische T-Zelle.

12.2.3 Reifung der T- und B-Zellen in den sekundären lymphatischen Organen

B- und T-Zellen, die die Prüfung auf Selbsttoleranz in den primären (auch zentralen) lymphatischen Organen überlebt haben, wandern über die Blutbahn in die **sekundären (oder peripheren) lymphatischen Organe** ein. Die Lymphfollikel, die die Zellen dabei durchqueren, halten Signale für die weitere Reifung bereit.

T-Lymphozyten wandern aus dem Thymus in die Lymphknoten, Milz, Tonsillen und Peyer-Plaques hinein. Mit dem Blut gelangen T-Zellen in die Milz. In die Lymphknoten migrieren sie durch **hochendotheliale Venolen (HEV)**. In den sekundären lymphatischen Organen angekommen, wandern sie in die T-Zell-Zonen ein und verweilen dort so lange, bis sie auf ihr **spezifisches Antigen** treffen und aktiviert werden.

Erst wenn die naiven T-Lymphozyten auf dieses Antigen treffen, können sie zu Effektorzellen reifen. Diese **T-Zell-Aktivierung** (S. 131) erfolgt mithilfe antigenpräsentierender Zellen (APZ), die nach Antigenkontakt in der Peripherie in die sekundären lymphatischen Organe (z. B. Lymphknoten) eingewandert sind. Nachdem die T-Zelle Antigenkontakt hatte, proliferiert und reift sie innerhalb von 4–5 Tagen zu einer T-Effektorzelle.

B-Lymphozyten gelangen in die weiße Pulpa der Milz, in die Rinde des Lymphknotens oder ins submukosale lymphoide Gewebe. Hier durchwandern sie spezialisierte Endothelien, um auf ein Antigen zu treffen. Um aktiviert zu werden, muss der BZR an ein freies oder gebundenes Antigen binden. Nach Antigenprozessierung muss er außerdem von einer follikulären T-Helferzelle im Keimzentrum der sekundären lymphatischen Organe ein costimulatorisches Signal erhalten (**B-Zell-Aktivierung** (S. 133)). Die aktivierten B-Zellen wandern nach Antigenkontakt und Costimulation in die Follikel der sekundären lymphatischen Organe ein. Hier differenzieren sich die B-Zellen zu **Plasma-** (S. 134) oder **Gedächtniszellen** (S. 134) (**B-Effektorzellen**) und vermehren sich stark.

> **IMPP-Fakten**
>
> ! Aus den **lymphoiden Progenitorzellen** gehen T- und B-Lymphozyten und natürliche Killerzellen hervor.
> ! Aus den myeloischen Progenitorzellen (**CMP**) bzw. CFU-GM entwickelt sich unter anderem die Vorläufer der Granulozyten.
> ! Unter krankhaften Bedingungen kann beim Erwachsenen wieder eine **hepatische Hämatopoese** auftreten.

12.3 Blutzellen: Überblick

Blutzellen werden im Knochenmark gebildet und können in 3 Gruppen eingeteilt werden:
- rote Blutkörperchen (**Erythrozyten** (S. 88))
- weiße Blutkörperchen (**Leukozyten**)
- Blutplättchen (**Thrombozyten**)

Leukozyten werden weiter unterteilt in **Granulozyten**, **Lymphozyten** und **Monozyten**.

Bei den **Granulozyten** werden unterschieden:
- neutrophile
- eosinophile
- basophile

Zu den **Lymphozyten** gehören:
- B-Lymphozyten (S. 133): Sie differenzieren sich zu
  - Plasmazellen
  - B-Gedächtniszellen
- T- Lymphozyten (S. 131): Sie differenzieren sich zu T-Effektorzellen wie
  - zytotoxische T-Zellen (T-Killerzellen; T_c-Zellen)
  - T-Helferzellen (T_{H1}, T_{H2} oder T_{H17})
  - regulatorische T-Lymphozyten (T_{reg}-Zellen)
  - T-Gedächtniszellen
- natürliche Killerzellen (S. 127) (NK-Zellen).

Lymphozyten werden histologisch in große und kleine Lymphozyten eingeordnet.

Aus den **Monozyten** differenzieren sich im Gewebe unterschiedliche Zellen wie Makrophagen.

12.3.1 Histologische Charakteristika

> **Lerntipp**
>
> Es ist wichtig, die morphologischen Merkmale der Blutzellen zu kennen. Mit relativ hoher Wahrscheinlichkeit wirst du sie auf Bildern erkennen müssen.

Blutausstrich

Blutzellen werden in Blutausstrichen untersucht. Dazu wird ein Bluttropfen auf einen Objektträger aufgebracht und ausgestrichen, sodass ein dünner Blutfilm entsteht. Die in der Regel dann angewandte Färbung ist die **May-Grünwald-Giemsa-Färbung** (Farbstoffgemisch) nach Pappenheim. In diesen Präparaten sind basophile Strukturen blau, azidophile rot.

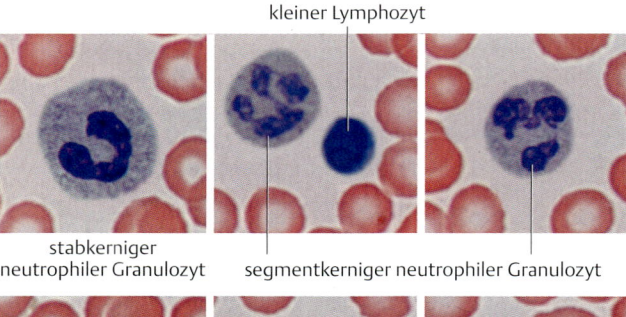

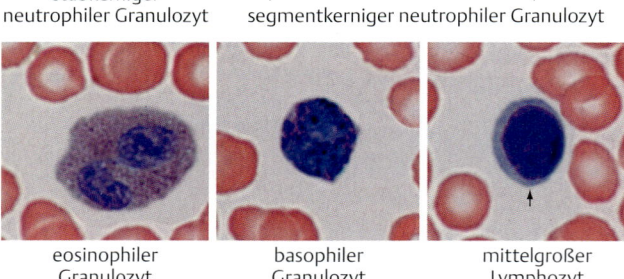

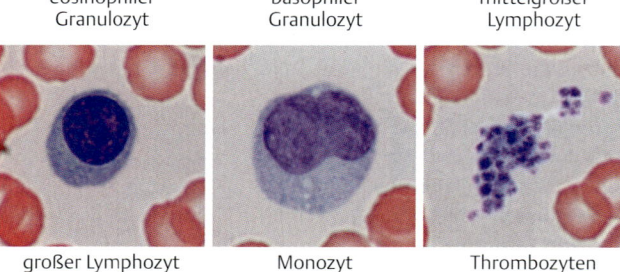

Abb. 12.2 Zellen im menschlichen Blutbild. (May-Grünwald-Giemsa-Färbung nach Pappenheim, Vergrößerung 1200-fach.) [Quelle: Ulfig, Kurzlehrbuch Histologie, Thieme, 2019]

13 Erythrozyten

13.1 Funktion und Lebenszyklus

Erythrozyten (rote Blutkörperchen) stellen den Großteil der Blutzellen (99%) dar. Sie bestehen zu ca. 95% (Trockengewicht) aus dem eisenhaltigen Blutfarbstoff **Hämoglobin** (Hb), das dem Transport der Atemgase (S. 106) dient: An Hb gebunden transportieren die Erythrozyten Sauerstoff von der Lunge zu den Geweben. Kohlendioxid wird jedoch vorwiegend als HCO_3^- im Blut transportiert (sowohl in den Erythrozyten als auch im Blutplasma).

Der Mensch verbraucht in Ruhe etwa 500 l Sauerstoff pro Tag. Hb ist zudem ein sehr wichtiges **Puffersystem** (S. 100).

Erythrozyten sind **kernlose Zellen**. Sie enthalten keine Mitochondrien und kein endoplasmatisches Retikulum. Entsprechend müssen sie ihren Energiebedarf über **Lactatbildung** decken. Sie sind scheibenförmig mit einer zentralen Eindellung (bikonkave Form). Erythrozyten verformen sich stark, wenn sie sich durch die Blutkapillaren quetschen.

Die **Glykokalix** der Erythrozyten enthält die **240 Blutgruppenantigene**, die die **Blutgruppe** (S. 90) bestimmen.

13.1.1 Erythrozyten in Zahlen

1 μl Blut enthält ca. 4–5 Millionen (5×10^6) Erythrozyten. Ihr Durchmesser liegt bei 7,5 μm. Im Randbereich sind sie etwa 2,5 μm; im Zentrum 1 μm dick (hier heller als in der Peripherie). Der Gehalt an Hämoglobin beträgt 30 pg pro Erythrozyt. Die normale Hämoglobinkonzentration bei Männern liegt bei 10 mmol/l (16 g/dl), bei Frauen ca. 10% niedriger. Die Gesamtoberfläche aller Erythrozyten beträgt 3800 m². Ihre Lebensdauer beträgt 120 Tage. Erythrozyten haben von allen Blutzellen die **längste Verweildauer** im Blutkreislauf.

Im gesamten Blutvolumen gibt es etwa 25 Billionen (25×10^{12}) rote Blutkörperchen, was mehr als 2 Drittel der Gesamtzellzahl des menschlichen Organismus ausmacht. Jedes rote Blutkörperchen legt in seinem Leben ca. 400 km zurück. Pro Sekunde werden etwa 2,4 Millionen neue Erythrozyten gebildet.

13.1.2 Lebenszyklus

Erythrozyten werden im Knochenmark aus Erythroblasten gebildet. Diese wiederum entstehen aus myeloischen Stammzellen, die sich aus multipotenten Stammzellen entwickelt haben.

Erythropoese

Die Entwicklung vom Proerythroblasten bis zum fertigen Erythrozyten dauert ca. 6–9 Tage und umfasst 7 Entwicklungsstufen:

Der Proerythroblast (20–25 μm) entwickelt sich über den basophilen (blauen) Erythroblasten, den polychromatischen Erythroblasten, den polychromatischen (blau-roten) Normoblasten (8–10 μm) hin zum azidophilen (roten) Normoblasten. In diesem Stadium wird der Zellkern langsam ausgestoßen und es entsteht ein Retikulozyt (ca. 5 Tage), der keinen Zellkern, aber noch mRNA für die Proteinsynthese enthält.

Die Retikulozyten wandern aus dem Knochenmark in das Blut, in dem sie sich zu fertigen Erythrozyten (7–8 μm) entwickeln. Die Regulation der Erythropoese erfolgt durch **Erythropoetin** (= EPO, alte Schreibweise Erythropoietin), ein Glykopeptidhormon, das zu 90 % in der Nierenrinde und zu 10 % in der Leber gebildet wird. Fehlt EPO, kommt es zu einer Anämie. Bei Anämie (z. B. durch **Blutverlust**) und **Sauerstoffmangel** (S. 89) wird verstärkt EPO gebildet.

In Retikulozyten führt ein Mangel an Häm dazu, dass die Translation des Globingens gehemmt wird und die Zellen nicht weiter reifen. Reguliert wird diese Translationshemmung durch den Initiationsfaktor eIF2, der durch eine **eIF2-Kinase** phosphoryliert und damit gehemmt wird. Die eIF2-Kinase wiederum wird durch eine hohe Häm-Konzentration inhibiert, sodass eIF2 bei einer ausreichenden Menge an vorhandenem Häm dephosphoryliert bleibt und die Translation des Globingens stattfinden kann.

Überalterte und damit steifere Zellen werden in der Milzpulpa identifiziert und abgebaut.

Erythrozyten erscheinen im Blutausstrich als runde rote Scheiben mit **zentraler Aufhellung** (geringere Dicke).

Hypoxie

Bei Sauerstoffmangel (z. B. durch Aufenthalt in großen Höhen, chronische Kohlenmonoxidvergiftung) kann es in den peripheren Geweben und in der Nierenrinde zu einer Hypoxie kommen. Das bedeutet, dass der O_2-Partialdruck im arteriellen Blut abnimmt (O_2-Mangel) und das Gewebe schlechter durchblutet wird (Ischämie). Daraufhin wird in der Nierenrinde vermehrt **Erythropoetin** synthetisiert und freigesetzt. Die Synthese wird durch den Transkriptionsfaktor HIF (hypoxia inducible factor), genauer: HIF-2α, induziert. EPO regt über einen membranständigen Rezeptor die Erythropoese im Knochenmark an. Im Sport ist es ein unerlaubtes Dopingmittel.

> **Lerntipp**
>
> Liegt **keine Hypoxie** vor, dann wird die Aktivität von HIF-1α durch **Hydroxylierung** an 2 Prolylresten gehemmt. Anschließend wird das Protein ubiquitinyliert und abgebaut. Die Hydroxylierungen können von sogenannten **HIF-Prolylhydroxylasen** katalysiert werden. Diese Enzyme verfügen im Gegensatz zu anderen Prolylhydroxylasen (siehe Kollagensynthese) über eine geringe Sauerstoffaffinität (hoher K_M-Wert für Sauerstoff). Das bedeutet, dass eine Abnahme der Sauerstoffkonzentration (Substratmangel) zu einer Enzymhemmung führt. Damit wird weniger HIF abgebaut und mehr EPO produziert.

13.1.3 Laborparameter Retikulozytenzahl

Der Anteil der Retikulozyten an der Gesamtmenge der Erythrozyten beträgt normalerweise 0,8–2,5 %. Der Wert ist ein Laborparameter und ein Maß für die erythropoetische Aktivität des Knochenmarks. Eine Veränderung kann unterschiedliche Ursachen haben:

- **Abnahme** der Retikulozytenzahl; durch Proliferationsstörungen, verursacht z. B. durch:
  - eine Schädigung des Knochenmarks
  - eine Störung der Hämoglobinsynthese (Eisenmangel)
  - eine Störung der Zellproliferation (Cobalaminmangel, EPO-Mangel).

- **Anstieg** der Retikulozytenzahl (Retikulozytose); die Erythropoeseleistung des Knochenmarks ist erhöht, z. B.:
  - durch kompensatorische Erhöhung bei Anämien (z. B. bei hämolytischen Anämien)
  - nach größeren Blutverlusten
  - bei Höhenaufenthalten (infolge einer verstärken EPO-Bildung).

13.1.4 Angeborene Störungen der Erythrozytenfunktion

Sichelzellanämie. Die Sichelzellanämie bzw. Sichelzellkrankheit ist eine chronische hämolytische Anämie. Sie beruht auf einer **Punktmutation im β-Globingen**. Das von diesem Gen gebildete Hämoglobin wird als HbS bezeichnet. Typisch ist die Sichelform der Erythrozyten bei homozygoten Merkmalsträgern. Die Sichelzellanämie findet man besonders häufig in tropischen und subtropischen Gebieten und besonders häufig in Äquatorialafrika, wo der Malariaerreger und dessen Vektor, die Anopheles, verbreitet sind. Dort ist die Heterozygotie unter Umständen ein positives Selektionsmerkmal, da hierdurch die Resistenz gegen Malaria erhöht wird, während sie keine negativen Folgen hat.

Thalassämien. Thalassämien sind hämolytische Anämien, die vorwiegend im Mittelmeerraum vorkommen (Mittelmeeranämien). Bei ihnen ist die Synthese des Proteinanteils des Hämoglobins gestört. Die gebildeten Erythrozyten sind hypochrom (zu wenig roter Blutfarbstoff) und mikrozytär (kleine Erythrozyten), die Erythrozytenzahl ist aber normal.

> **IMPP-Fakten**
>
> ! In **1 µl Blut** sind 4–5 Mio. Erythrozyten enthalten.
> ! Erythrozyten haben einen Durchmesser von **7,5 µm**.
> ! Erythrozyten erscheinen im Blutausstrich als runde rote Scheiben mit **zentraler Aufhellung**.
> ! Erythrozyten **verweilen** von allen Blutzellen **am längsten** im Blutkreislauf.
> ! Die Vorläufer der Erythrozyten sind die **Retikulozyten**. Diese kommen hauptsächlich im Knochenmark vor, haben keinen Zellkern mehr, enthalten aber mRNA zur Proteinbiosynthese.
> !!! Bei **Anämie** (z. B. Blutverlust) und **Sauerstoffmangel** (z. B. Höhenaufenthalt, chronische Kohlenmonoxidvergiftung) kommt es zur verstärkten Bildung von **Erythropoetin (EPO)**.
> ! Die Regulation der Erythropoese erfolgt durch **Erythropoetin**, das zu 90 % in der **Niere** gebildet wird.
> !!!! Die Synthese von **Erythropoetin** wird durch den **Transkriptionsfaktor HIF** (hypoxia inducible factor) induziert.
> !! Bei Hypoxie kommt es zu einem verminderten Abbau von **HIF**.
> !! Liegt keine Hypoxie vor, wird die Aktivität von **HIF-1α** durch **Hydroxylierung** an 2 Prolylresten gehemmt.
> ! Die **Retikulozytenzahl** im Blut steigt z. B. bei einer hämolytischen Anämie an.
> ! Die Sichelzellanämie kommt vor allem im tropischen Afrika vor, wo der Malariaerreger und dessen Vektor, die **Anopheles**, verbreitet sind.
> ! Die Ursache für die Sichelzellenanämie ist eine Punktmutation, bei der eine **Aminosäure substituiert** wurde.

13.2 Stoffwechsel der Erythrozyten und Thrombozyten

13.2.1 Stoffwechsel der Erythrozyten

Da reife Erythrozyten weder einen Zellkern noch Zellorganellen besitzen, ist ihr Stoffwechsel stark reduziert und beschränkt sich auf **2 Reaktionswege**:
- die „**anaerobe Glykolyse**" zum Gewinn von ATP
- den **Pentosephosphatweg** zur Bereitstellung von NADPH + H$^+$ für die Regeneration von Glutathion (S. 106)

Die Glucose für die anaerobe Glykolyse nehmen Erythrozyten über den insulinunabhängigen Transporter **GLUT1** auf. Da den Erythrozyten Mitochondrien und damit auch die Atmungskette fehlen, kann die Glucose selbst unter aeroben Bedingungen nicht vollständig zu CO_2 und H_2O oxidiert werden. Die ATP-Ausbeute pro Molekül Glucose beträgt daher nur 2 statt 32 ATP. Das ATP wird vor allem für die Na$^+$/K$^+$-ATPase in der Erythrozytenmembran und die Glutathionsynthese (S. 105) durch 2 Ligasen benötigt.

Kommt es durch einen Mangel an einem Enzym (z. B. der Pyruvatkinase) zur Störung der Glykolyse, können die Erythrozyten hieraus keine Energie mehr gewinnen und gehen unter. Die Folge ist eine hämolytische Anämie.

Der ATP-Gewinn in den Erythrozyten liegt tatsächlich noch unter 2 ATP pro Glucose, da Erythrozyten aus 1,3-Bisphosphoglycerat, dem Zwischenprodukt der Glykolyse, **2,3-Bisphosphoglycerat (2,3-BPG)** synthetisieren. 2,3-Bisphosphoglycerat kann durch die Bisphosphoglyceratphosphatase zwar wieder in 3-Phosphoglycerat umgewandelt werden, dabei wird aber kein ATP gebildet wie bei der Phosphoglyceratkinase-Reaktion in der Glykolyse. 2,3-BPG kann jedoch durch Abbau zu 2-Phosphoglycerat wieder in die Glykolyse eingeschleust werden. Das 2,3-BPG hat als negativer allosterischer Regulator der Sauerstoffbindung am Hämoglobin eine wichtige Funktion bei der O_2-Abgabe von Hämoglobin.

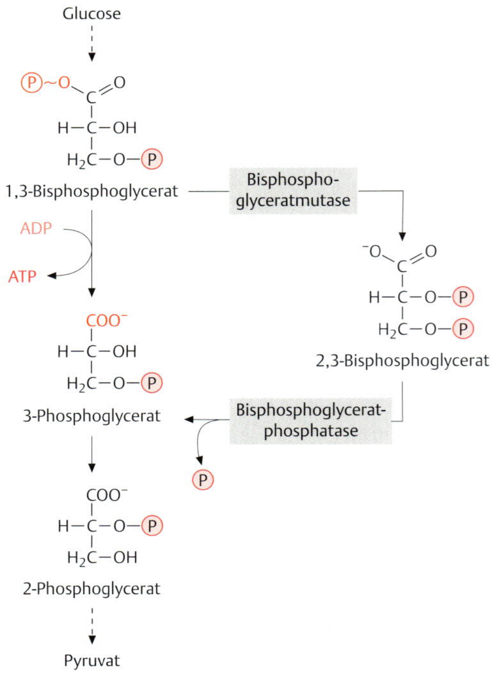

Abb. 13.1 Synthese von 2,3-Bisphosphoglycerat. [Quelle: Königshoff, Brandenburger, Kurzlehrbuch Biochemie, Thieme, 2018]

13.2.2 Stoffwechsel der Thrombozyten

Thrombozyten sind streng genommen keine Zellen, sondern Zellfragmente, die von Megakaryozyten abgeschnürt werden. Ihnen fehlt ein Zellkern, sie verfügen jedoch über Mitochondrien und damit über mitochondriale DNA und mitochondriale Enzyme. Außerdem besitzen sie in ihrem Zytosol RNA und Ribosomen, sodass sie, in begrenztem Umfang, eigene Proteine herstellen können. Thrombozyten können aus dem Abbau von Glucose und Fettsäuren über die **Glykolyse** und den **Citratzyklus** oder die **β-Oxidation** über die **Atmungskette** sehr effizient ATP synthetisieren. Sie besitzen außerdem das kanalikuläre System, ein spezialisiertes ER, das als Calciumspeicher dient. Darüber hinaus findet man Lysosomen und verschiedene Granula, die Glykogen, Nucleotide und verschiedene Effektorsubstanzen enthalten. Diese Effektoren und das Calcium aus dem ER werden bei der Fusion der Granula mit der Thrombozytenmembran freigesetzt und spielen bei der Blutstillung (S. 112) eine wichtige Rolle. Zudem besitzen Thrombozyten einen aktiven **Eicosanoidstoffwechsel** (S. 71) und synthetisieren bereits im Ruhezustand Thromboxan A$_2$.

> **IMPP-Fakten**
>
> ‼ Die Hauptaufgabe der **Glykolyse** in den **Erythrozyten** ist die Synthese von **ATP**.
>
> ❗ Der **Pentosephosphatweg** zur Bereitstellung von NADPH + H$^+$ ist ein wichtiger Stoffwechselweg in Erythrozyten.
>
> ❗ Die **Glucose** gelangt über den insulinunabhängigen **GLUT1** in den Erythrozyten.
>
> ❗ Durch einen **Pyruvatkinasemangel** kann für die Erythrozyten **keine ATP-Gewinnung** aus der Glykolyse mehr gewährleistet werden, es kommt zur hämolytischen Anämie.
>
> ❗ In den Erythrozyten entsteht aus **1,3-Bisphosphoglycerat** durch enzymkatalysierte Umlagerung **2,3-Bisphosphoglycerat (2,3-BPG)**.
>
> ❗ **Thrombozyten** besitzen **mitochondriale Enzyme**.

13.3 Blutgruppen: AB0- und Rhesussystem

13.3.1 Allgemeines

Auf der Oberfläche der menschlichen Erythrozyten und anderer Blutzellen befinden sich zahlreiche Moleküle, die bei einer Bluttransfusion dafür verantwortlich sein können, dass Empfänger- und Spenderblut nicht kompatibel sind. Der Grund dafür ist, dass gegen manche dieser Moleküle Antikörper gebildet werden können. Deshalb bezeichnet man die Oberflächenmoleküle auch als **Antigene** (S. 121), genauer als **Blutgruppenantigene**. Diese Antigene kommen auch auf vielen anderen Zellen vor. Sie werden in Gruppen eingeteilt. Bis heute sind beim Menschen 15 Blutgruppensysteme bekannt. Die klinisch wichtigsten sind das **AB0-System** und das **Rhesussystem**.

13.3.2 AB0-System

Bei diesem System werden die Blutgruppen **A**, **B**, **AB** und **0** (Null) unterschieden, die von dem Vorhandensein von 3 unterschiedlichen proteingebundenen Oligosacchariden (A, B oder H) bestimmt werden. Diese sind Bestandteile von **Sphingoglykolipiden** oder auch **Glykoproteinen**, die in die Plasmamembran von

13.3 Blutgruppen: AB0- und Rhesussystem

Erythrozyten und weiteren Zellarten eingebettet sind. Der Lipid- bzw. Proteinanteil dient als Anker in der Zellmembran, der Zuckeranteil weist nach außen.

AB0-Antigene. Die Erythrozyten aller Blutgruppen tragen als Basis stets einen als **h**eterogenetische Substanz bezeichneten Kohlenhydratanteil, das **H-Antigen** (H-Substanz), das aus fünf Monosacchariden besteht (Glucose–Galactose–N-Acetylglucosamin–Galactose–Fucose). A- und B-Antigen unterscheiden sich von dem H-Antigen durch Addition einer weiteren Monosaccharideinheit an den äußeren Galactoserest: Beim **A-Antigen** handelt es sich dabei um N-Acetylgalactosamin (GalNAc), beim **B-Antigen** um Galactose (Gal).

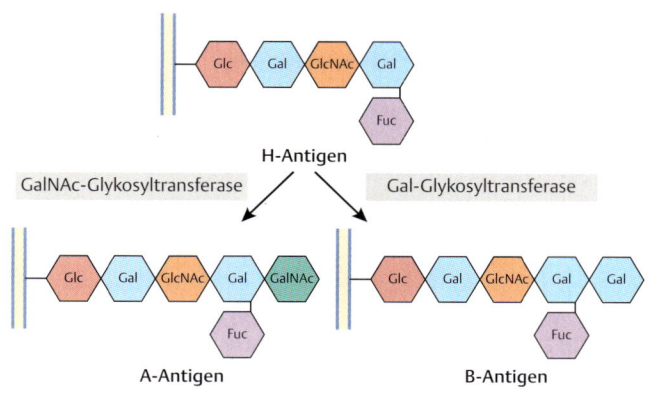

Abb. 13.2 Kohlenhydratanteile der AB0-Antigene. GlcNAc, N-Acetylglucosamin; Gal, Galactose; Fuc, Fucose; GalNAc, N-Acetylgalactosamin

Die unterschiedlichen Blutgruppen des AB0-Systems basieren auf einer unterschiedlichen Ausstattung der Individuen mit Allelen für spezifische **Glykosyltransferasen**, die an das H-Antigen den entsprechenden Kohlenhydratrest anhängen. Die meisten Individuen besitzen Enzyme für die Synthese des H-Antigens. Individuen mit der **Blutgruppe A** besitzen zusätzlich die Allele für die GalNAc-Glykosyltransferase, diejenigen mit der **Blutgruppe B** die Allele für die Gal-Glykosyltransferase und die mit der **Blutgruppe AB** besitzen für jedes Enzym ein Allel. Die von Allel 0 codierte Glykosyltransferase ist durch eine Deletion nicht funktionell, sodass bei Trägern der **Blutgruppe 0** das H-Antigen nicht weiter modifiziert werden kann.

Bildung von Antikörpern gegen Antigene des AB0-Systems. Menschen mit der Blutgruppe A bilden Anti-B-Antikörper, Menschen mit der Blutgruppe B Anti-A-Antikörper und Menschen mit der Blutgruppe 0 sowohl Anti-A- als auch Anti-B- Antikörper. Gegen die eigenen Blutgruppenantigene findet keine Immunisierung statt, da im Rahmen der Toleranzbildung alle Lymphozyten eliminiert werden, die Antikörper gegen körpereigene Strukturen ausbilden.

Die **Antikörper** bezeichnet man als **Agglutinine** oder Isoagglutinine, da sie Erythrozyten fremder Blutgruppen verklumpen lassen (Agglutination). Spenderblut der Gruppe A führt also bei einem Empfänger der Gruppe B zu einer Agglutination. Aus diesem Grund ist eine genaue Analyse der Spender- und Empfängerblutgruppen vor einer Bluttransfusion notwendig.

Agglutinine des AB0-Systems gehören zur Klasse **IgM** (S. 136) und können die Plazentaschranke nicht passieren. Insofern können sie nicht aus dem mütterlichen Blut in das des Fötus gelangen und dort (bei abweichender Blutgruppe) Erythrozyten agglutinieren.

> **Blick in die Klinik** Ermittelt wird die AB0-Blutgruppe mittels zweier Testseren, die Anti-A- bzw. Anti-B-Antikörper enthalten. Welche Antigene in der Blutprobe enthalten sind, lässt sich an dem Verklumpungsmuster erkennen: Wenn das Gemisch aus Testserum und Blutprobe verklumpt (sog. **Hämagglutination**), dann ist das Antigen, gegen das sich das Testserum richtet, im Blut vorhanden.
> Ist die Blutgruppe durch den Test bekannt, lässt sich auch auf die Agglutinine im jeweiligen Blut schließen:
> – Blutgruppe **A** → Agglutinine gegen das **B-Antigen**
> – Blutgruppe **B** → Agglutinine gegen das **A-Antigen**
> – Blutgruppe **0** → Agglutinine gegen das **A- und das B-Antigen**.
>   Ein Vermischen des Plasmas mit Erythrozyten von Personen anderer Blutgruppen (A, B und AB) führt in jedem Fall zu einer Agglutination
> – Blutgruppe **AB** → **keine** Agglutinine

Diagnose Zugabe von Serum mit dem Antikörper

Blutprobe	Anti-A	Anti-B	Anti-A + Anti-B	Erythrozyten der Blutgruppe
1.	verklumpt	–	verklumpt	A
2.	–	–	–	0
3.	–	verklumpt	verklumpt	B
4.	verklumpt	verklumpt	verklumpt	AB

Tabelle

Erythrozytenantigene	Plasmaantikörper	möglicher Genotyp	Häufigkeit (%)
A	Anti-B	AA / A0	44
0	Anti-A + Anti-B	00	42
B	Anti-A	BB / B0	10
AB	kein Anti-A kein Anti-B	AB	4

Abb. 13.3 Bestimmung der Blutgruppe. [Quelle: Pape, Kurtz, Silbernagl, Physiologie, Thieme, 2019]

> **Lerntipp**
>
> Die Beispielaufgaben unten behandeln im Grunde genommen immer dasselbe Thema. Es geht um die Reaktion der verschiedenen Erythrozyten bzw. Agglutinine bei einer Kombination verschiedener Blutgruppen.
> Du kannst dir zur Übung immer wieder neue Szenarien ausdenken und verschiedene Blutgruppen miteinander kombinieren. Dafür solltest du von der Übertragung von Erythrozyten ausgehen, aber auch von der Übertragung von Blutplasma. Merke dir:
> Übertragung von **Erythrozyten**:
> – Blutgruppe **A** kann Erythrozyten von **A** und **0** empfangen.
> – Blutgruppe **B** kann Erythrozyten von **B** und **0** empfangen.
> – Blutgruppe **0** kann nur Erythrozyten von **0** empfangen.
> – Blutgruppe **AB** kann Erythrozyten von **AB, A, B** und **0** empfangen.
>
> Übertragung von **Plasma**:
> – Blutgruppe **A** kann Plasma von **A** und **AB** empfangen.
> – Blutgruppe **B** kann Plasma von **B** und **AB** empfangen.
> – Blutgruppe **0** kann Plasma von **AB, A, B** und **0** empfangen.
> – Blutgruppe **AB** kann nur Plasma von **AB** empfangen.
> Mache dir klar, worin die Unterschiede zwischen der Übertragung von Erythrozyten und von Plasma bestehen.
>
> **Beispielaufgaben**
>
> *Aufgabe 1* Ein siebenjähriges Mädchen fällt infolge einer bakteriellen Infektion in einen septischen Schock. Dabei kommt es durch eine Verbrauchskoagulopathie zu einer bedrohlichen Blutgerinnungsstörung. Der behandelnde Arzt ordnet deshalb die Transfusion von Spender-Blutplasma an. Das Mädchen hat die Blutgruppe B.
> Blutplasma von Spendern welcher Blutgruppe(n) ist mit dem Blut des Mädchens bezüglich des AB0-Systems kompatibel?
> **Lösung**: Das Mädchen darf kein Blutplasma der Blutgruppen A und 0 erhalten, da diese die Agglutinine Anti-B enthalten. Es kommt also nur Blutplasma der Gruppen B und AB für die Transfusion infrage.
>
> *Aufgabe 2* Bei einem Bedside-Test zur Überprüfung der Blutgruppen vor einer Transfusion agglutiniert das Blut des Patienten bei Zugabe von Anti-A-Antikörpern, nicht aber bei der Zugabe von Anti-B-Antikörpern. Das Spenderblut dagegen agglutiniert sowohl bei der Zugabe von Anti-A als auch bei der Zugabe von Anti-B. Was würde bei einer Transfusion passieren?
> **Lösung**: Das Patientenblut agglutiniert nur bei der Zugabe von Anti-A. Das bedeutet, der Patient hat Blutgruppe A und sein Blut enthält Anti-B-Antikörper. Das Spenderblut enthält weder Anti-A- noch Anti-B-Antikörper (ist also Blutgruppe AB), denn es agglutiniert, wenn man es mit diesen beiden Antikörpern versetzt. Die Anti-B-Antikörper des Patientenbluts würden also bei einer Transfusion die Erythrozyten des Spenderbluts agglutinieren lassen, was schließlich zur Hämolyse führen würde.

13.3.3 Rhesussystem

Bei den **Rhesusfaktoren** (Rh) handelt es sich um **Proteine**. Es gibt fünf serologisch bestimmbare Rhesusantigene, die als C, c, D, E und e bezeichnet werden und zusammen den Rhesusphänotyp einer Person bestimmen. Die stärkste antigene Wirkung hat das D-Antigen. Es wird zur Einteilung der Blutgruppen in Rh$^+$ (rhesuspositiv, Genotyp DD oder Dd) und Rh$^-$ (rhesusnegativ, Genotyp dd; hier fehlt das D-Antigen auf der Erythrozytenoberfläche) herangezogen und als **Rhesusfaktor** bezeichnet. 85% der weißen europäischen und amerikanischen Bevölkerung besitzen das 417 Aminosäuren lange Protein auf der Erythrozytenoberfläche und sind deshalb rhesuspositiv (Rh$^+$).

Im Gegensatz zum AB0-System existieren keine präformierten Agglutinine gegen den Rhesusfaktor. Diese werden nur von rhesusnegativen Personen nach Kontakt mit rhesuspositivem Blut gebildet (z.B. bei Fehltransfusion oder während der Schwangerschaft/Geburt). Das Blut von rhesuspositiven Personen enthält keine Antikörper (Anti-D) gegen den Rhesusfaktor.

> **Blick in die Klinik** Morbus haemolyticus neonatorum (fetale Erythroblastose)
>
> Bei einer Schwangerschaft einer Rh$^-$-Mutter mit einem Rh$^+$-Kind können während des Geburtsvorgangs oder auch nach Fehlgeburten, intrauterinen Eingriffen oder vorzeitiger Plazentaablösung Erythrozyten des Kindes in den Kreislauf der Mutter gelangen. Die Immunabwehr der Mutter reagiert darauf mit der Produktion von Anti-D-Antikörpern gegen Rh$^+$-Erythrozyten.
> Die Antikörper gegen das Rhesusantigen gehören zur Klasse **IgG** (S. 135) und sind damit **plazentagängig**. Je nach Zeitpunkt der Erythrozytenübertragung können die Anti-D-Antikörper der Mutter bereits während der ersten oder auch erst bei einer zweiten Schwangerschaft in den Kreislauf des Fötus gelangen und die Erythrozyten bereits des ersten oder auch erst des zweiten Rh$^+$-Kindes agglutinieren. Die Erythrozyten lysieren daraufhin und das Hämoglobin wird zu gelbem Bilirubin abgebaut. Schon bei der Geburt leidet das Kind dadurch unter einer starken Gelbsucht und einer immunhämolytischen Anämie. Folgen können Ödeme, Pleuraerguss, Herzinsuffizienz oder ein Hydrops fetalis sein, bis hin zum Tod des Fötus. Bei einem schweren Verlauf kann der Tod des Kindes nur durch intrauterine Bluttransfusionen verhindert werden.
> Um einer Sensibilisierung vorzubeugen, verabreicht man Rh$^-$-Müttern, die mit einem Rh$^+$-Partner ein Kind haben, eine Anti-D-Prophylaxe. Dabei werden der Mutter einmal während der Schwangerschaft und ein zweites Mal innerhalb der ersten 72 Stunden nach der Geburt des Kindes Rhesusantikörper gegeben. Diese binden an die Rh-Antigene auf den fetalen Erythrozyten im mütterlichen Blut, sorgen so für ihre rasche Entfernung und verhindern die Antikörperbildung.

> **IMPP-Fakten**
>
> ! Die unterschiedlichen **Blutgruppen des AB0-Systems** gehen auf eine unterschiedliche Ausstattung der Individuen mit Allelen für spezifische **Glykosyltransferasen** zurück.
> ! Die **Blutgruppen des AB0-Systems** werden durch 3 unterschiedliche proteingebundene Oligosaccharide (A, B oder H) bestimmt.
> ! **Fucose** ist ein Kohlenhydratbestandteil des AB0-Systems.
> ! Agglutinine des AB0-Systems gehören zur Klasse **IgM**.
> ! **Agglutinine (Isoagglutinine)** des AB0-Systems können die **Plazentaschranke** normalerweise nicht passieren.
> !!!! Du musst das Ergebnis eines **Bedside-Tests** interpretieren können und auch wissen, welche Antikörper (Agglutinine) sich im Blut einer bestimmten Blutgruppe befinden. Im Zusammenhang mit der Vererbung von Blutgruppen musst du auch auf den jeweiligen Genotyp schließen können. Er ist daher hier mit aufgeführt, obwohl die Vererbung in der Biologie besprochen wird:
> – Verklumpt das Gemisch aus Testserum und Blutprobe, dann ist das Antigen, gegen das sich das Testserum richtet, im Blut vorhanden.

- Im Blutplasma befinden sich Antikörper (Agglutinine) gegen die Merkmale, die die eigenen Erythrozyten nicht besitzen:
  - Blutgruppe **A** → **Anti-B**-Antikörper → Genotyp **AA** oder **A0**
  - Blutgruppe **0** → **Anti-A**- und **Anti-B**-Antikörper → Genotyp **00**
  - Blutgruppe **B** → **Anti-A**-Antikörper → Genotyp **BB** oder **B0**
  - Blutgruppe **AB** → **kein** Antikörper → Genotyp **AB**
  - Rhesusfaktor Rh⁺ → keine Anti-D-Antikörper
  - Rhesusfaktor Rh⁻ → Anti-D-Antikörper nach Kontakt mit rhesuspositivem Blut

! Mache dir den Unterschied zwischen der **Übertragung von Erythrozyten** und der **Übertragung von Plasma** klar und was er für die Kompatibilität bedeutet:
- Übertragung von **Erythrozyten**:
  - Blutgruppe **A** kann Erythrozyten von **A und 0** empfangen
  - Blutgruppe **B** kann Erythrozyten von **B und 0** empfangen
  - Blutgruppe **0** kann nur Erythrozyten von **0** empfangen
  - Blutgruppe **AB** kann Erythrozyten von **AB, A, B und 0** empfangen
- Übertragung von **Plasma**:
  - Blutgruppe **A** kann Plasma von **A und AB** empfangen
  - Blutgruppe **B** kann Plasma von **B und AB** empfangen
  - Blutgruppe **0** kann Plasma von **AB, A, B und 0** empfangen
  - Blutgruppe **AB** kann nur Plasma von **AB** empfangen

! Es existieren **keine präformierten Antikörper** gegen den Rhesusfaktor (sie werden erst nach Kontakt mit Rh⁺-Erythrozyten gebildet).

! **Anti-D-Antikörper** gehören zur **Klasse IgG**.

!! Ist die Rh⁻-Mutter eines Elternpaares mit einem Rh⁺-Vater zum zweiten Mal schwanger und das Kind ist Rh⁺, kann es beim Kind aufgrund einer **Rhesusinkompatibilität** zu einer hämolytischen Anämie kommen.

13.4 Erythrozytenparameter

Erythrozytenparameter geben Auskunft über die Eigenschaften der roten Blutkörperchen und können u. a. bei einer Differenzialdiagnostik von Anämien (S. 94) wichtige Hinweise geben.

13.4.1 Erythrozytenzahl und Hämoglobinkonzentration

Die Erythrozytenzahl wird in einem Zählautomaten bestimmt. Moderne Zählautomaten haben auch eine fotometrische Hämoglobinbestimmung integriert, sodass Erythrozytenzahl und Hämoglobinkonzentration in einem Arbeitsgang bestimmt werden können.

Die Erythrozytenzahl pro Mikroliter ist beim Mann höher als bei der Frau. Entsprechend ist auch die Hämoglobinkonzentration beim Mann höher.

13.4.2 Hämatokrit

Als Hämatokrit (Hkt) bezeichnet man den Volumenanteil aller Blutzellen am gesamten Blutvolumen (ca. 44%). Bestimmt wird er mithilfe einer Zentrifugation.

Da die Erythrozyten ca. 99% des Zellvolumens im Blut ausmachen, kann man den Hämatokrit als Parameter für das Erythrozytenvolumen im Blut nutzen. Einen erhöhten Hkt findet man nach längerem Höhenaufenthalt oder bei chronischen Lungenerkrankungen (EPO ↑). Dieser als **Polyglobulie** bezeichnete Zustand geht mit einem erhöhten Thromboserisiko einher. Auch Neugeborene haben physiologisch bedingt einen erhöhten Hämatokrit.

13.4.3 Erythrozytenindizes

Erythrozytenindizes sind Hilfsgrößen, die nähere Auskunft über die Erythrozyteneigenschaften liefern und besonders bei der **Differenzialdiagnostik von Anämien** (S. 94) weiterhelfen. Sie können aus der Hämoglobinkonzentration, dem Hämatokrit und der Erythrozytenzahl berechnet werden. Sie sind geschlechtsunabhängig (siehe **Tab. 13.1**).

MCH (mean corpuscular hemoglobin, auch Färbekoeffizient Hb$_E$ genannt): mittlere Hämoglobinmasse pro Erythrozyt.

$$MCH = \frac{\text{Haemoglobinkonzentration [g/l]}}{\text{Erythrozytenzahl [1/l]}}$$

MCV (mean corpuscular volume): mittleres Volumen eines Erythrozyten.

$$MCV = \frac{\text{Haematokrit}}{\text{Erythrozytenzahl [1/l]}}$$

MCHC (mean corpuscular hemoglobin concentration): mittlere Hämoglobinkonzentration der Erythrozyten.

$$MCHC = \frac{\text{Haemoglobinkonzentration [g/l]}}{\text{Haematokrit}}$$

Merke Der Normwert für die MCHC ist 330 g/l.

Rechenbeispiel

In der Prüfung sollst du errechnen, wie viel hämoglobingebundener Sauerstoff pro Liter Erythrozyten maximal transportiert wird. Angegeben ist der Erythrozytenindex MCHC mit 320 g l^{-1} Erythrozyten und die absolute Molekülmasse eines Hämoglobintetramers mit 64 · 10³ u.

Lösungsweg: Der Erythrozytenindex MCHC ist die mittlere Hb-Konzentration im Erythrozyten. Er lässt sich aus dem Hämatokrit- und der Hb-Konzentration errechnen.

Um die Aufgabe lösen zu können, muss man wissen, dass die absolute Molekülmasse und die Molmasse eines Moleküls (g mol^{-1}) den gleichen Zahlenwert haben. Die Molmasse eines Hämoglobintetramers ist daher 64 · 10³ g mol^{-1}.

Um die Menge an Hb-Molekülen pro Liter Erythrozyten zu berechnen, teilt man zunächst den MCHC durch die Molmasse des Hämoglobins:

$$\frac{MCHC}{\text{Molmasse (Hb-Tetramer)}} = \frac{320 \text{ g} \cdot \text{l}^{-1}}{64\,000 \text{ g} \cdot \text{mol}^{-1}} = 0{,}005 \text{ mol} \cdot \text{l}^{-1}$$

Wenn ein Hb-Molekül je ein O$_2$-Molekül binden würde, wäre man jetzt am Ziel – die Menge der Hb-Moleküle entspräche der Menge der gebundenen O$_2$-Moleküle. Da Hämoglobin jedoch ein tetrameres Protein ist und 4 O$_2$-Moleküle binden kann, **multipliziert man den Wert noch mit 4**:

0,005 mol l^{-1} · 4 = 0,02 mol l^{-1} = 20 mmol l^{-1}

Lösung: 20 mmol l^{-1}

13.4.4 Transferrinsättigung

Die Transferrinsättigung im Blutplasma gibt Auskunft über den Eisenspiegel im Blut. Transferrin ist ein Protein, das in der Leber gebildet wird. Es bindet Eisen im Plasma und transportiert es. Die Sättigung lässt sich berechnen, indem man den Quotienten aus dem Eisengehalt und dem Transferringehalt des Serums bildet. Normalerweise ist weniger als 50% des Transferrins mit Eisen beladen.

> **Lerntipp**
>
> Hier sind nur wenige Blutparameter als prüfungsrelevant hervorgehoben. Das liegt daran, dass sie selten direkt abgefragt werden. Es ist aber ratsam, sie trotzdem zu lernen, denn es ist gut möglich, dass dir in der Prüfung ein Blutbild vorgelegt wird und du erkennen musst, was daran ungewöhnlich ist. Dazu musst du die Normwerte kennen.

13.4.5 Blut(körper)senkungsgeschwindigkeit (BSG)

Aufgrund ihres höheren spezifischen Gewichts sinken die Erythrozyten im Plasma von ungerinnbar gemachtem Blut ab. Eine Erhöhung der BSG wird durch bestimmte Proteine verursacht (sog. **Agglomerine**), in deren Anwesenheit sich die Erythrozyten zu größeren Komplexen zusammenlagern und daher schneller absinken. Zu den Agglomerinen gehören auch die Akute-Phase-Proteine, die u. a. bei Entzündungen und Tumorerkrankungen im Plasma auftreten. Auch ein verminderter Hämatokrit (z. B. bei Anämien) beschleunigt die Senkung, da durch die verminderte Erythrozytenzahl die Reibung der Zellen aneinander während des Absinkens vermindert ist.

Insgesamt ist die Blutsenkung ein sehr sensibler, aber wenig spezifischer Test, d. h., bei einer normalen BSG kann man starke Entzündungen so gut wie ausschließen, eine beschleunigte BSG sagt aber nichts über deren genaue Ursache aus.

13.4.6 Erythrozytenparameter im Überblick

Die Tabelle fasst die Erythrozytenparameter zusammen.

> **IMPP-Fakten**
>
> ! Der Normalwert für die **MCHC** ist 330 g/l.
>
> !! Der **MCH** errechnet sich wie folgt:
>
> $$MCH = \frac{Haemoglobinkonzentration}{Erythrozytenzahl}$$
>
> !! Zur Berechnung, wie viel **hämoglobingebundener Sauerstoff pro Liter Erythrozyten** maximal transportiert wird, teilt man zunächst den MCHC durch die Molekülmasse des Hämoglobin-Tetramers und multipliziert den Wert mit 4.
>
> !! Normalerweise ist weniger als 50 % des **Transferrins** im Blut mit Eisen beladen.
>
> ! Akute-Phase-Proteine erhöhen die **Blutsenkungsgeschwindigkeit**.

13.5 Ursachen von Anämien

Als **Anämie** bezeichnet man ein Absinken der Erythrozytenzahl, der Hämoglobinkonzentration und/oder des Hämatokrits unter den Normbereich. Mithilfe von MCH (S. 93) und MCV (S. 93) wird die Anämie weiter klassifiziert. Ist das Zellvolumen verändert, dann spricht man von einer **makrozytären Anämie** (MCV ↑) bzw. **mikrozytären Anämie** (MCV ↓). Ist die Menge an Hämoglobin pro Erythrozyt verändert, dann handelt es sich um eine **hyperchrome Anämie** (MCH ↑) bzw. **hypochrome Anämie** (MCH ↓).

13.5.1 Normochrome, normozytäre Anämie

Typische Kennzeichen sind:
- Blässe der Haut und der Schleimhäute, Müdigkeit, mangelnde körperliche Leistungsfähigkeit
- Hämoglobinkonzentration unter dem unteren Wert des Normbereichs von 123 g/l (w) bzw. 140 g/l (m)
- Hämatokrit unter dem unteren Wert des Normbereichs von 0,37 (w) bzw. 0,40 (m)
- MCH: normal (normochrom)
- MCV: normal (normozytär).

Bei der normochromen, normozytären Anämie läuft die Erythropoese im Knochenmark zwar normal, aber für die aktuelle Situation zu langsam ab. Die Erytrozyten sind normal und gesund, es sind aber insgesamt zu wenig. Typische Ursachen sind:
- **akuter Blutverlust:** z. B. durch einen Unfall; interstitielle Flüssigkeit strömt ein, gleichzeitig gehen Erythrozyten über die Wunde verloren
- **Erythropoetinmangel:** z. B. bei chronischer Niereninsuffizienz; fehlende EPO-Bildung in den Nieren und daraus resultierende Störung der Erythropoese (**renale Anämie**); Therapie durch EPO-Substitution möglich
- **Erkrankung des Knochenmarks:** allgemeine Störung der Zellbildung (**aplastische Anämie**).

Auch gegen Ende der **Schwangerschaft** kann der Hämatokrit vermindert sein, da das Blutvolumen schneller ansteigt, als Erythrozyten produziert werden können.

13.5.2 Hypochrome, mikrozytäre Anämie

Typische Kennzeichen sind:
- Blässe der Haut und der Schleimhäute, Müdigkeit, mangelnde körperliche Leistungsfähigkeit
- Hämoglobinkonzentration unter dem unteren Wert des Normbereichs von 123 g/l (w) bzw. 140 g/l (m)

Tab. 13.1 Die Erythrozytenparameter im Überblick

	Einheit	Referenzbereiche		Normwerte	
		Männer	Frauen	Männer	Frauen
Erythrozytenzahl	$10^6/\mu l = 10^{12}/l$	4,3–5,6	4,0–5,4	5,0	4,5
Hämoglobinkonzentration	g/l mmol/l	140–175 8,7–10,8	123–153 7,6–9,5	155 9,5	145 9,0
Hämatokrit	–	0,40–0,54	0,37–0,47	0,47	0,42
MCH	$pg = 10^{-12}\,g$	28–32	28–32	30	30
MCHC	g/l	320–360	320–360	330	330
MCV	$fl = 10^{-15}\,l$	80–100	80–100	90	90

- Hämatokrit unter dem unteren Wert des Normbereichs von 0,37 (w) bzw. 0,40 (m)
- **MCH:** ↓ (hypochrom)
- **MCV:** ↓ (mikrozytär).

Ein typisches Beispiel für die hypochrome, mikrozytäre Anämie ist die **Eisenmangelanämie**. Im Knochenmark steht nicht genügend Eisen für die Hämoglobinsynthese zur Verfügung, die Erythrozytenbildung an sich ist aber intakt. Der einzelne Erythrozyt bleibt jedoch kleiner als normal (mikrozytär) und wird mit weniger Hämoglobin beladen. Er zeigt eine deutlich größere zentrale Aufhellung als normale Erythrozyten und wird auch als Anulozyt bezeichnet.

Typische Ursachen einer Eisenmangelanämie sind:
- **chronischer Blutverlust** (z. B. über den Magen-Darm-Trakt); häufigste Ursache für eine Eisenmangelanämie
- **erhöhter Eisenbedarf** (z. B. während der Schwangerschaft, Stillzeit, Wachstum)
- **unzureichende Zufuhr von Eisen** mit der Nahrung
- **Eisenverlust mit dem Menstrualblut** (Frauen sind für Eisenmangelanämien anfälliger als Männer).

Die **Transferrinsättigung** im Blutplasma gibt Auskunft über den Eisenspiegel im Blut. Ist die Transferrinsättigung gering, ist auch der Eisenspiegel im Blut reduziert, was in Kombination mit anderen Symptomen wie Blässe auf eine Eisenmangelanämie hinweist.

13.5.3 Hyperchrome, makrozytäre Anämie

Typische Kennzeichen sind:
- Blässe der Haut und der Schleimhäute, Müdigkeit, mangelnde körperliche Leistungsfähigkeit
- Hämoglobinkonzentration unter dem unteren Wert des Normbereichs von 123 g/l (w) bzw. 140 g/l (m)
- Hämatokrit unter dem unteren Wert des Normbereichs von 0,37 (w) bzw. 0,40 (m)
- Erythrozytenzahl unter dem Normalwert von $4,0 \cdot 10^{12}/l$ (w) bzw. $4,3 \cdot 10^{12}/l$ (m)
- **MCH:** ↑ (hyperchrom)
- **MCV:** ↑ (makrozytär).

Die hyperchrome, makrozytäre Anämie wird auch als **megaloblastäre Anämie** bezeichnet. Eine typische Ursache ist ein jahrelanger Mangel an **Vitamin B₁₂ (Cobalamin)** oder **Folsäure** durch:
- unzureichende Mengen in der Nahrung (z. B. bei streng veganer Ernährung)
- Mangel an **Intrinsic Factor** (S. 16), der in der Magenschleimhaut gebildet wird, als Folge einer chronischen Gastritis oder einer Magenresektion (in diesem Fall spricht man auch von einer **perniziösen Anämie**).
- eine Resorptionsstörung im **unteren Ileum** oder nach einer Ileumresektion.

Bei Vitamin-B₁₂- und Folsäuremangel kommt es zu einer Störung der Replikation und damit der Zellteilung, wobei die Zellen des Knochenmarks aufgrund ihrer häufigen Teilungen besonders betroffen sind. Dadurch entstehen zu große Erythrozyten (Megalozyten), die eine höhere Hämoglobinkonzentration enthalten. So erklären sich die erhöhten MCH- und MCV-Werte.

13.5.4 Hämolytische Anämie (normozytär)

Typische Kennzeichen sind:
- Blässe der Haut und der Schleimhäute, Müdigkeit, mangelnde körperliche Leistungsfähigkeit
- normozytäre Verhältnisse
- erhöhte Konzentration von **unkonjugiertem Bilirubin**.

Ist der Erythrozytenabbau oder -zerfall (Hämolyse) beschleunigt und dadurch die Lebensdauer der Erythrozyten verkürzt, können sich hämolytische Anämien entwickeln. Der erhöhte Hämoglobinabbau führt dazu, dass vermehrt **Bilirubin** anfällt. Das unkonjugierte Bilirubin löst sich in Wasser schlecht. Daher wird Bilirubin im Blut an Albumin gebunden transportiert und so an die Galle abgegeben.

Je nach Ort des verstärkten Abbaus der Erythrozyten unterscheidet man:
- **intravasale Hämolyse**: Abbau innerhalb der Blutbahn
- **extravasale Hämolyse**: Abbau außerhalb der Blutbahn durch Makrophagen (z. B. bei Rhesusunverträglichkeit).

IMPP-Fakten

‼ Bei einer **normochromen, normozytären Anämie** ist die Hämoglobinkonzentration erniedrigt.

❗ Erythropoetinmangel ist eine typische Ursache einer **normochromen, normozytären Anämie**.

‼ Am Ende der Schwangerschaft kann der **Hämatokrit** vermindert sein.

Symptome für eine **hypochrome, mikrozytäre Anämie** sind:
– MCH: ↓ (hypochrom)
– ‼ MCV: ↓ (mikrozytär)

‼‼ Typisches Beispiel für eine hypochrome, mikrozytäre Anämie ist die **Eisenmangelanämie**.

‼‼ Symptome für eine **hyperchrome, makrozytäre Anämie** sind:
– Blässe der Haut und der Schleimhäute, Müdigkeit, mangelnde körperliche Leistungsfähigkeit
– Hämoglobinkonzentration unter dem unteren Wert des Normbereichs von 123 g/l (w) bzw. 140 g/l (m)
– Hämatokrit unter dem unteren Wert des Normbereichs von 0,37 (w) bzw. 0,40 (m)
– Erythrozytenzahl unter dem Normalwert von $4,0 \cdot 10^{12}/l$ (w) bzw. $4,3 \cdot 10^{12}/l$ (m)
– MCH: ↑ (hyperchrom)
– MCV: ↑ (makrozytär)

‼‼ Eine **hyperchrome, makrozytäre Anämie** wird mit großer Wahrscheinlichkeit durch einen **Mangel an Vitamin B₁₂ (Cobalamin)** verursacht, z. B. durch Resorptionsstörung im unteren Ileum bzw. nach Ileumresektion.

‼‼ Ein **Folsäuremangel** kann zu einer **hyperchromen, makrozytären Anämie** führen und damit zu einem **Anstieg des MCV**.

❗ Eine **streng vegane Ernährung** kann zu einem **Vitamin-B₁₂-Mangel** führen.

❗ Bei einer normozytären Anämie deutet eine erhöhte Konzentration von unkonjugiertem Bilirubin im Plasma auf eine Anämie durch **verstärkte intravasale Hämolyse** hin.

13.6 Rechenbeispiele

13.6.1 Allgemeines

Die unterschiedlichen Anämien sind ein zentrales Prüfungsthema. Das IMPP liefert gerne ein kurzes Fallbeispiel. Damit du die richtige Diagnose stellen kannst, schaust du dir am besten zuerst die Beschreibung der Symptome an. Ist die Rede von Menschen mit blasser Haut und/oder Schleimhäuten und eingeschränkter Leistungsfähigkeit? Prima, dann kannst du schon auf eine Anämie schließen. Gesellt sich dazu noch eine erniedrigte Erythrozytenzahl oder Hämoglobinkonzentration – umso besser, denn deine Vermutung wird bestätigt.

Um welche Art von Anämie es sich handelt, darüber geben häufig die mitgelieferten Blutindizes und -parameter Auskunft. Deshalb solltest du die unterschiedlichen Formen der Anämien gut kennen und diese anhand der Blutwerte unterscheiden können. Es ist wichtig, zu erkennen, ob die angegebenen Werte im Normbereich liegen und welche Ursachen eine Abweichung haben kann.

Weitere Hinweise können ebenfalls im Fallbeispiel versteckt sein. Ist z. B. eine Ileumresektion erwähnt, kannst du eine hyperchrome, makrozytäre Anämie (S. 95) in Erwägung ziehen.

13.6.2 Rechenbeispiel 1

Ein junger Mann mit blasser Haut und blassen Schleimhäuten zeigt eine geringe körperliche Leistungsfähigkeit. Sein Blutbild sieht folgendermaßen aus:
- Hämoglobinkonzentration: 100 g/l
- Erythrozytenzahl: $4{,}5 \cdot 10^{12}$/l
- Hämatokrit: 0,30
- Retikulozytenzahl: ↓
- MCV: ↓

Wie lautet die Diagnose?

Lösungsweg: Symptome wie Blässe und mangelnde Leistungsfähigkeit weisen in Richtung Anämie. Bestätigt wird diese Annahme durch die Blutwerte: Die Hämoglobinkonzentration liegt deutlich unter dem für Männer normalen Wert. Außerdem ist der MCV reduziert. Diese Angaben reichen eigentlich schon für die Diagnose: Eisenmangelanämie.

Zur Sicherheit kannst du noch berechnen, wie viel Hämoglobin in einem Erythrozyten enthalten ist.

$$MCH = \frac{\text{Haemoglobinkonzentration}}{\text{Erythrozytenzahl}} = \frac{100 \text{ g/l}}{4{,}5 \cdot 10^{12}}$$
$$= 22{,}2 \cdot 10^{-12} \text{ g} = 22{,}2 \text{ pg}$$

Auch dieser Wert ist viel geringer als der normale Wert von 30 pg.

Lösung: Alle Hinweise zusammengenommen bleibt als Diagnose die hypochrome, mikrozytäre Anämie, sehr wahrscheinlich eine Eisenmangelanämie.

13.6.3 Rechenbeispiel 2

Eine Frau mittleren Alters, deren Haut auffällig blass ist, hat folgende Blutwerte:
- Hämoglobinkonzentration: 90 g/l
- Erythrozytenzahl: $2{,}5 \cdot 10^{12}$/l
- Hämatokrit: 0,26

Wie könnte die Diagnose lauten?

Lösungsweg: Hautblässe, geringe Hämoglobinkonzentration und geringe Zahl von Erythrozyten deutet auf eine Anämie hin. Um sagen zu können, um welche Form der Anämie es sich handelt, musst du den durchschnittlichen Hämoglobingehalt eines einzelnen Erythrozyten (MCH) berechnen:

$$MCH = \frac{\text{Haemoglobinkonzentration}}{\text{Erythrozytenzahl}} = \frac{90 \text{ g/l}}{2{,}5 \cdot 10^{12}}$$
$$= 36 \cdot 10^{-12} \text{ g} = 36 \text{ pg}$$

Dieser Wert ist viel höher als der normale Wert von 30 pg.

Lösung: Die Frau leidet wahrscheinlich an einer hyperchromen, makrozytären Anämie, die möglicherweise durch einen Vitamin-B_{12}-Mangel hervorgerufen wurde.

14 Blutplasma

14.1 Volumen und Bestandteile

Als **Blutplasma** bezeichnet man die flüssigen Blutbestandteile, sozusagen das Vollblut ohne die Zellen. Es ist eine klare, goldgelbe Flüssigkeit. Davon abzugrenzen ist das **Blutserum**. Blutserum ist Plasma ohne Gerinnungsfaktoren.

Im Plasma des Blutes sind Elektrolyte, Nährstoffe, Stoffwechselprodukte, Gase und Proteine gelöst. Zu den Aufgaben der Plasmaproteine gehören u. a. die humorale Immunabwehr (S. 121), die Aufrechterhaltung des kolloidosmotischen (onkotischen) Drucks (KOD (S. 97)) und der Transport wasserunlöslicher Stoffe.

14.1.1 Plasmavolumen

Der Anteil des Blutes am Körpergewicht liegt bei einem normalgewichtigen Menschen bei 6–8 %, entsprechend 4–6 l. Da Fettgewebe nur schwach durchblutet ist, liegt der prozentuale Anteil des Blutes bei Fettleibigen niedriger. Dem Hämatokrit (S. 93) (0,45) entsprechend macht das Plasma insgesamt 2,2–3,3 l aus. ==Bei bekanntem Plasmavolumen und Hämatokrit kann das Gesamtblutvolumen berechnet werden:==

Beispiel: Wie hoch ist das Blutvolumen, wenn das Plasmavolumen 3,6 l und der Hämatokrit 0,4 betragen?

Lösung: Ein Hämatokrit von 0,4 bedeutet, dass 40 % des Blutvolumens auf Erythrozyten entfallen. Das Plasmavolumen von 3,6 l entspricht also 60 % des Blutvolumens. Durch einfachen Dreisatz kann daraus das Gesamtblutvolumen berechnet werden:

$$\frac{3{,}6 \cdot 100}{60} = 6 \text{ l}$$

==Genauso kann der Hämatokrit berechnet werden, wenn das Blutvolumen und das Plasmavolumen bekannt sind.==

Bestimmung des Blut- und Plasmavolumens. Man injiziert eine bekannte Menge eines Indikatorstoffes (geeignet sind z. B. radioaktiv markiertes Albumin oder der Farbstoff Evans Blue), wartet einige Minuten, bis sich der Indikator gleichmäßig im Blut verteilt hat, und bestimmt dann die Konzentration dieses Indikators im Blut. ==Das Plasmavolumen berechnet sich dann wie folgt:==

$$V_i \cdot c_i = V_p \cdot c_p \rightarrow V_p = \frac{V_i \cdot c_i}{c_p}$$

Hierbei ist:
- V_i = Volumen der injizierten Indikatorflüssigkeit
- c_i = Konzentration des Indikators in der injizierten Flüssigkeit

- V_p = Plasmavolumen
- c_p = Konzentration des Indikators im Plasma nach Durchmischung.

Voraussetzung für eine solche Messung ist, dass die Indikatormenge im Blut nach der Injektion nahezu konstant bleibt. Der Indikator muss deshalb bestimmte Eigenschaften haben: Er darf die Blutbahn nicht verlassen (z.B. ins Interstitium) und auch nicht zu rasch renal oder hepatisch eliminiert werden.

Blutserum. Blutserum ist definiert als Blutplasma ohne Gerinnungsfaktoren. Das Blutserum hat also einen geringeren Proteinanteil als Blutplasma.

14.1.2 Niedermolekulare Plasmabestandteile

Das Plasma ist sozusagen das „Transportmedium" für die Blutzellen. Es besteht zu 90 % aus Wasser. Die restlichen 10 % verteilen sich auf Proteine, Stoffwechselmetabolite (z.B. Glucose, Harnstoff), Lipide, Hormone und Elektrolyte. Vor allem die Elektrolytkonzentrationen müssen sehr konstant gehalten werden, da sich Veränderungen auf die Membranpotenziale und Erregungsvorgänge der Zellen auswirken. Besonders kritisch ist der Kaliumspiegel, da sowohl eine Hypo- als auch eine Hyperkaliämie lebensbedrohliche Herzrhythmusstörungen hervorrufen können.

Tab. 14.1 Plasmakonzentrationen wichtiger niedermolekularer Stoffe

Gruppe	Stoff	mmol/l**	Merkwerte (mmol/l**)
Kationen	Natrium	135–145	**140**
	Kalium	3,5–5,1	**4**
	Calcium ges.*	2,2–2,6	**2,5**
	Magnesium ges.*	0,65–1,05	**1**
Anionen	Bicarbonat (HCO_3^-)	22–26	**24**
	Chlorid	97–108	**100**
	anorganische Phosphate	0,87–1,67	**1,3**
	Lactat	0,6–2,4	–
Nichtelektrolyte	Glucose (nüchtern)	3,9–6,1	–
	Harnstoff	2,0–8,0	–
	Kreatinin	0,08–0,1	–

* Ca^{2+} und Mg^{2+} liegen zu ca. 50 % an Proteine gebunden vor. Die für die Zellfunktion maßgebliche Konzentration von ionisiertem Ca^{2+} im Plasma liegt bei 1,12–1,32 mmol/l (1 mmol/l).

** Neben der Einheit mmol/l ist für Elektrolyte auch die Angabe in mval/l gebräuchlich. Sie gibt nicht die Anzahl an Molekülen, sondern an elektrischen Ladungen (Valenzen) an. Für zweiwertige Ionen (z.B. Ca^{2+}) gilt 1 mmol/l = 2 mval/l usw.

> **Lerntipp**
>
> Blutplasma ist im Vergleich zur interstitiellen Flüssigkeit proteinreich. Aufgrund der negativen Nettoladung der Proteine werden Kationen im Plasma zurückgehalten, während die Anionen durch den osmotischen Druck in das Interstitium getrieben werden. In Folge ist die Kationenkonzentration in der interstitiellen Flüssigkeit ca. 5 % niedriger, die Anionenkonzentration hingegen ca. 5 % höher als im Plasmawasser. Die interstitielle Cl^--Konzentration beträgt beispielsweise etwa 115 mmol/l.

Anionenlücke. Plasma ist elektroneutral, d.h., dass sich die Ladungen aller Kationen und Anionen zusammengenommen ausgleichen. Die Anionenlücke ist ein Stoffwechselparameter, der als Differenz aus den Konzentrationen der quantitativ bedeutendsten Kationen und Anionen im Blut errechnet wird.

$$\text{Anionenlücke} = [Na^+] - ([Cl^-] + [HCO_3^-])$$

Diese Differenz hat einen charakteristischen Normalwert und spiegelt die nicht berücksichtigten Anionen im Plasma wider. Die Anionenlücke wird hauptsächlich durch negativ geladene Seitenketten der Plasmaproteine geschlossen. Eine Anionenlücke im Blutplasma ist bei akuter Lactatazidose erhöht.

Plasmaosmolalität. Die Osmolalität der im Plasma gelösten Stoffe addiert sich zu einer Gesamtosmolalität von 290 mosmol/kg H_2O. Den Hauptanteil daran haben Na^+, Cl^- und HCO_3^-. Die Plasmaosmolalität entspricht der Osmolalität einer 0,9 %igen NaCl-Lösung, d.h. einer Lösung, die 9 g NaCl pro Liter Wasser enthält (sog. physiologische oder isotone Kochsalzlösung). Die im Plasma vorhandenen Proteine haben aufgrund ihrer geringen molaren Konzentration nur einen sehr geringen Anteil an der Osmolalität, aber eine besondere Bedeutung für den kolloidosmotischen Druck (S. 97).

14.1.3 Plasmaproteine

Das Blutplasma enthält über 100 verschiedene Proteine. Ihre Konzentration beträgt ca. 60–90 g/l. Dabei setzt sich dieser Anteil aus einer sehr heterogenen Gruppe von Proteinen zusammen.

Funktion der Plasmaproteine

Viele Plasmaproteine sind Funktionsproteine, d.h., sie dienen einem bestimmten Zweck (z.B. Gerinnungsfaktoren, Antikörper). Sie haben aber auch funktionsunabhängige Bedeutung:
- **Abpufferung** des pH-Werts, v.a. Albumin
- **Transport**: Viele Stoffe werden im Blut an Proteine gebunden transportiert. Neben speziellen Transportproteinen (z.B. Haptoglobin für freies Hämoglobin, Transferrin für Fe^{3+}-Ionen) werden auch die übrigen Proteine zu unspezifischen Transportprozessen herangezogen. So binden Schilddrüsenhormone u.a. an Albumin, Kationen wie Ca^{2+} und viele Medikamente binden unspezifisch an Plasmaproteine.
- **Energiequelle**: Proteine sind eine schnell verfügbare Energiequelle, die bei Bedarf abgebaut werden kann.
- Aufrechterhaltung des **kolloidosmotischen Drucks (KOD)**: Als kolloidosmotischen Druck bezeichnet man den durch die Proteine erzeugten osmotischen Druck. Mit 25 mmHg (3,3 kPa) beträgt er weniger als 1 % des gesamten osmotischen Drucks im Plasma. Dieser wird hauptsächlich durch Elektrolyte und andere niedermolekulare Stoffe erzeugt. Albumin hat durch seine hohe Konzentration den größten Anteil am KOD (ca. 80 %).

Analyse der Plasmaproteine

Plasmaproteine lassen sich in einer Papierelektrophorese genauer charakterisieren. Dabei trennen sich die Proteine bei der Wanderung durch ein elektrisches Feld in 5 unterschiedliche Fraktionen auf. Die Trennung beruht auf der unterschiedlichen Ladung und Größe der Proteine. In jeder der 5 Fraktionen finden sich verschiedene Proteine, die funktionell meist nichts miteinander gemeinsam haben, sondern lediglich eine ähnliche Größe und Ladung haben.

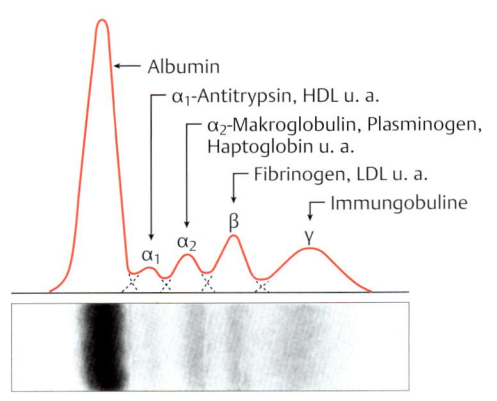

Abb. 14.1 Normalbefund einer Serumelektrophorese. [Quelle: Rassow et al., Duale Reihe Biochemie, Thieme, 2022]

Die größte Fraktion ist die Albuminfraktion, die mit 60 % den größten Anteil am Gesamtprotein im Serum hat.

> **Lerntipp** !
> Du kannst dir die **Anteile der Globuline** leicht nach der **4er-Regel** merken:
> – α₁-Globulin 1 · 4 = 4 %
> – α₂-Globulin 2 · 4 = 8 %
> – β-Globulin 3 · 4 = 12 %
> – γ-Globulin 4 · 4 = 16 %
> – Rest: Albumin (60 %)

> **IMPP-Fakten** ✗
> ‼ Das **Gesamtblutvolumen** kann aus Plasmavolumen und Hämatokrit berechnet werden. Sind Gesamtblutvolumen und Plasmavolumen bekannt, ergibt sich daraus der Hämatokrit.
> ! **Blutserum** hat einen geringeren Proteinanteil als Blutplasma.
> ‼‼ Mit der **Indikatormethode** kann das Plasmavolumen wie folgt berechnet werden:
> $$V_i \cdot c_i = V_p \cdot c_p \rightarrow V_p = \frac{V_i \cdot c_i}{c_p}$$
> ! Die **Anionenlücke** im Blutplasma ist bei akuter Lactatazidose erhöht.
> ! Die **Plasmaosmolalität** entspricht der Osmolalität einer 0,9 %igen NaCl-Lösung, d. h., die Lösung enthält 9 g NaCl pro Liter Wasser (sog. physiologische oder isotone Kochsalzlösung).
> ! **Chlorid** ist das Anion mit der höchsten Konzentration im Blutplasma.
> ! Die **Kaliumkonzentration** im Blutplasma beträgt 3,5–5,1 mmol/l.
> ! Die Konzentration von Anionen ist in der **interstitiellen Flüssigkeit** ca. 5 % höher als im Plasmawasser. Die interstitielle Chloridkonzentration beträgt etwa 115 mmol/l.
> ‼ Den größten Anteil am **kolloidosmotischen Druck** (KOD) hat Albumin.
> ! Die **Albuminfraktion** ist normalerweise die stärkste Plasmaproteinfraktion.
> ! Die normale **Albuminkonzentration** im Plasma beträgt $40\ \text{g}\ \text{l}^{-1}$.
> ! **β-Lipoprotein (LDL)** wandert in der Serumgelelektrophorese in der Fraktion der β-Globuline.
> ! **Immunglobuline** wandern in der Fraktion der **γ-Globuline**.
> ! **Haptoglobin** wandert in der α₂-Globulin-Fraktion.

Tab. 14.2 Plasmaproteine

Fraktion	%-Anteil	Beispiele	Funktion
Albumine	55–65 % (~60 %)	Albumin (mit einer Konzentration von 40 g/l)	Transport von Fettsäuren, Bilirubin, Pharmaka, Ca^{2+} u. a., Aufrechterhaltung des osmotischen bzw. kolloidosmotischen oder onkotischen Drucks
		Präalbumin	Transport von Schilddrüsenhormonen
α₁-Globuline	2,5–4,5 % (~4 %)	α₁-Antitrypsin	Hemmung von Proteasen (z. B. Trypsin, Plasmin)
		α₁-Lipoprotein (HDL)	Lipidtransport
		Prothrombin	Proenzym von Thrombin
		TBG (thyroxinbindendes Globulin)	Transport von Schilddrüsenhormonen
		Transcortin	Transport von Cortisol
α₂-Globuline	6–10 % (~8 %)	Caeruloplasmin	Transport von Kupferionen
		Antithrombin	Hemmung von Gerinnungsfaktoren
		Cholinesterase	Spaltung von Cholinestern (z. B. Acetylcholin)
		Haptoglobin	Hämoglobinbindung
		Plasminogen	Proenzym von Plasmin
		retinolbindendes Protein	Vitamin-A-Transport
β-Globuline	8,5–14 % (~12 %)	β-Lipoprotein (LDL)	Lipidtransport
		Transferrin	Eisentransport
		Fibrinogen	Vorstufe von Fibrin
		C-reaktives Protein (CRP)	Aktivierung des Komplementsystems
		Hämopexin	Hämbindung
γ-Globuline	10–21 % (~16 %)	Immunglobuline	Immunabwehr

14.2 Dysproteinämien

Dysproteinämien sind krankhafte Veränderungen der Plasmaproteinkonzentrationen. Die Konzentration der Proteine im Plasma wird durch die Dynamik von Synthese und Abbau bestimmt. Störungen können auf beiden Ebenen auftreten. Die Serumproteinelektrophorese kann dabei Rückschlüsse auf bestimmte Krankheiten zulassen.

14.2.1 Nephrotisches Syndrom

Bei diesem Syndrom ist der Filtrationsapparat des Glomerulus geschädigt. Dadurch gehen vermehrt Proteine über die Niere verloren (**Proteinurie**). Am stärksten ist der Albuminverlust. Durch die **Hypoalbuminämie** kommt es zur Ödembildung, da Albumin für die Aufrechterhaltung des onkotischen Drucks verantwortlich ist. Charakteristisch ist die Erhöhung der α_2- und der β-Fraktion.

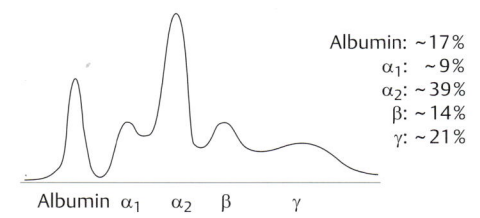

Albumin: ~17%
α_1: ~9%
α_2: ~39%
β: ~14%
γ: ~21%

Abb. 14.2 Befund einer Serumelektrophorese beim nephrotischen Syndrom. [Quelle: Königshoff, Brandenburger, Kurzlehrbuch Biochemie, Thieme, 2018]

14.2.2 Akute Entzündung

Bei der akuten Entzündungsreaktion ist die Konzentration einzelner Plasmaproteine erhöht. Proteine, deren Synthese im Rahmen der Entzündung besonders stark ansteigt, werden als **Akute-Phase-Proteine** (S. 129) bezeichnet.

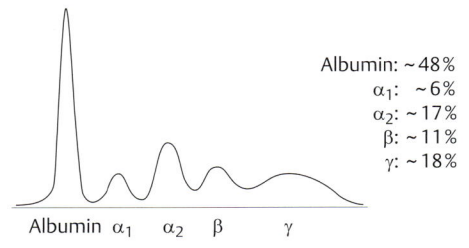

Albumin: ~48%
α_1: ~6%
α_2: ~17%
β: ~11%
γ: ~18%

Abb. 14.3 Befund einer Serumelektrophorese bei einer akuten Entzündung. [Quelle: Königshoff, Brandenburger, Kurzlehrbuch Biochemie, Thieme, 2018]

14.2.3 α_1-Antitrypsin-Mangel

In der Serumproteinelektrophorese läuft α_1-Antitrypsin (α_1-Antiprotease) mit den α_1-Globulinen. α_1-Antitrypsin wird in der Leber gebildet und in das Blut freigesetzt. Es gibt über 80 α_1-Antitrypsin-Varianten. Bei einigen führt ein Gendefekt zu einem **hereditären α_1-Antitrypsin-Mangel** im Blut. Die normale Funktion von α_1-Antitrypsin – die Hemmung von Proteasen – ist gestört. Die Folge des Mangels ist daher eine proteolytische Zerstörung der Lungenalveolen. Es resultiert ein **hereditäres Lungenemphysem**.

Bei Rauchern geht die Bildung eines Lungenemphysems auf eine mangelnde Hemmung der **Elastase** im Lungengewebe zurück. Inhaltsstoffe des Zigarettenrauchs **oxidieren das α_1-Antitrypsin-Molekül**, sodass es nicht mehr an die Elastase binden und diese inaktivieren kann.

14.2.4 Leberzirrhose

Bei der Leberzirrhose ist die Synthesefähigkeit der Leber eingeschränkt. Das führt zu einem Abfall aller Proteinfraktionen mit Ausnahme der Immunglobuline, da diese von den Plasmazellen und nicht von der Leber gebildet werden. Die Erhöhung der Immunglobuline ist zudem Ausdruck einer chronischen Entzündung.

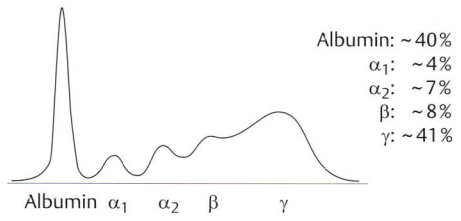

Albumin: ~40%
α_1: ~4%
α_2: ~7%
β: ~8%
γ: ~41%

Abb. 14.4 Befund einer Serumelektrophorese bei Leberzirrhose. [Quelle: Königshoff, Brandenburger, Kurzlehrbuch Biochemie, Thieme, 2018]

14.2.5 Monoklonale Gammopathie

Unter einer Gammopathie versteht man eine Erkrankung, die mit einer exzessiv gesteigerten Produktion von Immunglobulinen (γ-Globulinen) einhergeht.

Der monoklonalen Gammopathie liegt häufig eine **maligne Entartung** von **Plasmazellen** (S. 134) im Knochenmark zugrunde. Die entarteten Plasmazellen proliferieren und bilden unkontrolliert Antikörper aller Klassen. In der Elektrophorese imponiert die monoklonale Gammopathie meist als schmalgipfeliger γ-Peak.

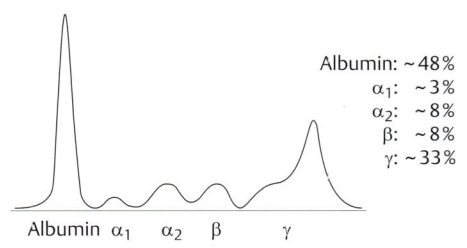

Albumin: ~48%
α_1: ~3%
α_2: ~8%
β: ~8%
γ: ~33%

Abb. 14.5 Befund einer Serumelektrophorese bei monoklonaler Gammopathie. [Quelle: Königshoff, Brandenburger, Kurzlehrbuch Biochemie, Thieme, 2018]

> **IMPP-Fakten**
>
> ! Ein **hereditäres Lungenemphysem** geht auf einen genetischen Defekt im Gen für α_1-Antitrypsin und einen dadurch bedingten Mangel an α_1-Antitrypsin zurück.
> ! Bei **Rauchern** geht die Bildung eines Lungenemphysems auf schädliche Inhaltsstoffe im Zigarettenrauch zurück, die das α_1-Antitrypsin-Molekül oxidieren, sodass es die Elastase in der Lunge nicht mehr hemmen kann.

15 Hämoglobin, Sauerstoff und CO$_2$-Transport

15.1 Hämoglobin: Synthese und Abbau

15.1.1 Aufbau und Funktion von Hämoglobin

Aufbau des Hämoglobins

Hämoglobin ist das wichtigste Hämprotein im Blut und macht einen großen Bestandteil des Erythrozyten aus: Ein Erythrozyt besteht zu 34 % aus Hämoglobin, zu 65 % aus Wasser sowie aus Enzymen und anderen Proteinen (1 %). Hämoglobin ist ein **tetrameres Protein** (es besitzt demnach eine **Quartärstruktur**) und hat eine relative Molekülmasse von 64 000. Jede der 4 Proteinketten, die man auch als Globinketten bezeichnet und die von nicht kovalenten Kräften zusammengehalten werden, bindet eine Hämgruppe. Das häufigste Hämoglobin beim Erwachsenen ist das **Hämoglobin A$_0$** (HbA$_0$, A für adult, früher HbA$_1$; HbA$_1$ steht heute für das glykierte Hämoglobin (S. 104)). Es besteht aus 2 α- und 2 β-Ketten (α$_2$β$_2$). Ein weiteres Hämoglobin, das in geringer Menge beim Erwachsenen vorkommt, ist das **Hämoglobin A$_2$** (HbA$_2$, α$_2$δ$_2$).

Das fetale Hämoglobin (**HbF**, F für fetal) ist dagegen aus 2 α- und 2 γ-Ketten aufgebaut (α$_2$γ$_2$). HbF hat eine höhere Sauerstoffaffinität als HbA$_0$ und kann diesem daher den Sauerstoff abnehmen, wodurch die Sauerstoffversorgung des Fötus verbessert wird. Außerdem ist die Bindung des **Regulators 2,3-Bisphosphoglycerat** (S. 109) an HbF schwächer als an HbA$_0$, wodurch der Sauerstoffübertritt von den Erythrozyten der Mutter auf die des Fötus ebenfalls erleichtert wird. Während der ersten 3 Lebensmonate wird HbF gegen HbA ausgetauscht, während die Hämoglobinkonzentration kontinuierlich abnimmt (**physiologische Trimenonreduktion**).

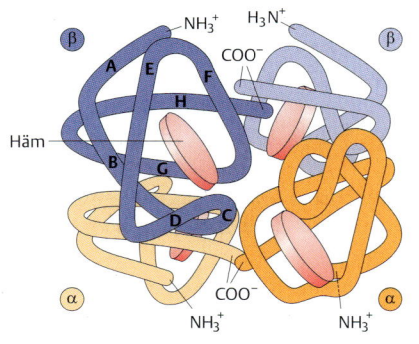

Abb. 15.1 Struktur von Hämoglobin A$_0$. Die Buchstaben A–H kennzeichnen die verschiedenen Helices einer Untereinheit. [Quelle: Königshoff, Brandenburger, Kurzlehrbuch Biochemie, Thieme, 2018]

Funktionen des Hämoglobins

Hämoglobin dient dem **Gastransport** (S. 106) im Blut. Außerdem ist es als Puffer von Bedeutung, da es H$^+$-Ionen binden kann. Das Molekül ist wegen seiner zahlreichen **Histidyl-** und **Sulfhydryl- (Thiol-, SH-)reste** der wichtigste Nicht-Hydrogencarbonat-Puffer des Blutes.

15.1.2 Hämgruppe (Häm)

Jede Untereinheit des Hämoglobins bindet eine Hämgruppe. Die **Hämgruppe** (das **Häm**) ist die **prosthetische Gruppe** des Hämoglobins (und des Myoglobins (S. 104)).

Grundbaustein der Hämgruppe ist ein **Porphyrin**, das aus 4 über Methinbrücken (-CH=) miteinander verbundenen **Pyrrolringen** besteht, die unterschiedliche Seitenketten tragen). Über die 4 Stickstoffatome in der Mitte des Ringsystems ist ein zweiwertiges **Eisenatom** (Fe^{2+}) komplex gebunden. An dieses Eisenatom kann sich ein **Sauerstoffmolekül** (O$_2$) anlagern, ohne dass sich die Wertigkeit des Eisens ändert. Die Hämgruppe dient auf diese Weise dem Elektronentransfer.

Biosynthese des Häms

Die Hämbiosynthese ist grundsätzlich in allen Körperzellen möglich, ein Großteil (85 %) erfolgt jedoch in den Erythroblasten (S. 88), der Rest hauptsächlich in den Hepatozyten. Beginn und Ende der Hämbiosynthese finden im Mitochondrium statt, einige Zwischenschritte im Zytosol.

1. δ-Aminolävulinatsynthase-Reaktion. Die Porphyrinsynthese beginnt mit der Verknüpfung der Aminosäure **Glycin und Succinyl-CoA** – letzteres stammt aus dem Citratzyklus –, aus denen in den **Mitochondrien** pyridoxalphosphatabhängig und unter Freisetzung von Coenzym A α-Amino-β-ketoadipat entsteht. Dieses decarboxyliert spontan zu **δ-Aminolävulinat** (δ-Ala; 5-Aminolävulinat). Die δ-Aminolävulinatsynthase (5-Aminolävulinatsynthase) ist das Schlüsselenzym der Hämbiosynthese.

2. Porphobilinogensynthase-Reaktion. δ-Aminolävulinat gelangt aus den Mitochondrien ins **Zytosol**. Die Porphobilinogensynthase verbindet 2 Moleküle δ-Aminolävulinat zu einem Molekül **Porphobilinogen**. Das Porphobilinogen enthält bereits den Pyrrolring.

3. Porphobilinogendesaminase- und Uroporphyrinogen-III-Synthase-Reaktion. 4 Moleküle Porphobilinogen werden noch im Zytosol zu **Uroporphyrinogen III**, das ein Tetrapyrrolringsystem besitzt, zusammengebaut. Dies erfolgt in 2 Schritten: Aus Porphobilinogen entsteht, katalysiert von der Porphobilinogendesaminase, unter Abspaltung von 4 Aminogruppen und Polyaddition das lineare Tetrapyrrol Prä-Uroporphyrinogen (Hydroxymethylbilan). Dieses wird anschließend von der Uroporphyrinogen-III-Synthase (Cosynthase) zyklisiert.

4. Uroporphyrinogendecarboxylase-Reaktion. Die 4 Acetatreste von Uroporphyrinogen III werden von der Uroporphyrinogendecarboxylase zu Methylresten decarboxyliert. Es entsteht das farblose **Coproporphyrinogen III**, das mithilfe eines Transporters in die **Mitochondrien** zurückkehrt.

5. Coproporphyrinogenoxidase-Reaktion. Die beiden Propionatseitenketten an den Ringen A und B des Coproporphyrinogens werden von der Coproporphyrinogenoxidase zu Vinylresten decarboxyliert und dehydriert. Produkt der Reaktion ist **Protoporphyrinogen IX**. An diesem Punkt sind die Seitenketten des späteren Häms fertiggestellt; die beiden abschließenden Reaktionen modifizieren nur noch das Innere des Tetrapyrrolrings.

6. Protoporphyrinogenoxidase-Reaktion. Durch Dehydrierungsreaktionen im Tetrapyrrolringsystem mithilfe von molekularem Sauerstoff und FAD als Cofaktor entsteht aus Protoporphyrinogen IX der direkte Hämvorläufer **Protoporphyrin IX**.

15.1 Hämoglobin: Synthese und Abbau

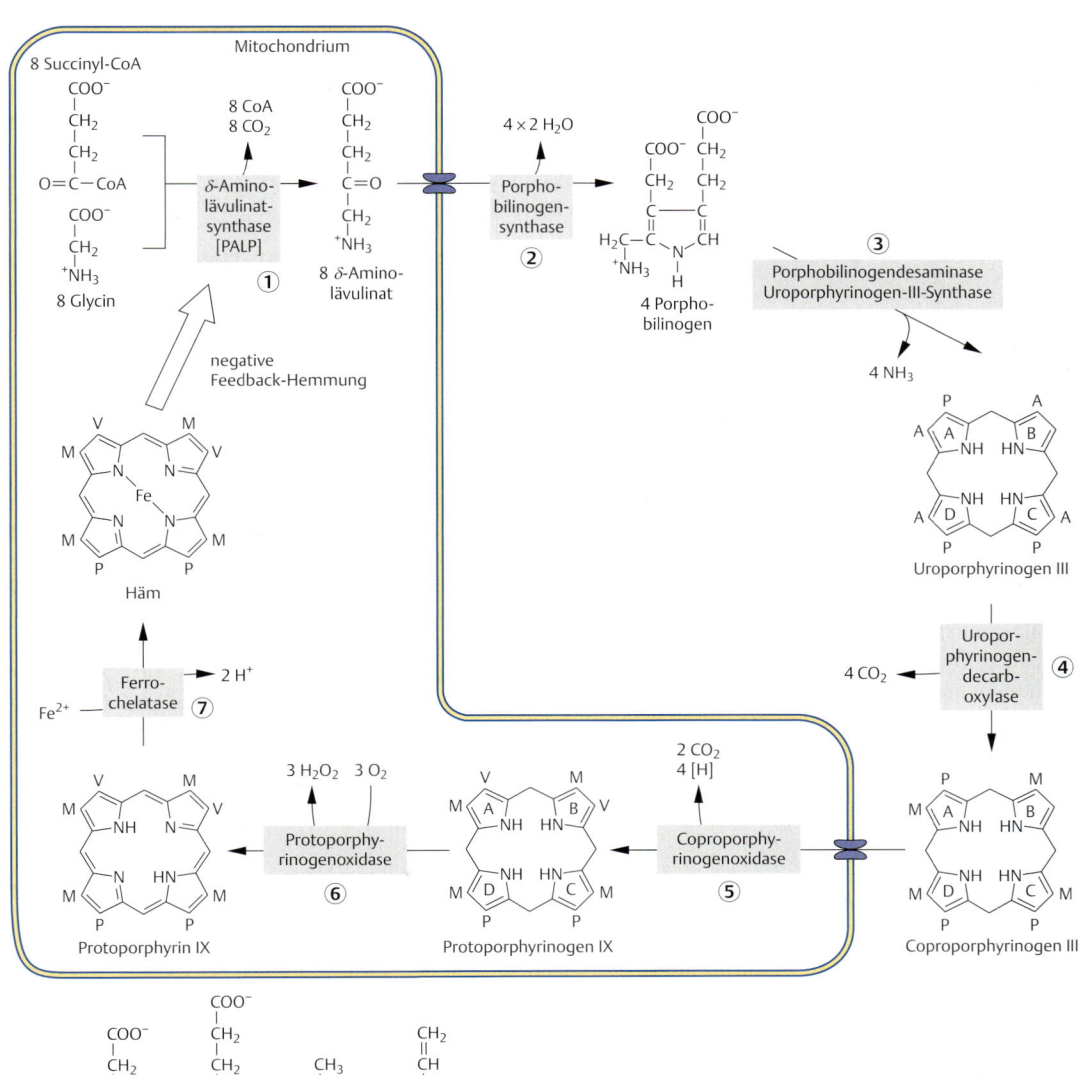

Abb. 15.2 Hämbiosynthese. [Quelle: Königshoff, Brandenburger, Kurzlehrbuch Biochemie, Thieme, 2018]

7. Ferrochelatase-Reaktion. Im letzten Schritt wird von der Ferrochelatase das zweiwertige Eisen in das Protoporphyrin eingefügt.

4 Hämgruppen werden nun mit 4 Globinmolekülen zum tetrameren Molekül Hämoglobin verbunden.

Regulation der Hämbiosynthese. Die Hämbiosynthese wird auf der Stufe der δ-Aminolävulinatsynthase reguliert. Häm selbst hemmt das Enzym als Endprodukt über einen negativen Feedback-Mechanismus allosterisch (Endprodukthemmung). Zudem kann Häm die Synthese der δ-Aminolävulinatsynthase unterdrücken.

Blick in die Klinik **Porphyrien** beruhen auf einer **Synthesestörung des Hämanteils** des Hämoglobins. Meist liegt diesen Erkrankungen ein angeborener Enzymdefekt zugrunde. Je nach Enzymdefekt akkumulieren unterschiedliche Porphyrinvorstufen oder auch Porphyrine, die in die Gewebe übertreten.

Blick in die Klinik Unter **Hämoglobinpathien** versteht man **Synthesestörungen des Globinanteils** des Hämoglobins durch Veränderungen in Globingenen. Die meisten dieser Erkrankungen verkürzen die Lebensdauer der Erythrozyten (S. 88) deutlich und führen so zu einer Anämie mit einer drastisch eingeschränkten Sauerstoffversorgung der peripheren Gewebe. Zu den Hämoglobinopathien gehören die Bildung von anormalen Hämoglobinen, wie bei der Sichelzellanämie, und auch eine quantitative Synthesestörung, wie bei den Thalassämien.

Sichelzellanämie Zurzeit kennt man ca. 300 anormale Hämoglobine, von denen sich die meisten in einer einzelnen Aminosäure vom normalen Hämoglobin unterscheiden. Die Sichelzellanämie ist am weitesten verbreitet.

Bei der Sichelzellanämie ist das Gen der **β-Kette des Hämoglobins** ($β^A$) durch eine **Punktmutation** verändert. Das mutierte Gen ($β^S$), das ein **Allel** von $β^A$ darstellt, codiert anstelle des polaren Glutamats an Position 6 ein unpolares Valin. Das mutierte Hämoglobin wird als **HbS** bezeichnet. Die Sauerstoffbindung an HbS ist nicht beeinträchtigt. Durch die Mutation entsteht auf dem Hämoglobintetramer jedoch ein hydrophober Bereich, sodass die HbS-Moleküle nach Sauerstoffabgabe zu Fibrillen polymerisieren und die Erythrozyten eine **Sichelform** annehmen. Dadurch verstopfen sie die kleinen Gefäße und stören so die Mikrozirkulation. Es kommt zu Organinfarkten und einer Anämie durch vermehrten Erythrozytenabbau.

Thalassämien Thalassämien sind eine heterogene Gruppe von Erkrankungen, denen eine Störung der Synthese einer der beiden Hämoglobinketten gemeinsam ist. Da Thalassämien in der Mittelmeerregion häufig anzutreffen sind, werden sie auch als **Mittelmeeranämien** bezeichnet.

Ursachen können Genmutationen in regulatorischen Abschnitten der Globinkettengene oder Leserastermutationen sein. Je nach betroffener Kette unterscheidet man hauptsächlich die **α- und die β-Thalassämie**. In Griechenland und Italien sind die β-Thalassämien besonders häufig. Bei ihnen sind Nucleotide im Gen der β-Kette substituiert oder deletiert. In Südostasien ist die α-Thalassämie verbreiteter. Sie entsteht meist durch eine Gendeletion.

Abbau des Häms

Alte Erythrozyten werden von den Zellen des **monozytären Phagozytensystems** (MPS) in Milz, Knochenmark und Leber phagozytiert und abgebaut. Intrazellulär findet der Hämabbau im **glatten endoplasmatischen Retikulum** statt. Hämoglobin wird aber auch bei einer Hämolyse außerhalb von Milz, Knochenmark und Leber freigesetzt. Solches **Hämoglobin im Plasma** bildet mit **Haptoglobin**, ein Glykoprotein des Blutplasmas, einen Komplex, der von der Leber aufgenommen wird. Dort wird das Hämoglobin zunächst in den Globin- und den Hämteil zerlegt. Das Globin wird vollständig zu den entsprechenden Aminosäuren und das Häm zu Bilirubin, abgebaut.

> **Lerntipp**
>
> Der Hämabbau ist ein beliebtes Prüfungsthema, es werden viele Fragen dazu gestellt. Schaue dir genau an, welche Produkte (insbesondere direktes und indirektes Bilirubin) wo entstehen und welche Eigenschaften sie haben.

Das **rote Häm** wird im ersten Schritt seines Abbaus, bei dem eine O_2- und $NADPH+H^+$-abhängige **Hämoxygenase** den **Tetrapyrrolring** des Häms an einer Methinbrücke öffnet, in **grünes Biliverdin** umgewandelt. Bei der am ER stattfindenden Hämoxygenasereaktion werden neben Biliverdin **Eisenionen** und **Kohlenmonoxid** (CO) freigesetzt. Das Eisen steht für den Einbau in ein neues Hämmolekül zur Verfügung, das CO wird ausgeatmet.

Die **Biliverdinreduktase** reduziert Biliverdin mit $NADPH+H^+$ als Elektronendonator zum **orangegelben Bilirubin**, das 2 Pro-

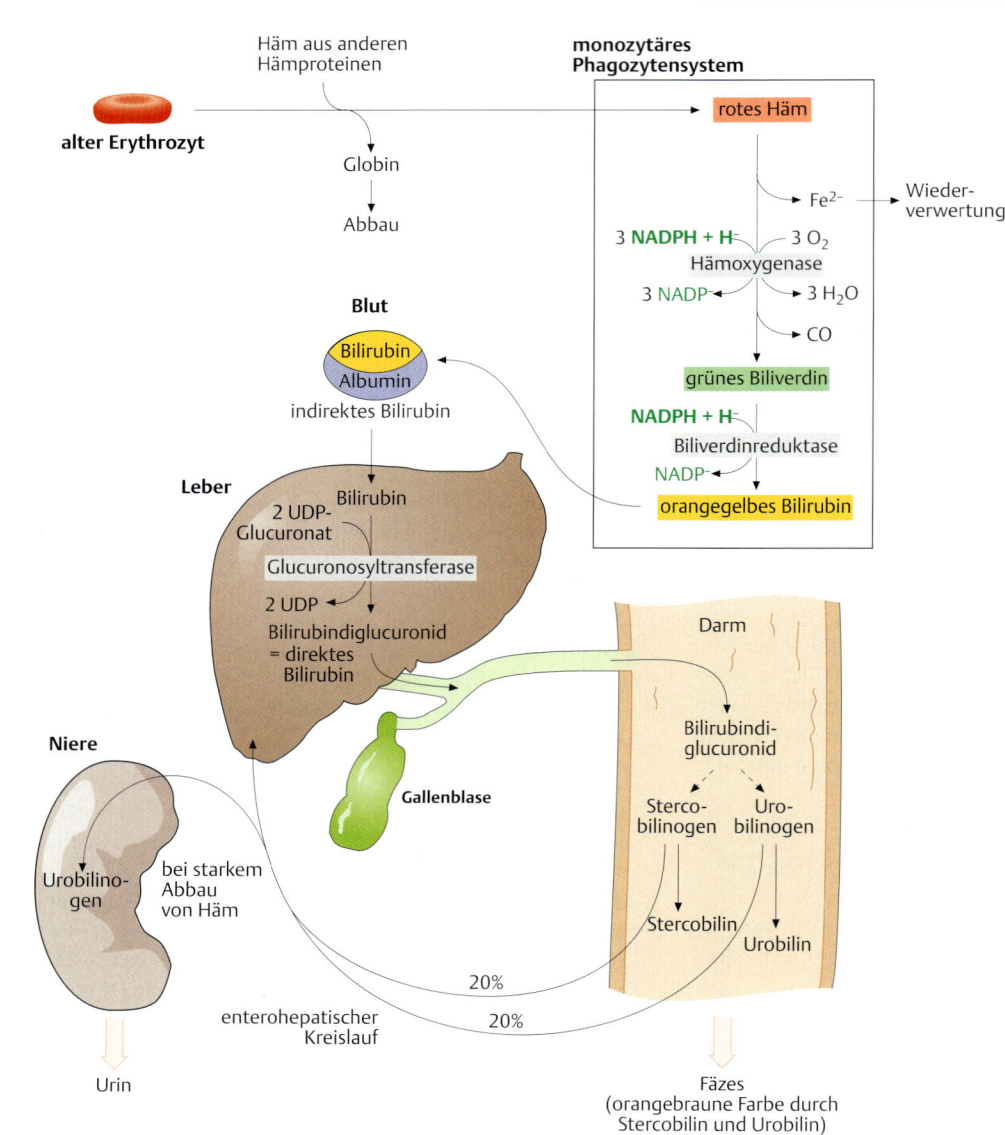

Abb. 15.3 Übersicht über den Hämabbau. [Quelle: Königshoff, Brandenburger, Kurzlehrbuch Biochemie, Thieme, 2018]

pionylgruppen mit 2 Carboxylresten enthält und nur **schwer wasserlöslich** ist. Die sich ändernde Farbe eines „blauen Flecks" (Hämatom) macht diese Abbaureaktion deutlich:
- Zuerst erscheint ein blauer Fleck durch „normales" Desoxy- und Methämoglobin **blau**,
- anschließend verfärbt sich der Fleck **grün** (Biliverdin) und
- schließlich erscheint er **orangegelb** (Bilirubin).

Das Bilirubin (unkonjugiertes, **indirektes Bilirubin**) verlässt das MPS und wird an Albumin gebunden zur Leber transportiert.

Das **indirekte Bilirubin** wird in die **Leber** aufgenommen, wo die wasserlösliche Ausscheidungsform des Bilirubins durch Glucuronidierung gebildet wird. Dazu werden ein oder beide freien **Carboxylreste** der **Propionylgruppen** des Bilirubins von der Glucuronosyltransferase mit **Glucuronsäure** verestert (konjugiert). Die Glucuronsäure wird von **UDP-Glucuronsäure** bereitgestellt. Das direkte Bilirubin wird in einem aktiven Transportprozess in die **Galle** abgegeben. Da dieser Transport gegen einen Konzentrationsgradienten stattfindet, ist er der **geschwindigkeitsbestimmende Schritt** des gesamten Hämabbaus. Das direkte Bilirubin gelangt über die Galle in den **Darm** und wird dort weiter zu den farblosen Produkten **Stercobilinogen** und **Urobilinogen** abgebaut. Diese gelangen zu 20% über den enterohepatischen Kreislauf (S. 21) zurück zur Leber. Die restlichen 80% werden weiter in die orangebraunen Gallenfarbstoffe **Stercobilin** bzw. **Urobilin** umgewandelt, die den Fäzes ihre orangebraune Farbe geben. Bei starkem Hämabbau wird Urobilinogen zudem über die Niere ausgeschieden. Bei Kontakt mit Sauerstoff oxidiert das Urobilinogen zu Urobilin und färbt dadurch den Urin dunkel.

Blick in die Klinik Hyperbilirubinämie (Ikterus, Gelbsucht)
Im Organismus entstehen täglich ca. 250 mg Bilirubin, ca. 85% stammen aus dem Abbau von Hämoglobin. Der Normwert für Bilirubin im Plasma beträgt 1 mg dl^{-1} Gesamtbilirubin. Ein erhöhter Bilirubinspiegel im Blutplasma über 2 mg dl^{-1} führt zur Gelbfärbung der Skleren und der Haut (Gelbsucht, Ikterus). Die Gelbsucht kann verschiedene Ursachen haben:
- **hämolytische Anämie** (S. 95): Die Ursache des Ikterus liegt in einer Hämolyse mit vermehrtem Hämabbau, also vor der Aufnahme des Bilirubins durch die Leber. Die Folge ist ein **prähepatischer (hämolytischer) Ikterus**, bei dem vor allem die Blutplasmakonzentration des indirekten (unkonjugierten) Bilirubins erhöht ist, da die Konjugationskapazität der Leber überschritten wird.
- **Lebererkrankungen wie Hepatitis, Leberzirrhose**: Durch den eingeschränkten Bilirubinabbau führen sie zu einem **intrahepatischen Ikterus**. Die Blutplasmakonzentration des indirekten oder auch des direkten Bilirubins kann erhöht sein.
- **Verschluss des Ductus choledochus**: Durch den Verschluss ist der Abfluss von Gallenflüssigkeit gestört (z. B. bei einem Gallengangsstein). Folge ist ein **posthepatischer Ikterus**, bei dem die Blutplasmakonzentration des direkten Bilirubins erhöht ist.

Der **Neugeborenenikterus** ist eine Sonderform des Ikterus. Er tritt bei fast allen Neugeborenen zwischen dem 2. und 6. Lebenstag auf, weil physiologisch vermehrt Bilirubin anfällt und die UDP-Glucuronosyltransferase noch nicht voll aktiv ist. Dadurch wird Bilirubin vorübergehend nur unzureichend konjugiert.
Auch bei Mutationen des Gens für die UDP-Glucuronyltransferase kommt es zum Ikterus bei sonst unauffälligen Laborwerten.

IMPP-Fakten

! **Hämoglobin** besitzt eine **Quartärstruktur**.
! **Fetales Hämoglobin** besteht aus 2 α- und 2 γ-Ketten ($α_2γ_2$).
! Die **Hämoglobinkonzentration** nimmt postnatal kontinuierlich ab (physiologische Trimenonreduktion).
!!! Ausgangsprodukte der **Hämbiosynthese** ist die Aminosäure **Glycin** und **Succinyl-CoA**.
! Die **δ-Aminolävulinatsynthase** benötigt **Pyridoxalphosphat** (PALP).
! Bei der von der **δ-Aminolävulinatsynthase** katalysierten Reaktion wird Coenzym A freigesetzt.
! Die **δ-Aminolävulinatsynthase** ist das **Schlüsselenzym** der Hämbiosynthese.
! Im **Zytosol** werden 4 Moleküle Porphobilinogen zu **Uroporphyrinogen III** zusammengesetzt.
!!! Die **Sichelzellanämie** geht auf eine **Punktmutation** im Gen der β-Kette des Hämoglobins zurück.
!! Im Blutplasma wird **Hämoglobin** an **Haptoglobin** gebunden.
!! Die **Hämoxygenase** öffnet den **Tetrapyrrolring** des Häms.
! Für die Umwandlung von **Häm** in **Biliverdin** wird O_2 und **NADPH** benötigt.
!! Beim **Hämabbau** entsteht neben **Biliverdin** und **Eisenionen** auch **Kohlenmonoxid** (CO).
!!! Bei der von der **Hämoxygenase** katalysierten Reaktion wird **CO** frei.
! **Biliverdin** wird durch die **Biliverdinreduktase** NADPH-abhängig zum **orangefarbenen Bilirubin** reduziert.
! Ein **blauer Fleck** entwickelt sich analog zu den Hämoglobinabbauprodukten: erst **blau** (Desoxy- und Methämoglobin), dann **grün** (Biliverdin), dann **orangegelb** (Bilirubin).
!!! In der **Leber** entsteht aus Bilirubin durch **Glucuronidierung** eine **wasserlösliche Verbindung**, die ausgeschieden werden kann.
!! Die **Ausscheidungsform** des **Bilirubins** entsteht durch **Konjugation** eines oder beider Carboxylreste der Propionylgruppen mit **Glucuronsäure**.
! Für die **Konjugation von Bilirubin** mit Glucuronsäuren wird typischerweise **UDP-Glucuronsäure** verwendet.
! Ist die **Leber schwer geschädigt** und kann Bilirubin nicht mehr in seine wasserlösliche Form überführt werden, kann es zum Ikterus mit **erhöhten** Konzentrationen von **indirektem Bilirubin** führen.
! Der **Verschluss des Gallengangs** kann zu einem **Ikterus** führen (posthepatischer Ikterus). Dabei färbt sich die Haut des Betroffenen gelb.
! Die **Hämgruppe** dient durch die Bindung von Sauerstoff durch Oxygenierung dem **Elektronentransfer**.
!! Bei Mutationen des Gens für die **UDP-Glucuronyltransferase** kommt es zum **Ikterus** bei sonst unauffälligen Laborwerten.

LERNTAG 36

15.2 Glykiertes Hämoglobin, Methämoglobin, Carboxyhämoglobin, Myoglobin

15.2.1 Glykiertes Hämoglobin

In einem als **Glykierung** bezeichneten Prozess werden an die N-terminalen Enden der β-Ketten im **HbA$_0$ nicht enzymatisch** Glucosereste angehängt, und zwar um so schneller, je höher die Blutglucosekonzentration ist, sodass glykiertes Hämoglobin **HbA$_1$** entsteht. Es gibt 3 Gruppen von HbA$_1$ (abhängig von der glykierten Stelle), HbA$_1$a, HbA$_1$b, HbA$_1$c. Das wichtigste ist **HBA$_1$c**. Bei einem gesunden Erwachsenen liegen 5–6,5 % des Hämoglobins glykiert vor.

Da die nicht-enzymatische Glykierung von der Blutglucosekonzentration abhängt, steigt der **HbA$_1$c-Wert** bei langfristig erhöhter Blutglucosekonzentration und bildet als „Blutzuckergedächtnis" den Blutzuckerspiegel der letzten acht Wochen ab. Der HbA$_1$c-Wert dient dem Arzt zur Diagnose eines Diabetes mellitus Typ 2 (S. 68) und als Kontrollparameter zur Einstellung des Blutzuckerspiegels bei einem Diabetespatienten.

15.2.2 Carboxyhämoglobin (HbCO)

Kohlenmonoxid (CO) kann wie Sauerstoff über das Eisenatom an die Hämgruppe binden, wodurch **Carboxyhämoglobin** (HbCO) entsteht. Da Kohlenmonoxid eine etwa 200-fach höhere Affinität zu Hämoglobin hat als Sauerstoff, wird das HbCO durch diese feste Bindung für den Sauerstofftransport unbrauchbar (Kohlenmonoxidvergiftung (S. 109)). Weil es sich hier um eine kompetitive Hemmung handelt, kann ein hoher Sauerstoffpartialdruck das CO wieder verdrängen.

15.2.3 Methämoglobin

Bei der Anlagerung von Sauerstoff an die Hämgruppe wird das zweiwertige Eisen (Fe^{2+}) gelegentlich zu dreiwertigem Eisen (Fe^{3+}) oxidiert. Dabei entsteht **Methämoglobin** (MetHb, Hämiglobin), das keinen Sauerstoff mehr transportieren kann.

Normalerweise beträgt der Anteil von MetHb in den Erythrozyten etwa 1 %. Dieses entsteht hauptsächlich dadurch, dass Sauerstoff, der an das Hämoglobin gebunden ist, ein Elektron von Fe^{2+} aufnimmt und sich als Superoxidanion (S. 105) ($O_2^{-\bullet}$), ein Sauerstoffradikal, ablöst. Dass die Methämoglobinkonzentration im Erythrozyten trotz der hohen dort vorherrschenden Sauerstoffspannung gering ist, ist den nicht enzymatischen (Glutathion (S. 105)) und enzymatischen (Methämoglobinreduktase (S. 106)) Schutzmechanismen gegen oxidativen Stress (S. 104) zu verdanken.

15.2.4 Myoglobin

Myoglobin ist ein kleines Hämprotein aus 154 Aminosäuren. Es besteht aus nur einer Proteinkette mit acht α-Helices und einer Hämgruppe und kann daher nur ein Sauerstoffmolekül binden. Myoglobin kommt hauptsächlich in der **Skelett- und Herzmuskulatur** vor. Dort erleichtert es den O$_2$-Transport innerhalb der Zelle und dient als O$_2$-Speicher.

Da Myoglobin, anders als Hämoglobin (S. 100), ein **Monomer** ist, zeigt es **keine Kooperativität** (S. 107) in der Sauerstoffbindung. Die Sauerstoffbindungskurve verläuft daher **hyperbolisch** und nicht sigmoid. Die Affinität des Myoglobins zu Sauerstoff ist wesentlich höher als die von Hämoglobin, die Kurve verläuft daher oberhalb von der für Hämoglobin.

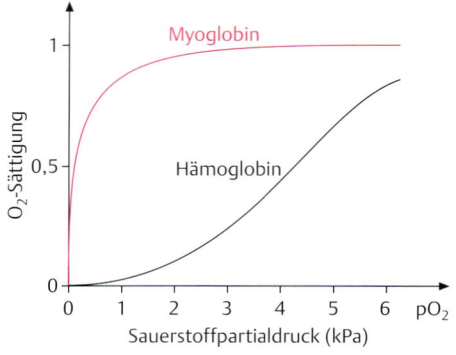

Abb. 15.4 Sauerstoffbindungskurven von Myoglobin und Hämoglobin. [Quelle: Königshoff, Brandenburger, Kurzlehrbuch Biochemie, Thieme, 2018]

Die **Gleichgewichtskonstante (K)** für die Bildung von MbO$_2$ aus Mb und O$_2$ errechnet sich aus dem Quotienten der Geschwindigkeitskonstanten für Hin- und Rückreaktion:

$$K = \frac{k_1}{k_{-1}}$$

- K = Gleichgewichtskonstante
- k_1 = Geschwindigkeitskonstante für die Hinreaktion
- k_{-1} = Geschwindigkeitskonstante für die Rückreaktion

> **IMPP-Fakten**
>
> !!!! **HbA$_1$c** entsteht durch nicht enzymatische **Glykierung** von HbA.
>
> !!!! Je höher die **Blutglucosekonzentration** im zeitlichen Mittel im Blut ist, desto höher ist der **HbA$_1$c-Wert** (Indikator für eine schlechte Einstellung eines **Diabetes mellitus**!).
>
> !! Bei der **Oxidation** von Hämoglobin entstehen Methämoglobin und Superoxidanionradikale.
>
> ! **Kohlenmonoxid** (CO) bindet **hochaffin** an Hämoglobin und kann den Sauerstofftransport im Blut lebensbedrohlich vermindern.
>
> ! **Methämoglobin** enthält **dreiwertiges Eisen (Fe^{3+})**.
>
> ! **Myoglobin** hat eine **hyperbolisch** verlaufende Sauerstoffbindungskurve und eine deutlich **höhere Affinität zu Sauerstoff** als Hämoglobin.
>
> ! Die **Gleichgewichtskonstante** für die Bildung von MbO$_2$ aus Mb und O$_2$ errechnet sich aus dem Quotienten der Geschwindigkeitskonstanten für Hin- und Rückreaktion:
>
> $$K = \frac{k_1}{k_{-1}}$$

15.3 Schutz vor oxidativem Stress

Aufgrund der hohen Hämoglobinkonzentration ist die Sauerstoffspannung in Erythrozyten sehr hoch. Dadurch ist jeder Erythrozyt einem permanenten oxidativen Stress ausgesetzt, der durch den hohen Eisengehalt der Zellen noch verstärkt wird. Aber auch allgemein ist ein Schutz vor oxidativem Stress von Bedeutung.

15.3.1 Reaktive Sauerstoffspezies

Bei der Oxidation von Hämoglobin entsteht neben Methämoglobin (S. 104) auch das reaktive Superoxidanion, das gleichzeitig ein Superoxidradikal ist. Die Methämoglobinbildung ist allerdings nicht die einzige Stoffwechselreaktion des Körpers, bei der das Superoxidanion gebildet wird. Es entsteht beispielsweise

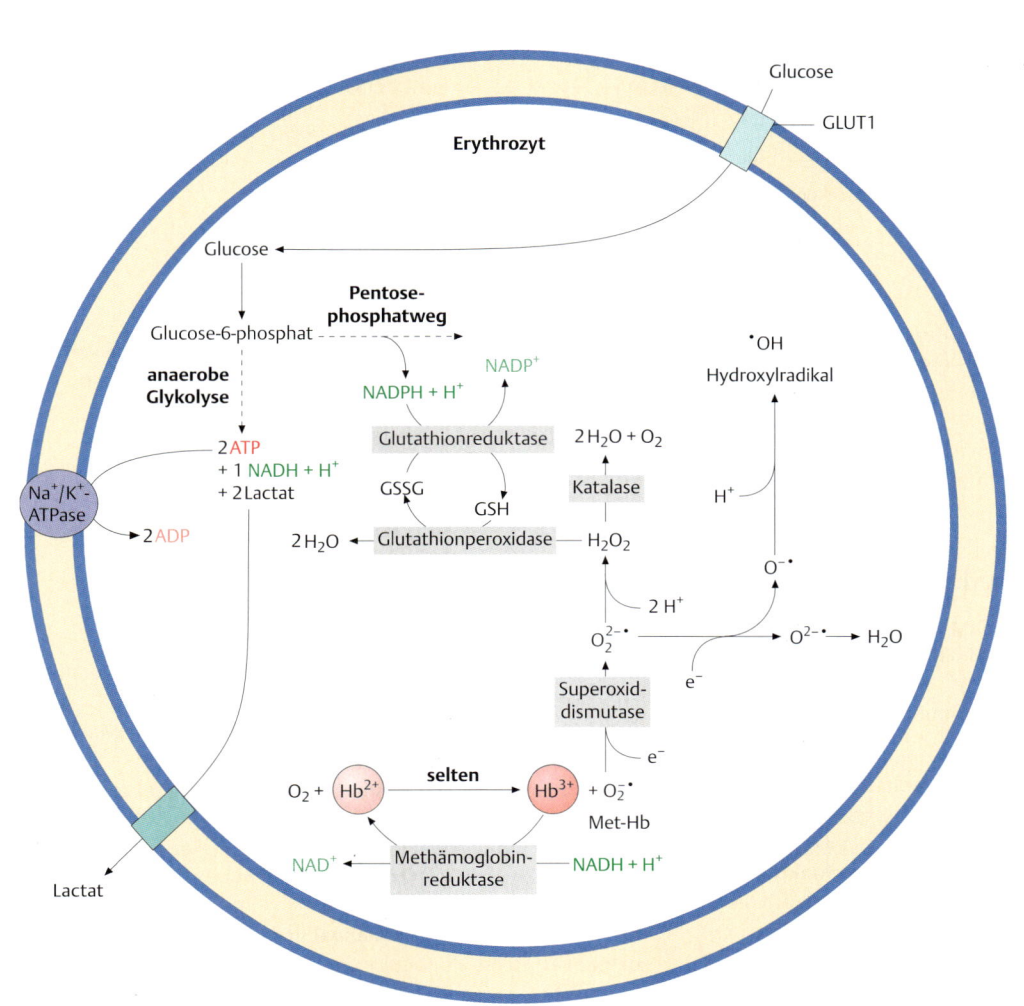

Abb. 15.5 Schutz vor oxidativem Stress in Erythrozyten. [Quelle: Königshoff, Brandenburger, Kurzlehrbuch Biochemie, Thieme, 2018]

auch beim Purinabbau bei Reaktionen, die von der Xanthinoxidoreduktase katalysiert werden.

Das **Superoxidanion** ($O_2^{-\cdot}$) gehört zu den **reaktiven Sauerstoffspezies** (**ROS**, reactive oxygen species) und stellt das Ausgangsmolekül für die Bildung weiterer ROS dar. Es kann spontan mit verschiedenen organischen Verbindungen wie ungesättigten Fettsäuren in der Zellmembran reagieren, wodurch es die Zellen schädigt.

Mithilfe von **Superoxiddismutasen** entstehen aus 2 Superoxidanionen 1 **Peroxidanion** (O_2^{2-}), das sich mit 2 H^+ zu **Wasserstoffperoxid** (H_2O_2) verbindet, und O_2:

$O_2^{-\cdot} + O_2^{-\cdot} + 2H^+ \rightarrow O_2 + H_2O_2$

Wasserstoffperoxid (H_2O_2) wird auf 2 verschiedenen Wegen in H_2O umgewandelt:
- **Katalase**: enthält Häm; Reaktion:
  $2 H_2O_2 \rightarrow 2 H_2O + O_2$
- **Glutathionperoxidasen**: enthalten Selenocystein im aktiven Zentrum; katalysieren die glutathionabhängige Reduktion von organischen Peroxiden und Wasserstoffperoxid; Reaktion mit H_2O_2:
  $2 GSH + H_2O_2 \rightarrow GSSG + 2 H_2O$

H_2O_2 besitzt als aggressives Oxidationsmittel ebenfalls ein hohes Potenzial zur Zellschädigung. Es wird zwar von Katalasen und Peroxidasen abgebaut, doch ein Teil wird auch in hochreaktive Hydroxylradikale ($OH^{\cdot}$) überführt. Außerdem kann es besonders mehrfach ungesättigte Fettsäuren in Alkylradikale umwandeln und damit schädigen.

Erythrozyten und viele andere Körperzellen verfügen neben den Enzymen Superoxiddismutase und Katalase deshalb über weitere Mechanismen, mit denen sie auf diesen oxidativen Stress reagieren können. Wichtige Antioxidanzien sind Glutathion, aber auch Vitamin C und Vitamin E.

15.3.2 Glutathion (GSH)

Glutathion ist ein **Tripeptid** aus den 3 Aminosäuren **Glutamat**, **Cystein** und **Glycin** (Glu-Cys-Gly), die durch 2 **Amidbindungen** (N-C=O) verbunden sind. Das Glutathionmolekül besitzt bei pH 7 **2 negative** und **1 positive Ladung**. Da Erythrozyten keine Ribosomen besitzen, werden die Aminosäuren nicht von Ribosomen, sondern von **2 Ligasen** miteinander verknüpft. Bei dieser Verknüpfung werden **2 ATP** verbraucht.

Glutathion ist in allen Körperzellen an der Aufrechterhaltung reduzierender Bedingungen beteiligt und das wichtigste **Antioxidans** in Erythrozyten. Die funktionelle Gruppe, die für den oxidativen Schutz eine entscheidende Rolle spielt, ist die **freie SH-(Thiol-)Gruppe des Cysteinrestes** (die Thiolform des Glutathions wird daher auch als GSH bezeichnet). In Erythrozyten reduziert GSH, unabhängig von Enzymen, das Fe^{3+} des Methämoglobins, aber es schützt auch die SH-Gruppen des Hämoglobins und weiterer Proteine und ist an der Umsetzung von H_2O_2 durch die Glutathionperoxidase beteiligt. Wird die SH-Gruppe des GSH oxidiert, dann lagern sich 2 GS-Moleküle zum **Disulfid** (**GSSG**) zusammen. GSSG weist bei pH 7,0 4 negativ (COO^-) und 2 positiv (NH_3^+) geladene Gruppen auf.

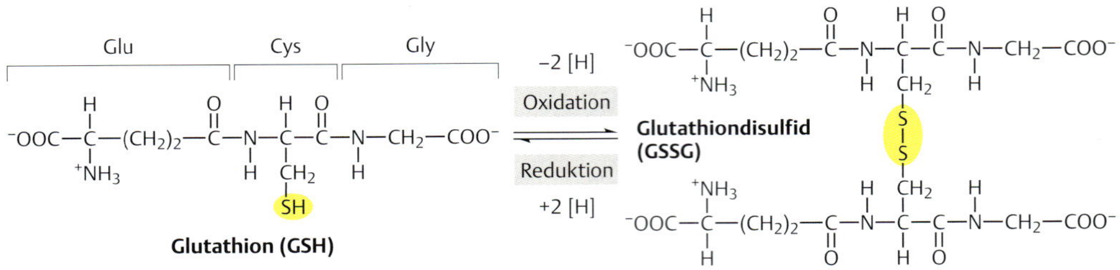

Abb. 15.6 Glutathion und seine Oxidation. [Quelle: Rassow et al., Duale Reihe Biochemie, Thieme, 2022]

Die **Regeneration des Glutathions** durch Reduktion des Glutathiondisulfids wird von der **NADPH-abhängigen Glutathionreduktase** katalysiert. Das NADPH+H$^+$ stammt aus dem Pentosephosphatweg.

Durch seine reduzierenden Eigenschaften kann auch **L-Ascorbinsäure** (Vitamin C) das Fe^{3+} im Methämoglobin zu Fe^{2+} reduzieren.

15.3.3 Methämoglobinreduktase

Ein weiterer Mechanismus zur Bildung von intaktem Hämoglobin aus Methämoglobin ist die NADH-abhängige **Methämoglobinreduktase**. Sie reduziert das zentrale Fe^{3+} des Methämoglobins zu Fe^{2+}. Das NADH für diese Reaktion stammt aus der Glykolyse.

> **Blick in die Klinik** Die **Glucose-6-phosphat-Dehydrogenase** (G6P-DH) ist ein Enzym des Pentosephosphatwegs, das Glucose-6-phosphat in 6-Phosphogluconolacton umwandelt. In diesem Schritt wird reduziertes NADPH+H$^+$ gebildet. Eine **Unterfunktion** der G6P-DH führt zu einem **Mangel an NADPH+H$^+$**. Dadurch steht weniger NADPH+H$^+$ für die Regeneration von Glutathion durch Reduktion zur Verfügung. Erythrozyten mit G6P-DH-Mangel enthalten daher weniger reduziertes Glutathion und sind somit empfindlicher für **oxidativen Stress** als normale Erythrozyten, was Hämolyse und Anämien verursachen kann. Symptome treten häufig auf:
> – nach Einnahme von Medikamenten mit oxidativer Wirkung, darunter Sulfonamide oder das Antimalariamittel Primaquin
> – nach Verzehr bestimmter Lebensmittel wie Saubohnen (Fava-Bohnen, Favismus)
> – durch Infektionen.
> Es handelt sich allesamt um Faktoren, die den Gehalt von reaktiven Sauerstoffspezies (ROS) in den Zellen steigern. Die ROS können bei Menschen mit G6P-DH- bzw. NADPH-Mangel nicht ausreichend beseitigt werden. Die Folge sind hämolytische Krisen mit Fieber, Schüttelfrost, Oberbauchschmerzen und Ikterus (S. 103). Die geschädigten Erythrozyten erschweren die Entwicklung der Malariaerreger ähnlich wie bei der Sichelzellanämie (S. 101). Patienten mit einem Glucose-6-phosphat-Dehydrogenase-Mangel haben einen gewissen **Schutz** gegen die schwere Form der **Malaria**.

> **IMPP-Fakten** ✗
> ! Die Superoxiddismutasen katalysieren folgende Reaktion:
> $O_2^{-\bullet} + O_2^{-\bullet} + 2H^+ \rightarrow O_2 + H_2O_2$
> ! **Glutathion** ist an der **Beseitigung von (Hydro-)Peroxiden** beteiligt.
> ! Die **Glutathionperoxidasen** nutzen Glutathion als Reduktionsmittel.
> !! **Glutathion** enthält 2 **Amidbindungen** und u. a. die Aminosäure **Cystein**.

> ! **Glutathion** wird nicht aus einer ribosomal synthetisierten Vorstufe gebildet, sondern aus 3 Aminosäuren, die von 2 **Ligasen verknüpft** werden.
> ! **Glutathion** (GSH) besitzt bei pH 7,0 **2 negativ** (COO$^-$) und **1 positiv** (NH$_3^+$) geladene Gruppe.
> ! Bei der **Glutathionsynthese** werden **2 ATP** verbraucht.
> ! Die funktionelle Gruppe des **Glutathions** ist die SH-Gruppe des **Cysteins**.
> ! **Glutathiondisulfid** (GSSG) besitzt bei pH 7,0 **4 negativ** (COO$^-$) und **2 positiv** (NH$_3^+$) geladene Gruppen.
> ! Der **Pentosephosphatweg** in den reifen Erythrozyten dient hauptsächlich der Bereitstellung von **NADPH+H$^+$** für die Glutathionreduktase.
> !!! Ein **Glucose-6-phosphat-Dehydrogenase-(G6P-DH-)Mangel** führt zu einer **verminderten Produktion** von NADPH.
> ! Erythrozyten mit **G6P-DH-Mangel** enthalten **weniger reduziertes Glutathion**.
> !! Beim **G6P-DH-Mangel** fehlt durch den Mangel an reduziertem Glutathion ein wichtiger **Oxidationsschutz** und es kommt zu Hämolyse und Anämien.
> ! Erythrozyten mit **G6P-DH-Mangel** sind empfindlicher gegen **oxidativen Stress** als normale Erythrozyten.
> !!! Bei Patienten mit **G6P-DH-Mangel** treten nach Einnahme von **Medikamenten** mit oxidativen Wirkungen (wie Sulfonamide oder das Antimalariamittel Primaquin) häufig **schwerwiegende Nebenwirkungen** wie z. B. eine hämolytische Anämie auf.

15.4 Sauerstoff- und CO$_2$-Transport im Blut

15.4.1 Allgemeines

Das Blut transportiert neben Nährstoffen, Elektrolyten, Hormonen und Verbindungen, die für die Ausscheidung in den Nieren oder die Biotransformation in der Leber bestimmt sind, auch die Gase Sauerstoff (O$_2$) und Kohlendioxid (CO$_2$).

Nur ca. 1 % des im Blut transportierten Sauerstoffs liegt physikalisch gelöst vor. Der Rest wird in den Erythrozyten (S. 88) reversibel an Hämoglobin (S. 100) (Hb) gebunden transportiert.

Kohlendioxid ist als freies CO$_2$ physikalisch gelöst (Plasma) oder es liegt chemisch gebunden vor: in Plasma und Erythrozyten als Hydrogencarbonat (Bicarbonat) bzw. ausschließlich in den Erythrozyten auch an Hämoglobin gebunden (Carbaminohämoglobin).

Physikalische Löslichkeit und chemische Bindung von Gasen

Der Grund dafür, dass Sauerstoff und Kohlendioxid im Blut nicht ausschließlich physikalisch gelöst, sondern auch chemisch z. B. an Hämoglobin gebunden werden, liegt u. a. in der geringen physikalischen Löslichkeit beider Gase. Das **Henry-Dalton-Gesetz** (oder kurz Henry-Gesetz) besagt, dass die Menge eines Gases, die pro Volumeneinheit in einer Flüssigkeit physikalisch gelöst ist, vom Partialdruck (p_{Gas}) und vom Löslichkeitskoeffizienten des Gases (α) abhängt.

Auf den Körper angewendet bedeutet dies, dass die Konzentration des Gases im Blut proportional zu dem Partialdruck des Gases im Alveolarraum ist. Als Formel ausgedrückt:

$$c_{Gas} = \alpha \cdot p_{Gas}$$

Hierbei ist:
- c_{Gas} = Konzentration des Gases in der Flüssigkeit
- p_{Gas} = Partialdruck des Gases im Gas über der Flüssigkeit
- α = Bunsen-Löslichkeitskoeffizient des Gases

Die Konstante α (der **Bunsen-Löslichkeitskoeffizient**) ist spezifisch für das jeweilige Gas und die jeweilige Flüssigkeit. Er ist für CO_2 20-mal größer als für O_2, sodass mehr CO_2 physikalisch gelöst ist als O_2.

15.4.2 O₂-Transport

O₂-Beladung des Hämoglobins in der Lunge

Jedes **Hämoglobinmolekül** (siehe Abb. 15.1) im Erythrozyten ist ein Tetramer und kann maximal **4 O₂-Moleküle** aufnehmen: Vier Bindungsstellen des Eisens sind mit den N-Atomen der 4 Pyrrolringe belegt, über die fünfte Bindungsstelle ist das Fe^{2+}-Atom mit einem Histidylrest des Globins verbunden. O_2 wird an die sechste Bindungsstelle des zentralen Fe^{2+}-Atoms im Häm gebunden.

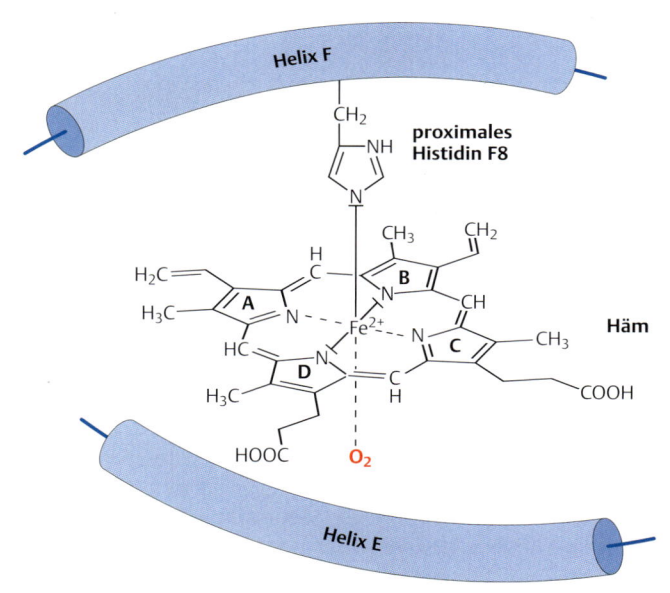

Abb. 15.7 Struktur der Sauerstoffbindungsstelle im Hämoglobinmolekül. [Quelle: Rassow et al., Duale Reihe Biochemie, Thieme, 2022]

Bei dem hohen O_2-Partialdruck in der Alveolarluft diffundiert der Sauerstoff ins Blut, sodass sich die Partialdruckdifferenz annähernd ausgleicht. Im Blut wird der Sauerstoff vom Hämoglobin der Erythrozyten aufgenommen und zu den peripheren Geweben transportiert. Dort wird er dem Blut entzogen, denn der O_2-Partialdruck ist in den Geweben wesentlich niedriger als im Blut. Den Prozess der Sauerstoffbeladung des Hämoglobins bezeichnet man als **Oxygenierung**. Die Oxidationsstufe des zentralen Eisenatoms (Fe^{+2}) ändert sich dabei nicht. Die Farbe des Blutes wechselt jedoch sichtbar von dunklem Rot (venöses Blut) zu hellem Rot (arterielles Blut).

Bei Vollsättigung mit Sauerstoff kann 1 g Hämoglobin in vitro 1,39 ml O_2 binden. In vivo ist diese Zahl etwas geringer, da der Zustand einer vollständigen Sättigung nicht erreicht wird. Es ergibt sich eine Sauerstoffbindung von 1,34 ml O_2 pro g Hämoglobin (**Hüfner-Zahl**). Die **O₂-Bindungskapazität** (O_2-Transportkapazität, der O_2-Gehalt pro Liter Blut bei maximaler O_2-Bindung) gibt die maximal an Hämoglobin gebundene Menge an Sauerstoff an und kann aus der Hüfner-Zahl und der Hämoglobinkonzentration [Hb] berechnet werden:

O_2-Bindungskapazität = [Hb] (g l⁻¹) · Hüfner-Zahl (1,34 ml O_2 g⁻¹)

Die maximale O_2-Bindungskapazität des Blutes ist demnach direkt proportional zur Hämoglobinkonzentration. Bei einer durchschnittlichen Hb-Konzentration von 15 g dl⁻¹ Blut (150 g l⁻¹ Blut) folgt daraus ein O_2-Gehalt des oxygenierten Blutes (O_2-Bindungskapazität) von 200 ml O_2 pro Liter Blut. Sind alle Bindungsstellen für O_2 am Hämoglobinmolekül besetzt, ist der O_2-Gehalt des Blutes maximal.

O₂-Bindungsverhalten von Hämoglobin

Ein geeigneter Sauerstofftransporter muss den Sauerstoff in der Lunge rasch binden und im Gewebe rasch wieder abgeben.

Hämoglobin vereint beide Eigenschaften, u. a. weil es 2 verschiedene **Konformationen** einnehmen kann, die man als **T-** und als **R-Zustand** (T für tensed, gespannt; R für relaxed, entspannt) bezeichnet und die ineinander übergehen können. Die T-Form ist ein Zustand niedriger O_2-Affinität und vollständig desoxygeniert (**Desoxyhämoglobin**), die R-Form ein Zustand hoher O_2-Affinität und vollständig oxygeniert (**Oxyhämoglobin**). Welche Konformation das Hämoglobinmolekül annimmt, hängt von der Bindung von O_2 an die Untereinheiten des Moleküls ab.

Die beiden Konformationen reichen jedoch nicht aus, um das Sauerstoffbindungsverhalten von Hämoglobin zu erklären. Der Schlüssel liegt in seiner tetrameren Molekülstruktur, die 4 Ligandenbindungsstellen aufweist, wobei die Sauerstoffbindung an die einzelnen Untereinheiten des Tetramers die Affinität der benachbarten Untereinheiten zu O_2 beeinflusst.

Die Bindung von O_2 kann man sich vereinfacht wie folgt vorstellen: Unter Verdrängung des gebundenen 2,3-Bisphosphoglycerats (2,3-BPG, s. u.) bindet das erste O_2-Molekül an die T-Form, doch ist die Bindung nur schwach. Die O_2-Bindung führt jedoch zu Konformationsänderungen, die auf die benachbarten Untereinheiten übergehen, wodurch die Bindung eines zweiten und jedes weiteren O_2-Moleküls an weitere Untereinheiten jeweils erleichtert wird. O_2 fördert somit als positiver, aktivierender Effektor seine eigene Bindung (**Kooperativität**). Hämoglobin ist also ein **allosterisches Protein**. Typisch für eine kooperative Bindung ist eine **sigmoide Bindungskurve**.

Sauerstoffbindungskurve

Die Sauerstoffbindungskurve zeigt eine Abhängigkeit der Sauerstoffsättigung (S_{O_2}) des Hämoglobins vom arteriellen O_2-Partialdruck (p_{O_2}). Die S_{O_2} gibt an, wie viel Prozent der vorhandenen O_2-Bindungsstellen mit Sauerstoff besetzt sind.

Durch die **positive Kooperativität** der benachbarten Untereinheiten des Hämoglobins ist der Verlauf der **Sauerstoffbindungskurve sigmoid**. An der Kurve sieht man, dass das Hämoglobin bereits bei einem p_{O_2} von ca. **60 mmHg** schon zu ca. **90 %** gesättigt ist. Dies bedeutet eine Art Sicherheitsbereich für die Sauerstoffaufnahme des Blutes: Fällt der alveoläre p_{O_2} in gewissen Grenzen ab, wie es z. B. in der Höhe der Fall ist, ist die Beladung des Hämoglobins mit O_2 nicht beeinträchtigt. Ein weiterer Anstieg des p_{O_2} lässt die Sättigung nur noch langsam zunehmen. Bei Ruheatmung von normaler Raumluft liegt die O_2-Sättigung (S_{O_2}) des **arteriellen Blutes** normalerweise bei **95–97 %**.

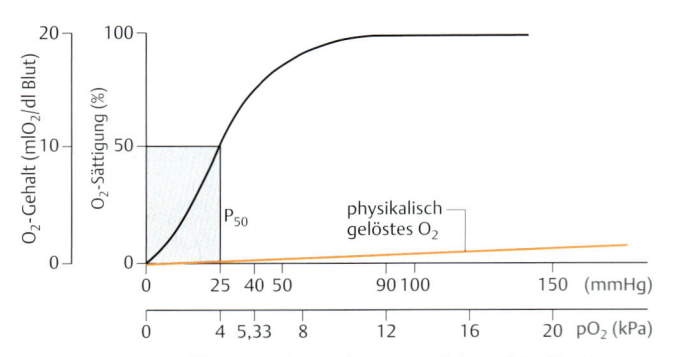

Abb. 15.8 Sauerstoffbindungskurve des Hämoglobins. [Quelle: Huppelsberg, Walter, Kurzlehrbuch Physiologie, Thieme, 2013]

Im **venösen Blut** der A. pulmonalis und des rechten Herzens liegt die Sättigung unter Ruhebedingungen immer noch bei rund **75 %** (das entspricht ca. 150 ml O_2 pro Liter Blut).

Ist die Hämoglobinkonzentration im Blut eines **anämischen Patienten** reduziert, dann ist der O_2-Gehalt bzw. die O_2-Bindungskapazität (der O_2-Gehalt pro Liter Blut bei maximaler O_2-Bindung) zwar verringert, aber die O_2-Sättigung des arteriellen Blutes beträgt dennoch fast 100 %. Dies ändert sich auch bei Zumischung von O_2 zur Atemluft nicht wesentlich.

Sauerstoffbindung von fetalem Hämoglobin. Im letzten Drittel der Schwangerschaft ist die mütterliche Hämoglobinkonzentration niedriger als die Hämoglobinkonzentration des Fötus. **HbF** hat **eine höhere O_2-Affinität** und eine geringere Affinität zu 2,3-Bisphosphoglycerat. Die höhere O_2-Affinität von HbF beruht darauf, dass 2,3-Bisphosphoglycerat (s. u.) unter Standardbedingungen keinen negativen Einfluss auf die O_2-Affinität von HbF hat, bei HbA aber sehr wohl als negativer allosterischer Effektor wirkt.

Die Sättigung des **fetalen Hämoglobins** (**HbF**) ist geringer als die des mütterlichen. Im dritten Trimenon einer Schwangerschaft beträgt sie im Blut der **V. umbilicalis**, in der O_2-reiches Blut von der Plazenta zum Fötus fließt und die O_2-Sättigung des fetalen Blutes am größten ist, etwa 80 %, in der A. umbilicalis sind es etwa 60 %. Da das fetale Blut mit HbF im Vergleich zum Erwachsenenhämoglobin (HbA) jedoch eine höhere O_2-Affinität besitzt, reicht in der V. umbilicalis ein geringerer p_{O_2} von etwa **30 mmHg** aus, um diese O_2-Sättigung zu erzielen.

Ein Parameter, um die Affinität von Sauerstoff an Hämoglobin zu beschreiben, ist der **p_{50}-Wert**. Der p_{50} ist der Sauerstoffpartialdruck, bei dem 50 % der verfügbaren Sauerstoffbindungsstellen mit Sauerstoff beladen sind (**Halbsättigungsdruck**). Dieser liegt normalerweise bei 3,3 kPa (25 mmHg). Eine Erhöhung des p_{50} bedeutet eine geringere Affinität und damit eine Rechtsverschiebung der Kurve, eine Erniedrigung des p_{50} bedeutet höhere Affinität und damit eine Linksverschiebung.

Regulation der O_2-Bindung an das Hämoglobin

Die Affinität des Sauerstoffs zum Hämoglobin ist variabel und wird von 4 verschiedenen Faktoren beeinflusst:
- pH-Wert
- CO_2-Partialdruck (p_{CO_2})
- 2,3-Bisphosphoglycerat (2,3-BPG)
- Temperatur

Je nachdem, ob diese Faktoren die O_2-Bindung fördern oder nicht, verschieben sie die Sauerstoffbindungskurve nach links oder rechts.

Eine **Rechtsverschiebung** bedeutet, dass die Affinität des Hämoglobins für O_2 und daher auch die O_2-Sättigung bei unverändertem p_{O_2} abnehmen. Entsprechende Bedingungen sind:
- [H^+] ↑ (pH-Wert ↓)
- p_{CO_2} ↑
- [2,3-Bisphosphoglycerat (2,3-BPG)] ↑
- Temperatur ↑

Außerdem erleichtert ein abnehmender p_{O_2} die Desoxygenierung des Hämoglobins im Gewebe.

Eine **Linksverschiebung** bedeutet, dass die Affinität des Hämoglobins für O_2 und daher auch die O_2-Sättigung bei unverändertem p_{O_2} zunimmt. Entsprechende Bedingungen sind:
- [H^+] ↓ (pH-Wert ↑)
- p_{CO_2} ↓
- [2,3-Bisphosphoglycerat (2,3-BPG)] ↓
- Temperatur ↓

Die Linksverschiebung der Kurve bedeutet auch eine erschwerte O_2-Abgabe im Gewebe.

Linksverschiebung = Affinitätszunahme	Rechtsverschiebung = Affinitätsabnahme
– pH ↑ (H^+-Konzentration ↓) – p_{CO_2} ↓ – Temperatur ↓ – 2,3-BPG ↓	– pH ↓ (H^+-Konzentration ↑) – p_{CO_2} ↑ – Temperatur ↑ – 2,3-BPG ↑

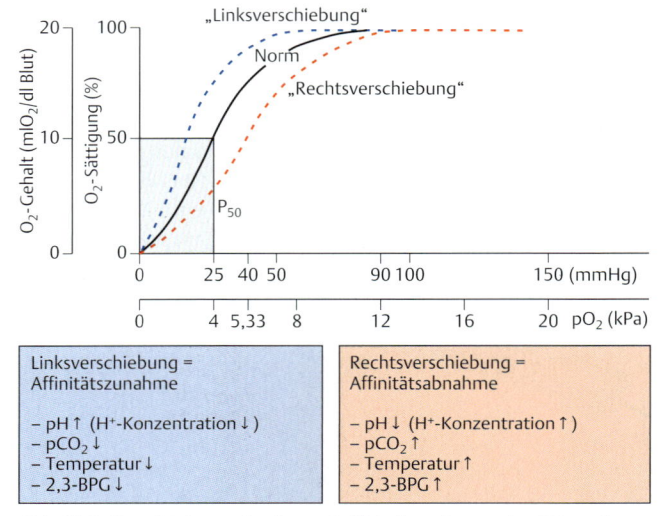

Abb. 15.9 Verschiebung der Sauerstoffbindungskurve des Hämoglobins. 2,3-BPG, 2,3-Bisphosphoglycerat. [Quelle: Huppelsberg, Walter, Kurzlehrbuch Physiologie, Thieme, 2013]

Das in der Lunge mit O_2 beladene Hämoglobin gibt den Sauerstoff an Gewebe mit niedrigem Sauerstoffpartialdruck ab. In diesen Geweben laufen oxidative Stoffwechselwege ab, die dazu führen, dass dort der pH-Wert niedriger sowie p_{CO_2} und Temperatur höher sind als in der Lunge. Besonders der niedrige pH-Wert und der erhöhte p_{CO_2} verschieben die Sauerstoffbindungskurve nach rechts und fördern die Freisetzung des Sauerstoffs aus dem Hämoglobin (Desoxygenierung).

pH-Wert. Hämoglobin gibt gebundenen Sauerstoff leichter ab, wenn der pH-Wert der Umgebung gering ist. Diese pH-Abhängigkeit des Sauerstoffbindungsverhaltens von Hämoglobin wird als **Bohr-Effekt** bezeichnet. Sie geht auf eine reversible Anlagerung von Protonen an bestimmte Aminosäuren der Globinketten des Hämoglobins zurück. Die **Protonierung führt zu Stabilisierung des T-Zustands** (der desoxygenierten Konformation) des **Moleküls**. Je geringer der pH-Wert ist, d. h. je höher die Protonenkonzentration, umso wahrscheinlicher ist die Anlagerung eines Protons und umso leichter stabilisiert sich der T-Zustand. Durch die sich daraus ergebende geringere Affinität des Hämoglobins zum Sauerstoff löst sich dieser leichter ab, wodurch die O_2-Abgabe in den peripheren Geweben erleichtert wird.

15.4 Sauerstoff- und CO₂-Transport im Blut

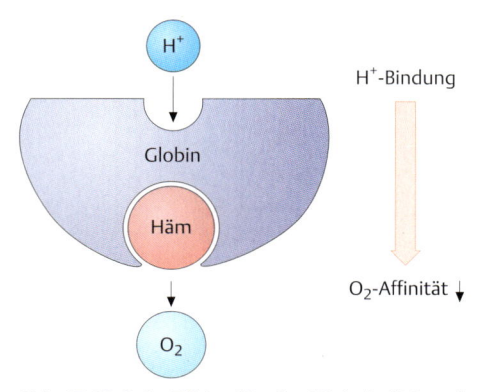

Abb. 15.10 Bohr-Effekt. [Quelle: Königshoff, Brandenburger, Kurzlehrbuch Biochemie, Thieme, 2018]

Unter Ruhebedingungen hat der Bohr-Effekt nur eine geringe Bedeutung, da sich der pH-Wert des Blutes kaum ändert. Bei einer stärkeren körperlichen Belastung kommt es jedoch zu einer metabolischen Azidose, was zu einer Erhöhung des Halbsättigungsdruckes für O_2 führt und so die Sauerstoffabgabe des Hämoglobins im Muskel erleichtert.

CO₂-Partialdruck (p_{CO_2}). Kohlendioxid beeinflusst die Sauerstoffbindung auf 2 Wegen. Zum einen werden im Blut ca. 5 % des in peripheren Geweben produzierten CO_2 kovalent an Hämoglobin gebunden (s. u.). Diese chemische Modifikation (Carbamatbildung) erfolgt hauptsächlich an Hämoglobin im T-Zustand (Desoxyhämoglobin), sodass der **T-Zustand stabilisiert** und die Freisetzung von O_2 gefördert wird. Dadurch wird die Abgabe von O_2 an stoffwechselaktive Gewebe begünstigt. Zum anderen wirkt die durch den Anstieg des p_{CO_2} induzierte Abnahme des pH-Wertes (Bohr-Effekt, s. o.) positiv auf die Abgabe von O_2.

2,3-Bisphosphoglycerat. Erythrozyten enthalten im Vergleich zu den Körperzellen eine hohe Konzentration an 2,3-Bisphosphoglycerat (2,3-BPG), das aus 1,3-Bisphosphoglycerat, einem Zwischenprodukt der Glykolyse, gebildet wird (Synthese siehe Abb. 13.1). 2,3-BPG bindet reversibel an die T-Form des Hämoglobins. Pro Hämoglobintetramer ist es jedoch nur ein Molekül 2,3-BPG. Es wirkt als weiterer negativer **allosterischer Effektor** für die Bindung von O_2 an Hämoglobin, da es selektiv an Desoxyhämoglobin bindet, die **T-Form stabilisiert** und so die O_2-Affinität des Hämoglobins senkt. Die Bindung von 2,3-BPG an Hämoglobin erleichtert daher die O_2-Abgabe im Gewebe. Nimmt die erythrozytäre 2,3-BPG-Konzentration zu, dann sinkt also die O_2-Affinität von HbA. Ist das Hämoglobin in der Lunge vollständig mit O_2 gesättigt, dann geht es in die R-Form über und 2,3-BPG löst sich von der Bindungsstelle.

Als **Anpassungsreaktion** an eine **Abnahme des O_2-Partialdrucks** (z. B. in großen Höhen) und eine daraus folgende verringerte O_2-Konzentration im Blut steigt die **2,3-BPG-Konzentration im Erythrozyten an**. Diese Anpassung hat nur einen geringen Einfluss auf die O_2-Bindung in der Lunge, aber eine erhebliche Auswirkung auf die O_2-Freisetzung im Gewebe. Der Grund ist, dass die Atemtätigkeit durch das Absinken der O_2-Konzentration im Blut angeregt wird (Hyperventilation). Der damit einhergehende stärkere Gasaustausch vermindert die CO_2-Konzentration im Blut und erhöht den **pH-Wert** des Blutes (respiratorische Alkalose). Die Folge ist eine erhöhte O_2-Affinität des Hämoglobins und eine erschwerte O_2-Abgabe in den Geweben. Der Anstieg der 2,3-BPG-Konzentration, die Bindung von 2,3-BPG an Hämoglobin und die damit verbundene Verringerung der O_2-Affinität des Hämoglobins gleicht diesen Effekt aus und erleichtert die O_2-Abgabe.

Temperatur. Die Sauerstoffaffinität nimmt mit steigender Temperatur ab. Dadurch wird die Freisetzung von O_2 im arbeitenden Muskel, in dem die Temperatur auf über 40 °C steigen kann, erleichtert.

Inaktivierte Hämoglobine

Eine gestörte Anlagerung von O_2 an Hämoglobin beeinträchtigt den Gastransport. Ursache kann inaktiviertes Hämoglobin sein, von dem 2 Formen klinisch wichtig sind: Carboxyhämoglobin und Methämoglobin

Bildung von Carboxyhämoglobin durch Kohlenmonoxid (CO). Bei der Bindung von CO an Hämoglobin bildet sich **Carboxyhämoglobin** (S. 104) (HbCO). CO besitzt allerdings eine 200-mal höhere Affinität zu Hämoglobin als Sauerstoff, sodass bereits bei 0,1 % CO in der Atemluft über 50 % des Hämoglobins als Carboxyhämoglobin vorliegen. Da CO auf die gleiche Weise an die Sauerstoffbindungsstellen des Hämoglobins bindet wie O_2, fallen die CO-besetzten Bindungsstellen für den O_2-Transport aus. Je nach Ausmaß der Carboxyhämoglobinbildung kann eine Kohlenmonoxidvergiftung die Folge sein.

> **Blick in die Klinik   Kohlenmonoxidvergiftung**
>
> Aufgrund der hohen Affinität von Hämoglobin zu Kohlenmonoxid reicht schon eine sehr geringe Konzentration von CO in der Atemluft aus, um Vergiftungserscheinungen hervorzurufen. Der **physiologische Carboxyhämoglobin-(HbCO-)Anteil von 1 %** kann bei Rauchern auf bis zu 10 % ansteigen. Ein solcher Wert bleibt häufig unbemerkt. Höhere Werte, die zu CO-Vergiftungen führen, treten z. B. in schlecht belüfteten Wohnwagen oder Garagen auf, bei Letzteren auch in suizidaler Absicht. Die Schwere der Vergiftung hängt von der CO-Konzentration der Außenluft und der Einwirkungszeit ab. Höhere Konzentrationen führen zu Kopfschmerzen, Bewusstlosigkeit und Kreislaufkollaps. Ein **HbCO-Anteil von mehr als 50 %** (0,1–0,2 % CO in der Atemluft) ist kritisch und führt in etwa einer halben Stunde zu Atemlähmung und Herzstillstand. Blut mit einem hohen HbCO-Anteil kann man an der kirschroten Farbe erkennen, an einer CO-Vergiftung Verstorbene weisen eine ausgeprägt rosige Hautfarbe auf.
> Der arterielle p_{O_2} ist bei einer CO-Vergiftung normal, die O_2-Bindungskurve des durch CO blockierten Hämoglobins ist jedoch nach links verschoben. In der Lunge lagert sich Sauerstoff dadurch zwar leichter an das Carboxyhämoglobin, im Gewebe wird die O_2-Abgabe durch die anderen Untereinheiten des Hämoglobintetramers jedoch erschwert.
> Da die Bindung vollständig reversibel ist, ist bei einer CO-Vergiftung eine Beatmung mit reinem Sauerstoff (eventuell unter hyperbaren Bedingungen) Therapie der Wahl.

Bildung von Methämoglobin durch Oxidation des Eisens. Das zweiwertige Eisen im Häm wird bei der Sauerstoffaufnahme nicht oxidiert, sondern oxygeniert. Bestimmte Gifte (Oxidationsmittel wie Nitrite, bestimmte Medikamente) führen jedoch zu einer Oxidation zum dreiwertigen Eisen. **Oxidiertes Hämoglobin** nennt man Hämiglobin oder **Methämoglobin** (S. 104) (MetHb). Dieses kann keinen Sauerstoff mehr transportieren.

Blick in die Klinik Unter einer **Methämoglobinämie** versteht man eine vermehrte Bildung von Methämoglobin (S. 104), sodass der Anteil an MetHb im Blut den normalen Wert von 1 % überschreitet. Dafür verantwortlich sein können zahlreiche toxische Verbindungen wie Nitrat (NO_3^-), Nitrit (NO_2^-, ein Salz der salpetrigen Säure) und auch einige Medikamente, die die Oxidation des dreiwertigen Eisens fördern. Nitrit ist als Lebensmittelzusatzstoff in einigen Fleisch- und Wurstwaren enthalten oder wird von Darmbakterien aus Nitrat gebildet, das mit dem Trinkwasser aber auch mit gut gedüngtem Gemüse aufgenommen wurde. Nitrit kann Hämoglobin direkt zu Methämoglobin oxidieren. Auch aromatische Amino- und Nitroverbindungen (z. B. Anilin oder Nitrobenzol) können den Methämoglobinspiegel erhöhen.

Bei Säuglingen ist die Gefahr einer Methämoglobinämie besonders groß, da die NADH-abhängige Methämoglobinreduktase (S. 106), die MetHb zu normalem Hämoglobin reduziert, noch nicht aktiv ist. Außerdem wird HbF leichter oxidiert als HbA.

Steigt der Anteil des Methämoglobins auf über 10 %, verfärbt sich die Haut zunehmend grau und die Lippen können blau verfärbt sein (Zyanose). Es kommt zu Kopfschmerzen, Unwohlsein, Herzklopfen und Schwindel. Ein Methämoglobinanteil von > 60 % ist lebensgefährlich.

Bei einer Methämoglobinämie ist der arterielle p_{O_2} normal, die O_2-Sättigung des vorhandenen Hämoglobins jedoch stark reduziert. Das Blut ist braunrot.

> **Lerntipp**
> Möglicherweise musst du in der Prüfung anhand von Informationen zum arteriellen p_{O_2}, zur O_2-Sättigung des Hämoglobins und zur Farbe des Blutes eine Diagnose stellen:
> Bei einer **CO-Vergiftung und der Methämoglobinämie** ist der arterielle p_{O_2} normal, die O_2-Sättigung des Blutes ist jedoch verringert; bei einer CO-Vergiftung ist das Blut jedoch hellrot, bei einer Methämoglobinämie ist es braun.

15.4.3 CO₂-Transport

Anders als für Sauerstoff, der fast ausschließlich gebunden an das erythrozytäre Hämoglobin transportiert wird, gibt es für Kohlendioxid 3 Möglichkeiten, im Blut von den Geweben zur Lunge zu gelangen:
- zu ca. 90 % in Form von **Hydrogencarbonat** (Bicarbonat, HCO_3^-)
- zu ca. 5 % als **Carbaminohämoglobin**
- zu ca. 5 % **physikalisch als CO_2 gelöst**

> **Lerntipp**
> Obwohl das IMPP den Ausdruck „Bicarbonat" (v. a. bei Laborwerten) etabliert hat, haben wir uns dazu entschlossen, hier für Bicarbonat die in der Biochemie übliche Bezeichnung „Hydrogencarbonat" zu verwenden.

Insgesamt ist im Blut mehr CO_2 als O_2 gelöst. Die CO_2-Menge aller Transportformen zusammengenommen beträgt im arteriellen Blut 500 ml pro Liter Blut, die Bicarbonatkonzentration im Serum liegt normalerweise um 24 mmol l^{-1}. Die chemisch gebundene Menge O_2 im arteriellen Blut beträgt dagegen etwa 200 ml O_2 pro Liter Blut und nur 1 % des gesamten O_2 ist physikalisch gelöst. Im arteriellen Blut ist daher insgesamt mehr als **doppelt so viel CO_2** enthalten wie O_2.

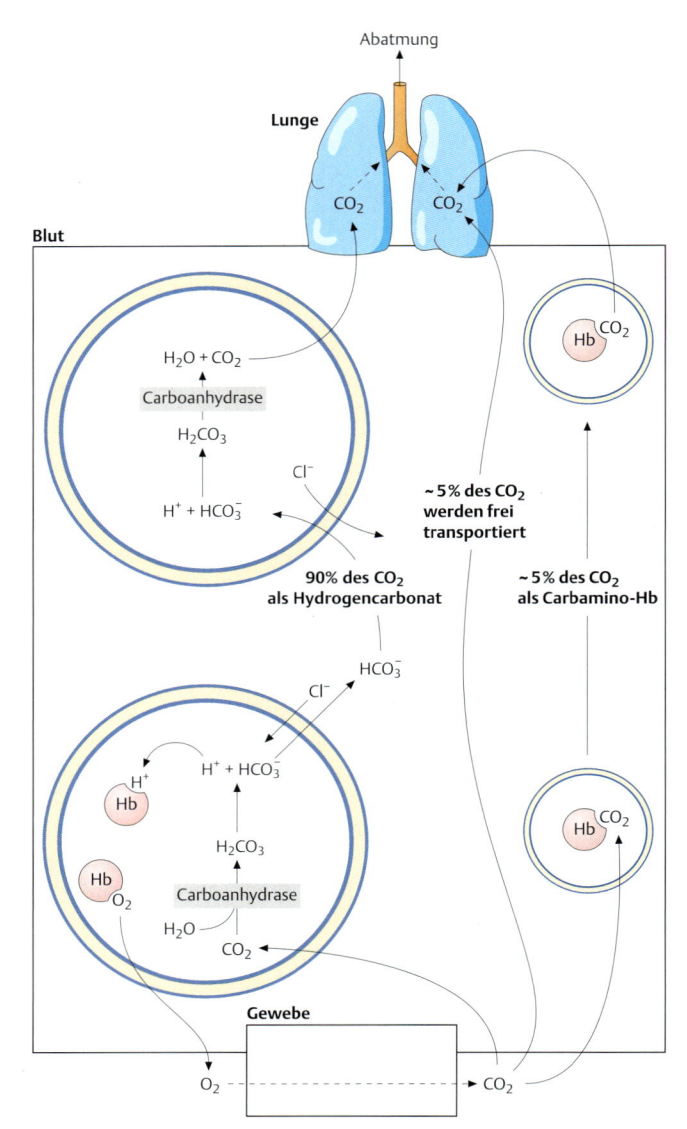

Abb. 15.11 Möglichkeiten des CO_2-Transports zur Lunge. [Quelle: Königshoff, Brandenburger, Kurzlehrbuch Biochemie, Thieme, 2018]

Transport als Hydrogencarbonat

Durch die Hydratisierung von CO_2 entsteht **Kohlensäure** (H_2CO_3), die in **Hydrogencarbonat** (Bicarbonat, HCO_3^-) und Protonen zerfällt:

$$CO_2 + H_2O \rightleftharpoons H_2CO_3 \rightleftharpoons HCO_3^- + H^+$$

Die spontane Hydratisierung des im Gewebe anfallenden und ins Blut diffundierenden CO_2 zu Kohlensäure (H_2CO_3) verläuft im Plasma sehr langsam. Das CO_2 tritt jedoch in die Erythrozyten über, die über das Enzym Carboanhydrase verfügen, das die Bildung von Kohlensäure beschleunigt. Durch den Zerfall der Kohlensäure steigt in den Erythrozyten die Konzentration an HCO_3^-. Der größere Teil des HCO_3^- verlässt den Erythrozyten konzentrationsabhängig wieder in Richtung Plasma: Um die Elektroneutralität in den Erythrozyten zu wahren, werden die HCO_3^--Ionen durch einen **Cl^-/HCO_3^--Antiporter** im Austausch gegen Cl^--Ionen durch die Zellmembran transportiert (**Hamburger-Shift**, Chloridverschiebung). Die HCO_3^--Ionen erreichen im Blut gelöst die Lunge. In der Lunge wird das HCO_3^- im Austausch gegen Cl^- wieder in die Erythrozyten aufgenommen und unter Verbrauch von Protonen in CO_2 zurückverwandelt. CO_2 verlässt die Blutzellen und wird abgeatmet.

Das Hydrogencarbonat spielt auch beim Säure-Basen-Haushalt eine wichtige Rolle. Nach der Gleichung von **Henderson-Hasselbalch** ist der pH-Wert, der sich in einem Puffer einstellt, vom Verhältnis der Konzentrationen von undissoziierter Säure und ihrem Anion abhängig.

Transport als Carbaminohämoglobin

Etwa 5 % des CO_2 werden direkt an Hämoglobin gebunden transportiert. Die Bindung erfolgt über die freien, N-terminalen α-Aminogruppen der Globinketten:

$$Hb\text{-}NH_2 + CO_2 \rightleftharpoons Hb\text{-}NH\text{-}COO^- + H^+$$

Die Carbamate, die verstärkt in den Kapillaren der Gewebe gebildet werden, stabilisieren den T-Zustand des Hämoglobins, senken demnach seine O_2-Affinität, wodurch die **Freisetzung von O_2** begünstigt wird. In der Lunge verhält es sich anders herum: Die hohe Sauerstoffkonzentration fördert die Oxygenierung des Hämoglobins und die Freisetzung von CO_2, das abgeatmet wird.

Transport als physikalisch gelöstes CO_2

Kohlendioxid hat eine 20-fach bessere Löslichkeit im Blut als Sauerstoff. 5–10 % des im Gewebe anfallenden CO_2 werden frei im Blut zur Lunge transportiert.

CO_2-Bindungskurve

Die CO_2-Bindungskurve beschreibt die Änderung des Gesamtgehalts an CO_2 im Blut abhängig vom Partialdruck des Kohlendioxids (p_{CO_2}). Da für CO_2 ein Transportprotein wie Hämoglobin fehlt, erreicht dessen Bindungskurve kein Plateau, zeigt also **keine Sättigungskinetik**. Daher kann auch der CO_2-Partialdruck in der Kurve nicht gegen die Sättigung, sondern muss gegen die CO_2-Konzentration im Blut aufgetragen werden. Mit steigendem CO_2-Partialdruck nimmt die Menge des gebundenen CO_2 immer weiter zu, da die Bildung von Hydrogencarbonat praktisch unbeschränkt weitergehen kann und nur durch die Auswirkungen auf Osmolarität und Säure-Basen-Haushalt limitiert wird. Der Kurvenverlauf ist im physiologischen Bereich daher nahezu linear.

Haldane-Effekt. O_2- und CO_2-Transport beeinflussen sich gegenseitig quantitativ, da die Puffereigenschaften des Hämoglobins von seiner Oxygenierung abhängen.

Da im desoxygenierten Blut mehr CO_2 als Hydrogencarbonat gebunden werden kann und desoxygeniertes Hämoglobin zudem leichter Carbamat bildet, liegt die CO_2-Bindungskurve für desoxygeniertes Blut über der Kurve für oxygeniertes Blut. Diese Verschiebung der CO_2-Bindungskurve wird als **Haldane-Effekt** bezeichnet. Er erleichtert sowohl die CO_2-Aufnahme im Gewebe als auch die CO_2-Abgabe in der Lunge.

IMPP-Fakten

!!!! Die **O_2-Bindungskapazität** (O_2-Transportkapazität, O_2-Gehalt des Blutes) lässt sich mithilfe der folgenden Gleichung berechnen: O_2-Bindungskapazität = [Hb] (g l^{-1}) · Hüfner-Zahl (1,34 ml O_2 g^{-1})

!! Bei einer durchschnittlichen **Hb-Konzentration von 15 g dl^{-1}** (≙ **150 g l^{-1}**) eines gesunden Menschen ergibt sich ein O_2-Gehalt des oxygenierten Blutes von **200 ml O_2 pro Liter Blut**.

! Die **Bindung von O_2 an Hämoglobin** führt zu einer **Konformationsänderung** des Hämoglobins.

! Die **Sauerstoffbindungskurve** des Hämoglobins verläuft **sigmoid**.

! Die **sigmoide Form** der Sauerstoffbindungskurve führt dazu, dass bei einer mäßigen Abnahme des p_{O_2} (z. B. in der Höhe) die **O_2-Sättigung lange aufrechterhalten** werden kann.

! Die **O_2-Sättigung** des venösen Blutes beträgt rund 75 % (ca. 150 ml O_2 l^{-1} Blut).

!!!! Bei einem anämischen Patienten beträgt die **O_2-Sättigung** des arteriellen Blutes fast 100 % und ist damit normal, der **O_2-Gehalt** bzw. die O_2-Bindungskapazität (der O_2-Gehalt pro Liter Blut bei maximaler O_2-Bindung) und die **Hämoglobinkonzentration** im Blut sind reduziert.

! Im **letzten Drittel der Schwangerschaft** ist die **mütterliche Hämoglobinkonzentration niedriger** als die Hämoglobinkonzentration des Fötus.

!! **Fetales Blut** hat unter Standardbedingungen eine höhere **O_2-Affinität** als das Blut von Erwachsenen.

! Die **O_2-Affinität von HbF** wird im Vergleich zu der von HbA unter diesen Bedingungen nur wenig bis gar **nicht von 2,3-Bisphosphoglycerat** beeinflusst.

! In der V. umbilicalis ist die **O_2-Sättigung** des fetalen Blutes am größten.

! Der **O_2-Partialdruck** (p_{O_2}) **in der V. umbilicalis** liegt bei etwa **30 mmHg**.

! Der **O_2-Halbsättigungsdruck** (O_2-Partialdruck, bei dem 50 % der verfügbaren O_2-Bindungsstellen mit O_2 beladen sind) liegt normalerweise bei **3,3 kPa (25 mmHg)**.

! Eine **Rechtsverschiebung** der O_2-Bindungskurve geht mit einer **Erhöhung des p_{50}** (O_2-Halbsättigungsdruck) einher.

!!!! Eine Reduktion der **O_2-Affinität des Hämoglobins** (Verschiebung der Sauerstoffbindungskurve nach rechts) wird u. a. durch eine **Zunahme der 2,3-Bisphosphoglycerat-Konzentration** in den Erythrozyten hervorgerufen.

!! Eine Steigerung der **O_2-Affinität des Hämoglobins** (Verschiebung der Sauerstoffbindungskurve nach links) wird hervorgerufen durch: p_{CO_2} ↓, [2,3-Bisphosphoglycerat (2,3-BPG)] ↓, [H$^+$] ↓ (pH-Wert ↑), Temperatur ↓.

! Die **H$^+$-Bindung** an Hämoglobin führt zu einer **Stabilisierung der T-Form**, also des **Desoxyhämoglobins**.

! Aufgrund des **Bohr-Effektes** kommt es bei einer metabolischen Azidose zur **Erhöhung des Halbsättigungsdruckes** für O_2.

! **2,3-BPG** kommt in Erythrozyten in wesentlich höherer Konzentration vor als in anderen Körperzellen.

! **Längerfristige Reaktion** auf einen Aufenthalt in großer Höhe ist u. a. eine vermehrte Bildung von **2,3,-Bisphosphglycerat** in den Erythrozyten.

! Bereits bei 0,1 % CO in der Atemluft liegen **über 50 %** des Hämoglobins als Carboxyhämoglobin vor. Da CO auf die gleiche Weise an die Sauerstoffbindungsstellen des Hämoglobins bindet wie O_2, fallen die CO-besetzten Bindungsstellen für den O_2-Transport aus.

!! Bindet **CO** partiell an Hämoglobin, so verschiebt sich die **O_2-Sättigungskurve nach links**.

> ! Die **Bindung eines CO-Moleküls** an ein Hämoglobinmolekül **erschwert die O_2-Abgabe** durch die anderen Untereinheiten des Hämoglobintetramers im Gewebe.
> ! Bei einer **Methämoglobinämie** ist der arterielle **O_2-Partialdruck** (p_{O_2}) normal, die **O_2-Sättigung** des vorhandenen Hämoglobins jedoch stark reduziert. Das Blut ist braunrot.
> ! Im **arteriellen Blut** ist insgesamt mehr als **doppelt so viel CO_2** enthalten wie O_2.
> ! **Erythrozyten** enthalten eine **Carboanhydrase**.
> !!! Die HCO_3^--Ionen werden mithilfe eines Cl^-/HCO_3^--Antiporters im Austausch gegen Cl^--Ionen durch die **Zellmembran** transportiert.
> !! CO_2 kann an die **freie N-terminale α-Aminogruppe** der Globinketten im Hämoglobin gebunden und so im Blut transportiert werden.

15.5 Rechenbeispiele

15.5.1 Rechenbeispiele zum Sauerstoffgehalt

Rechenbeispiel 1

Ein Patient hat folgende Blutwerte:
- Hämoglobinkonzentration: 100 g l^{-1}
- arterieller p_{O_2}: 92 mmHg (12,3 kPa)
- arterieller p_{CO_2}: 38 mmHg (5,1 kPa)
- arterieller pH-Wert: 7,39

Wie hoch ist der arterielle Sauerstoffgehalt seines Blutes?

Lösungsweg: Bei einem arteriellen p_{O_2} von 92 mmHg ist die Sauerstoffsättigung des Hämoglobins nahezu 100 %. Bei vollständiger Sättigung kann Hämoglobin etwa 1,34 ml O_2 pro g binden (Hüfner-Zahl). Das bedeutet für dieses Beispiel:

O_2-Gehalt = 100 g l^{-1} · 1,34 ml O_2 g^{-1} = 134 ml O_2 l^{-1}

Da die Sättigung des Hämoglobins jedoch nie 100 % ist, ist der tatsächliche O_2-Gehalt des Blutes ein wenig geringer als die errechneten 134 ml O_2 pro l Blut.

Lösung: ca. 130 ml O_2 pro l Blut

Rechenbeispiel 2

Hier das Rechenbeispiel 1 mit anderen Zahlen. Die Blutwerte des Patienten sind:
- Hämoglobinkonzentration: 75 g l^{-1}
- arterieller p_{O_2}: 95 mmHg (12,7 kPa)
- arterieller p_{CO_2}: 32 mmHg (4,3 kPa)
- arterieller pH-Wert: 7,38

Wie hoch ist der arterielle Sauerstoffgehalt seines Blutes?

Lösungsweg: Bei einem arteriellen p_{O_2} von 95 mmHg ist die Sauerstoffsättigung des Hämoglobins nahezu 100 %. Bei vollständiger Sättigung kann Hämoglobin etwa 1,34 ml O_2 pro g binden (Hüfner-Zahl). Das bedeutet für dieses Beispiel:

O_2-Gehalt = 75 g l^{-1} · 1,34 ml O_2 g^{-1} = 100,5 ml O_2 l^{-1}

Lösung: ca. 100 ml O_2 pro l Blut

Rechenbeispiel 3

Bei einem Neugeborenen wird die Verdachtsdiagnose einer hereditären Methämoglobinämie gestellt. Die Gesamthämoglobinkonzentration im Blut beträgt 180 g l^{-1}, wovon 25 % als Methämoglobin vorliegen. Wie hoch ist die maximale O_2-Bindungskapazität.

Lösungsweg: Da Methämoglobin keinen Sauerstoff binden kann, stehen für den Sauerstofftransport nur 135 g Hämoglobin pro l Blut zur Verfügung. Bei vollständiger Sättigung kann Hämoglobin etwa 1,34 ml O_2 pro g binden (Hüfner-Zahl). Das bedeutet:

O_2-Bindungskapazität = 135 g l^{-1} · 1,34 ml O_2 g^{-1} = 181 ml O_2 l^{-1}

Lösung: ca. 180 ml O_2 pro l Blut

16 Hämostase

16.1 Hämostase

Unser Körper verfügt über ein ausgeklügeltes System, um bei Verletzungen des Blutgefäßsystems die Blutung zum Stillstand zu bringen. Ziel ist die feste Abdichtung der Blutungsquelle durch einen Fibrinthrombus. Sämtliche Prozesse, die für die Beendigung einer Blutung verantwortlich sind, werden unter dem Begriff **Hämostase** zusammengefasst. Die Hämostase lässt sich in 2 Phasen einteilen: Blutstillung und Blutgerinnung.

16.2 Blutstillung (primäre Hämostase)

16.2.1 Allgemeines

Die **Blutstillung** (primäre Hämostase) ist die erste Phase der Ausbildung eines Wundverschlusses bei einer Verletzung des Blutgefäßsystems. Sie dauert Sekunden bis wenige Minuten. Die Blutstillung wird von speziellen Blutzellen, den **Thrombozyten** (Blutplättchen), vermittelt. Der gebildete weiße Thrombus ist jedoch instabil und wird vom roten Thrombus (S. 116), der in der Koagulationsphase (S. 116) der Blutgerinnung (S. 114) entsteht, ersetzt. Außerdem kommt es zu einer Vasokonstriktion.

16.2.2 Ablauf der Blutstillung

Thrombozytenadhäsion

Unter **Thrombozytenadhäsion** versteht man die Bindung von Thrombozyten an die Verletzungsstelle. Ein für diese Bindung sehr wichtiges Protein ist der **von-Willebrand-Faktor** (**vWF**), ein lösliches Glykoprotein, das überwiegend von Endothelzellen, aber auch von Megakaryozyten gebildet und sezerniert wird. Es ist aber auch in α-Granula der Thrombozyten enthalten. Im Blutplasma zirkuliert vWF im Komplex mit dem **Gerinnungsfaktor VIII**. Sobald subendotheliales Kollagen der extrazellulären Matrix durch einen Endotheldefekt in einem geschädigten Blutgefäß freiliegt, bindet der vWF-Faktor-VIII-Komplex daran. Der gebundene vWF durchläuft dann eine Konformationsänderung und wird anschließend vom Glykoprotein-Ib/IX/V-Rezeptorkomplex (**GP-Ib/IX/V-Rezeptorkomplex**, dem sogenannten **vWF-Rezeptor**) auf der Oberfläche von Thrombozyten gebunden. Der vWF bildet sozusagen einen Adapter, über den die Thrombozyten an subendotheliale Kollagenfasern binden können.

Neben dem GP-Ib/IX/V-Rezeptorkomplex gibt es auf der Thrombozytenoberfläche weitere Rezeptoren wie den GP-VI- und den GP-Ia/IIa-Rezeptor, die Kollagen direkt, also ohne die Vermittlung von vWF, binden können. All diese Interaktionen tragen zur Bindung der Thrombozyten an die defekte Gefäßwand bei.

Aktivierung und Aggregation von Thrombozyten

Durch die Bindung des GPIa/IIa-Rezeptors an Kollagen und die Bindung des GP-Ib/IX/V-Rezeptors an den an Kollagen gebundenen vWF sowie durch das zu diesem Zeitpunkt in geringen Mengen produzierte Thrombin (S. 116) werden die Thrombozyten aktiviert. Diese **Aktivierung der Thrombozyten** hat zahlreiche Folgen:

Formänderung: Die Thrombozyten verändern ihre Form und bilden **dünne Fortsätze** (Pseudopodien) aus.

Konformationsänderung und Aktivierung des GP-IIb/IIIa-Rezeptorkomplexes: Der Komplex befindet sich in der Plasmamembran der Thrombozyten und durchläuft eine Konformationsänderung, durch die er aktiviert wird. Der aktivierte Rezeptor vermittelt die zusätzliche Bindung von Thrombozyten an den vWF und damit an das subendotheliale Kollagen. Außerdem findet man das Motiv u. a. auch in **Fibronektin**, das in der subendothelialen Schicht, der Basalmembran und im Plasma vorkommt. Thrombozyten können sich durch GP-IIb/IIIa auch ohne vWF direkt an defekte Gefäßwände anlagern. Fibronektin fördert auf diese Weise die Quervernetzung der Thrombozyten und stabilisiert so den entstehenden Thrombus. Außerdem bindet der GP-IIb/IIIa-Komplex an **Fibrinogen** und das bei der Blutgerinnung aus Fibrinogen entstehende **Fibrin**. Dadurch wird die Quervernetzung der Thrombozyten untereinander und ihre Integration in das sich bildende Fibrinnetz gefördert.

Freisetzung der Inhaltsstoffe aus den α- und den (elektronendichten) δ-Granula: Die freigesetzten Substanzen fördern die Aggregation und Quervernetzung der Thrombozyten, sorgen für eine Vasokonstriktion und schaffen günstige Voraussetzungen für die Blutgerinnung und die anschließende Wundheilung. So bindet **ADP** (Adenosindiphosphat) an einen ADP-Rezeptor auf anderen Thrombozyten und fördert deren Aktivierung und Bindung. **Serotonin** wirkt vasokonstriktorisch und **Ca^{2+}-Ionen** vermitteln die Anheftung von Gerinnungsfaktoren an die Thrombozytenmembran.

Freisetzung von weiteren Inhaltsstoffen: Sezerniert wird u. a. das **Thromboxan A_2**, ein Eicosanoid (S. 71). Thromboxan A_2 wirkt stark vasokonstriktorisch und damit synergistisch mit Serotonin. Es verringert den Blutfluss an der Verletzungsstelle, wodurch die Thrombozytenaggregation gefördert wird. Außerdem verstärkt es die Aktivierung weiterer Thrombozyten.

Mit der Ausbildung des Thrombozytenpfropfes, der als **weißer Thrombus** bezeichnet wird, ist die primäre Hämostase beendet. Der Thrombus setzt die plasmatische Blutgerinnung in Gang, die unmittelbar auf der Oberfläche der Thrombozyten beginnt.

16.2.3 Hemmung der Thrombozytenaggregation

Ist das Endothel intakt, haften Thrombozyten nicht am Endothel und setzen auch keine Stoffe frei. Das liegt zum einen daran, dass sie keine entsprechenden Rezeptoren besitzen bzw. diese nicht aktiviert sind. Zum anderen setzen gesunde Endothelzellen **Prostaglandin I_2** (PGI_2, Prostacyclin; ein Eicosanoid (S. 71)) und **Stickstoffmonoxid** (NO) frei, die die Aktivierung der Thrombozyten hemmen und so einer Aggregation entgegenwirken und die zudem eine Vasodilatation bewirken.

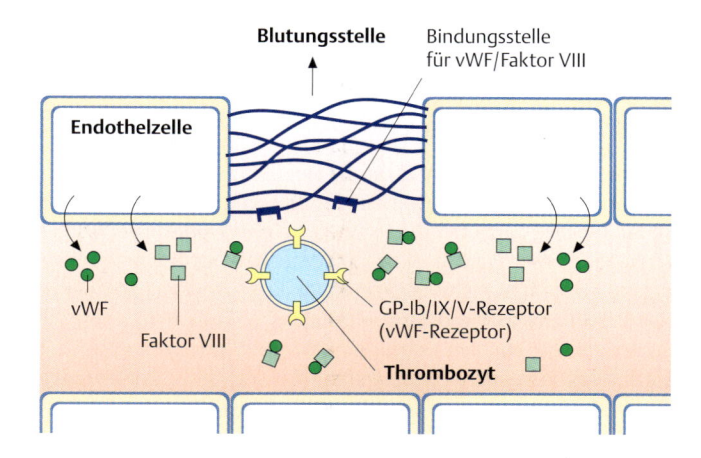

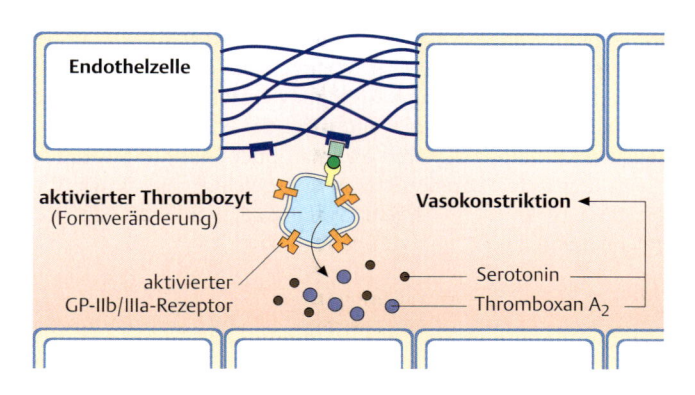

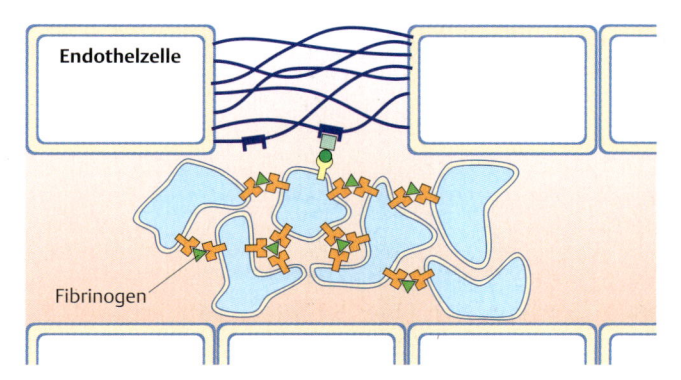

Abb. 16.1 Blutstillung. Oben: Endothelzellen setzen vWF und den Gerinnungsfaktor VIII frei. Mitte: Die Thrombozyten binden über den GP-Ib/IX/V-Rezeptorkomplex an den vWF und dieser an das freiliegende Kollagen. Dadurch werden die Thrombozyten aktiviert und schütten Effektoren aus, die die Aggregation und weitere Aktivierung der Thrombozyten fördern, eine Vasokonstriktion bewirken und die plasmatische Blutgerinnung vorbereiten. Unten: Fibrinogen bindet an den GP-IIb/IIIa-Rezeptor auf den aktivierten Thrombozyten und es entsteht ein weißer Thrombus. vWF, von-Willebrand-Faktor. [Quelle: Königshoff, Brandenburger, Kurzlehrbuch Biochemie, Thieme, 2018]

Blick in die Klinik *Acetylsalicylsäure (ASS, z. B. Aspirin®)* ASS inhibiert die **Cyclooxygenasen** (S. 71). Niedrige Dosen (50–100 mg/d) können über irreversible Hemmung der Cyclooxygenase-1, die in **Thrombozyten** an der Synthese von **Thromboxan A_2** und in **Endothelzellen** an der Synthese des antagonistisch wirkenden **Prostacyclins** (Prostaglandin I_2) beteiligt ist, thrombozytenaggregationshemmend wirken.

Bei **geringer Dosierung** überwiegt jedoch die Hemmung der Thromboxan-A_2-Synthese. Ein Grund dafür ist, dass Thrombozyten gehemmte Enzymmoleküle, anders als die Endothelzellen, nicht durch neue ersetzen können, da sie keinen eigenen Syntheseapparat dafür besitzen. Ein Thrombozyt kann daher für die Dauer seiner Lebenszeit kein Thromboxan A_2 mehr bilden. Die Förderung der Aggregation durch Thromboxan A_2 entfällt, bis wieder neue Thrombozyten gebildet wurden. Endothelzellen können dagegen Prostacyclin mithilfe von neu gebildeten Cyclooxygenasemolekülen weiter produzieren. Da die Thrombozytenaggregation einen maßgeblichen Mechanismus bei thrombembolischen Erkrankungen wie Herzinfarkt oder Schlaganfall darstellt, erhalten Herzinfarkt- oder Schlaganfallrisikopatienten wie auch Patienten nach Bypass-Operationen einen solchen Aggregationshemmer in niedriger Dosierung (ca. 50 mg d^{-1}) als **Rezidivprophylaxe**. Allerdings ist durch die verminderte Synthese von Thromboxan A_2 auch die Blutungszeit – bei unveränderter Thromboplastinzeit (S. 119) und aktivierter partieller Thromboplastinzeit (S. 119) – verlängert.

Clopidogrel **Clopidogrel** unterbindet über die Wirkung auf den ADP-Rezeptor ($P2Y_{12}$-Rezeptor) die Aktivierung des **GP-IIb/IIIa-Rezeptorkomplexes**, mit dem die Thrombozyten über Fibrinogen miteinander vernetzt werden. Dadurch wird die Aggregation der Thrombozyten verhindert. Der Wirkstoff wird zu ähnlichen Zwecken wie niedrig dosierte ASS eingesetzt.

IMPP-Fakten ✗

!! Der **von-Willebrand-Faktor (vWF)** verbindet bei Endothelläsion die subendothelialen Kollagenfasern mit der Thrombozytenmembran.

! Über den **von-Willebrand-Faktor (vWF)** binden Rezeptoren auf der Thrombozytenoberfläche an Kollagenfasern, die im Bereich des verletzten Gefäßes freiliegen.

!! Die Bindung des **von-Willebrand-Faktors (vWF)** an die Thrombozytenmembran erfolgt über den **GP-Ib/IX/V-Rezeptorkomplex** (vWF-Rezeptor).

!!! Zwei Thrombozyten werden über die gleichzeitige Bindung ihrer **GP-IIb/IIIa-Rezeptoren** an ein **Fibrinogenmolekül** miteinander verknüpft.

! In den elektronendichten δ-Granula der Thrombozyten ist **ADP** gespeichert.

!!! **ADP** bindet an einen ADP-Rezeptor auf Thrombozyten und fördert deren Aktivierung und Aggregation.

!! Thrombozyten setzen **Serotonin** frei.

! **Thromboxan A_2** wirkt stark vasokonstriktorisch.

!!!! **Prostacyclin** (Prostaglandin I_2) hemmt die **Thrombozytenaggregation**.

!!! **Acetylsalicylsäure** hemmt die Synthese von **Thromboxan A_2** in den Thrombozyten (Blutplättchen) und damit die Thrombozytenaggregation, indem sie das Enzym **Cyclooxygenase inhibiert**.

!! Bei **verminderter Synthese von Thromboxan A_2** ist die Blutungszeit (bei unverändertem INR und unveränderter PTT) verlängert.

! Die Hemmung von purinergen (ADP-bindenden) Rezeptoren vermindert die Thrombozytenaggregation.

16.3 Blutgerinnung (sekundäre Hämostase)

16.3.1 Allgemeines

Nach der provisorischen Abdichtung einer Blutungsquelle durch einen weißen Thrombus im Verlauf der Blutstillung (S. 112) wird die verletzte Stelle dauerhaft durch einen stabilen **Fibrinthrombus** geschlossen. Dieser wird dann bei der Wundheilung durch neugebildetes Gewebe und Endothel ersetzt. Am Ende dieses als **Blutgerinnung**, sekundäre Hämostase, **plasmatische Gerinnung** oder **Koagulation** bezeichneten Vorgangs steht die Umwandlung von im Plasma zirkulierendem Fibrinogen in Fibrin, das sich zu einem Netz zusammenlagert, in dem sich Blutzellen fangen und so die Blutungsquelle durch Ausbildung eines **roten Thrombus** verschließen.

An der Blutgerinnung sind **plasmatische Gerinnungsfaktoren** beteiligt. Gerinnungsfaktoren sind Glykoproteine. Sie werden mit römischen Ziffern von I bis XIII durchnummeriert. Bei dem Großteil von ihnen handelt es sich um **Serinproteasen**, die als inaktive Vorstufen (Zymogene) von der Leber gebildet und ans Blut abgegeben werden. Nur wenige Gerinnungsfaktoren besitzen keine enzymatische Aktivität und sind reine **Cofaktoren**. Die Aktivierung der Gerinnungsfaktoren erfolgt in einer **Gerinnungskaskade** durch **limitierte Proteolyse**. Man kennzeichnet die aktivierten Gerinnungsfaktoren mit einem „a", das an die römische Ziffer angehängt wird.

Tab. 16.1 Die Gerinnungsfaktoren

Faktor	Bezeichnung	Funktion (a = aktiviert)
I	Fibrinogen	Fibrin (Ia): Gerinnselbildung
II*	Prothrombin	Thrombin (IIa): Serinprotease
III	Gewebethromboplastin (Tissue Factor, Gewebefaktor, Thromboplastin)	Cofaktor; von Geweben gebildet; Startpunkt extrinsischer Weg
IV	Ca^{2+}-Ionen	Cofaktor für die Aktivierung der meisten Gerinnungsfaktoren
V	Proaccelerin	Va; Cofaktor von X
VI	–	–
VII*	Prokonvertin	VIIa: Serinprotease
VIII	antihämophiler Faktor A	VIIIa: Cofaktor von IXa
IX*	antihämophiler Faktor B, Christmas-Faktor	IXa: Serinprotease
X*	Stuart-Prower-Faktor	Xa: Serinprotease; gemeinsame Endstrecke
XI	Plasma-Thromboplastin-Antecedent, Rosenthal-Faktor	XIa: Serinprotease
XII	Hageman-Faktor	XIIa: Serinprotease; Startpunkt intrinsischer Weg
XIII	fibrinstabilisierender Faktor (FSF)	XIIIa: Transglutaminase; Ausbildung des Fibrinpolymers
HMK	hochmolekulares Kininogen, Fitzgerald-Faktor	Cofaktor; beschleunigt Kontaktaktivierung von XII
Präkallikrein	Fletcher-Faktor	Kallikrein: Serinprotease; aktiviert XII

Die üblicherweise verwendeten Bezeichnungen sind hervorgehoben.
*wird Vitamin-K-abhängig carboxyliert

16.3 Blutgerinnung (sekundäre Hämostase)

Vitamin-K-abhängige Carboxylierung von Gerinnungsfaktoren. Die Gerinnungsfaktoren X, IX, VII und II wie auch die regulatorischen Proteine C und S werden in der Leber synthetisiert, posttranslational mit Vitamin K als Cofaktor am γ-C-Atom ihrer Glutamylreste carboxyliert und so mit zahlreichen **γ-Carboxyglutamylresten** versehen.

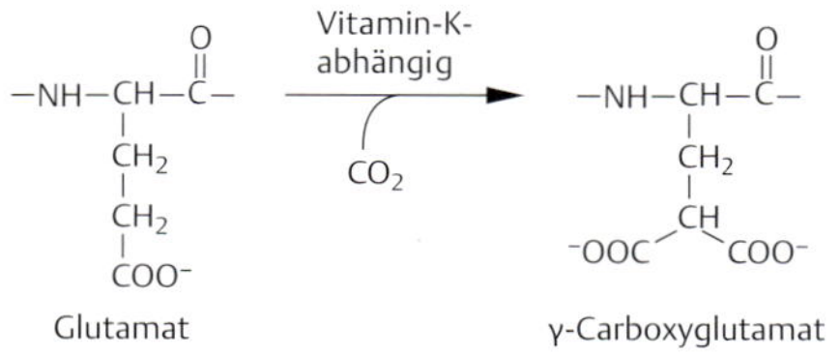

Abb. 16.2 γ-Carboxylierung eines Glutamylrests. [Quelle: Königshoff, Brandenburger, Kurzlehrbuch Biochemie, Thieme, 2018]

Über diese γ-Carboxyglutamylreste binden die Proteine an die **Plasmamembran von Thrombozyten** im Verletzungsbereich. Brückenmoleküle sind dabei **Ca²⁺-Ionen**, die sowohl an die negativ geladenen **Phospholipide** der Thrombozytenmembran binden als auch mit den γ-Carboxyglutamylresten der Proteine interagieren. Die γ-Carboxyglutamylreste erhöhen also die Bindungsfähigkeit der Gerinnungsfaktoren für Ca²⁺. Durch die Bindung erreichen die Gerinnungsfaktoren erst ihre volle Aktivität. Zudem reichern sich die Komplexe aus Faktoren und Cofaktoren auf der Thrombozytenmembran an und helfen so, die Gerinnungsantwort auf den Ort der Läsion zu fokussieren. Die Vitamin-K-abhängige Carboxylierung der Gerinnungsfaktoren ist auch ein wichtiger Angriffspunkt für die medikamentöse Hemmung der Blutgerinnung.

> **Lerntipp**
>
> **Vitamin K: K** wie **Koagulation**
> Die von Vitamin K abhängigen Gerinnungsfaktoren kannst du dir am einfachsten als Jahreszahl merken:
> **1972** = neun-zehn$_{hundert}$-zwei-$_{und}$-sieb$_{zig}$.

16.3.2 Die einzelnen Schritte der Blutgerinnung

Die Gerinnungsfaktoren bilden eine Enzymaktivierungskaskade, an deren Ende die Bildung eines stabilen Fibrinpolymers steht. Die Blutgerinnung läuft in 3 Phasen ab:

- **Aktivierungsphase**:
  - extrinsischer Weg: kürzer als der intrinsische Weg; vom Faktor III (Gewebethromboplastin) aktiviert, der jedoch erst bei Gewebeschädigung in das Blut gelangt
  - intrinsischer Weg: alle notwendigen Gerinnungsfaktoren sind im Blut vorhanden
  Beide Wege haben eine gemeinsame Endstrecke.
- **Koagulationsphase**
- **Retraktionsphase**

Aktivierungsphase.

- **extrinsischer Weg**: Der extrinsische Weg beginnt mit der Freisetzung von Faktor III (Gewebethromboplastin, Tissue Factor). Faktor III wird extrahepatisch vorwiegend von Fibroblasten der Adventitia gebildet und auf ihnen exprimiert. Entsprechend gelangt er bei einer Gefäß- oder Bindegewebsverletzung ins Blut. Faktor III besitzt eine hohe **Affinität zu Faktor VII und aktiviert diesen zusammen mit Ca²⁺-Ionen als Cofaktor**. Der so gebildete **Faktor VIIa** sowie **Faktor III**, **Ca²⁺** und **Phospholipide** (z. B. der Plättchenfaktor 3) bilden dann einen Komplex (**extrinsische Tenase**), der Faktor X zu **Faktor Xa** aktiviert. Mit der Bildung von Faktor Xa ist die gemeinsame Endstrecke der Blutgerinnung erreicht (s. u.).
- **intrinsischer Weg**: Der intrinsische Weg beginnt mit der Aktivierung von **Faktor XII** zu **Faktor XIIa** durch Kontakt mit negativ geladenen Oberflächen z. B. von aktivierten Thrombozyten. Für die Aktivierung des intrinsischen Systems ist daher eine kleine Gefäßläsion ausreichend. Diese Reaktion wird durch eine positive Rückkopplung beschleunigt, an der hochmolekulares Kininogen (HMK) und Präkallikrein, beides Glykoproteine, beteiligt sind: Faktor XIIa aktiviert im Plasma vorhandenes **Präkallikrein** (S. 71) zu **Kallikrein**, Kallikrein aktiviert wiede-

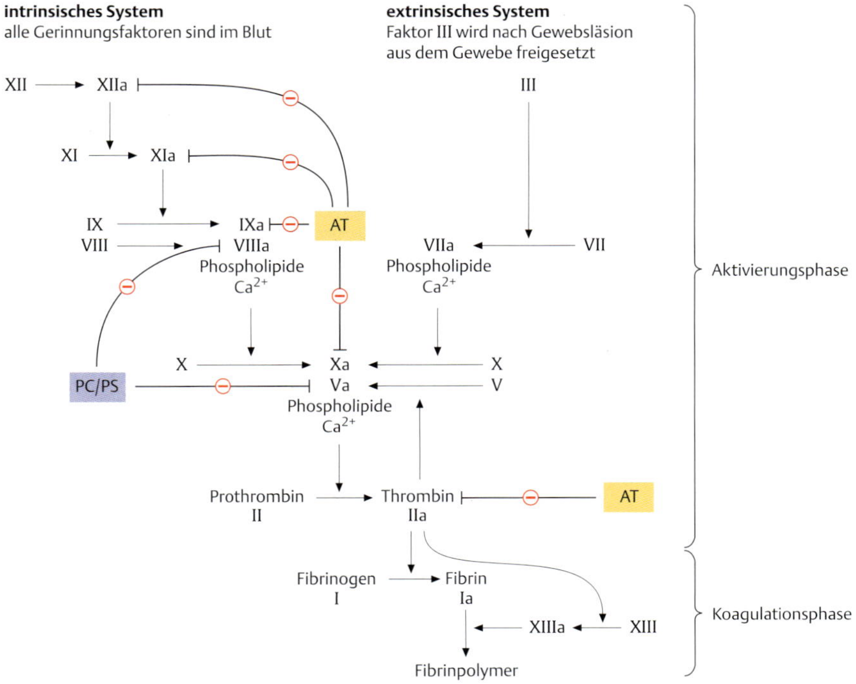

Abb. 16.3 Vereinfachtes Modell der Gerinnungskaskade. Eingezeichnet sind auch die hemmenden Einflüsse durch Antithrombin (AT) und des Protein-C/S-Systems (PC/PS).

rum Faktor XII zu Faktor XIIa. In der Folge wird **Faktor XI** aktiviert, der seinerseits zur Spaltung von Faktor IX in **Faktor IXa** führt. Faktor IXa bildet gemeinsam mit **Faktor VIIIa** sowie **Phospholipiden (PL)** und **Ca^{2+}** einen Komplex (**intrinsische Tenase**), der Faktor X zu **Faktor Xa** aktiviert. Mit der Bildung von Faktor Xa ist auch hier die gemeinsame Endstrecke der Blutgerinnung erreicht.

- **Endstrecke der Blutgerinnung**: Faktor Xa spaltet den Faktor II (Prothrombin) im Komplex mit Faktor Va, Phospholipiden und Ca^{2+} zu **Faktor IIa (Thrombin)** und aktiviert ihn auf diese Weise.

Koagulationsphase. In der Koagulationsphase spaltet **Faktor IIa (Thrombin)** vom löslichen **Faktor I (Fibrinogen)** durch limitierte Proteolyse Peptide ab, sodass unlösliches **Fibrin** entsteht. **Fibrinmonomere** lagern sich zu einem instabilen **Fibringerinnsel** zusammen. Thrombin aktiviert neben Fibrinogen auch Faktor XIII zu **Faktor XIIIa** (fibrinstabilisierender Faktor). Faktor XIIIa ist eine Transamidase, die jeweils einen Lysyl- und einen Glutaminylrest benachbarter Fibrinfasern kovalent miteinander verknüpft. Durch diese Quervernetzung der Fibrinfasern entsteht ein stabiles **Fibrinpolymer**. Darin lagern sich Blutzellen wie Erythrozyten und Leukozyten ein und es entsteht ein **roter Thrombus**.

Retraktionsphase. Durch die Koagulation ist ein Fibrinpolymer entstanden, das in den Thrombozytenthrombus eingeflochten ist. Das Fibrin ist über GP-IIb/IIIa-Rezeptoren (S. 113) mit den Thrombozyten verbunden. Unter der Einwirkung von Thrombin und **Thrombosthenin**, einem myosinähnlichen Protein, ziehen sich die noch intakten Thrombozyten zusammen. Dadurch schrumpft der ursprüngliche Thrombus auf einen Bruchteil seiner ursprünglichen Größe und die Wundränder nähern sich einander an. Die sich im Verletzungsbereich anreichernden Wachstumsfaktoren stimulieren durch ihre mitogene Wirkung die Teilung von Zellen des umgebenden Gewebes, sodass der rote Thrombus langsam durch Gewebe ersetzt wird.

16.3.3 Hemmung der Blutgerinnung

Physiologische Hemmung

Ein wichtiger physiologischer Inhibitor der Blutgerinnung ist der plasmatische Proteaseinhibitor **Antithrombin** (AT, veraltete Bezeichnung Antithrombin III), der neben Thrombin auch die Gerinnungsfaktoren XIIa XIa, IXa und Xa durch Komplexbildung hemmt. Außerdem wird Thrombin am intakten Endothel außerhalb der Verletzungsstelle an den Rezeptor Thrombomodulin der Endothelzellmembran gebunden und so inaktiviert. Bei einem **Mangel** an Antithrombin ist das **Thromboserisiko** erhöht.

Auch das **Protein-C/S-System** spielt eine wichtige Rolle bei der Hemmung der Blutgerinnung. Die Proteine C und S werden in der Leber Vitamin-K-abhängig gebildet und sind Bestandteile des Plasmas. Zunächst wird Protein C durch den Komplex aus **Thrombomodulin** und Thrombin in **aktiviertes Protein C (APC)** umgewandelt, das seine optimale Aktivität im Zusammenwirken mit Protein S und Faktor V erreicht. Das aktivierte Protein C (APC) besitzt proteolytische Aktivität, hemmt die Faktoren Va und VIIIa und auf diese Weise die Thrombusbildung und die Blutgerinnung. Bei einem **Mangel** an Protein C ist das **Thromboserisiko** erhöht.

Blick in die Klinik Bei der **APC-Resistenz** (Faktor-V-Leiden-Mutation) kann das aktivierte Protein C (APC) den Faktor Va nicht spalten. Ursache ist meist eine **Punktmutation**, die in Faktor V zu einem Austausch von Arginin gegen Glutamin führt. Faktor Va wird daher durch aktiviertes Protein C nur noch eingeschränkt gehemmt. 0,02 % der Bevölkerung sind homozygote Träger der APC-Resistenz. Die Patienten haben ein vielfach erhöhtes Thromboserisiko im Vergleich zur Normalbevölkerung. Auch bei der heterozygoten Form, die mit etwa 10 % sehr häufig ist, ist das Thromboserisiko erhöht.

Medikamentöse Hemmung

Heparin und Heparansulfat. Beim Heparin und beim Heparansulfat handelt es sich um polymere Glykosaminoglykane. Sie sind durch zahlreiche Carboxy- und Sulfatgruppen stark negativ geladen.

Die gerinnungshemmende Wirkung von Heparin in vivo beruht auf einer Bindung und **Steigerung der Wirkung (Aktivierung) von Antithrombin** durch Induktion einer Konformationsänderung im Antithrombin. Dadurch erhöht sich seine Affinität für seine Substrate Faktor Xa und Faktor IIa (Thrombin) um mehr als das 1000-Fache.

Heparin kommt im Körper vor (basophile Granulozyten, Leber, Mastzellen) und wird bei Aktivierung daraus freigesetzt. Weit verbreitet ist aber auch die parenterale (subkutane) Applikation von Heparin zur **Thromboseprophylaxe** bei immobilisierten Patienten und zur **Thrombosetherapie**. Heparin greift sofort in das Blutgerinnungssystem ein, sodass die Wirkung des Heparins bereits wenige Minuten nach der Injektion beginnt und damit deutlich schneller eintritt, als die von Vitamin-K-Antagonisten (s. u.). Wirkt Heparin nicht, kann ein Antithrombin-Mangel vorliegen. Antagonist von Heparin ist **Protaminsulfat**. Dieses kann die Heparinwirkung bei bedrohlichen Nebenwirkungen oder einer Überdosierung aufheben.

Vitamin-K-Antagonisten. Vitamin-K-Antagonisten sind dem Vitamin K strukturell ähnlich und können daher als kompetitive **Inhibitoren der Epoxid- und der Chinonreduktase** in der Leber wirken. Dadurch wird die Reduktion von Vitamin K zu Vitamin-K-Hydrochinon oder auch die Rückführung des Vitamin-K-Epoxids in Vitamin K unterbunden. Der Kreislauf posttranslationaler Vitamin-K-abhängiger Carboxylierungen der γ-Glutamylreste der Gerinnungsfaktoren X, IX, VII und II ist unterbrochen.

Ein häufig verabreichter Antagonist ist das **Cumarinderivat Phenprocoumon** (Marcumar®), das die beiden Enzyme reversibel hemmt. Die Gerinnungszeit, die klinisch mit dem Quick-Test (S. 119) ermittelt wird, verlängert sich.

Vitamin-K-Antagonisten können die Blutgerinnung nur **in vivo** hemmen. Ihre Wirkung setzt erst nach einigen Tagen ein und ist damit deutlich langsamer als die des Heparins.

Hemmung in vitro

In vitro ist die einfachste Möglichkeit der Gerinnungshemmung ein **Ca^{2+}-Entzug**. Ca^{2+}-Ionen werden hier entweder durch Komplexbildung (z. B. mit **EDTA**) oder in festen Bindungen mit **Citrat** oder **Oxalat** neutralisiert. Bei Letzterem wird der Blutprobe Na$^+$-Citrat oder Na$^+$-Oxalat zugegeben; es erfolgt ein Kationenaustausch, bei dem das Na$^+$ durch Ca^{2+} ersetzt wird und dieses so dem Blut entzogen wird.

16.4 Störungen der Blutgerinnung

Das komplexe System der Blutgerinnung kann an verschiedenen Stellen gestört sein. In der Klinik bezeichnet man eine über das normale Maß hinausgehende Blutungsneigung, d.h. zu lange oder zu starke meist spontane Blutungen, als **hämorrhagische Diathese**.

Dafür kommen unterschiedliche Ursachen in Frage. Diese können auf der Ebene der **Thrombozyten** und des **Knochenmarks** (Thrombozytopathien, Thrombopenien), der **Gerinnungsfaktoren** (Koagulopathien) oder des **Gefäßsystems** (Vaskulopathien) zu finden sein. Physiologisch sind die durch ein Fehlen oder eine Fehlfunktion von Gerinnungsfaktoren entstehenden Koagulopathien von besonderem Interesse. Primär kann das Fehlen und die Fehlfunktion auf Mutationen in Genen für **Gerinnungsfaktoren** oder auf Mutationen in Genen für **regulatorische Proteine** der Blutgerinnung zurückgehen. Sekundär können insbesondere Störungen des Vitamin-K-Stoffwechsels und eine eingeschränkte Leberfunktion (z. B. Leberzirrhose) ursächlich sein, da Vitamin K, der Cofaktor für die Carboxylierung der Faktoren, fettlöslich ist und die Gerinnungsfaktoren X, IX, VII und II wie auch die Proteine C und S in der Leber synthetisiert werden.

16.4.1 Hämophilie

Die Hämophilie (Bluterkrankheit) ist wohl die bekannteste Gerinnungsstörung. Sie tritt in zwei Hauptformen (A und B) auf, wobei Hämophilie A (ca. 1:5000) häufiger vorkommt als Hämophilie B (ca. 1:25000). Beide Formen werden größtenteils X-chromosomal-rezessiv vererbt, doch auch Spontanmutationen am X-Chromosom kommen vor. Bedingt durch den Erbgang tritt die Erkrankung fast ausschließlich bei Männern auf. Heterozygote Trägerinnen sind durch das nicht mutierte Allel zwar symptomfrei, übertragen jedoch das defekte Allel.

Hämophilie A: Die Erkrankung beruht auf einem **Mangel an Gerinnungsfaktor VIII** (Gerinnungskaskade siehe **Abb. 16.3**), der auf eine Mutation im entsprechenden Gen zurückgeht. Die Familienanamnese ist häufig negativ, weil 30% der Erkrankungen auf Spontanmutationen zurückgehen.

Hämophilie B: Die Hämophilie B beruht auf einem **Mangel an Gerinnungsfaktor IX** (Gerinnungskaskade siehe **Abb. 16.3**). Das Gen für Faktor IX liegt ebenfalls auf dem X-Chromosom, ist aber viel kleiner als das Gen für Faktor VIII.

Klinisch äußern sich beide Hämophilien durch eine **gesteigerte Blutungsneigung**, besonders nach kleineren Verletzungen, **ausgedehnte Blutungen** aus kleinen Wunden, großflächige Hämatome und (schmerzhafte) Einblutungen in Gelenke (evtl. mit vorzeitiger Abnutzung von Gelenken), wie auch Blutungen im Abdomen und der Muskulatur. Etwa 10% der Patienten versterben an intrakraniellen Blutungen. Typisch ist die Nachblutung (verlängerte Gerinnungszeit), da nur das intrinsische System betroffen ist! Die Blutstillung (S.112) ist normal. Die aktivierte partielle Thromboplastinzeit (S.119) (aPTT) ist bei dieser Erkrankung verlängert. Bei Patienten mit schwerer Hämophilie müssen die Gerinnungsfaktoren regelmäßig substituiert werden.

Blick in die Klinik **Blutplasma** erhält man, indem man die Blutgerinnung in einer Blutprobe hemmt und die zellulären Bestandteile abzentrifugiert. Das Plasma enthält noch **Fibrinogen** und ist noch gerinnungsfähig.

Blutserum gewinnt man, indem man eine Blutprobe gerinnen lässt. Aus dem löslichen Fibrinogen entsteht das unlösliche Fibrin und man erhält einen Thrombus, der sich entfernen lässt. Den bernsteingelben, **fibrinogenfreien** Überstand nennt man Serum. Es existiert also ein sehr **großer Unterschied** zwischen den **Fibrinogenkonzentrationen** im **Blutplasma** (viel) und im **Blutserum** (sehr wenig).

IMPP-Fakten

! **Thrombin** ist eine **Serinprotease**.

!!! Die an der Blutgerinnung beteiligten **Gerinnungsfaktoren X, IX, VII und II** wie auch die regulatorischen **Proteine C und S** werden **Vitamin-K-abhängig carboxyliert**.

!! Die γ-Carboxylierung von Glutamylresten erhöht die **Bindungsfähigkeit** der Gerinnungsfaktoren für Ca^{2+} und damit ihre Aktivierbarkeit.

! **Faktor III** (Gewebethromboplastin, Tissue Factor) wird vorwiegend **extrahepatisch** gebildet.

!! **Faktor III** hat eine hohe Affinität zu **Faktor VII** und aktiviert ihn.

!!! **Faktor Xa** spaltet den **Faktor II** (Prothrombin) im Komplex mit Faktor Va, Phospholipiden und Ca^{2+} zu **Faktor IIa** (**Thrombin**) und aktiviert ihn auf diese Weise.

! **Faktor IIa** (**Thrombin**) katalysiert die proteolytische Spaltung von **Faktor I** (**Fibrinogen**).

!! **Faktor XIIIa** verknüpft **Lysyl- und Glutaminylreste** benachbarter Fibrinfasern kovalent und sorgt so für eine Quervernetzung der Fasern.

! **Thrombin** wird am intakten Endothel außerhalb der Verletzungsstelle an den Rezeptor Thrombomodulin der Endothelzellmembran gebunden.

! **Protein C** wird an der Endothelzelloberfläche durch den **Komplex aus Thrombomodulin und Thrombin** in **aktiviertes Protein C** (**APC**) umgewandelt.

!! Verhindert eine (Punkt-)**Mutation des Faktor V** die Spaltung des Faktors Va durch aktiviertes Protein C, steigt das **Thromboserisiko**.

!! **Aktiviertes Protein C** (**APC**) hemmt die Thrombusbildung und auf diese Weise die Blutgerinnung.

! Bei einem **Mangel an Protein C** ist das **Thromboserisiko** erhöht.

!!!! Die **gerinnungshemmende Wirkung** von Heparin beruht auf seiner Bindung und **Steigerung der Wirkung (Aktivierung) von Antithrombin**.

!! Im Körper kommt Heparin u. a. in **basophilen Granulozyten** vor.

! **Heparin** wird zur **Thromboseprophylaxe** eingesetzt.

! Ein **Antithrombin-Mangel** kann zu einer reduzierten Wirksamkeit von Heparin führen.

!!! **Vitamin-K-Antagonisten** (Cumarinderivate) hemmen die Blutgerinnung durch Inhibition der **Regeneration von reduziertem Vitamin K**, und verhindern dadurch die Carboxylierung mehrerer Gerinnungsfaktoren.

! Die **Wirkung der Heparine** tritt deutlich **schneller** ein als die der **Vitamin-K-Antagonisten**.

!! Die Blutgerinnung kann therapeutisch durch Beeinflussung der **Vitamin-K-abhängigen γ-Carboxylierung** bestimmter Gerinnungsfaktoren reduziert werden.

! Der **Unterschied** zwischen den **Fibrinogenkonzentrationen** im **Blutplasma** (hoch) und im **Blutserum** (sehr gering) ist sehr groß.

16.4.2 APC-Resistenz (Faktor-V-Leiden-Mutation)

Ursache der APC-Resistenz ist eine **Mutation im Gen für Faktor V** (Gerinnungskaskade siehe **Abb. 16.3**). Durch den Defekt ist die spezifische Bindungsstelle für aktiviertes Protein C (APC) betroffen und demzufolge ist die physiologische Hemmung von Faktor V durch aktiviertes Protein C nicht mehr möglich. Die Gerinnungskaskade läuft also verstärkt ab.

Die APC-Resistenz ist die häufigste genetisch bedingte Ursache und damit ein Risikofaktor für die Entstehung von Thrombembolien. Etwa 0,02 % der Bevölkerung sind homozygote Träger der APC-Resistenz. Die Patienten haben ein etwa 50–100-fach **erhöhtes Thromboserisiko** im Vergleich zur Normalbevölkerung.

16.5 Fibrinolyse

Genauso wichtig wie der Wundverschluss durch die Bildung von unlöslichen Fibrinnetzen ist ihre Auflösung, die **Fibrinolyse**.

16.5.1 Ablauf der Fibrinolyse

Im Plasma befindet sich das in der Leber als inaktive Vorstufe synthetisierte und in das Plasma sezernierte **Plasminogen**. Obwohl Plasminogen Fibrin nicht spalten kann, hat es dennoch eine Affinität zu ihm und wird in den roten Thrombus mit eingebaut. Somit kann die Aktivierung von Plasminogen zu **Plasmin** durch limitierte Proteolyse nur sehr langsam erfolgen, sodass das Blutgerinnsel erst nach einigen Tagen (wenn die Blutung aufgehört hat) abgebaut wird. Dabei spaltet Plasmin als Serinprotease die Fibrinpolymere in lösliche Produkte, baut aber auch Fibrinogen ab. Die Spaltprodukte hemmen zusätzlich die Thrombinwirkung, sodass Auf- und Abbau eines Thrombus nicht gleichzeitig ablaufen. Durch die Auflösung der Fibrinnetze zerfällt der Thrombus (**Thrombolyse**).

Plasminogen kann von verschiedenen Faktoren aktiviert werden:

- **Blut:** Im Blut kann Plasminogen von einem **Komplex aus Kallikrein, hochmolekularem Kininogen (HMK) und Faktor XIIa (Hageman-Faktor)** oder durch die in den Nieren gebildete **Urokinase** (uPA, urokinase-type plasminogen activator) aktiviert werden.
- **Gewebe:** Der **Gewebeplasminogenaktivator** (tPA, tissue plasminogen activator) stammt aus Endothelzellen. Er ist ein 70 kDa großes Glykoprotein und der stärkste körpereigene Aktivator. Aufgrund des schnellen Abbaus in der Leber besitzt tPA eine Halbwertszeit von nur 3 min. Der Uterus enthält große Mengen an tPA. Dessen Aktivität ist es auch zu verdanken, dass Menstrualblut nicht gerinnt.

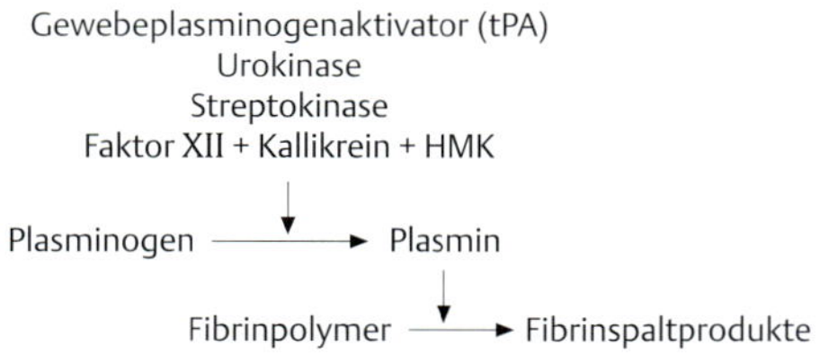

```
          Gewebeplasminogenaktivator (tPA)
                  Urokinase
                 Streptokinase
         Faktor XII + Kallikrein + HMK
                        ↓
   Plasminogen  ─────→  Plasmin
                           ↓
              Fibrinpolymer ─────→ Fibrinspaltprodukte
```

Abb. 16.4 Aktivierung der fibrinolytischen Protease Plasmin. HMK, hochmolekulares Kininogen

16.5.2 Hemmung der Fibrinolyse

Die Hemmung der Fibrinolyse kann z. B. auf der Ebene des Plasmins durch $α_2$-**Antiplasmin** erfolgen. Ein angeborener Mangel an $α_2$-Antiplasmin führt zu einer krankhaften Blutungsneigung (hämorrhagische Diathese), da die Fibrinolyse gefördert und der Gerinnungsprozess abgeschwächt werden.

Darüber hinaus inaktiviert $α_2$-**Makroglobulin** (S. 129) Plasmin und Kallikrein. Die Fibrinolyse wird auch durch TAFI (thrombinaktivierbarer Fibrinolyseinhibitor) gehemmt, der Fibrin modifiziert, um es resistenter gegen Plasmin zu machen.

Eine Hemmung kann ebenfalls auf der Ebene von tPA und der Urokinase erfolgen; beide Proteasen werden selber durch PAI-1 und PAI-2 (Plasminogenaktivatorinhibitor 1 bzw. 2) inhibiert.

> **Blick in die Klinik** Zur **Lysebehandlung von Thrombosen** (z. B. bei einem Herzinfarkt, bei akuten Thrombosen, Lungenembolie) werden **Fibrinolytika** eingesetzt. Diese Fibrinolytika enthalten Enzyme oder andere Substanzen, die Plasminogen und so die physiologische Fibrinolyse aktivieren. Zu den Fibrinolytika, die zur Thrombusauflösung verwendet werden, zählen gentechnisch hergestellte, **rekombinante Gewebeplasminogenaktivatoren** (rtPAs) und auch die **Streptokinase**, die aus Bakterien (Streptokokken) gewonnen wird. Die Streptokinase ist kein Enzym, sondern bildet einen Komplex mit einem Plasminogenmolekül, der weitere Plasminogenmoleküle aktiviert.

> **Lerntipp**
>
> Du musst die hemmenden und aktivierenden Faktoren der Fibrinolyse gut kennen. Das IMPP hält natürlich auch ein paar Fallstricke bereit und mischt unter die angebotenen Antworten gerne Faktoren, die zwar einen Einfluss auf die Blutgerinnung haben, aber nicht auf die Fibrinolyse. Unterscheide daher genau zwischen Blutgerinnung und Fibrinolyse.

> **IMPP-Fakten**
>
> !! **Plasmin** baut **Fibrin** ab.
> ! Aufgrund der Aktivität von **Plasmin** gerinnt das **Menstrualblut im Uterus** nicht zu einem Thrombus.
> !!! **Urokinase** spaltet **Plasminogen zu Plasmin** und fördert dadurch die Auflösung eines Thrombus.
> !!! Die Thrombolyse wird durch $α_2$-**Antiplasmin** gehemmt.
> ! Ein angeborener **Mangel an $α_2$-Antiplasmin** führt zu einer krankhaften Blutungsneigung (hämorrhagische Diathese).
> ! **Rekombinante Gewebeplasminogenaktivatoren** werden therapeutisch zur Thrombolyse eingesetzt.

16.6 Gerinnungstests

Die **Hämostase** kann man durch verschiedene Labortests überprüfen, die die **Blutstillung** und auch die **Blutgerinnung** erfassen. So können Gerinnungsstörungen diagnostiziert oder eine therapeutische Antikoagulation überwacht werden.

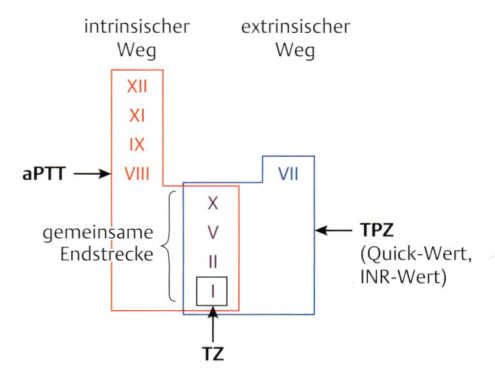

Abb. 16.5 Gerinnungstests und die von ihnen erfassten Gerinnungsfaktoren. aPTT, aktivierte Thromboplastinzeit; TPZ, Thromboplastinzeit; TZ, Thrombinzeit.

16.6.1 Blutungszeit

Nach einem Lanzettenstich wird gemessen, wie lange es aus der Stichwunde blutet (normal 1–3 min). Die Blutungszeit gibt Aufschluss über die **Thrombozytenfunktion** und die Blutstillung.

16.6.2 Thromboplastinzeit (TPZ, Prothrombinzeit, Quick-Test)

Für die Bestimmung der Thromboplastinzeit, die auch als Prothrombinzeit (PT, prothrombin time) bezeichnet wird, wird dem Blutplasma **Na⁺-Citrat** (zur Bindung von Ca^{2+}-Ionen) zugesetzt, um die Gerinnung bis zur Durchführung des Tests zu unterbinden. Nach Zugabe von **Faktor III** (**Gewebethromboplastin**), Phospholipiden (Plättchenfaktor 3) und Ca^{2+} im Überschuss und Erwärmung der Probe auf 37 °C wird die Gerinnung aktiviert und die Zeit bis zum Auftreten der ersten Fibrinfäden gemessen (Normalfall: 20 s). Klassisch wird die Zeit (in Sekunden) in Relation zur Gerinnungszeit von unterschiedlich verdünnten Proben von Normplasma gesetzt und in Prozent angegeben (**Quick-Wert**). Die Dauer von 20 s entspricht einem Quick-Wert von 100 %. Der Normwert beträgt 70–120 %. Je **verzögerter die Blutgerinnung** eintritt, umso **niedriger ist der Quick-Wert** und umso höher ist das Blutungsrisiko.

Der Quick-Wert wird zunehmend abgelöst durch die Angabe des **INR-Wertes** (international normalized ratio). Die Durchführung des Tests verläuft wie bei der Bestimmung des Quick-Wertes, doch ist sie international standardisiert, als Referenz dient ein Normplasma. Anders als beim Quick-Wert ist ein Vergleich von INR-Werten, die in unterschiedlichen Labors bestimmt wurden, möglich. Der INR-Wert gibt an, in welchem Verhältnis die Gerinnung der Probe im Vergleich zum Normalwert verzögert ist. Normal ist hier ein Wert von etwa 1,0. Je **verzögerter die Blutgerinnung** eintritt, umso **höher ist der INR-Wert** und umso höher ist das Blutungsrisiko.

Mit der Bestimmung der TPZ werden der **extrinsische Gerinnungsweg** und die **gemeinsame Endstrecke** der Gerinnung, also die Verfügbarkeit der **Faktoren VII, X, V, II und I**, überprüft.

16.6.3 Aktivierte partielle Thromboplastinzeit (aPTT)

Die Bestimmung der aPTT, die auch als **partielle Thromboplastinzeit** (PTT) bezeichnet wird, wird ebenfalls bei 37 °C und mit **Citratplasma** durchgeführt. Dem Citratplasma des Patienten werden eine **oberflächenaktive Substanz** (z. B. Kaolin), Phospholipide (Plättchenfaktor 3) und Ca^{2+} zugesetzt, dann misst man die Gerinnungszeit bis zum Auftreten der ersten Fibrinfäden. Die Zeit wird in Sekunden angegeben (Normalfall: 25–38 s).

Mit dem Test werden die Gerinnungsfähigkeit des **intrinsischen Systems** und der **gemeinsamen Endstrecke ab Faktor X**, also die Verfügbarkeit der **Faktoren XII, XI, IX, VIII, X, V, II und I**, überprüft. Man erhält also im Vergleich zum Quick-Test zusätzlich Informationen über die Gerinnungsfaktoren XII, XI, IX und VIII, aber keine über den Faktor VII.

Die aPTT ist bei einem Mangel der oben genannten Gerinnungsfaktoren verlängert.

Tab. 16.2 Interpretation der diagnostischen Tests zur Ursache von Blutungsneigungen

Blutungszeit	Thrombozytenzahl	Thromboplastinzeit (TPZ)	aktive partielle Thromboplastinzeit (aPTT)	Thrombinzeit (TZ)	wahrscheinliche Ursachen einer Blutungsneigung (gilt für mittelschwere bis schwere Störungen)
normal	normal	↑	normal	normal	Faktor-VII-Mangel
normal	normal	normal	↑	normal	Faktor-VIII-Mangel (Hämophilie A (S. 117)) Faktor-IX-Mangel (Hämophilie B (S. 117)) Heparingabe
↑	↓	normal	normal	normal	Thrombozytopenie
normal	normal	↑	↑	normal	Cumaringabe Vitamin-K-Mangel
↑	normal	normal	↑	normal	von-Willebrand-Jürgens-Syndrom; Mangel an von-Willebrand-Faktor, geht einher mit einem Faktor-VIII-Mangel
↑	↓	↑	↑	normal	Leberschaden Verbrauchskoagulopathie Sepsis

16.6.4 Thrombinzeit (TZ)

Bei der Bestimmung der Thrombinzeit (auch als Plasmathrombinzeit, PTZ, bezeichnet) wird dem **Citratplasma Thrombin** zugegeben und die Zeit bis zum Auftreten der ersten Fibrinfäden gemessen. Diese wird in Sekunden angegeben (Normalfall: 20–38 s). Auf diese Weise wird isoliert die **Umwandlung von Fibrinogen in Fibrin** getestet.

Durch die Bestimmung der TZ kann ein Fibrinogenmangel aufgedeckt werden.

> **Lerntipp**
>
> Auch die Gerinnungstests lassen sich wunderbar mit Fallbeispielen prüfen. Im Text zu diesen Fallbeispielen findest du Hinweise auf eine Gerinnungsstörung (z. B. Weichteileinblutungen nach leichten Traumen, Blutungen in die Gelenke, verstärkte Menstrualblutung oder eine Cumarintherapie). Ergebnisse von Gerinnungstests ergänzen das Bild und erlauben eine genauere Diagnose. Es ist wichtig, dass du weißt, welche Arten von Gerinnungsstörungen es gibt und welche Laborwerte dabei jeweils pathologisch verändert sind.

> **IMPP-Fakten**
>
> ! Ein **defekter oder fehlender Faktor XIII** kann weder mit der Bestimmung der Thromboplastinzeit (TPZ) noch mit Bestimmung der aktivierten partiellen Thromboplastinzeit (aPTT) nachgewiesen werden.
>
> ! Bei einer **verlängerten Thromboplastinzeit** (TPZ; pathologischer Quick- und INR-Wert) kann ein **Faktor-VII-Mangel** vorliegen.
>
> ! Die **aktivierte partielle Thromboplastinzeit** (aPTT) ist bei einem **Faktor-VII-Mangel** normal.
>
> ! Sind Blutungszeit, Thromboplastinzeit (TPZ) und Thrombinzeit (TZ) normal, aber die **aktivierte partielle Thromboplastinzeit (aPTT) verlängert**, deutet dies auf eine isolierte **Störung des intrinsischen Systems** hin.
>
> ! Bei einer **Thrombozytopenie** sind aPTT und Quickwert normal und die Blutungszeit verlängert.
>
> !! Bei einem **Faktor-VIII-Mangel** (Hämophilie A) sind wahrscheinlich die Blutungszeit, die Thromboplastinzeit und die Thrombinzeit normal, aber die **aktivierte partielle Thromboplastinzeit (aPTT) verlängert**.
>
> ! Bei der Gabe von **Cumarinderivaten** sind wahrscheinlich die Thrombozytenzahl und die Thrombinzeit normal, aber die **Thromboplastinzeit (TPZ)** und die **partielle Thromboplastinzeit (aPTT)** sind **verlängert**.
>
> ! Typisch für das **von-Willebrand-Jürgens-Syndrom** ist ein Mangel an Faktor VIII und an von-Willebrand-Faktor. Dadurch ist die **Blutungszeit** und die **aktivierte partielle Thromboplastinzeit (aPTT) verlängert**, die Thromboplastinzeit (TPZ) und die Thrombinzeit aber normal.

Immunsystem

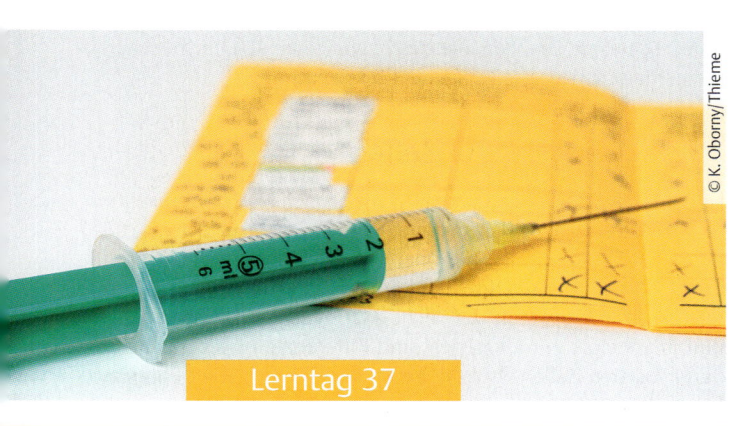

Lerntag 37

17 Überblick

17.1 Angeborene und adaptive Immunantwort

Das Immunsystem besteht aus einer **angeborenen (nicht-adaptiven, natürlichen, unspezifischen)** und einer **erworbenen (adaptiven oder spezifischen) Immunität**, die den Körper vor Mikroorganismen (Viren, Bakterien, Parasiten und Pilze), „fremden" Makromolekülen und entarteten Zellen schützen. Die Zellen des Immunsystems erkennen diese Fremdkörper anhand charakteristischer Proteinmuster, den **Antigenen** (S. 121).

Adaptive und angeborene Abwehr sind aus einem **zellulären Anteil** und einem löslichen, **humoralen Anteil** (Antikörper; lat. humor = Körperflüssigkeit) aufgebaut.

Die Immunzellen sind **Leukozyten** und zeichnen sich durch bestimmte Oberflächenmerkmale aus. Viele Immunzellen besitzen ein eigenes, für sie charakteristisches Oberflächenproteinprofil, vergleichbar mit dem individuellen Fingerabdruck eines Menschen. Anhand dieser Oberflächenmerkmale lassen sich die Zellen immunphänotypisch in die cluster of differentiation (S. 121) (**CD-Moleküle**) einordnen.

Die physiologische Antwort, die unser Körper auf die Identifikation eines Fremdkörpers gibt, wird als **Immunantwort** bezeichnet. Zu Beginn einer solchen Immunreaktion setzt sich zuerst das **angeborene Abwehrsystem** (S. 122) mit dem Fremdkörper auseinander. Diese Abwehr ist immer verfügbar, wirkt schnell und weitgefächert, ist aber unspezifisch. Wichtige Zellen der angeborenen Abwehr sind die gewebsständigen Makrophagen (S. 123) und die neutrophilen Granulozyten (S. 126). Nachdem sie identifizierte Pathogene phagozytiert und abgetötet haben, senden sie Signale aus, rekrutieren damit andere Immunzellen an den Ort des Geschehens und leiten so die adaptive Immunantwort ein.

Die Mechanismen der **adaptiven Abwehr** (S. 130) brauchen hingegen einige Zeit, um gezielt gegen Invasoren vorzugehen.

Diese Abwehr lernt außerdem ein Leben lang dazu. Da sie sich die Pathogene „merken" kann, wird ihr ein immunologisches Gedächtnis zugeschrieben. Dieses äußert sich in einem langanhaltenden Schutz. Wesentliche Komponenten des adaptiven Abwehrsystems sind z. B. Antikörper (S. 134).

17.1.1 Antigene

Antigene sind Substanzen, die mit Oberflächenmolekülen von B- oder T-Zellen oder mit Antikörpern reagieren können.

Der Bereich des Antigens, der an einen Antikörper oder eine B-Zelle bindet, wird als **Epitop** oder **Antigendeterminante** bezeichnet. Gewöhnlich besitzt ein Antigen mehrere solcher Epitope.

Antigene binden nicht-kovalent an die Rezeptoren der B- und T-Zellen, wobei sie vorher von antigenpräsentierenden Zellen (APZ) (S. 122) degradiert und über Hilfsmoleküle wie die MHC-Moleküle präsentiert werden.

Nur wenn ein Antigen durch Bindung an B- oder T-Zellen eine Immunantwort auslösen kann, ist es immunogen. Es wird dann als **Vollantigen** (oder Immunogen) bezeichnet. **Kleine Antigene, die spezifisch an den Ig-Rezeptor (S. 133) von B-Zellen oder an Antikörper binden, ohne eine Immunantwort hervorzurufen, nennt man Haptene.** Haptene sind somit nicht immunogen, können aber durch Kopplung an ein Trägerprotein wie einen Antikörper immunogen werden.

> **IMPP-Fakten**
>
> !! **Haptene** sind kleine Moleküle und werden von Antikörpern spezifisch erkannt, lösen jedoch keine Immunantwort aus.

17.2 CD-Moleküle

Die Zellen der angeborenen und adaptiven Abwehr zeichnen sich durch spezifische **Oberflächenmerkmale** bzw. membrangebundene Glykoproteine aus. Um Oberflächenproteine besser zu identifizieren und damit den Phänotyp einer Zelle zu definieren, wurde eine Nomenklatur eingeführt: die **cluster of differentiation (CD)**.

Die **CD-Nomenklatur** hilft auch dabei, die unterschiedlichen Zellen funktionell und biochemisch einzuordnen. An den CD-Molekülen kann man auch den **Entwicklungsstand** einer Zelle erkennen.

17.2.1 Wichtige CD-Moleküle

Man kennt heute fast 400 verschiedene CD-Moleküle. Hier einige wichtige Beispiele:
- **CD3**: besteht aus mehreren Peptidketten; ist mit dem **T-Zell-Rezeptor** (**TZR** (S. 131)) assoziiert; beteiligt an der Signalübermittlung nach Antigenerkennung durch TZR
- **CD4**: besteht aus einer Peptidkette mit 55 kDa; befindet sich auf **T-Helferzellen** (T_H-Zelle (S. 132)), die damit CD4-positiv (CD4$^+$) sind; bindet MHC-Klasse-II-Moleküle

- **CD8**: besteht aus 2 Ketten mit je 34 kDa; charakteristisch für **zytotoxische T-Zellen** (T$_C$-Zellen (S. 133)), die damit CD8-positiv sind (CD8$^+$); bindet MHC-Klasse-I-Moleküle; befinden sich auch auf NK-Zellen und Thymozyten
- **CD19**: auf **B-Lymphozyten** exprimiert, wo es Komplexe mit CD21 (CR2) und CD81 (TAPA-1) bildet; bindet mit seiner zytoplasmatischen Domäne Tyrosin- und PI3-Kinasen
- **CD20**: besteht aus einer Peptidkette mit 33–37 kDa; befindet sich auf **B-Lymphozyten** (S. 133) und dient ihrer Aktivierung.

> **IMPP-Fakten**
>
> **!!! CD8** stabilisiert den Antigen-MHC-Klasse-I-Komplex, der vom T-Zell-Rezeptor der zytotoxischen T-Zellen erkannt wird.
> **B-Lymphozyten** exprimieren **CD19** und **CD20**. Anhand dieser Marker können sie in einer FACS-Analyse als Gesamtpopulation von anderen Zelltypen unterschieden werden.

18 Angeborene Immunantwort

18.1 Überblick

Die angeborene Immunantwort besteht von Geburt an und kann in 3 Instanzen eingeteilt werden: Die **erste Instanz** ist die mechanische **Barrierefunktion** der Oberflächenepithelien.

Wird diese Barriere überwunden, können die Pathogene über den humoralen und den **zellulären Teil** (**zweite Instanz**), an dem unterschiedliche Zellen und Faktoren beteiligt sind, abgewehrt werden: **Makrophagen** (S. 123), **Granulozyten** (S. 126), **natürliche Killerzellen** (S. 127), **dendritische Zellen** (S. 122) und andere organspezifische Zellen wie die Langerhans-Zellen der Haut spüren die Pathogene mithilfe bestimmter Rezeptoren auf. Im Gegensatz zur adaptiven Abwehr erkennen die Faktoren der angeborenen Immunität Pathogene unspezifisch über molekulare Oberflächenmuster (pathogen associated molecular patterns, PAMPS), für die sie im Verlauf der Evolution Erkennungsstrukturen (pattern recognition receptors (PRRs) (S. 123)) entwickelt haben. Die Zellen der angeborenen Immunität phagozytieren die Pathogene, töten sie direkt und/oder sezernieren Zytokine (S. 74), die zur **humoralen Abwehr** gehören (**dritte Instanz**). Diese Botenstoffe aktivieren die Zellen der adaptiven Immunität.

Zum humoralen Teil der angeborenen Immunantwort gehören das **Komplementsystem** (S. 127) und das **System der Lysozyme**. Letztlich führt die Aktivierung des Komplementsystems zur Abtötung von Bakterien und anderen Pathogenen, zu deren Opsonierung und zur Erhöhung der Durchblutung im entzündlich veränderten Gewebe. **Lysozyme** sind kohlenhydratspaltende Enzyme, die von Entzündungszellen sezerniert werden. Sie können die Kohlenhydrathülle von Bakterien abbauen.

18.2 Antigenpräsentierende Zellen

In den Organismus eingedrungene Fremdkörper werden zunächst mit dem angeborenen (unspezifischen) Abwehrsystem konfrontiert. Neutrophile Granulozyten (S. 126), Monozyten wie auch die sich aus ihnen differenzierenden, gewebeständigen **Makrophagen** und die **dendritischen Zellen** sind Zellen der angeborenen Immunität, wobei die Makrophagen und dendritischen Zellen eine Verbindung zum adaptiven (spezifischen) Immunsystem herstellen. **B-Lymphozyten**, die zum adaptiven Immunsystem gehören, dienen ebenfalls der Antigenpräsentation. Diese Zellen bilden die Gruppe der **professionellen antigenpräsentierenden Zellen** (APZ). Ihre Aufgabe ist, Fremdkörper via Phagozytose aufzunehmen, sie abzubauen und Antigenbruchstücke in Form von **Antigen-MHC-Komplexen** auf ihrer Oberfläche zu präsentieren. So erfolgt die Aktivierung des adaptiven Immunsystems. Daneben besitzen die APZ zelleigene Abwehrmechanismen, mit denen sie die Antigene direkt eliminieren.

18.3 Dendritische Zellen

Dendritische Zellen (DZ) sind als professionelle antigenpräsentierende Zellen neben Makrophagen und B-Zellen in der Lage, T-Zellen zu aktivieren. Im peripheren Gewebe sind die DZ unreif. Sie werden erst durch Kontakt mit einem **Pathogen** (S. 121), das über die Mechanismen der nicht-adaptiven Immunität erkannt und prozessiert wird, aktiviert und differenzieren sich zu **reifen dendritischen Zellen**. Dazu nehmen sie Antigene über **Phagozytose** oder **Pinozytose** auf, prozessieren sie und wandern in die regionären **Lymphknoten** ein. Hier setzen sie sich als reife, interdigitierende DZ in den T-Zell-Arealen der lymphatischen Organe fest und präsentieren den **T-Zellen** das Antigen. Die T-Zellen differenzieren sich daraufhin zu **T-Effektorzellen** (S. 132).

18.3.1 DZ-Arten und ihre Funktion

Interdigitierende dendritische Zellen (IDZ) sind die effektivsten antigenpräsentierenden Zellen. Sie sind als reife Zellen in den T-Zell-Arealen der lymphatischen Gewebe lokalisiert. Mit ihren Zellausläufern umgeben sie die unreifen T-Zellen und präsentieren ihnen Antigene über MHC-Klasse-II-Moleküle. Gleichzeitig setzen sie humorale Botenstoffe frei, die zur Costimulation der Immunzellen führen. Dabei differenzieren sich aus den naiven T-Zellen, denen jeglicher Antigenkontakt fehlt, T-Effektorzellen. Aber auch für die CD4$^+$- und CD8$^+$-Lymphozyten spielen die IDZ eine wichtige Rolle in der **Kreuzpräsentation** von Antigenen. In der Haut (Epidermis) werden sie **Langerhans-Zellen** genannt.

Die **follikulären dendritischen Zellen** stammen nicht von der hämatopoetischen Zelllinie ab, wie die **interdigitierenden DZ**. Sie befinden sich in den Keimzentren der sekundären lymphatischen Organe und halten auf ihrer Oberfläche Antigene fest, die unabhängig von interdigitierenden DZ in die Lymphknoten gelangen. Die Antigene werden **nicht** phagozytiert, sondern den **B-Zellen** direkt präsentiert. Sie besitzen auch keine MHC-Klasse-II-Proteine auf ihrer Oberfläche.

Plasmazytoide dendritische Zellen (pDZ) zeichnen sich durch ihre **starke Interferonsekretion** (IFN) aus. Treffen die zirkulierenden pDZ im infizierten Gewebe auf ein Antigen, wandern sie in die lymphatischen Gewebe ein und schütten **IFN-α** (S. 74) und **IFN-β** (S. 74) aus. Über diese Interferone wird bei den noch nicht infizierten Zellen eine antivirale Reaktion induziert.

> **IMPP-Fakten**
>
> **! Langerhans-Zellen** sind die dominierenden dendritischen Zellen der Haut. Sie nehmen das Antigen in der Haut auf und wandern in den **Lymphknoten**, wo das Antigen präsentiert wird.

18.4 PAMPs und Mustererkennungsrezeptoren (PRRs)

18.4.1 Pathogenassoziierte molekulare Muster (PAMPs)

Pathogene Mikroorganismen weisen charakteristische, molekulare Oberflächenmuster (pathogen-associated molecular patterns, **PAMPs**) auf, die bei vielen dieser Pathogene in fast identischer Form vorkommen. Diese PAMPs sind im Zuge der Evolution stark konserviert. PAMPs werden von Mustererkennungsrezeptoren (PRRs, s. u.) gebunden. Die häufigsten PAMPs sind:
- mannosereiche Oligosaccharide
- Peptidoglykane
- Lipopolysaccharide (LPS)
- nicht methylierte CpG-DNA (CpG-Inseln).

18.4.2 Mustererkennungsrezeptoren (PRRs)

Mustererkennungsrezeptoren (pattern recognition receptors, manchmal auch als pathogen recognition receptors bezeichnet, **PRRs**) erkennen und binden PAMPs, wodurch eine Immunreaktion ausgelöst wird. PRRs sind die Immunrezeptoren der Zellen des angeborenen Immunsystems und stellen die funktionellen Äquivalente der B- bzw. T-Zell-Rezeptoren der Lymphozyten dar. Sie sind auf der Oberfläche von Makrophagen, Mastzellen, dendritischen Zellen und neutrophilen Granulozyten zu finden. Zu den PRRs gehören:
- **lösliche PRRs**: fungieren als Opsonine, z. B.:
  - **mannosebindende Lektine** (MBLs): binden an virale und bakterielle Zuckerreste und aktivieren das Komplementsystem
  - **Surfactant-Proteine**: binden kohlenhydrathaltige Strukturen von Bakterien und Pilzen
- **membranständige PRRs**, z. B.:
  - **C-Typ-Lektin-Rezeptoren**: z. B. der Mannoserezeptor; binden kohlenhydrathaltige Strukturen von Pathogenen, besonders von Pilzen
  - **Scavenger-Rezeptoren**: binden anionische Polymere von Pilzen und Bakterien
  - **Toll-like-Rezeptoren**: binden eine Vielzahl molekularer Strukturen
- **zytoplasmatische PRRs**, z. B.:
  - **NOD-like-Rezeptoren**: binden bevorzugt bakterielle Strukturen wie Peptidoglykane
  - **RIG-like-Rezeptoren**: binden bevorzugt virale Komponenten wie virale RNA.

Toll-like-Rezeptoren (TLRs)

Der Mensch verfügt über insgesamt etwa **10** unterschiedliche **Toll-like-Rezeptoren** (TLRs), die jeweils unterschiedliche PAMPs von Pilzen, Bakterien und Viren erkennen können. TLRs erkennen bakterielle Strukturen, darunter Nucleinsäuren oder auch typische Bestandteile ihrer Zellwände wie Lipopolysaccharide (LPS). Die Aktivierung der TLR z. B. von Makrophagen führt zur Freisetzung von proinflammatorischen Zytokinen und **Typ-I-Interferonen** (S. 74) (eine Subgruppe der Zytokine), die das Immunsystem aktivieren.

Tab. 18.1 Überblick über die einzelnen TLRs

TLR-Typ	Liganden (Beispiele)	Verbreitung
TLR-1:TLR-2-Heterodimer	Lipoproteine, Lipoteichonsäure in der Mureinschicht grampositiver Bakterien, β-Glucan	Monozyten, DZ, Mastzellen, Eosinophile, Basophile
TLR-2:TLR-6-Heterodimer	Lipoproteine, Lipoteichonsäure, β-Glucan	Monozyten, DZ, Mastzellen, Eosinophile, Basophile
TLR-3	dsRNA (Viren); ssRNA (Viren); Poly I:C	Makrophagen, DZ, intestinales Epithelium
TLR-4	Lipopolysaccharide in der Zellwand gramnegativer Bakterien (u. a. mit CD14 als Corezeptor); Lipoteichonsäure	Makrophagen, DZ, Mastzellen, Eosinophile
TLR-5	Flagellin (Bakterien)	intestinales Epithelium, Makrophagen, DZ
TLR-7	ssRNA (Viren)	plasmozytoide DZ, Makrophagen, Eosinophile, B-Lymphozyten
TLR-8	ssRNA (Viren)	Makrophagen, Neutrophile
TLR-9	DNA mit nicht methyliertem CpG (Bakterien und Herpes-Simplex-Virus)	plasmozytoide DZ, Basophile, Eosinophile, B-Lymphozyten
TLR-10 (nur Mensch)	unbekannt	plasmozytoide DZ, Basophile, Eosinophile, B-Lymphozyten
TLR-11 (nur Maus)	Profilin, profilinähnliche Proteine (Toxoplasma gondii)	Makrophagen, DZ
TLR-12 (nur Maus)	Profilin (Toxoplasma gondii)	Makrophagen, DZ
TLR-13 (nur Maus)	ssRNA (bakterielle ribosomale RNA)	Makrophagen, DZ

IMPP-Fakten

! **Toll-like-Rezeptoren** zählen zu den PRRs und erkennen u. a. **Nucleinsäuren** eines Pathogens.
! **Toll-like-Rezeptoren** gehören zum angeborenen Immunsystem und binden an **bakterielle Strukturen**.
! **Toll-like-Rezeptoren** binden u. a. an **typische Bestandteile bakterieller Zellwände**.
!!! Nach Bindung von **TLR-4** und CD14 als Corezeptor an bakterielle Zellwandstrukturen gramnegativer Bakterien (Lipopolysaccharide) setzen Makrophagen **proinflammatorische Zytokine** frei.

18.5 Makrophagen

Nach Eindringen eines Pathogens in das Gewebe werden die im Blut zirkulierenden Monozyten mithilfe von Signalen, die von den Zellen des Infektionsherdes freigesetzt werden, zum „Ort des Geschehens" dirigiert. Im infizierten Gewebe angekommen, differenzieren sich die Monozyten zu Makrophagen. Makrophagen haben u. a. folgende Funktionen:

- Sie fördern als M1-Makrophagen **Entzündungsreaktionen** (S. 124), indem sie am Ort der Entzündung Zytokine sezernieren (IL-1ß, IL-6, TNF-α). Dadurch initiieren und regulieren sie die **Abwehrreaktionen** des Körpers.
- Sie **phagozytieren** Fremdzellen.
- Sie wirken als professionelle **antigenpräsentierende Zellen**, indem sie den Zellen der adaptiven Immunität Antigenfragmente, die an MHC-Klasse-II-Proteine gekoppelt sind, präsentieren.
- Sie zerstören **Tumorzellen**.
- Sie entfernen **Zellabfall** via Phagozytose.
- Sie fördern als M2-Makrophagen den Heilungsprozess einer Entzündung und sezernieren anti-inflammatorisch und pro-resolutorisch wirkende Botenstoffe. Dadurch unterstützen sie u. a. die **Wundheilung**.

Makrophagen weisen unterschiedliche Rezeptoren auf ihrer Oberfläche auf. Dazu gehören:
- F_c-Rezeptoren (CD 89)
- Komplementrezeptoren
- Mustererkennungsrezeptoren (S. 123) (pattern recognition receptors, PRRs)

18.5.1 F_c- und Komplementrezeptoren

Phagozytierende Makrophagen besitzen spezielle Rezeptoren für die C_H-Domänen des F_c-Teils von IgG, die als **$F_c\gamma$-Rezeptoren** bezeichnet werden. Über die **F_c-Rezeptoren** binden die Makrophagen Antigen-Antikörper-Komplexe (auch **Immunkomplex** genannt). Der konstante Teil der schweren Kette des Immunglobulins ist dabei an den F_c-Rezeptor gebunden. Auf der Zelloberfläche der Makrophagen befinden sich auch **Rezeptoren für Komplementfaktoren**, die opsonisierte Antigene binden. Das macht sie zu einer unverzichtbaren Instanz in der Abwehr von schädlichen Einflüssen und zu einem **wichtigen „Link" zwischen angeborener und adaptiver Immunität**.

Makrophagenaktivierung

Signale, die Makrophagen aktivieren, stammen von den Pathogenen selbst oder von Antigen-Antikörper-Komplexen bzw. von Komplementfaktoren, die an die Rezeptoren der Makrophagen binden. Ein Signal zur Aktivierung kann aber auch von somatischen Zellen des infizierten Gewebes stammen.

Egal welches Signal mit welchem Rezeptor der Makrophagen wechselwirkt: Es kommt immer zur **Internalisierung** der gebundenen Struktur ins Innere der Zelle. Die internalisierten Pathogene werden hydrolytisch (Proteasen, Saccharidasen) durch lysosomale Enzyme abgebaut und Antigenpeptide auf die **MHC-Klasse-II-Proteine** (S. 139) der Makrophagen geladen. Der Antigen-MHC-Komplex wird auf der Zelloberfläche der Makrophagen präsentiert. Für eine vollständige Aktivierung muss der spezifische **T-Zell-Rezeptor** (S. 131) einer T-Helferzelle (CD4⁺) an den Antigen-MHC-Komplex binden. Erst durch diesen Kontakt wird der Makrophage angeregt, die charakteristischen Effektormoleküle, die **Zytokine** (S. 74) (z. B. TNF-α IL-1, IL-6 und **IL-8**) und Chemokine, zu sezernieren. Gleichzeitig kommt es zu einer verstärkten Expression von Oberflächenrezeptoren wie B7-Molekülen, CD40 und MHC-Klasse-II-Molekülen auf den Makrophagen.

Das freigesetzte IL-1 führt zu einer Aktivierung der T-Zelle (S. 131) am Ort der Immunreaktion (lokale Wirkung) und zur Induktion der Expression von Akute-Phase-Proteinen in der Leber (systemische Wirkung). Aktivierte T-Zellen schütten ihrerseits **IL-2** und **Interferon-γ** (S. 74) aus. IL-2 aktiviert weitere T-Zellen, Interferon-γ aktiviert Makrophagen und die ausgeschütteten **Chemokine** locken Monozyten und neutrophile Granulozyten aus der Peripherie zum Infektionsherd (**Chemotaxis**).

Zelleigene Abwehrmechanismen

Wie alle Phagozyten verfügen auch Makrophagen über **oxidative** und **nicht-oxidative Tötungsmechanismen** (oxidative und nicht-oxidative Mikrobizidie). So wird z. B. bei der Makrophagenaktivierung die NO-Synthese drastisch hochreguliert. Im Rahmen der oxidativen Mikrobizidie werden von der NADPH-Oxidase auch **reaktive Sauerstoffspezies (ROS)** hergestellt, die dann phagozytierte Pathogene oxidativ abtöten. **Superoxiddismutase (SOD)** und **Peroxidasen (POD)** sind ROS-entgiftende Enzyme, die die schädigenden Wirkungen der ROS für die Makrophagen selbst abschwächen. SOD und POD sind antioxidative Enzyme.

Leukozytenmigration

Die **Mobilisierung** von Leukozyten im peripheren Blut und deren aktive und gezielte Wanderung zur Stelle einer Pathogeninfektion ist ein wichtiger Schritt in der angeborenen Immunität und wird von den Monozyten und Makrophagen ausgelöst, die sich zufällig am Ort der Infektion befinden. Diese Zellen sezernieren beim Kontakt mit den Pathogenen Zytokine, die ihrerseits andere Immunzellen (besonders Granulozyten und Monozyten) anlocken. Ein Zytokin spielt bei Entzündungsreaktionen eine besonders wichtige Rolle: der **Tumornekrosefaktor α** (TNF-α). TNF-α aktiviert das Endothel der Blutgefäße, wodurch die Gefäßpermeabilität ansteigt. Zusätzlich erfolgt eine Vasodilatation, wodurch Komplementfaktoren und Antikörper, die mit dem Plasma in das Gewebe eindringen, die Entzündung weiter vorantreiben. Bereits aktivierte Makrophagen sezernieren zusätzlich IL-8, das **neutrophile Granulozyten** (S. 126) zum Infektionsort rekrutiert.

Der Zytokincocktail der Makrophagen (IL-1, TNF-α), der Monozyten und der neutrophilen Granulozyten stimuliert die Blutgefäßendothelzellen zur Expression von Zelladhäsionsmolekülen wie P- und E-Selektine, die zum Teil bereits in geringer Konzentration vorhanden sind. Die Leukozyten binden mit ihren Liganden schwach daran und rollen entlang der vaskulären Endothelzelloberfläche. Dieses Verhalten wird entsprechend als „**Rolling**" bezeichnet.

> **IMPP-Fakten**
>
> ‼ **Makrophagen** binden Antigen-Antikörper-Komplexe mithilfe von Rezeptoren für den **F_c-Teil** von IgG.
> ❗ Freisetzung von **IL-1** und **TNF-α** durch aktivierte **Makrophagen** führt zu einer Expression endothelialer Adhäsionsmoleküle und damit zur Rekrutierung neutrophiler Granulozyten.

18.6 Entzündung (Inflammation)

18.6.1 Grundlagen

Proinflammatorische Zytokine, die typischerweise von den Makrophagen, aber auch von anderen Leukozyten bei einer akuten Entzündungsreaktion (z. B. Infektion) sezerniert werden, sind **IL-6**, **IL-1β** und **TNF-α**. Ihre proinflammatorische Wirkung bringen sie u. a. dadurch zum Ausdruck, dass sie die lokalen **Blutgefäße erweitern** und die Dichte an **Adhäsionsmolekülen** (S. 124) auf der Oberfläche der Gefäßendothelzellen erhöhen. Dadurch haften zirkulierende Leukozyten an der Innenwand der Blutgefäße. Werden diese proinflammatorischen Zytokine mit dem Blut zur Leber transportiert, induzieren sie in den Hepatozyten eine **Akute-**

Phase-Reaktion, in deren Rahmen spezielle Proteine, die Akute-Phase-Proteine (S. 129), synthetisiert und ins Blut abgegeben werden. In der akuten Entzündungsphase werden zuerst neutrophile Granulozyten (kurz: Neutrophile), anschließend auch Monozyten ins Gewebe rekrutiert. Die bei starken Entzündungen beobachtete Abnahme des Albumingehalts im Blut ist auf Albuminsynthesestörungen in der Leber zurückzuführen. In der Folge wandern auch Lymphozyten (B- und T-Zellen) ins Gewebe ein. **IL-1β** und **TNF-α** induzieren in den peripheren Geweben den katabolen Metabolismus und im Hypothalamus eine Sollwertverstellung der zentralen Wärmeregulation. Gleichzeitig stimulieren die o. g. Zytokine andere Zellen (z. B. Neutrophile) zur Produktion anderer Entzündungsmediatoren wie Leukotriene (Chemotaxis ↑), Thromboxane oder vasodilatativ wirkende Signalmoleküle wie Prostaglandin E_2 (PGE_2) und Prostazyklin (PGI_2) als **Arachidonsäurederivate**, Kinine und Stickstoffmonoxid (NO).

Durch diese Effektormoleküle (S. 124) und durch verschiedene aktivierte Komplementfaktoren kommt es zur Erhöhung der **Gefäßpermeabilität**, zur Vasodilatation im entzündlich veränderten Gewebe (Hyperämie) und zur kompensatorischen Vasokonstriktion in angrenzenden Gewebearealen. Die erhöhte **Gefäßpermeabilität** führt zu einem **Flüssigkeitseinstrom** aus dem Blut in das entzündlich veränderte Gewebe. Häufig entsteht dadurch ein **Entzündungsödem** (Schwellung, Tumor). Leukozyten migrieren ins Gewebe. Ebenfalls gelangen Akute-Phase-Proteine, **Komplementfaktoren** (S. 127) und **Antikörper** (S. 134) ins Gewebe. Dadurch werden z. B. mikrobielle Erreger abgetötet. Im Rahmen der Heilungsphase der Entzündung wandern M2-Makrophagen ins entzündlich veränderte Gewebe ein und phagozytieren abgetötete Krankheitserreger, aber auch nekrotische bzw. apoptotische Körperzellen und Zelltrümmer. Dadurch wird das Gewebe für die anschließend einsetzenden Reparaturmechanismen vorbereitet.

All diese Effekte zusammen führen zu den typischen Entzündungssymptomen, den **5 Kardinalsymptomen**:
- **calor** (Hitze = **Fieber**)
- **dolor** (Schmerz)
- **rubor** (Rötung)
- **tumor** (Schwellung)
- **functio laesa** (eingeschränkte Funktion).

18.6.2 Akute und chronische Entzündung

Eine Entzündung, die durch biologische, chemische oder physikalische Noxen ausgelöst werden kann, verläuft entweder akut oder chronisch.

Häufig endet eine **akute Entzündung**, die im histologischen Präparat vor allem durch das massenhafte Vorkommen neutrophiler Granulozyten gekennzeichnet ist, mit der vollständigen Wiederherstellung der Funktion des entzündlich veränderten Gewebes. Wird der entzündungserregende Reiz jedoch nicht vollständig im Rahmen der akuten Entzündungsphase eliminiert, kommt es zu einer **chronischen Entzündung**. Die chronische Entzündung führt u. a. zur Granulombildung durch Makrophagenverschmelzung, zur dauerhaften Aktivierung der adaptiven Immunantwort, zum Gewebeumbau, zur wachstumsfaktorinduzierten Angioneogenese und zur Organfibrose. Das zelluläre Muster einer chronischen Entzündung wird von Lymphozyten (B-Zellen und T-Zellen) dominiert.

Mehrere Prostaglandine (PGE_2, PGD_2) fungieren als klassische proinflammatorische Signalmoleküle. Diese Substanzen werden durch die beiden miteinander verwandten Enzyme Cyclooxygenase 1 (COX-1) und Cyclooxygenase 2 (COX-2) gebildet, wobei die COX-2 für die Entzündungsreaktion bedeutsamer ist.

> **Merke** **Pyrogene** sind Substanzen, die im Gehirn eine Veränderung des Sollwerts der Temperaturhomöostase induzieren. Diese können von den Pathogenen selbst kommen (**exogene Pyrogene**) oder werden im Verlaufe der Abwehrreaktion synthetisiert (**endogene Pyrogene**).

18.6.3 Entzündungsresolution

Die inflammatorische Resolution (Entzündungsheilung), d. h. die Rückkehr zur Gewebshomöostase, Integrität und Funktion, ist ein aktives und koordiniertes, antiinflammatorisches, proresolutorisches Programm, das folgende Schritte beinhaltet:
- **Rekrutierungsstopp** proinflammatorischer Zellen
- Einleiten der **Apoptose** und **Clearance** proinflammatorischer neutrophiler Granulozyten
- **Einwandern** von pro-resolutorischen M2-Makrophagen ins entzündlich veränderte Gewebe
- antiinflammatorische bzw. proresolutorische **Modulation** der Immunantwort
- Veränderung des Mediatorprofils (proinflammatorische Mediatoren werden durch resolutorische Mediatoren ersetzt).
- **Induktion** der Gewebereparatur

Nachdem die Neutrophilen ins entzündlich veränderte Gewebe eingewandert und ihrer Funktion nachgekommen sind, gehen sie durch Apoptose zugrunde. Die Apoptosepartikel werden anschließend von M2-Makrophagen phagozytiert. Außerdem sezernieren in Apoptose befindliche Neutrophile Signale, die sie als sterbende Zellen identifizieren. Durch diese Signalmoleküle können weitere M2-Makrophagen angelockt werden.

Der **Stopp** des **Neutrophileneinstroms** läutet die inflammatorische Resolution ein: Chemokine werden via Proteolyse gespalten und sequestriert. Die zugrunde gegangenen neutrophilen Granulozyten sezernieren wiederum Mediatoren wie Annexin A1, die andere Neutrophile an der Rekrutierung hindern.

Die Makrophagen, die sich ähnlich wie M2-Makrophagen verhalten, setzen nun die antiinflammatorischen Zytokine IL-10 und TGF-β frei.

Während der Entzündungsreaktion wird der Arachidonsäuresignalweg aktiviert, der proinflammatorische Mediatoren wie Prostaglandine und Leukotriene hervorbringt. In der Resolutionsphase werden über diesen Signalweg Proresolutionsmediatoren gebildet. Die Resolutionsmakrophagen stimulieren die Synthese von IL-4 und IL-13, die die PGE-Synthase-Expression in den Makrophagen herunterregulieren und damit auch die Produktion von proinflammatorischem PGE_2 inhibieren.

Makrophagen interagieren mit Progenitorzellen oder sogar Stammzellen, was – so wird vermutet – ebenfalls einen großen Beitrag zur Reparatur und zum Remodeling des Gewebes leistet.

> **IMPP-Fakten**
>
> ! **Neutrophile Granulozyten** migrieren bei akuten bakteriellen Entzündungen in das entzündete Gewebe.
> ! Bei akuten Entzündungen ist oft eine **Abnahme des Albumingehalts** im Blut zu beobachten.

18.7 Granulozyten

18.7.1 Neutrophile Granulozyten

Wie die Makrophagen besitzen sie **F_c-Rezeptoren** für IgG (S. 135) und Rezeptoren für den **Komplementfaktor C3b** auf ihrer Zelloberfläche und phagozytieren vorwiegend opsonisierte Bakterien. Neutrophile Granulozyten enthalten antimikrobielle Effektormoleküle (**Defensine**) in ihren Granula. Bei der Aktivierung der Zellen kommt es zur Degranulation, wobei die Defensine in den Extrazellulärraum abgegeben werden und dort Pathogene unschädlich machen. Die Tötungsmechanismen der Neutrophilen werden in 2 Klassen eingeteilt: nicht-oxidative und oxidative Mikrobizidie.

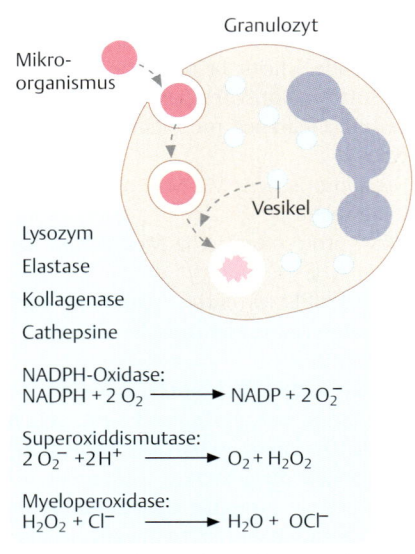

Abb. 18.1 Effektorfunktion der Granulozyten. [Quelle: Koolman, Röhm, Taschenatlas Biochemie des Menschen, Thieme, 2019]

Zur nicht-oxidativen Mikrobizidie gehören folgende Enzyme:
- **Hydrolasen**: Sie katalysieren intrazellulär im Phagolysosom u. a. die Spaltung von Estern, Ethern und Peptiden und spielen damit eine Rolle beim Abbau internalisierter Moleküle.
- **Lysozym und Lactoferrin**: Sie werden bei der Aktivierung der Neutrophilen freigesetzt und attackieren das Pathogen extrazellulär:
  - **Lysozym** zerstört die bakterielle Zellwand durch Spaltung von Murein und Mucopeptiden.
  - **Lactoferrin** bildet mit Eisen Komplexe und entzieht den Bakterien das für sie lebenswichtige Metall.

Zur oxidativen Mikrobizidie gehören folgende Mechanismen:
- **Enzyme zur Bildung reaktiver Sauerstoffspezies**: Grundlage ist die Bereitstellung von Reduktionsäquivalenten in Form von NADPH. Es stammt aus dem oxidativen Pentosephosphatweg. Dort wandelt die **Glucose-6-phosphat-Dehydrogenase** (G6P-DH) Glucose-6-phosphat in 6-Phosphogluconolacton um, wobei NADPH + H$^+$ gebildet wird. Des Weiteren stammt das NADPH auch aus der Reaktion der 6-Phosphogluconat-Dehydrogenase. Eine in der Membran der neutrophilen Granulozyten lokalisierte **NADPH-Oxidase** reduziert O_2 mithilfe des NADPH zu antibakteriell wirkenden Superoxidanionen (S. 105) ($O_2^{\cdot -}$), wodurch der extramitochondriale O_2-Verbrauch („**respiratory burst**") stark ansteigt. Aus dem Superoxidanion entstehen weitere reaktive Sauerstoffspezies (S. 104) (z. B. Hydroxylradikal) und mithilfe einer **Superoxiddismutase** (S. 105) auch Wasserstoffperoxid (H_2O_2). Der Erreger wird geschädigt und abgetötet. Auch wird die **Myeloperoxidase** aktiviert, die in Gegenwart von Halogenionen (z. B. Cl$^-$ oder I$^-$) H_2O_2 in Hypochlorit (OCl$^-$) bzw. Hypoiodit (OI$^-$) umwandelt, die ebenfalls antibakteriell wirken.

Neutrophile Granulozyten können eine **Entzündungsreaktion** (S. 124) durch Freisetzung verschiedener Mediatoren **steuern**. Dazu gehören u. a. die Arachidonsäurederivate Leukotriene, Thromboxane und Prostaglandine.

Des Weiteren sind die neutrophilen Granulozyten in der Lage, sogenannte NETs (**neutrophil extracellular traps**) freizusetzen. Sie bestehen aus der DNA der Neutrophilen (Chromatin) sowie aus den Effektormolekülen ihrer lysosomalen Granula. Diese extrazellulären Fasern binden Pathogene wie Bakterien aber auch Pilze (Candida albicans), machen sie so unschädlich und töten sie schließlich, ohne sie vorher phagozytiert zu haben.

> **Lerntipp**
>
> Die Bildung reaktiver Sauerstoffspezies in den Granulozyten ist ein beliebtes Prüfungsthema. Sieh dir die Rolle der NADPH-Oxidase an und merke dir die Reihenfolge der beteiligten Enzyme.

Migration der neutrophilen Granulozyten

Neutrophile Granulozyten wandern stetig aus dem Blut aus und durchstreifen das periphere Gewebe. Trifft ein neutrophiler Granulozyt zufällig auf ein Pathogen, wird dieses phagozytiert. Die anschließend sezernierten Mediatoren locken andere Neutrophile zum Infektionsherd (Leukozytenmigration (S. 124)). Besonders das von den aktivierten Makrophagen sezernierte **IL-8** wirkt chemotaktisch auf die Neutrophilen.

18.7.2 Eosinophile Granulozyten

Sie haben eine wichtige Funktion im Kampf gegen Helminthen (Würmer) und Protozoen. Angelockt werden sie durch die typischen T_{H2}-Zytokine (IL-4, IL-5, IL-10 und IL-13), die von Mastzellen und T_{H2}-Zellen ausgeschüttet werden. Auf dieses Signal hin sekretieren diese das **basische Protein** (major basic protein), das eine toxische Wirkung gegen Helminthen zeigt. Außerdem sind sie beteiligt an Überempfindlichkeitsreaktionen vom Soforttyp (S. 140).

18.7.3 Basophile Granulozyten

Sie sind durch Granula gekennzeichnet, die vor allem **Histamin** und **Heparin** enthalten. Prostaglandine und Leukotrienen werden bei Bedarf synthetisiert. Insgesamt sind die basophilen Granulozyten den Mastzellen sehr ähnlich. Beide Zelltypen sind beteiligt an einer Überempfindlichkeitsreaktion vom Soforttyp (S. 140).

> **IMPP-Fakten**
>
> !! Neutrophile Granulozyten enthalten Granula mit **Defensinen** zur Abwehr von Bakterien.
>
> !!!! Neutrophile Granulozyten enthalten **NADPH-Oxidase**. Durch ihre Aktivität steigt der extramitochondriale Sauerstoffverbrauch (**respiratory burst**) stark an, wodurch **Superoxidanionen** und andere toxische Sauerstoffradikale synthetisiert und so die Erreger geschädigt werden.
>
> !!! Die **Myeloperoxidase** wandelt H_2O_2 und Cl$^-$ in Hypochlorit (OCl$^-$) und H_2O um.
>
> ! Neutrophile Granulozyten sind in der Lage, durch sog. NETs (**neutrophil extracellular traps**) auch extrazellulär auf Pathogene zu reagieren.
>
> ! Das **IL-8** der Makrophagen wirkt chemotaktisch auf die neutrophilen Granulozyten.

18.8 Mastzellen

Mastzellen kommen, wie Neutrophile und Makrophagen, im Bindegewebe vor. Sie werden als Vorstufen im Knochenmark gebildet.

18.8.1 Funktion

Mastzellen besitzen auf ihrer Oberfläche verschiedene **PRRs** (S. 123) (Mustererkennungsrezeptoren) und den **F$_c$ε-Rezeptor (F$_c$εR)**, an den IgE-Antkörper über ihren F$_c$-Teil gebunden sind. Die IgE-Moleküle auf der Mastzellenoberfläche repräsentieren somit einen Querschnitt aller IgE-Moleküle im Blut mit ihren verschiedenen Antigenspezifitäten. Werden nun 2 IgE-Moleküle über ein multivalentes Antigen (ein Antigen mit mehreren Epitopen) **quervernetzt**, aktiviert diese Quervernetzung die Mastzelle. Die zytosolische Ca^{2+}-Konzentration der Mastzelle steigt an und es kommt zur Exozytose von Mediatoren wie **Histamin**. Weitere Entzündungsmediatoren sind Leukotrien C_4, IL-5 und IL-4, Prostaglandin D_2. Vor allem Histamin ist für allergische Reaktionen vom Typ I (S. 140) verantwortlich.

Reaktion bei Wurminfektionen

Die Oligosaccharide der Helminthen lösen eine Sekretion von spezifischem IgE aus, wodurch Mastzellen aktiviert werden. Diese sezernieren daraufhin IL-5 und IL-4, wodurch **eosinophile Granulozyten** (S. 126) rekrutiert werden, die daraufhin das basische Protein ausschütten.

18.9 Natürliche Killerzellen

Natürliche Killerzellen (NK-Zellen) gehören zu den Lymphozyten. Obwohl die meisten Lymphozytenarten dem erworbenen Immunsystem zugerechnet werden, zählt man die NK-Zellen funktionell eher zum angeborenen Immunsystem. Die Abwehrreaktion der NK-Zellen spielt in der **frühen Immunantwort** eine wichtige Rolle. Zielzellen der NK-Zellen sind vor allem **virusinfizierte Körperzellen** und **Tumorzellen**. Anders als B- und T-Lymphozyten besitzen sie keine Rezeptoren für spezifische, **fremde Antigene** auf der Zelloberfläche. Trotzdem sind NK-Zellen dazu in der Lage, virusinfizierte Zellen und auch Tumorzellen zu erkennen und abzutöten.

18.9.1 Antikörperabhängige zellvermittelte Zytotoxizität (ADCC)

Die Effektormechanismen der NK-Zellen richten sich vor allem gegen intrazelluläre Pathogene (z. B. virusinfizierte Zellen) und Tumorzellen. Wie bei den zytotoxischen T-Zellen liegt der Tötungsmechanismus in der Ausschüttung zytotoxischer Granula, die **Perforine** und **Granzyme** enthalten. Perforine machen die Zellmembran durchlässig für Granzyme und andere apoptoseinduzierende Faktoren wie CD95-L. Granzyme sind Proteasen, die nach Penetration in die Zielzelle intrazelluläre Proteine hydrolytisch spalten und dadurch u. a. Apoptose induzieren. Die Form der Zelltötung bezeichnet man als antikörperabhängige zellvermittelte Zytotoxizität (**ADCC**, antibody-dependent cell-mediated cytotoxicity).

Im Gegensatz zu den zytotoxischen T-Zellen benötigen die NK-Zellen jedoch **keinen Antigenkontakt**, sie sind **nicht MHC-restringiert** (S. 139)! Das bedeutet, sie benötigen keine vorangehende Immunisierung und Differenzierung, um ihre Effektorfunktion auszuüben. Die **Aktivität** der NK-Zellen kann durch die von Makrophagen ausgeschütteten Zytokine zusätzlich noch gesteigert werden.

Mithilfe ihres F$_c$-Rezeptors sind die NK-Zellen dazu befähigt, mit **IgG** markierte (opsonierte) Zielzellen zu erkennen.

Wie die NK-Zellen jedoch infizierte von nichtinfizierten und entartete von gesunden Zellen unterscheiden können, ist noch nicht vollständig geklärt. Eine Erklärung liefert die **Missing-self-Hypothese**: Sie besagt, dass die NK-Zellen jene Zellen aufspüren, die keine oder nur sehr wenige MHC-Klasse-I-Moleküle auf der Oberfläche tragen.

> **IMPP-Fakten**
>
> ‼ **NK-Zellen** eliminieren hauptsächlich **intrazelluläre** Erreger, sie richten sich z. B. gegen virusinfizierte Zellen.
> ❗ Natürliche Killerzellen töten ihre Zielzellen durch Induktion von **Apoptose**.

18.10 Komplementsystem

18.10.1 Funktion

Das Komplementsystem übernimmt mehrere wichtige **Funktionen** im Rahmen der **Immunabwehr**:
- Aktivierung **immunkompetenter Zellen**
- **Fremderkennung durch Opsonisierung**
- **Lyse** fremder Zellen
- **Entzündungsreaktion**

18.10.2 Aufbau und Aktivierung

Die mehr als 30 im Blut zirkulierenden Proteine des Komplementsystems werden überwiegend in der Leber gebildet. Diese Komplementproteine sind inaktive Proenzyme (oder **Zymogene**), genauer: inaktive Proteasen. Um sie zu aktivieren, müssen sie proteolytisch gespalten werden. Diese limitierte Proteolyse erfolgt **kaskadenartig**, wie das auch bei der Aktivierung der Gerinnungsfaktoren der Fall ist. Dabei wird z. B. ein inaktiver Komplementfaktor (inaktive Protease) durch limitierte Proteolyse in einen aktiven Komplementfaktor (aktive Protease) umgewandelt. Diese aktive Protease kann ihrerseits einen weiteren inaktiven Komplementfaktor aktivieren. Nach dem Mechanismus der initialen Komplementaktivierung kann man 3 Aktivierungsformen unterscheiden:
- **klassischer Weg**
- **alternativer Weg**
- **Lektinweg**

Die 3 unterschiedlichen Aktivierungsmechansimen münden in einer gemeinsamen Endstrecke.

18.10.3 Klassischer Aktivierungsweg

Ablauf

Das klassische Kaskadensystem ähnelt der Blutgerinnung (S. 114) und der Fibrinolyse: Es beginnt mit der Aktivierung des **Komplementfaktors C1**. Die C1-Untereinheit C1q besitzt 6 „Köpfchen", mit denen sie an die **F$_c$-Region** von **IgM** (S. 136) und **IgG** (S. 135) **binden kann**, die ihrerseits an Antigene, z. B. auf einer Bakterienoberfläche, gebunden haben müssen. Diese Bindung bewirkt eine Konformationsänderung in den Immunglobulinen, die die F$_c$-Region für C1q zugänglich macht. C1q muss jedoch mindestens 2 Bindungen ausbilden (Quervernetzung von mindestens 2 Immunglobulinen auf der Pathogenoberfläche), um die Proteolysekaskade zu initiieren. Von dem **Pentamer IgM** reicht dagegen bereits **ein IgM-Antigen-Komplex** aus, um C1q und auf diese Weise das Komplementsystem zu aktivieren. IgM ist daher ein viel stärkerer Aktivator des Komplementsystems als IgG. Durch die Bindung von C1q werden die Faktoren C1r und C1s aktiviert. C4 wird durch C1s aktiviert, wodurch C4a abgespalten wird. C4b und C2b, das ebenfalls durch C1s gespalten wurde, bilden die C3-Konvertase (C4bC2b). Setzt sich die Enzymkaskade in Gang, werden die Komplementfaktoren C2 bis C5 durch **limitierte Proteolyse** aktiviert.

Der klassische Weg hat den Beginn der gemeinsamen Endstrecke erreicht. Diese wird unten besprochen.

18.10.4 Alternativer Aktivierungsweg

Ablauf

Beim alternativen Weg der Komplementaktivierung sind **keine** Antikörper beteiligt, die Aktivierung erfolgt **allein durch Antigene**.

Der Weg beginnt damit, dass der **Komplementfaktor C3b** des klassischen oder des Lektinwegs an Strukturen einer **Bakterienoberfläche**, z. B. Lipopolysaccharide, bindet (Opsonisierung). Das **C3b** auf der Bakterienoberfläche wird von **Faktor B** gebunden. Faktor B hat eine ähnliche Funktion wie C2 im klassischen Weg: Faktor B und C3b lagern sich Mg^{2+}-abhängig zu einem Komplex zusammen. Dann wird Faktor B von **Faktor D**, einer Serinprotease, in Ba und Bb gespalten und es entsteht eine aktive **C3-Konvertase (C3bBb)**. Diese ist zwar nicht identisch mit der im klassischen Weg vorkommenden C3-Konvertase, hat aber eine ähnliche Funktion. Die gemeinsame Endstrecke des klassischen und des alternativen Aktivierungswegs ist erreicht.

Die alternative Aktivierung wirkt durch C3b vor allem verstärkend auf die Komplementkaskade. Die Faktoren C1, C2 und C4 spielen bei der Aktivierung des alternativen Wegs keine Rolle. Eine **isolierte Aktivierung** des alternativen Wegs kann man daher am fehlenden **C4** erkennen.

18.10.5 Lektinweg

Der Lektinweg kann durch verschiedene im Blut zirkulierende Proteine aktiviert werden. Diese binden spezifisch unterschiedliche PAMPs (S. 123) (pathogen-associated molecular patterns).

Das mannosebindende Lektin (MBL) im Plasma bildet Komplexe mit verschiedenen MASP-Molekülen. Erst wenn das MBL als Komplex an **Mannose** bzw. andere **Zuckerreste auf der Oberfläche des Pathogens** gebunden hat, werden die MBL-assoziierten Serinproteasen MASP-1, MASP-2 und MASP-3 aktiviert. MASP-2 schneidet C4 und C2. C4b bindet an die Oberfläche des Pathogens und zusätzlich bindet es an C2b. C4b und C2b bilden ein C4b2b-Heterodimer und damit die **C3-Konvertase** des klassischen Wegs.

18.10.6 Gemeinsame Endstrecke der drei Wege

Die C3-Konvertase bindet kovalent an die Pathogenoberfläche, wird dadurch aktiviert und spaltet **C3** in **C3a** und **C3b**. Dabei entstehen mehrere C3b-Spaltpeptide, die als Effektorpeptide des Komplementsystems bezeichnet werden. Der Komplementfaktor **C3a** (kleines proteolytisches Spaltpeptid von C3) fungiert als Chemotaxin (**Anaphylatoxin**), das mit anderen kleinen Spaltpeptiden eine Entzündungsreaktion initiiert. Es hilft dabei, die Entzündungsreaktion hervorzurufen, die mit einer Aktivierung des Komplements einhergeht. Das große Spaltpeptid von C3 (**C3b**) ist wesentlicher Bestandteil der **C5-Konvertasen** (C3bC4bC2b aus dem klassischen bzw. dem Lektinweg und $C3b_2Bb$ aus dem alternativen Weg). Diese aktiven Proteasen schneiden anschließend den inaktiven Komplementfaktor C5 in **C5a** (kleines Spaltpeptid, ebenfalls ein Anaphylatoxin) und **C5b** (großes Spaltpeptid). C3b und C5b besitzen reaktive **Thioestergruppen**, mit denen sie kovalent auf der Oberfläche von Pathogenen binden können. C3b dient so als **Opsonin**, welches die Phagozytose durch Makrophagen und neutrophile Granulozyten erleichtert. C5b bildet mit den Faktoren C6 bis C9 den **membranangreifenden Komplex (MAC, membrane attack complex)**. Er bildet eine Pore in der Wand eines Bakteriums, was zu dessen Lyse führt.

Bei der Komplementaktivierung entstehen also folgende Faktoren:

- Die chemotaktisch wirksamen Faktoren **C4a**, **C3a** und **C5a**. Diese locken vor allem **Granulozyten** und Makrophagen (phagozytierende Immunzellen) an. C3a ist an der Freisetzung von **Histamin** aus **Mastzellen** (S. 127) beteiligt.
- Das Opsonine **C3b**, welches die Phagozytose markierter Pathogene erleichtert.
- Der membranangreifende Komplex (**C5b, C6–C9**), der zu einer Lyse der angegriffenen Zelle führt.

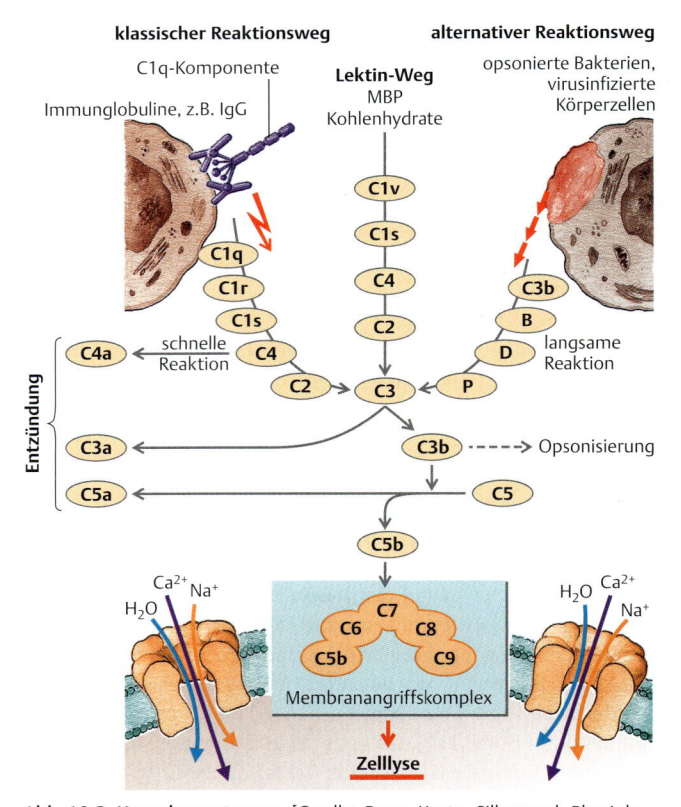

Abb. 18.2 Komplementwege. [Quelle: Pape, Kurtz, Silbernagl, Physiologie, Thieme, 2019]

> **IMPP-Fakten** ✕
>
> ! Die **Proteine des Komplementsystems** werden überwiegend in der **Leber** gebildet.
> !! Komplementfaktoren liegen zunächst in der **inaktiven Form** (Zymogene) vor und werden dann in einer Kaskade **proteolytisch aktiviert** (limitierte Proteolyse).
> ! Der **klassische Weg der Komplementaktivierung** verläuft über die Aktivierung des Komplementfaktors **C1**.
> ! **IgG-Antikörper** sind an der Aktivierung des **klassischen Wegs** der Komplementkaskade beteiligt.
> !! Sowohl im klassischen als auch im alternativen Weg wird **C3** in **C3a** und **C3b** gespalten.
> !! Einige aktivierte Komplementfaktoren wirken als **Chemotaxine**. C5a lockt z. B. neutrophile Granulozyten an.
> !! Bei der klassischen Aktivierung des Komplementsystems entstehen **opsonisierende Faktoren** (z. B. C3b).
> !! Bei der alternativen Aktivierung bindet **Faktor B** an **C3b**, das an die Bakterienoberfläche bindet.
> !! Im **Lektinweg** wird das Komplementsystem über die Bindung von **Lektin** an **Zuckerreste** auf der Pathogenoberfläche aktiviert.
> !! Eine isolierte Aktivierung des **alternativen Wegs** kann man am Fehlen des Komplementfaktors **C4** erkennen.
> !!! Der **membranangreifende Komplex** enthält C5b, C6, C7, C8 und C9.
> ! Die Aktivierung des Komplementsystems führt u. a. zur Ausbildung eines **zelllysierenden Membranangriffkomplexes**.

18.11 Lysozym

Lysozym, auch Muramidase genannt, ist ein Enzym, das in vielen Zellen und vor allem in **Sekreten** des Nasen-Rachen-Raums, des Magen-Darm-Traktes, in der Zerebrospinalflüssigkeit, dem Zervixschleim, dem **Schweiß** und der **Tränenflüssigkeit** vorkommt.

Es hydrolysiert glykosidische Bindungen (Glykosidase) und zerstört die **bakterielle Zellwand**, genauer, die Mucopolysaccharide, indem es β-1,4-glykosidische Bindungen zwischen N-Acetylmuraminsäure (MurNAc) und N-Acetylglucosamin (GlcNAc) spaltet.

MurNAc und GlcNAc sind Bestandteile der Polysaccharide im Murein bzw. Peptidoglykan von grampositiven Bakterienzellwänden. Als Folge wird die Zellwand undicht und das Bakterium stirbt ab. Im Zusammenspiel mit dem Komplementsystem (S. 127) können jedoch auch gramnegative Bakterien angegriffen werden, deren Murein durch eine äußere Membran vor der Enzymaktivität des Lysozyms geschützt sind.

Lysozym ist aus einer einfachen Peptidkette mit 129 AS und 4 intramolekularen Disulfidbrücken aufgebaut. Das Lysozym des Blutes wird von **Monozyten** gebildet.

Lysozym findet man ebenfalls in den Granula von **Granulozyten** (S. 126) und **Makrophagen** (S. 123). Damit ist Lysozym als Bestandteil der **unspezifischen Abwehr** vor allem für die erste Attacke gegen Pathogene verantwortlich.

Lysozyme kommen nicht nur beim Menschen vor, sondern sind in der Natur weit verbreitet. Sie wurden bei Tieren, Pflanzen, Bakterien und sogar bei Viren (Bakteriophagen) nachgewiesen. Bei Tieren und Pflanzen dienen sie vor allem der Abwehr von Bakterien und Pilzen. Bei Bakterien spielen sie eine Rolle bei der Vermehrung. Wenn Bakteriophagen Bakterien infizieren, tragen Lysozyme zur lokalen Zerstörung der Zellwand bei, sodass die Phagen-DNA in die Wirtszelle eingeschleust werden kann.

18.12 Akute-Phase-Proteine

18.12.1 Einteilung

Die Leber produziert im Verlauf einer **Akute-Phase-Reaktion** verstärkt eine Reihe von Proteinen, die für den optimalen Ablauf der Entzündungsreaktion erforderlich sind. Zu diesen Akute-Phase-Proteinen (APPs) gehören:

- **metallbindende Proteine**
- **Haupt-APP**: C-reaktives Protein (CRP) und Amyloid-A-Protein
- **Lipopolysaccharidbindungsprotein** (LBP)
- **Komplementproteine** wie C3, C4 und Faktor B etc.
- **mannosebindendes Lektin** (MBL)
- **Proteaseinhibitoren** wie α_1-Antitrypsin und α_2-Makroglobulin.

Unter den APPs befinden sich Proteine, die **Metallionen** zur Verfügung stellen und die im Zuge der Zellaktivierung als Cofaktoren fungieren. Zu ihnen gehört z. B. β-Globulin (Hämopexin), Haptoglobin und Caeruloplasmin.

Der prominenteste Vertreter der APPs ist das **C-reaktive Protein (CRP)**. Es ist in der Lage, selbst an Oberflächenstrukturen (z. B. Phosphocholin) von Bakterien zu binden und diese zu opsonieren. Dadurch werden die Bakterien für das **Komplementsystem** (S. 127) gekennzeichnet. Gleichzeitig aktiviert CRP das klassische Komplementsystem, indem es an den Aktivator C1q bindet.

Das **Lipopolysaccharidbindungsprotein** (LBP) wirkt besonders bei bakteriellen Infektionen als APP. Das LPS der gramnegativen Bakterien wird von LBP gebunden und zu den CD14-Rezeptoren und TLR-4 der Monozyten, B- und T-Lymphozyten befördert, die schließlich proinflammatorische Zytokine sezernieren.

Die Komplementfaktoren **C3** und **C4** und das **mannosebindende Lektin** (MBL) werden von der Leber vermehrt bereitgestellt. MBL bindet die Mannose auf Bakterienzellen und aktiviert das **Komplementsystem**.

Weitere APPs sind Antiproteasen wie α_1-Antitrypsin und α_2-Makroglobulin. Sie **verhindern** eine **Gewebezerstörung** durch Proteasen, die bei einer Entzündungsreaktion von verschiedenen Zellen freigesetzt werden, und wirken dementsprechend antiinflammatorisch. Diese Proteaseinhibitoren werden auch als „positive APP" zusammengefasst, da ihre Serumkonzentration im Zuge der Entzündungsreaktion ansteigt, wohingegen die Konzentration „negativer APP" – auch **Anti-Akute-Phase-Proteine** genannt – abfällt. Dazu zählen in erster Linie Albumin, Antithrombin und **Transferrin**.

> **IMPP-Fakten** ✕
>
> !! Das **C-reaktive Protein (CRP)** ist in der Lage an **Oberflächenstrukturen von Bakterien** zu binden und diese für die Phagozytose zu markieren.
> ! **Transferrin** gehört zu den **negativen Akute-Phase-Proteinen**, deren Konzentration bei einer Entzündungsreaktion abnimmt.

19 Adaptive Immunantwort

19.1 Überblick

In der **adaptiven Immunantwort** werden hochspezifische Oberflächenmerkmale von Fremdkörpern (z. B. Membranprotein eines Bakteriums oder einer entarteten Zelle) von den Lymphozyten erkannt. Deshalb wird sie auch als spezifische Abwehr bezeichnet. Man differenziert zwischen 2 Hauptklassen: der **„zellinduzierten" (cell mediated) Immunantwort** und der **antikörperinduzierten Immunantwort**. Vermittelt wird die Abwehr von **T-Lymphozyten** (S. 131) und **B-Lymphozyten**, die mit einer Aktivierung und Vermehrung auf das Antigen reagieren. Um eine gezielte Abwehr zu initiieren, müssen die **T-Lymphozyten** mit ihrem T-Zell-Rezeptor (TZR) an Antigen-MHC-Klasse-I- oder -Klasse-II-Komplexe der antigenpräsentierenden Zellen (APZ) binden. Das Pathogen muss also vorher prozessiert worden sein, damit die T-Zelle es erkennen kann. Je nach Signalkomposition differenzieren sich die **T-Zellen** zu T-Helferzellen, regulatorischen T-Zellen, zytotoxischen T-Zellen oder T-Gedächtniszellen (**zelluläre Immunität**). Im Gegensatz dazu können **B-Lymphozyten vollständige** (nicht-prozessierte) Antigene mit ihrem B-Zell-Rezeptor erkennen. Mithilfe zusätzlicher Signale der T-Helferzellen, differenzieren sie sich zu **Plasmazellen**, die **Antikörper** (S. 134) (Immunglobuline) sezernieren (**humorale Immunantwort**).

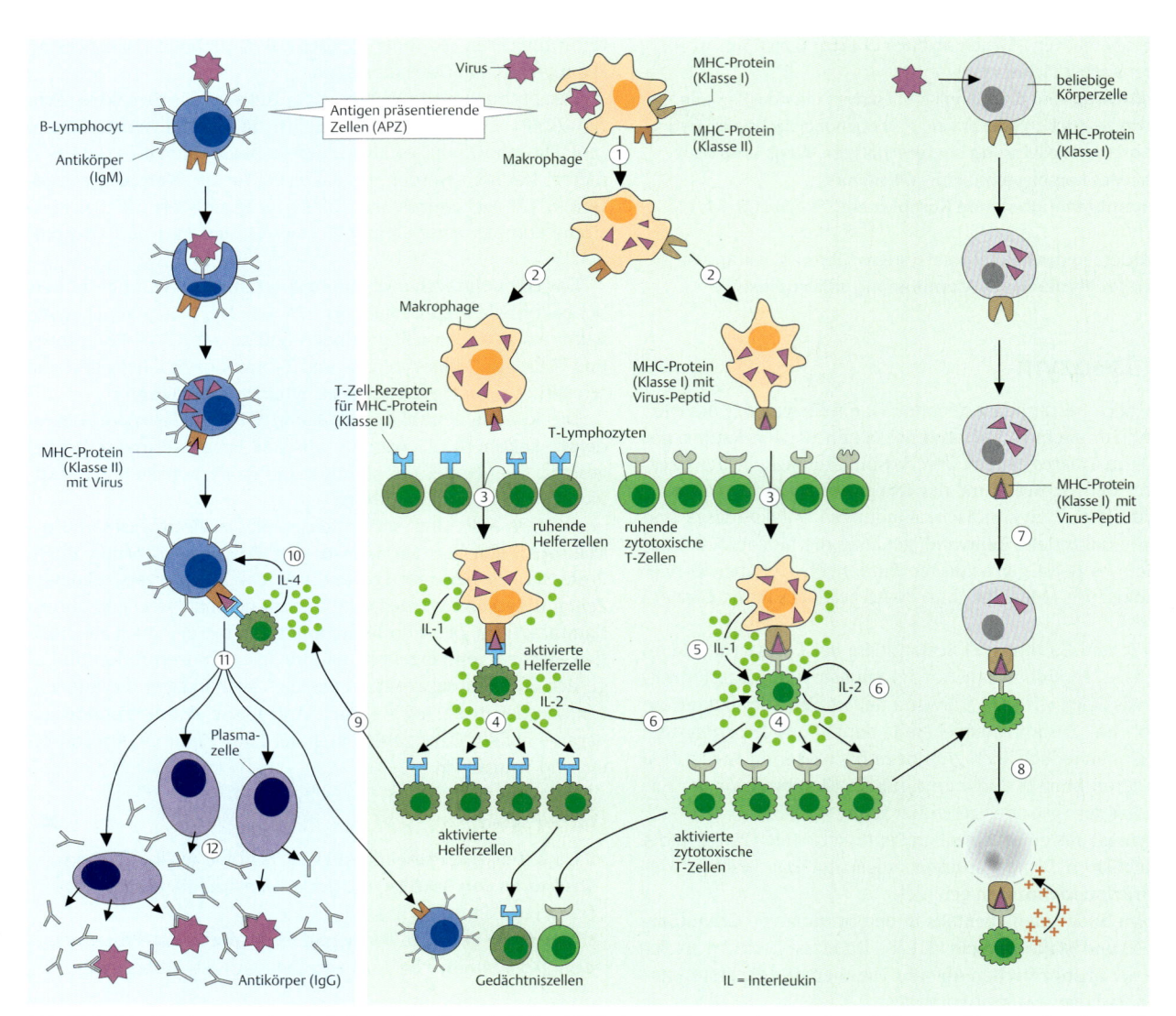

Abb. 19.1 Adaptive Immunantwort. Antigenpräsentierende Zellen (APZ) phagozytieren und prozessieren Pathogene (1) und präsentieren die zerstückelten Antigene auf MHC-Klasse-I und -Klasse-II-Molekülen (2). Diese Antigenfragmente werden von spezifischen T-Zellen erkannt (3). Die Bindung eines TZR-Antigen-MHC-Komplexes führt zur klonalen Expansion der T-Zellen (4). Dies wird von Zytokinen wie IL-1 unterstützt, die von den APZ sezerniert werden (5). Dadurch entstehen, je nach Pathogen und stimulierendem Zytokin – z. B. dem autokrin wirkenden IL-2 der T_c-Zellen (6) – zytotoxische T-Zellen und T-Helferzellen. Die zytotoxischen T-Zellen erkennen virusinfizierte Zellen und Tumorzellen (7) und treiben diese über die Bestandteile ihrer zytotoxischen Granula in die Apoptose (8). B-Zellen mit Virusantigenen auf MHC-Klasse-II-Molekülen werden von den T-Helferzellen erkannt (9). Die sezernierten Zytokine der T-Helferzellen veranlassen die B-Zellen mit dem passenden B-Zell-Rezeptor (10) ebenfalls zur klonalen Expansion. Die B-Zellen reifen zu antikörpersezernierenden Plasmazellen heran (11, 12). [Quelle: Koolman, Röhm, Taschenatlas Biochemie des Menschen, Thieme, 2019]

19.2 T-Lymphozyten-vermittelte Immunantwort

Wie alle Blutzellen entstehen **T-Lymphozyten** im Knochenmark (Hämatopoese (S. 85)). Im Gegensatz zu B-Lymphozyten wandern die T-Zellen sofort nach ihrer Entstehung aus dem Knochenmark aus und entwickeln sich im **Thymus** und in den sekundären lymphatischen Organen weiter. Dabei entstehen verschiedene Arten von T-Zellen wie T-Helferzellen (S. 132), zytotoxische T-Zellen (S. 133) (T-Killerzellen), regulatorische T-Zellen (S. 133) und Gedächtniszellen.

19.2.1 Aufbau des TZR

α:β-T-Zell-Rezeptor

T-Lymphozyten tragen auf ihrer Oberfläche den T-Zell-Rezeptor, mit dem jede T-Zelle spezifisch auf ein bestimmtes Antigen reagiert. Der T-Zell-Rezeptor ist ein **Heterodimer** und besteht aus 2 Polypeptidketten: in den meisten Fällen aus einer **α-** und einer **β-Kette** (**α:β-T-Zell-Rezeptor**). Jede α- und β-Kette ist jeweils aus einem **variablen (V)** und einem **konstanten (C)** Bereich aufgebaut. Die konstanten Abschnitte sind über **Disulfidbrücken** miteinander verknüpft. Innerhalb der variablen Regionen der α- und β-Kette liegt die **Antigenbindungsstelle**. Das carboxyterminale Ende der Ketten durchspannt die Zellmembran mit einer Transmembrandomäne. Die variablen Anteile des TZR ähneln stark dem Fab-Fragment (S. 135) der Immunglobuline.

Der T-Zell-Rezeptor ist immer mit **CD3**-Molekülen assoziiert. Zwei CD3-Moleküle flankieren den TZR und bestehen aus einem εδ - und einem εγ-Heterodimer. Die beiden Heterodimere weisen jeweils eine extrazelluläre Domäne, eine membranspannende Domäne und eine intrazelluläre Domäne auf. Zum TZR-CD3-Komplex gehört auch die ζ-Kette. Sie wird für die Aktivierung der T-Zelle benötigt.

Weitere wichtige costimulatorische Moleküle, die sich auf der T-Zell-Oberfläche befinden, sind CD28 und CD4 (S. 121) **oder** CD8 (S. 122).

γ:δ-T-Zell-Rezeptor

Weniger als 5% aller T-Lymphozyten enthalten einen T-Zell-Rezeptor, der aus einer **γ-** und einer **δ-Kette** aufgebaut ist. Auch dieser T-Zell-Rezeptor ist mit CD3 assoziiert. Diese T-Zellen besitzen aber weder CD4 noch CD8 auf ihrer Oberfläche. Sie verweilen in den Epithelien, im Darmgewebe und in der Haut. Wenn vom TZR die Rede ist, ist im Folgenden stets der α:β-T-Zell-Rezeptor gemeint.

V(D)J-Rekombination

Damit die T-Zelle über den TZR potenzielle Antigene erkennen und auf sie reagieren kann, ist eine große TZR-Diversität nötig. Diese entsteht im Zuge der somatischen Rekombination von TZR-Gen-Segmenten – auch als **V(D)J-Rekombination** bezeichnet –, die während der T-Zell-Entwicklung im **Thymus** abläuft.

Die V-Region wird von den **V-** und **J-Genen** (V für variable, J für joining) codiert. Daneben gibt es in der β-Kette zusätzlich ein **D-Gen-Segment** (D für diversity). Die unterschiedlichen V, J und D-Gen-Segmente des Keimbahngenoms werden im Rahmen der T-Zell-Reifung zu einem funktionellen TZR-Gen rekombiniert. Welche Gensegmente dabei miteinander rekombiniert werden, bleibt dem Zufall überlassen. Zusätzlich kann jede α-Kette mit jeder β-Kette kombiniert werden. Weiterhin wird die strukturelle TZR-Vielfalt noch dadurch erhöht, dass die somatische Rekombination der Gensegmente nicht punktgenau erfolgt. Dadurch kommt es zu Mutationen an den Rekombinationsstellen, was die Strukturvielfalt erhöht.

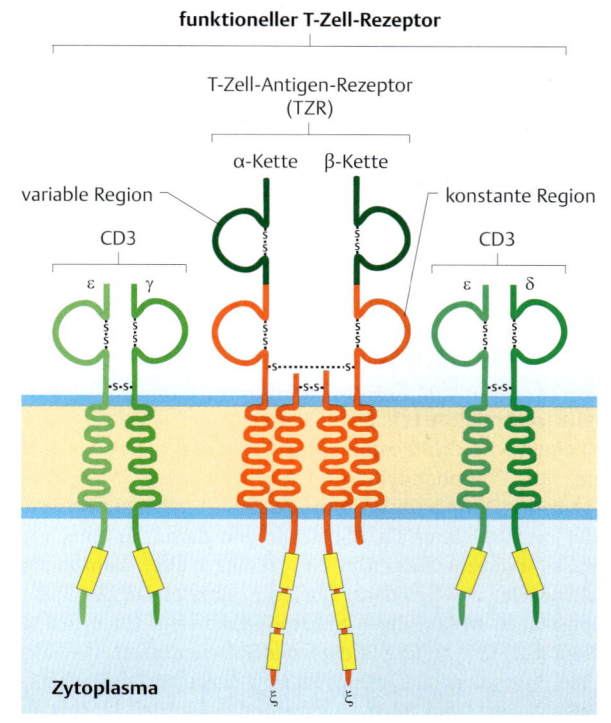

Abb. 19.2 Schematische Darstellung des T-Zell-Rezeptors. [Quelle: Horn et al., Biochemie des Menschen, Thieme, 2020]

19.2.2 Aktivierung von T-Zellen

Die **reifen**, aber **naiven T-Zellen** befinden sich normalerweise in einem Ruhezustand, in dem sie sich nicht teilen. Bevor sie ihre Funktion ausüben können, müssen sie durch Bindung eines entsprechenden Antigens **aktiviert** werden. Sie können die Antigene jedoch nur erkennen, wenn diese auf der Oberfläche von Zellen gemeinsam mit MHC-Molekülen präsentiert werden. Diese Aufgabe übernehmen die antigenpräsentierenden Zellen (APZ).

Auf dem Weg vom Blut in die **sekundären lymphatischen Organe** binden die naiven T-Zellen an alle APZ, die ihnen begegnen.

Trifft die T-Zelle mit ihrem TZR schließlich auf ein hochaffin bindendes Antigen, kommt es zu einer dauerhaften Bindung. Dabei interagieren auch andere Oberflächenproteine der T-Zelle mit Oberflächenproteinen der APZ.

Die erfolgreiche Bindung des TZR an den Antigen-MHC-Komplex ist aber nicht das einzige Signal, das erfolgen muss, damit es zu einer **Signaltransduktionskaskade** ins Innere der Zelle kommt. Zwei weitere Signale müssen folgen:

1. **Signal**: Binden des antigenspezifischen **TZR** an den **Antigen-MHC-Komplex**
2. **Signal**: Costimulation über den Corezeptor **CD28**
3. **Signal**: Zytokinsekretion (**IL-2**-Sekretion)

Die Signaltransduktionskaskade führt in der aktivierten T-Zelle zu:
- einer verstärkten Transkription von Genen, die eine vermehrte Expression verschiedener Rezeptormoleküle und Oberflächenmarker (**Differenzierung**) bewirken
- einer verstärkten Freisetzung von **Zytokinen** (S. 73)

- einer Induktion der Mitose und zum Übergang in die S-Phase des Zellzyklus, was schließlich in der T-Zell-Teilung resultiert (**klonale Expansion**).

Durch Bindung einer APZ an den T-Zell-Rezeptor kommt es zur Aktivierung verschiedener **Transkriptionsfaktoren**. Das führt zu einer gesteigerten Expression von mehr als **70 Genen**. Weiterhin differenzieren sich die T-Zellen zu den reifen **T-Effektorzellen** (S. 132). Die aktivierten T-Zellen sind nun in der Lage, ihre Funktion als T-Helferzellen, regulatorische T-Zellen oder zytotoxischen T-Zelle auszuüben.

Signaltransduktionskaskade der T-Zell-Aktivierung

Wird einer T-Zelle über einen MHC-Antigen-Komplex ihr Antigen präsentiert, bindet dieser Komplex an den T-Zell-Rezeptor. Zusätzlich muss ein Kontakt über den Corezeptor der APZ (B7.1 bzw. B7.2) und dem der T-Zelle (CD28) hergestellt werden. In der T-Zelle wird die **Tyrosinkinase Lck** aktiviert, die an CD4 oder CD8 gekoppelt ist. Die aktivierte Lck phosphoryliert Tyrosinreste an CD3, welches dann eine Kinase (**ZAP-Kinase**) aktiviert. Die weitere Signaltransduktion erfolgt auf 2 Wegen:

Zum einen wird die **Phospholipase C** (S. 43) aktiviert, die eine Spaltung von Phosphatidylinositol-4,5-bisphosphat in IP_3 und **Diacylglycerin** (DAG) bewirkt. Zytosolisches IP_3 führt zur Freisetzung der intrazellulären Ca^{2+}-Speicher und damit zu einer erhöhten Ca^{2+}-Konzentration. Das Ca^{2+} aktiviert über **Calmodulin** das **Calcineurin**, welches dann über die Aktivierung des Transkriptionsfaktors **NFAT-1** die Transkription der Gene für Zytokine (vor allem **IL-2**) und andere Effektormoleküle induziert. DAG aktiviert die Proteinkinase C, die wiederum den Transkriptionsfaktor **NFκB** aktiviert. Dies führt zu einer Induktion der Expression von Zytokingenen für **TNF-α** und **IL-1**.

Zum anderen wird durch **Ras** das **Protoonkogen c-fos** aktiviert. Das Produkt dieses Gens ist eine Komponente des Transkriptionsfaktors **AP-1**, der wiederum die Expression von Zytokingenen und von Genen anderer Effektorproteine induziert. Diese führen wiederum zur **Proliferation und Differenzierung** der aktivierten T-Zelle oder zu deren **Apoptose**. Unter den aktivierten Genen befinden sich die Gene, die das Zytokin IL-2 und die α-Kette des **IL-2-Rezeptors** codieren.

> **Blick in die Klinik Immunsuppression**
>
> Um allogenen Abstoßungsreaktionen nach einer Organtransplantation vorzubeugen, wird die T-Zell-Proliferation pharmakologisch durch **Immunophiline** gehemmt. Ein solcher Wirkstoff ist **Rapamycin** (Sirolimus). Rapamycin bindet das cytoplasmatische Protein FKB12 und hemmt dadurch indirekt die Proteinkinase **mTOR**. mTOR-Proteinkomplexe (mammalian target of rapamycin) regulieren diverse zelluläre Prozesse, z. B. Zellwachstum und Signaltransduktion. Die immunsuppressive Wirkung von Rapamycin beruht darauf, dass die mTOR-gesteuerte **Translation** u. a. in T-Zellen gehemmt wird, wodurch deren Proliferation und IL-2-Sekretion unterdrückt werden.

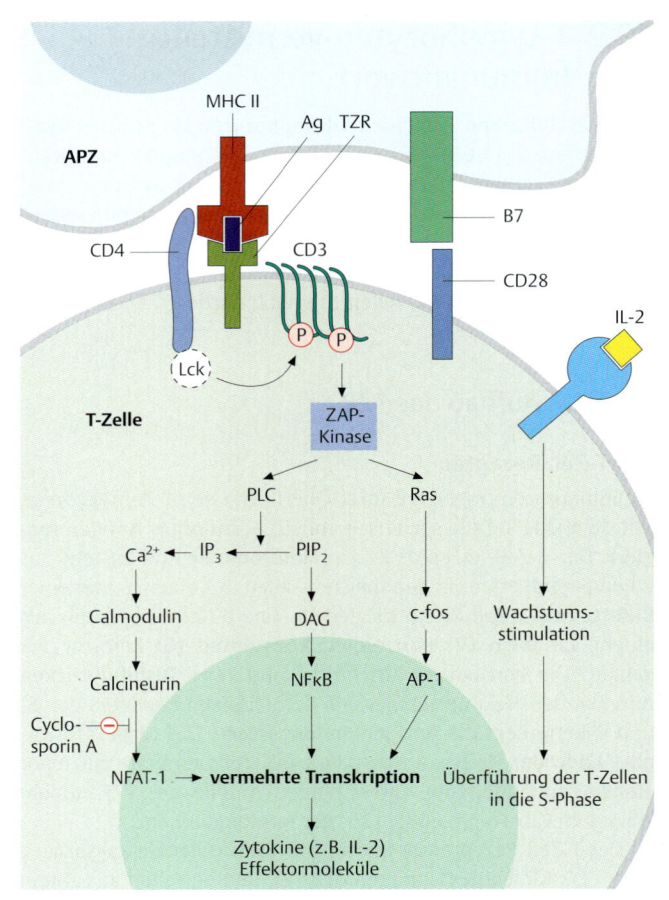

Abb. 19.3 T-Zell-Aktivierung – Signaltransduktion. [Quelle: Königshoff, Brandenburger, Kurzlehrbuch Biochemie, Thieme, 2018]

19.2.3 T-Effektorzellen

T-Helferzellen

T-Helferzellen (T_H-Zellen) sind eine Art Schaltstelle der Immunabwehr und haben vor allem eine **unterstützende Funktion**. Nachdem der TZR an einen **Antigen-MHC-Komplex** (typischerweise der **Klasse II**) zusammen mit **CD4** gebunden hat, bilden die T_H-Zellen Zytokine (S. 73), die sie an die Umgebung abgeben. Dadurch aktivieren sie weitere T-Zellen. Zunächst entsteht eine T_{H0}-Zelle, die sich dann entweder in eine T_{H1}-, eine T_{H2}- und T_{H17}-Zelle verwandelt. Diese Zellen unterscheiden sich folgendermaßen:

- in ihrer **Zytokinproduktion**:
  - T_{H1}-**Zellen** produzieren Interleukin-2 (**IL-2**), Tumornekrosefaktor-α (**TNF-α**), Interferon-γ (**IFN-γ**).
  - T_{H2}-**Zellen** produzieren vorwiegend die **Interleukine 4**, 5, 6, 10 und **13**.
  - T_{H17}-**Zellen** produzieren Interleukin-17 (IL-17).
- in ihren **Aufgaben**:
  - T_{H1}-Zellen aktivieren andere T-Zellen und antigenpräsentierende Zellen (APZ) und rufen so eine zellvermittelte Immunantwort hervor. Insbesondere sind sie beteiligt an der **Abwehr bakterieller Infektionen**.
  - T_{H2}-Zellen binden und **aktivieren B-Zellen**, die sich dann zu Plasmazellen differenzieren und Antikörper freisetzen.
  - T_{H17}-Zellen wehren extrazelluläre Pathogene ab, indem sie neutrophile Granulozyten und Makrophagen ins infizierte Gewebe **rekrutieren**.

Zytotoxische T-Zellen

CD8-positive, **zytotoxische T-Zellen** (cytotoxic T-cells = T_C-Zellen) spielen ihre Hauptrolle bei der Abwehr von **Virusinfektionen**. Von Viren befallene Zellen produzieren in ihrem Inneren virale Proteine und setzen diese zu Viruspartikeln zusammen. Ein Teil der synthetisierten viralen Proteine wird über den MHC-Klasse-I-abhängigen Weg der Antigenpräsentation auf der Oberfläche der virusinfizierten Zelle präsentiert. Über den TZR können die T_C-Zellen das präsentierte Antigen erkennen. T_C-Zellen erkennen aber auch Makrophagen, die bakterielle Antigene auf ihrer Oberfläche präsentieren.

T_C-Zellen können befallene Zielstelle auf 2 verschiedene Weisen töten: über den Perforin-Granzym-Weg oder den Fas-Weg.

Perforin-Granzym-Weg. Die Effektorproteine **Perforin** und **Granzym**, die in **zytotoxischen Granula** gespeichert sind, werden zur Zielstelle an der Zellmembran transportiert und via Exozytose freigesetzt.

- **Perforin** hilft Granzym dabei, seinen Weg zur Zielzelle zu finden, indem es an die Membran der Zielzelle bindet, dort polymerisiert und eine **Pore** bildet. Durch diese Poren kann Granzym in die Zelle eindringen. Dadurch wird die Zelle lysiert.
- Die **Granzyme A** und **B**, die zur Gruppe der Serinproteasen gehören, wirken als **Pro-Protease** und lösen in der Zielzelle den gezielten Zelltod aus.

Fas-Weg. Immunzellen, Zellen von Leber, Lunge und Nieren, aber auch manche infizierten Zellen exprimieren auf ihrer Oberfläche das Fas-Protein (CD95), über das die Apoptose ausgelöst werden kann. Die T_C-Zellen besitzen auf ihrer Oberfläche den **Fas-Liganden (CD95L)**, mit dem sie an infizierte Zellen binden und dadurch die Apoptose induzieren können.

Zusätzlich sezernieren die T_C-Zellen **IFN-γ** (S. 74) und **TNF-α**.

Regulatorische T-Zellen

Die CD4⁺-regulatorischen T-Zellen (T_{reg}-Zellen oder T-Suppressorzellen) sezernieren **Interleukin 10** und andere Zytokine, die die T-Zell-Proliferation inhibieren. Außerdem unterbindet IL-10 die Produktion von IL-2. Auch die MHC-Expression auf den APZ wird durch IL-10 blockiert, was ihre Aktivität reduziert. Damit **schützen** T_{reg}-Zellen den Organismus vor einer **überschießenden Abwehrreaktion** des Immunsystems und damit vor **Autoimmunerkrankungen** (S. 141).

19.2.4 T-Gedächtniszellen

Sowohl T_C- als auch T_H-Zellen können Gedächtniszellen bilden, die im Falle eines erneuten Antigenkontaktes zu einer schnelleren und heftigeren Abwehrreaktion führen – vor allem gegen **Viren** und **intrazelluläre Bakterien**.

> **IMPP-Fakten**
>
> ! **T-Lymphozyten** tragen auf ihrer Oberfläche den **T-Zell-Rezeptor**, mit dem sie spezifisch Antigene erkennen und binden, die ihnen präsentiert werden.
> ! Nur **T-Lymphozyten** (und keine anderen Leukozyten) tragen auf ihrer Oberfläche den **T-Zell-Rezeptor**. Dieser ist außerdem stets mit CD3-Molekülen assoziiert.
> ! CD4-positive T-Lymphozyten (T-Helferzellen) erkennen Peptid-Antigene im Komplex mit **MHC-Klasse-II-Molekülen**.
> ! **T-Zell-Rezeptoren** von T-Lymphozyten binden nur dann an Antigenpeptide, wenn diese zusammen mit einem MHC-Molekül präsentiert werden.
> ! Die immunsuppressive Wirkung von **Rapamycin** (Sirolimus) beruht darauf, dass es die mTOR-gesteuerte **Translation** in T-Zellen hemmt.
> ! T_{H1}-Zellen produzieren u. a. Interleukin-2 (**IL-2**).
> ! T_{H2}-Zellen produzieren u. a. **Interleukin 4**.
> !! T_C-Zellen (zytotoxische T-Zellen) erkennen Antigene, die ihnen an **MHC-Klasse-I-Moleküle** gebunden präsentiert werden.
> ! Zytotoxische T-Lymphozyten sezernieren **zytotoxische Proteine** wie **Granzym**, wodurch sie u. a. Krebszellen bei direktem Kontakt abtöten können.
> ! Die T_C-Zellen besitzen auf ihrer Oberfläche den **Fas-Liganden** (CD128), mit dem sie an infizierte Zellen binden und dadurch die **Apoptose** induzieren können.

19.3 B-Lymphozyten-vermittelte Immunantwort

Für die humorale adaptive Abwehr sind die **B-Lymphozyten** verantwortlich. Sie erkennen ihr spezifisches Antigen durch Antikörper, da sie membrangebundene Proteine (IgM, IgD) auf ihrer Zelloberfläche tragen.

19.3.1 Antigenkontakt und B-Zell-Aktivierung

Naive B-Zellen wandern aus dem Blut in die Lymphknoten ein, um dort auf ihr Antigen zu treffen. Der **B-Zell-Rezeptor (BZR)**, der aus einem membrangebundenen Immunglobulin besteht, bindet Glykoproteine und Polysaccharide von Pathogenen, aber auch ganze Viruspartikel und Bakterienzellen. Finden die B-Zellen ein Antigen, internalisiert diese das Antigen und zerlegt es in kleine Fragmente (Peptide) mit einer Länge von maximal **30 Aminosäuren**. Diese Fragmente werden wiederum mithilfe des MHC-Klasse-II-Moleküls auf der Oberfläche des B-Lymphozyten gegenüber T-Zellen präsentiert. Die B-Zelle gehört demnach zu den professionellen APZ (S. 122).

Sowohl T_{H1}- als auch T_{H2}-Zellen können eine B-Zelle aktivieren. Erkennt eine T_H-Zelle nach TZR-MHC-Antigen-Kontakt das spezifische Antigen, mit dem es selbst also schon Kontakt hatte, regt die T_H-Zelle die B-Zelle zu weiteren Reifungsprozessen, zur Teilung (klonale Expansion) und zur Differenzierung zu **Plasmazellen** und **B-Gedächtniszellen** (S. 134) an. Induziert durch den Kontakt exprimiert die B-Zelle den Corezeptor CD40. Dieser interagiert mit dem CD40-Ligand auf der T-Zelle, wodurch es zur weiteren Costimulation kommt. Die T_H-Zelle synthetisiert daraufhin Zytokine.

B-Zell-Rezeptor und Signaltransduktion

Der BZR ist aus den membrangebundenen Immunglobulinen M (IgM) oder D (IgD) und einem Heterodimer, bestehend aus Igα und Igβ, aufgebaut. Die extrazelluläre Domäne des Heterodimers ist immunglobulinähnlich. Der zytoplasmatische Schwanz des Igα:Igβ-Heterodimers weist ein **ITAM** (immunoreceptor tyrosine-based activation motif) auf, das für die Signaltransduktion nach Antigenbindung wichtig ist. Igα und Igβ sind über eine Disulfidbindung miteinander verknüpft.

Da sich die molekularen Strukturen von TZR und BZR unterscheiden, ist auch die Signaltransduktion an andere Proteine gekoppelt. Der Mechanismus ist aber weitestgehend der gleiche. Kommt es zum Kontakt zwischen BZR und Antigen-MHC-Komplex und der Costimulation zwischen CD40 und CD40-L, werden Tyrosinkinasen aktiviert. Die aktivierten Tyrosinkinasen phosphorylieren die ITAM-Regionen innerhalb der zytoplasmatischen Domäne des Igα:Igβ-Heterodimers. **Syk**, eine Tyrosinkinase, die Ähnlichkeiten zur ZAP-Kinase (S. 132) aufweist, wird zu den phosphorylierten ITAM-Regionen rekrutiert. Die aktivierte Kinase phosphoryliert CD19, das Adapterprotein BLNK, das Enzym Phospholipase Cγ (S. 43) und andere Proteine. PLC-γ spaltet das Phosphatidylinositol-4,5-bisphosphat in **IP$_3$** und **Diacylglycerin** (DAG).

Die weitere Signaltransduktion erfolgt auf 3 Wegen:
- **IP$_3$** stimuliert die **Ca^{2+}**-Freisetzung aus dem ER und dem Extrazellularraum ins Zytosol. Die Ca^{2+}-abhängige Phosphatase **Calcineurin** wird aktiviert. Calcineurin aktiviert wiederum den Transkriptionsfaktor **NFAT**.
- Das freigesetzte Ca^{2+} und DAG aktivieren die **Proteinkinase C** (S. 43), die zur Aktivierung des Transkriptionsfaktors **NFκB** führt.
- Sog. GTP-Austauschfaktoren aktivieren die kleine GTPase **RAS** (S. 41), die wiederum den mehrstufigen **MAP-Kinase-Weg** (S. 41) aktiviert, die in den Zellkern wandert und **c-Fos** als Bestandteil des Transkriptionsfaktors **AP-1** aktiviert.

Alle drei Wege führen zur Aktivierung der Gene für die Proliferation und Differenzierung der B-Lymphozyten.

19.3.2 B-Zell-Reifung zu Plasmazellen

Nach Aktivierung wandern die **B-Lymphoblasten** in die primären Follikel der sekundären lymphatischen Organe. Dort bilden die aktivierten B-Zellen Keimzentren aus, in denen sie proliferieren und weiterhin Aktivierungssignale (Zytokine) von T-Helferzellen empfangen. Die starke Vermehrung der B-Zellen hat eine Vergrößerung der **Keimzentren** zur Folge. Als Folge entstehen viele als **Zentrozyten** bezeichnete Klone der aktivierten B-Zelle.

Die Zentrozyten haben schließlich 2 Möglichkeiten der weiteren Entwicklung:
- Sie entwickeln sich zu aktiv antikörperproduzierenden **Plasmazellen**, die die Keimzentren wieder verlassen und entweder in die Rinde der Lymphknoten einwandern oder diese über die efferenten Lymphgefäße verlassen und ins Knochenmark einwandern.
- Sie entwickeln sich zu B-Gedächtniszellen (S. 134). Diese verbleiben in einem inaktiven Ruhezustand und können dann bei erneutem Kontakt mit demselben Antigen sehr schnell in antikörperproduzierende Zellen umgewandelt werden.

Plasmazellen

Plasmazellen zirkulieren meist nicht mehr frei im Blut, sondern sind **gewebsständig**. Sie produzieren Immunglobuline und sezernieren diese konstitutiv in die Umgebung. Die Immunglobuline richten sich **alle** gegen **das eine Epitop**, für das die B-Zelle spezifisch ist. Das bedeutet, jeder Zellklon produziert nur eine Sorte an Antikörper (= **monoklonale Antikörper**). Im Verlauf der Immunreaktion kommt es in einem Prozess, der als **Klassenwechsel** (S. 138) bezeichnet wird, zur Umschaltung der ursprünglichen Synthese von **IgM-** (bzw. **IgD-**) Antikörpern (Primärantwort) auf **IgG-**, **IgA-** bzw. **IgE-**Antikörper. Dies wird dadurch erreicht, dass die μ- bzw. die δ-Gen-Segmente, die den konstanten Teil der schweren Ketten von IgM bzw. IgD codieren, abgebaut werden. Dafür werden die γ-, α- bzw. ε-Gen-Segmente exprimiert, die den konstanten Teil der schweren Ketten von IgG, IgA und IgE codieren. Des Weiteren wird die Antikörperspezifität der Struktur des Antigens im Rahmen der Affinitätsreifung durch somatische Hypermutation weiter angepasst, sodass die Bindungsaffinität und die Spezifität zunehmen.

19.3.3 Gedächtniszellen

Auch B-Zellen bilden Gedächtniszellen aus, die bei erneutem Antigenkontakt eine schnellere und ausgeprägtere Antikörperbildung erlauben. Diese **Sekundärantwort** unterscheidet sich von der Primärantwort u. a. dadurch, dass bereits von Beginn an IgG gebildet wird. Plasmazellen und Gedächtniszellen findet man im Lymphknotenmark, in der Marginalzone der weißen Pulpa der Milz, im Knochenmark und in der Schleimhaut des Jejunums – **nicht im Blut!** Die „Erinnerung" an den ersten Antigenkontakt wird als **immunologisches Gedächtnis** bezeichnet.

> **IMPP-Fakten**
>
> ! B-Zellen sind u. a. die Vorläufer von **Plasmazellen**.
> ! Plasmazellen sezernieren Immunglobuline **konstitutiv**.
> !! Bei der **Sekundärantwort** wird von Anfang an IgG gebildet, der IgM-Spiegel steigt hierbei nur langsam und nicht sehr hoch.

19.4 Antikörper

Antikörper (AK) sind die Effektormoleküle des humoralen Teils des adaptiven Immunsystems. Ihre Aufgabe liegt in der Neutralisation von Antigenen und in der Markierung (Opsonierung) von Pathogenen.

19.4.1 Aufbau der Immunglobuline

> **Lerntipp**
>
> Die charakteristische Struktur der verschiedenen Antikörper wie auch die sonstigen Eigenschaften der Antikörperklassen sind **bis ins Detail** für die Prüfung wichtig.

Alle Immunglobuline bestehen aus 2 **schweren Ketten** (H-Ketten = heavy chains) und 2 **leichten Ketten** (L-Ketten = light chains). Es gibt **5 Arten** von schweren Ketten, die durch die griechischen Buchstaben **α, γ, δ, ε** und **μ** gekennzeichnet werden und dem jeweiligen Ig seinen Namen geben: IgA enthält beispielsweise 2 schwere α-Ketten. Das Einteilungskriterium der Immunglobuline in die verschiedenen Immunglobulinklassen ist damit die chemische Struktur (Aminosäuresequenz) des konstanten Teils der schweren Ketten. Der konstante Teil der leichten Ketten sowie die variablen Teile der schweren und leichten Ketten sind für die Klasseneinteilung irrelevant. Bei den leichten Ketten unterscheidet man die κ-(Kappa-)Kette und die λ-(Lambda-)Kette.

Ein Immunglobulin hat eine Y-Form. Die 2 schweren (H) und die 2 leichten (L) Ketten sind über Disulfidbrücken miteinander verbunden. Die leichten Ketten besitzen eine **variable** (V_L) und eine **konstante** Domäne (C_L). Die schweren Ketten bestehen aus bis zu 5 abgrenzbaren Struktureinheiten (Domänen): eine N-terminale variable Domäne (V_H) und 3–4 C-terminale konstante Domänen (C_{H1}–C_{H3} bzw. –C_{H4}). Die variablen und konstanten Domänen der beiden Ketten unterscheiden sich untereinander. Der konstante Teil hat einen sehr hohen Anteil an β-Faltblatt-Strukturen. Die variablen Domänen von leichter und schwerer Kette bilden mit ihren hypervariablen Regionen die **Antigenbindungsstelle**. Die Antigenbindestelle ist strukturell extrem variabel. Disulfidbrücken innerhalb der Ketten dienen der Stabilisierung des Moleküls. Die pflanzliche Protease Papain kann das IgG an der **Hinge-Region**, dem „Gelenk", spalten. Durch die Spaltung entstehen ein F$_c$-Fragment und 2 F$_{ab}$-Fragmente:

- Die **F_ab-Fragmente** (F_ab = antigen binding fragment) enthalten die Region des Antikörpers, die **spezifisch Antigene** bindet; sie bestehen aus je 2 variablen und 2 konstanten Domänen.
- Das **F_c-Fragment** (c = crystallizable) von IgG spielt eine wichtige Rolle bei der Bindung der Antikörper an Zelloberflächen, bei der Aktivierung des Komplementsystems und dient als Bindungsstelle für die F_c-Rezeptoren von Phagozyten.

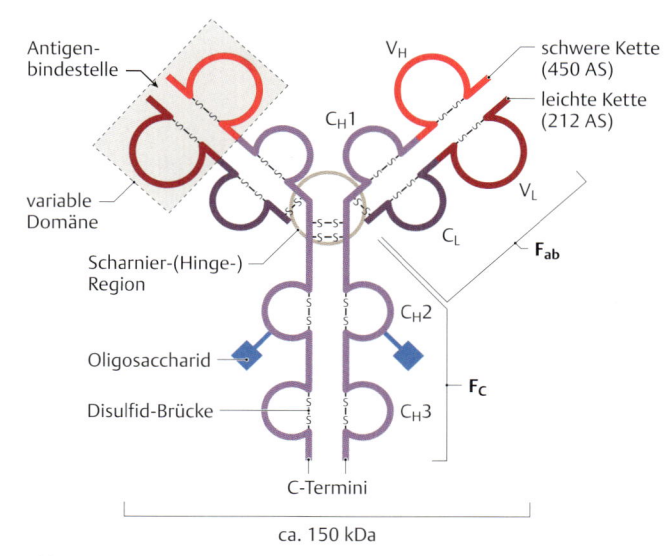

Abb. 19.4 Schema eines Immunglobulins (IgG). [Quelle: Koolman, Röhm, Taschenatlas Biochemie des Menschen, Thieme, 2019]

19.4.2 Funktion

Antikörper sind entweder membrangebundener Bestandteil des B-Zell-Rezeptors oder sie liegen **frei im Blut** vor, nachdem sie von Plasmazellen sezerniert wurden. Antikörper selbst können keine Erreger abtöten. Sie haben folgende Funktionen:
- **Präzipitation:** Antikörper binden lösliche Antigene an ihren F_ab-Teil. Dadurch werden z. B. bakterielle Toxine unschädlich für die Körperzellen.
- **Agglutination:** Die Interaktion eines bivalenten (IgG) bzw. multivalenten (IgM) AK mit einem partikulären Antigen führt zu einer Agglutinationsreaktion (Verklumpung).
- Aktivierung der antikörperabhängigen zellvermittelten Zytotoxizität (**ADCC** (S. 127))
- **Opsonisierung:** Phagozytierende Zellen binden mit ihren F_c-Rezeptoren an den F_c-Teil von Antikörpern. Der Antigen-Antikörper-Komplex wird dadurch sehr viel besser gebunden als das freie Antigen und die Phagozytose kann leichter ablaufen.
- **Aktivierung des Komplementsystems:** Besonders IgM, aber auch IgG können, nachdem sie ein Antigen gebunden haben, das Komplementsystem auf dem klassischen Weg (S. 127) aktivieren.

Blick in die Klinik Unter **Immunisierung** versteht man die Initiierung einer spezifischen Immunantwort durch die gezielte Gabe von Antigenen. Man kann diesen Erstkontakt mit dem Antigen durch Schutzimpfungen vorwegnehmen. Bei der **aktiven Immunisierung** gegen eine Infektionskrankheit gibt man abgeschwächte Antigene oder abgeschwächte Erreger, auf die der Körper dann im Zuge der spezifischen Abwehr mit Antikörper- und Gedächtniszellenbildung reagiert. Bei der **passiven Immunisierung** werden spezifische **Antikörper** direkt zugeführt, ohne dass der Körper sie selbst bilden muss (humorale Immunität).

19.4.3 Antikörperklassen

IgA

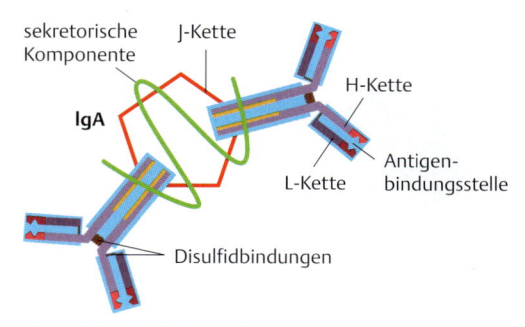

Abb. 19.5 IgA-Struktur. [Quelle: I care, Anatomie, Physiologie, Thieme, 2020]

Immunglobulin A wird hauptsächlich im Darm gebildet, und nur ein relativ geringer Anteil wird in das Blut sezerniert. Der weitaus größere Teil befindet sich als **sekretorisches IgA** auf allen **Schleimhautoberflächen**, in der **Tränenflüssigkeit**, in der **Muttermilch** und im **Speichel**. Dort dient es dem Schutz der **Schleimhautepithelzellen**, indem es Mikroorganismen und Toxine neutralisiert.

IgA-Antikörper werden hauptsächlich in den MALT gebildet. Die Synthese des IgA erfolgt in Plasmazellen direkt in der **Lamina propria** der Schleimhaut, z. B. die der Speicheldrüsen. Die Zellen geben IgA-Moleküle als Dimere z. B. in den Speichel ab. Über ein **Joining Peptide** (J-Kette) sind **2 IgA-Moleküle** an ihren F_c-Teilen miteinander verbunden. Das IgA-Dimer wird von den Schleimhautzellen an ihrer basolateralen Seite über die sekretorische Komponente gebunden und via **Endozytose** aufgenommen. Der Komplex aus **IgA** und **Polyimmunglobulinrezeptor** (pIgR) wandert in Vesikel verpackt durch die Zelle hindurch und wird auf der apikalen Seite freigesetzt (**Transzytose**). Dabei wird die extrazelluläre Domäne des Rezeptors, die das IgA trägt und als **sekretorische Komponente** oder auch Sekretionsstück bezeichnet wird, abgespalten, während die Transmembrandomäne des Rezeptors an der Epithelzelle verbleibt. Da sezernierte IgA-Moleküle Dimere sind, besitzen sie **4 identische Antigenbindungsstellen**.

Im Blut liegt IgA als Monomer vor.

IgD

Als **membranständiges Immunglobulin** kommt IgD zusammen mit IgM als erstes auf der Oberfläche von **B-Lymphozyten** vor. Die Konzentration von IgD im Plasma ist hingegen sehr gering und über seine Funktion dort ist wenig bekannt.

IgG

Die Immunglobuline der Klasse G (Struktur siehe Abb. 19.4) haben die **höchste Plasmakonzentration** von allen Immunglobulinen. Ihre Aufgabe besteht vor allem in der **Neutralisation** von Bakterientoxinen, der **Komplementaktivierung** und der **Opsonisierung**. IgG verfügen über 2 Antigenbindungsstellen. Während der sekundären Immunantwort werden sie massenweise ausgeschüttet. IgG hat gute Diffusionseigenschaften und kann seine Wirkung auch im infizierten Gewebe ausüben und als einzige Antikörperklasse über Transzytose die Plazentaschranke überwinden. Zudem wird IgG wie IgA in die Muttermilch abgegeben, damit das Neugeborene in den ersten Lebensmonaten vor Infektionen geschützt ist (**Nestschutz**).

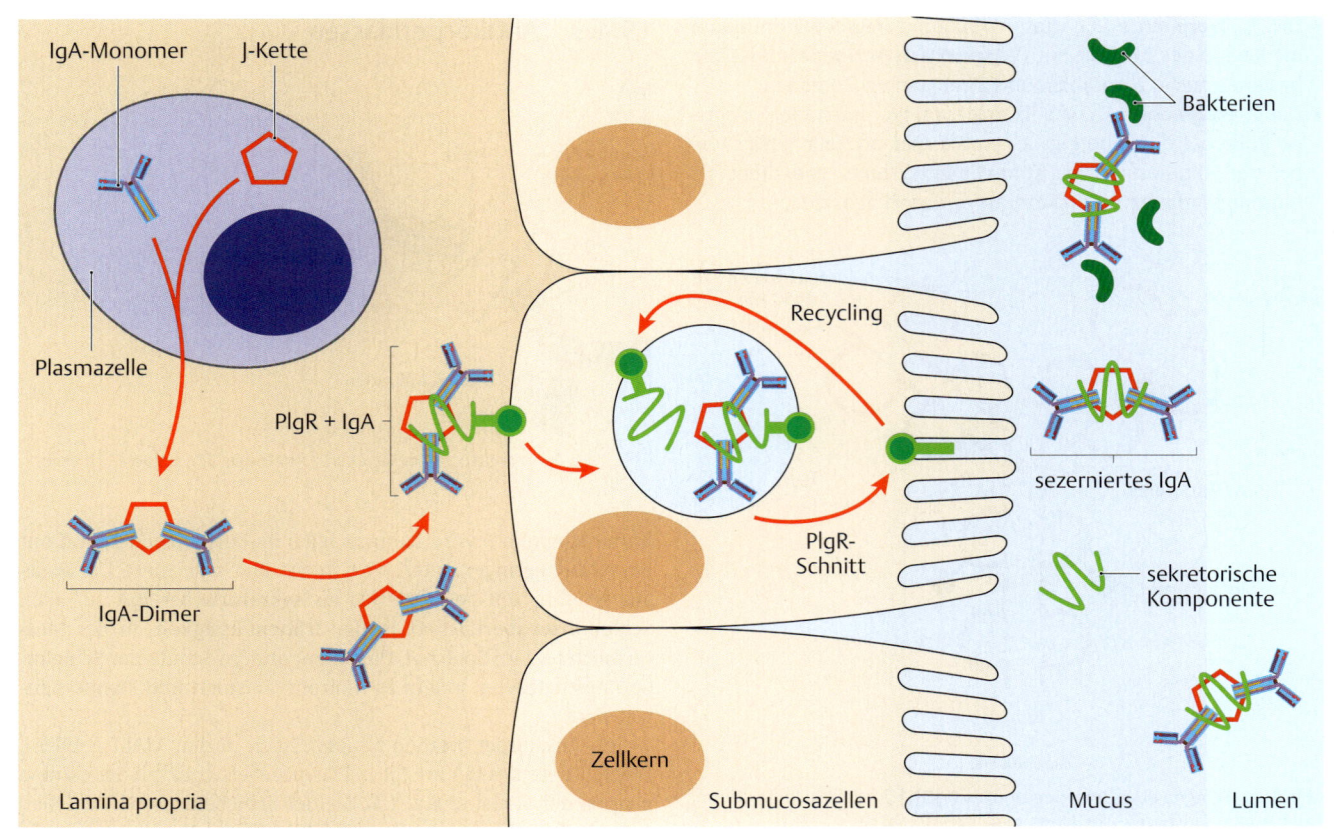

Abb. 19.6 IgA-Sekretion. pIgR, Polyimmunglobulinrezeptor.

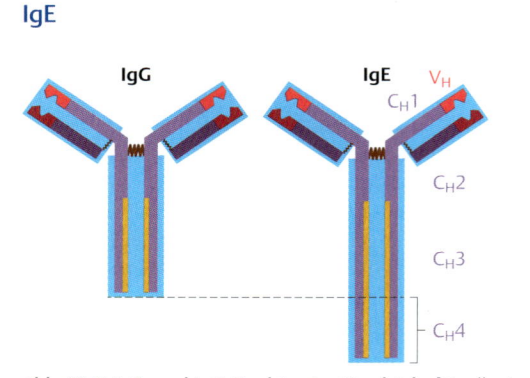

IgE

Abb. 19.7 IgE- und IgG-Struktur im Vergleich. [Quelle: I care, Anatomie, Physiologie, Thieme, 2020]

Der Fc-Teil von IgE besteht aus 4 konstanten Domänen und ist damit eine Domäne länger als der F_c-Teil von IgG, IgD und IgA. Basophile Granulozyten (S. 126) und **Mastzellen** (S. 127) exprimieren Rezeptoren, mit denen sie mit extrem hoher Affinität den F_c-Teil von **IgE** binden können. Verschiedene Allergene werden von IgE gebunden und komplexieren dann mit Mastzellen und basophilen Granulozyten. Auf diesen Reiz hin setzen diese Zellen Granula mit gewebeaktiven Stoffen wie **Histamin**, ein aktives Amin, und **Zytokine** frei. Zudem synthetisieren sie vermehrt **Eicosanoide** wie Prostaglandine und Leukotriene. Letztlich resultiert eine anaphylaktische Sofortreaktion, die auch als Überempfindlichkeitsreaktion vom Soforttyp (S. 140) bezeichnet wird. Eine wichtige Aufgabe von IgE ist die Abwehr von eingedrungenen Parasiten (Helminthen) über die Aktivierung **eosinophiler Granulozyten** (S. 126).

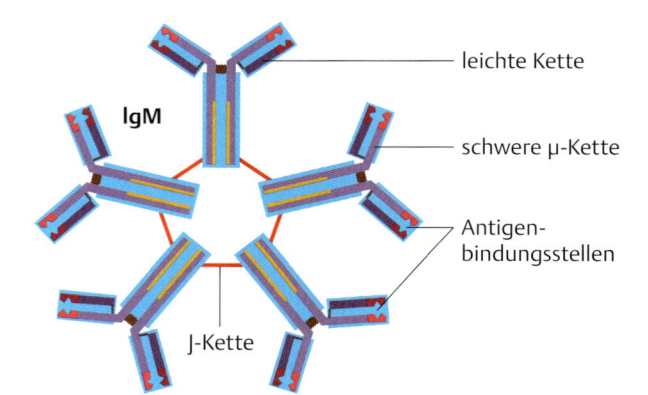

IgM

Abb. 19.8 IgM-Struktur. [Quelle: I care, Anatomie, Physiologie, Thieme, 2020]

Im Gegensatz zum IgM-Oberflächenrezeptor ist sezerniertes IgM als **Pentamer** aus 5 IgM-Monomeren aufgebaut. Die einzelnen Monomere sind wie beim IgA über ein **joining peptide** (J-Kette) miteinander verbunden. Da IgM-Moleküle **Pentamere** sind, besitzen sie **10 leichte und 10 schwere Ketten** und daher **10 identische Antigenbindungsstellen**.

Bindet ein Antigen mit identischen Antigendeterminanten an ein IgM, kann dieses wegen der 10 Antigenbindungsstellen gut agglutinieren. Dabei vollzieht es eine Konformationsänderung, die es dem Komplementfaktor C1q erlaubt, an das IgM-Pentamer zu binden. Auf diese Weise wird das Komplementsystem aktiviert. IgM ist der **stärkste Aktivator** des Komplementsystems.

IgM ist das erste Immunglobulin, das von sich entwickelnden B-Zellen produziert wird und als **membranständiger Rezeptor**

Tab. 19.1 Die 5 Antikörperklassen.

	IgA	IgD	IgE	IgG	IgM
Molekülmasse (kDa)	150 (Dimer: 400)	180	200	150	900
Plasmakonzentration (g l^{-1})	3,5	0,03	0,00005	13,5	1,5
schwere Ketten (H)	α	δ	ε	γ	μ
leichte Ketten (L)	κ oder λ	κ oder λ	κ oder λ	κ oder λ	κ oder λ
Joining Peptide	+	–	–	–	+
Plazentagängigkeit	–	–	–	+	–
Komplementaktivierung	–	–	(+)	+	+++
Hauptfunktionen	Schleimhautschutz; Schutz von Neugeborenen (IgA ist in Muttermilch vorhanden)	Beeinflussung der Lymphozytenfunktion? (IgD befindet sich neben IgM auf der Oberfläche von B-Zellen.)	Auslösung einer anaphylaktischen Reaktion; Parasitenabwehr	Schutz des extravaskulären Raums vor Bakterien und Viren; Nestschutz des Neugeborenen	erste Abwehr gegen Mikroorganismen im Blut (Frühphase einer Infektion)

auf der Zelloberfläche zu sehen ist. **Lösliches IgM wird bei einer akuten Erstinfektion** primär von den **Plasmazellen** gebildet. Der IgM-Blutplasmaspiegel gegen ein bestimmtes Antigen steigt kurz nach der Infektion an. **Daher weist ein erhöhter IgM-Spiegel bei der Diagnostik auf eine frische Infektion hin.**

> **Blick in die Klinik   Hyper-IgM-Syndrom**
> Dieser Krankheitsgruppe liegt eine **Störung der Antikörperproduktion** zugrunde: Menschen mit dieser Erkrankung können keine anderen Antikörper als IgM produzieren, da der Klassenwechsel von IgM zu IgA, IgE und IgG nicht funktioniert. Ein Mangel an Oberflächenproteinen wie CD40 ist in den meisten Fällen ausschlaggebend für die gestörte Funktion des humoralen Immunsystems. Die Folgen sind **rezidivierende Infektionen**.

19.4.4 Grundlagen der Antikörpervielfalt

Der menschliche Körper kann spezifische Antikörper gegen nahezu unendlich viele verschiedene Antigene bilden. Diese **Antikörpervielfalt** wird durch 3 Hauptmechanismen gewährleistet:
- **somatische Rekombination** (S.137) (**Gen-Rearrangement** oder V(D)J-Rekombination): Sie findet in den primären lymphatischen Organen während der Entwicklung der B-Zellen im Knochenmark statt.
- **junktionale Diversifizierung** (S.138): Zusätzliche Nucleotide werden während der somatischen Rekombination eingefügt oder deletiert.
- **somatische Hypermutation** und **Affinitätsreifung** (S.138): Dabei kommt es zu Punktmutationen in der variablen Region der Immunglobulingene, die die Affinität der Antigenbindung erhöhen.

Somatische Rekombination (V(D)J-Rekombination)

Die somatische Rekombination ist ein später antigenabhängiger Prozess und findet überwiegend in der Plasmazelle statt.
Die funktionellen **Leichtkettengene**, die bei der somatischen Rekombination in den B-Zellvorläufern gebildet werden, bestehen aus 4 Abschnitten:
- dem Leitsegment oder L-Peptid (**L**)
- dem variablen Segment (**V**)
- dem Joining-Segment (**J**)
- dem konstanten Segment (**C**)

Dabei codieren **L-, V- und J-Gen-Segment** die **variable Region** (V-Region) der leichten Ketten, während der **konstante Teil** vom **C-Segment** codiert wird. Für diese Segmente existieren auf der DNA der unreifen B-Zellen (Keimbahngenom) jeweils mehrere unterschiedliche Kopien. In jeder Kopie sind die Segmente auf der DNA hintereinander angeordnet: Auf etwa **150 Tandems** aus L- und V-Einheiten folgen in einem bestimmten Abstand 5 dicht beieinanderliegende J-Segmente und noch weiter stromabwärts ein einziges C-Segment. Jedem V-Segment ist am **5'-Ende** ein Leitsegment (leader-peptide oder **L-Peptid**) vorangestellt.

Die variable Region der **schweren Kette** (H-Kette; H = heavy) besteht aus 3 Segmenten (V, D [=diversity], J). Sie unterscheidet sich in 2 Punkten von der L-Kette:
- Zu den L-, V-, J- und C-Segmenten kommen etwa 10 **D-Segmente**, die auf der DNA zwischen den ca. 250 Tandems aus L- und V-Segmenten und den J-Segmenten liegen.
- Es gibt 5 **C$_H$-Segmente**: μ, δ, γ, ε und α. Durch sie wird die **Antikörperklasse festgelegt**.

Während der Lymphozytendifferenzierung (S.86) werden die verschiedenen Gensegmente nach dem Zufallsprinzip miteinander rekombiniert, so dass in jeder B-Zelle ein anderes funktionelles Schwer- bzw. Leichtkettengen entsteht:

Bei der Rekombinantion eines funktionellen Leichtkettengens fusioniert ein V-Segment mit einem J-Segment. Sie bilden dadurch eine vollständige V$_L$-Region. Die C-Region der leichten Kette wird von einem separaten Segment codiert und an die VJ-Segmente geknüpft. Bei der Rekombination der Schwerkettengene fusionieren zuerst D- und J-Gen-Segmente. Die V-Segmente verknüpfen sich anschließend mit den DJ-Sequenzen und bilden so ein vollständiges V$_H$-Segment. Die C-Region der schweren Kette wird von mehreren Gensegmenten codiert. Zusammen mit dem L-Peptid werden sie mit dem DJV-Segment verbunden. Nach der Transkription werden aus der gebildeten Prä-mRNA die Introns durch Spleißen entfernt. So entsteht aus der DNA über eine Prä-mRNA eine reife mRNA, die eine einzelne L- und H-Kette codiert. Nach der Translation wird das L-Peptid abgespalten und es entsteht die leichte Kette eines Immunglobulins.

So entstehen B-Zellen mit unterschiedlichen Antigenbindungsstellen, die **unabhängig** von einem **Antigenkontakt** ent-

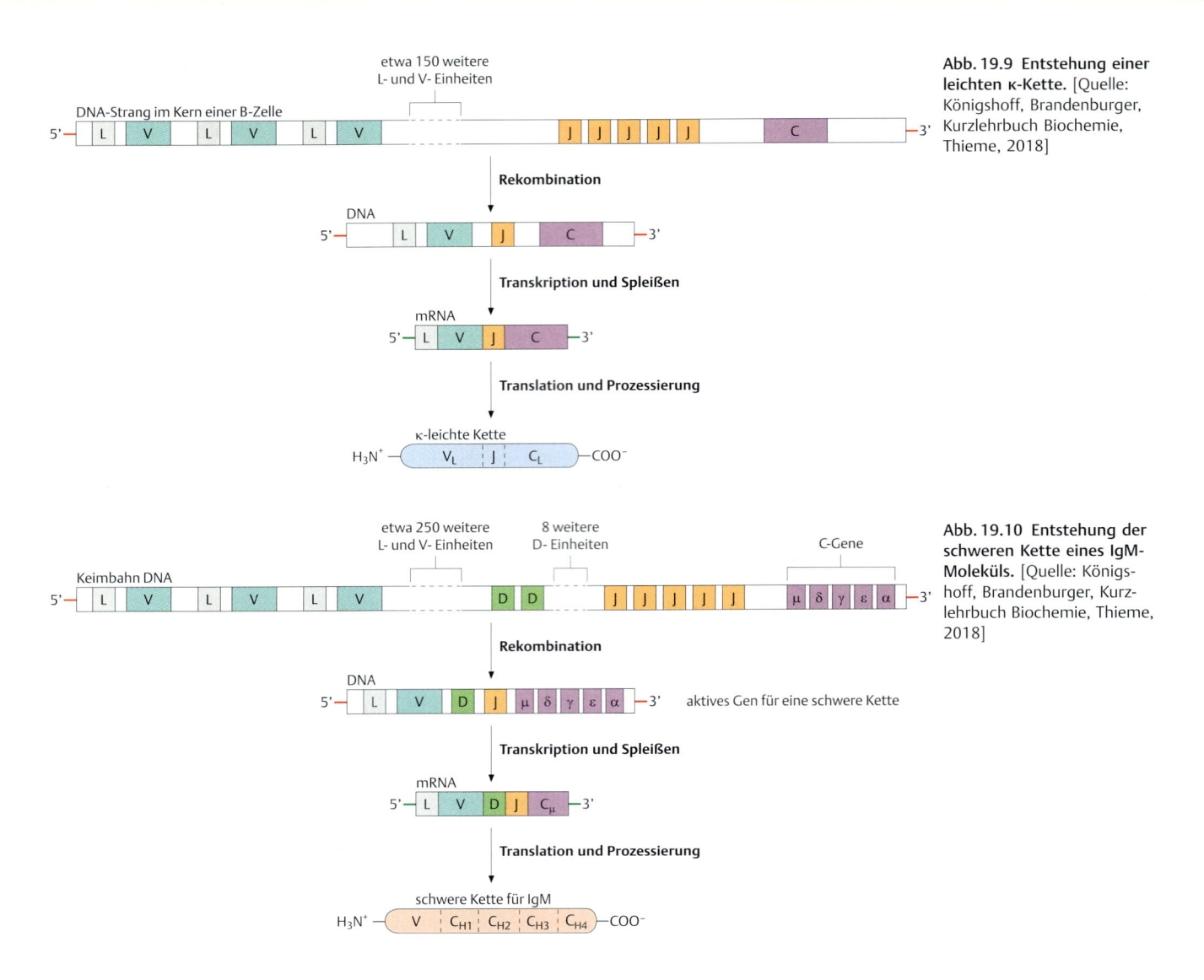

Abb. 19.9 Entstehung einer leichten κ-Kette. [Quelle: Königshoff, Brandenburger, Kurzlehrbuch Biochemie, Thieme, 2018]

Abb. 19.10 Entstehung der schweren Kette eines IgM-Moleküls. [Quelle: Königshoff, Brandenburger, Kurzlehrbuch Biochemie, Thieme, 2018]

standen sind. Die Vielfalt wird noch dadurch erhöht, dass bei der Verbindung der Gensegmente Nucleotide eingefügt oder deletiert werden (**junktionale Diversifizierung**).

Somatische Hypermutation

Hierbei führen viele **Punktmutationen** innerhalb der V-Regionen von schwerer und leichter Kette zu zufälligen Veränderungen in der Aminosäuresequenz des Immunglobulins. Diese Punktmutationen entstehen durch das Enzym **AID** (activation induced cytidine deaminase) und führen meist zu einem BZR mit geringerer Affinität zum Antigen als der ursprüngliche BZR dieser B-Zelle. Da diese Reduktion der Antigenaffinität dem Organismus keinen Vorteil bringt, wird die so mutierte B-Zelle durch Apoptose eliminiert. Manchmal kommt es aber rein zufällig zu einer günstigen Veränderung, die den BZR noch affiner macht als den ursprünglichen BZR. Diese Zentroblasten werden für die weitere **Reifung in Plasmazellen** (S. 134) ausgewählt. Sie reduzieren ihre Proliferationsrate und erhöhen die Expression von B-Zell-Rezeptoren auf ihrer Oberfläche. Dadurch werden sie zu Zentrozyten. Dieser Optimierungsprozess wird als **Affinitätsreifung** bezeichnet.

Klassenwechsel (isotype switch)

Naive B-Zellen produzieren IgM und IgD. Zu einem späteren Zeitpunkt einer Infektion bildet die gleiche Zelle IgA, IgG und IgE-Antikörper. Diesen Wechsel von IgM zu einer anderen Antikörperklasse bezeichnet man als **Klassenwechsel**. Eine Änderung erfolgt nur in der konstanten Region der schweren Kette (C_H-Region).

Der Klassenwechsel findet in den **sekundären Lymphfollikeln** statt, und zwar **nachdem** die B-Zelle von der T_H-Zelle aktiviert wurde. Der Klassenwechsel erfolgt durch 2 unterschiedliche Mechanismen:

- **RNA-Prozessierung**: Die Prozessierung der mRNA-Vorstufe wird durch alternatives Splicing abgewandelt, sodass schwere Ketten mit gleichen variablen und unterschiedlichen konstanten Regionen gebildet werden.
- **somatische Rekombination** (Deletion von DNA-Abschnitten): Mit Ausnahme der Cδ-Region liegt vor jedem C_H-Segment eine **S-Region** (S für switch = Wechsel). Dieses S-Segment dient als Signalsequenz für einen Klassenwechsel. Bei einem Klassenwechsel wird das Stück DNA, das zwischen der VDJ-Region und dem gewünschten C_H-Segment liegt, irreversibel deletiert und durch ein γ-, α- oder ε-Gen-Segment der konstanten Region substituiert. Die freien Enden der DNA werden zusammengefügt und das Segment der variablen Domäne mit dem Segment der neuen konstanten Domäne der schweren Kette verknüpft. Durch die Deletion von genetischem Material kann ein Klassenwechsel nicht wieder rückgängig gemacht werden. Ein weiterer Wechsel kann nur „in Richtung" einer Ig-Klasse vollzogen werden, deren codierendes Gensegment den ersten Klassenwechsel unbeschadet überstanden hat.

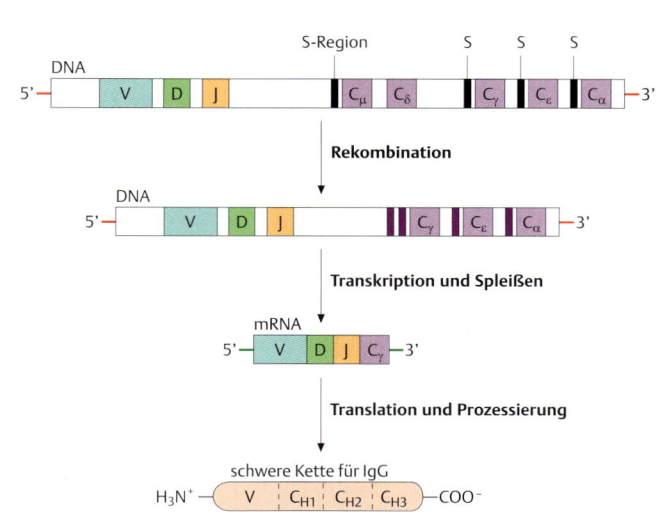

Abb. 19.11 Klassenwechsel von IgM zu IgG. S, switch region. [Quelle: Königshoff, Brandenburger, Kurzlehrbuch Biochemie, Thieme, 2018]

IMPP-Fakten

! Alle Immunglobuline bestehen aus 2 **schweren Ketten** (H-Ketten = heavy chains) und 2 **leichten Ketten** (L-Ketten = light chains).
!! Die Zugehörigkeit eines Antikörpers zu einer **Antikörperklasse** wird durch die Aminosäuresequenz des konstanten Teils der schweren Ketten bestimmt.
! Die Reihenfolge der **C_H-Segmente** auf der DNA lautet µ, δ, γ, ε und α.
! Die **variablen Domänen** der schweren und leichten Kette eines Immunglobulins **unterscheiden** sich.
! Der **konstante Teil** der Immunglobuline hat einen sehr hohen Anteil an **β-Faltblatt-Strukturen**.
!!!! **F_{ab}-Fragmente** bestehen aus je **2 variablen** und **2 konstanten Domänen**. Ein typisches IgG enthält **2 identische Antigenbindungsstellen** (F_{ab}-Fragmente).
! Das **F_c-Fragment** von IgG dient als Bindungsstelle für die F_c-Rezeptoren von Leukozyten.
!!!! **IgA-Moleküle** findet sich hauptsächlich in Sekreten wie der **Tränenflüssigkeit**, der **Muttermilch** und dem **Speichel**, aber auch auf der **Oberfläche von Schleimhäuten**, u. a. im Gastrointestinaltrakt.
!! **IgA** werden von Epithelien vieler **Schleimhäute** durch **Transzytose** ins Lumen transportiert.
! **IgA-Moleküle** sind **Dimere**.
! **IgA-Moleküle** besitzen **4 identische Antigenbindungsstellen**.
! **IgG** sind die **häufigsten Immunglobuline** im Plasma.
!!! **IgG** können als einzige Antikörperklasse die **Plazentaschranke** überwinden.
! **IgG** verfügen über **2 Antigenbindungsstellen**.
! **IgG** ist für den **Nestschutz** des Neugeborenen verantwortlich.
! **IgE** vermittelt u. a. die **anaphylaktische Sofortreaktion** (Typ I, z. B. als Reaktion auf einen Bienenstich beim Kleinkind).
! **IgM-Antikörper** deuten auf eine **akute Erstinfektion** hin.
! **IgM** sind Pentamere und besitzen **10 Antigenbindestellen**.
! **IgM** besitzen wie IgA ein Joining Peptide.
! Ein **erhöhter IgM-Spiegel** weist auf eine erstmalige, **frische Infektion** hin.
! Auf der Oberfläche von **B-Lymphozyten** kommt **IgD** und **IgM** vor.
! Während der Differenzierung findet in Lymphozyten eine **somatische Rekombination** statt. Sie gewährleistet die **Vielfalt der Antikörper**.

! Eine **CD40L-Mutation** kann ein **Hyper-IgM-Syndrom** verursachen, da der Klassenwechsel von IgM zu IgA, IgE und IgG nicht funktioniert.
! Durch die **somatische Rekombination** werden die **Gene** für den BZR und die Antikörper geändert.
! Bei der **passiven Immunisierung** werden spezifische **Antikörper** direkt zugeführt, ohne dass der Körper sie selbst bilden muss (humorale Immunität).

19.5 MHC

19.5.1 Aufbau und Funktion

MHC-Proteine sind Glykoproteine, die fest in der Membran der Zelle verankert sind und von MHC-Genen codiert werden. Dabei existiert eine **MHC-Restriktion**: T-Zellen sind nur dann in der Lage, mit ihrem T-Zell-Rezeptor (S. 131) ihr Antigen zu erkennen, wenn es ihnen von einem MHC-Molekül präsentiert wird. Ob die Antigene von MHC-Klasse-I- oder MHC-Klasse-II-Proteinen präsentiert werden, hängt davon ab, ob es sich um ein **intrazelluläres** oder **extrazelluläres Pathogen** handelt. Beiden Klassen ist gemein, dass sie im rauen endoplasmatischen Retikulum (ER) synthetisiert werden. Die Wege der **Antigenprozessierung** und der **Peptidbeladung** der MHC-Proteine unterscheiden sich jedoch.

MHC-Klasse-I-Proteine

MHC-Klasse-I-Proteine präsentieren hauptsächlich Peptidepitope von Proteinen, die im Zytoplasma der antigenrepräsentierenden Zellen (APZ) synthetisiert werden. Das trifft auf **virale** und **zelleigene** Proteine zu. Aber auch einige Bakterien können sich intrazellulär replizieren. MHC-Klasse-I-Proteine befinden sich in der Membran aller kernhaltigen Zellen (und damit **nicht** auf Erythrozyten!). Zytotoxische T-Zellen (S. 133) können Antigene nur in Verbindung mit **MHC-Klasse-I-Molekülen**, die eine Bindungsregion für CD8 (S. 122) besitzen, erkennen und binden.

MHC-Klasse-I-Proteine bestehen aus einer schweren α-Kette, die aus 3 Domänen (α1–3) aufgebaut ist, und einem kleinen löslichen Protein, dem β2-Mikroglobulin. Die **Domänen** $α_1$ und $α_2$ bilden eine **Tasche**, in der das Antigen gebunden wird, $α_3$ dient der Verankerung in der Membran.

Antigenprozessierung – endogener Weg. Bei einer Virusinfektion kommt es zur Änderung der Spezifität des Proteasoms. Das Proteasom wird nun als **Immunproteasom** bezeichnet und unterscheidet sich auch funktionell: Die Polypeptidketten der viralen Proteine werden an einer anderen Stelle geschnitten. So entstehen vermehrt Peptide mit hydrophoben Resten am Carboxyende (-COOH), welche besonders gut in die Antigenpeptidtasche der MHC-Klasse-I-Proteine passen. Gleichzeitig erhöht sich die Degradationsfrequenz.

Die kurzen Peptidsequenzen gelangen über die **TAP1:TAP2-Komplexe** in das Lumen des ER und werden an MHC-Klasse-I-Proteine gebunden. Erst dann verlassen die Antigen-MHC-Klasse-I-Komplexe das ER über den Golgi-Apparat und werden in die Zellmembran eingebaut.

MHC-Klasse-II-Proteine

MHC-Klasse-II-Proteine sind in der Membran von mononucleären Immunzellen wie Makrophagen (S. 123), dendritischen Zellen (S. 122) und **B-Lymphozyten** (S. 133) enthalten. Sie werden von T-Helferzellen (CD4-positiv) erkannt. Das MHC-Klasse-II-Protein ist aus einem Heterodimer aufgebaut, das aus einer α-

und einer **β-Kette** besteht und eine **invariante Kette** enthält. Die N-terminalen Domänen von α- und β-Kette bilden eine Tasche, in der das Antigen gebunden wird.

Antigenprozessierung – exogener Weg. MHC-Klasse-II-Proteine werden zwar im endoplasmatischen Retikulum gebildet, dort jedoch nicht mit Peptiden beladen, da ihre Peptidbindungsfurche zunächst durch ein Peptid der invarianten Kette, das **CLIP-Fragment**, blockiert ist. Sie werden daher wie Antigene in ein **Endosom** geschleust. Die Antigenpeptide, die von MHC-Klasse-II-Proteinen präsentiert werden, stammen von Krankheitserregern, die nicht ins Zytosol gelangen, sondern sich in **intrazellulären Vesikeln** aufhalten und vermehren. Aber auch **extrazelluläre Erreger**, die via Endozytose in Endosomen aufgenommen werden, können prozessiert und von MHC-Klasse-II-Proteinen präsentiert werden, darunter die Epitope von Bakterien oder Viren (die noch keine Zellen infiziert haben). Präsentiert werden zudem körpereigene Serumproteine.

Die **sauren Proteasen** der Endosomen machen die Bindungsstelle zugänglich für das Antigenpeptid, das ebenfalls durch die Proteaseaktivität der Endosomen entstanden ist. Im Endosom wird das Peptid auf MHC-Klasse-II-Moleküle geladen. Der Antigen-MHC-Komplex wird zur Zelloberfläche transportiert und in die Zellmembran eingebaut.

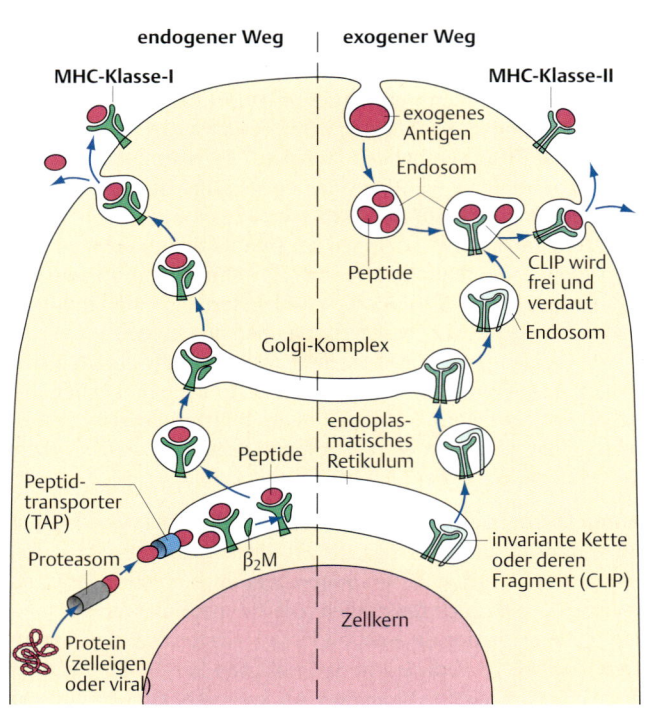

Abb. 19.12 Antigenprozessierung. [Quelle: Kayser et al., Taschenlehrbuch Medizinische Mikrobiologie, Thieme, 2010]

Humane Leukozytenantigene (human leukocyte antigens, HLAs)

Der MHC-Gen-Locus, der die menschlichen HLA-Proteine codiert, liegt auf **Chromosom 6**. Der **MHC-I-Komplex** kann in 3 Abschnitte untergliedert werden, die für die **HLA-A**, **HLA-B** und **HLA-C** Proteine codieren. Die Genabschnitte, die für die **HLA-DP**, **HLA-DQ** und **HLA-DR** Proteine codieren, befinden sich im **MHC-II-Gencluster**.

Die MHC-Gene sind die **am stärksten polymorphen Gene**, die es bei Wirbeltieren gibt. Allein für HLA-B sind über 100 verschiedene Allele entdeckt worden. Es ist daher sehr unwahrscheinlich, dass zwei Menschen die gleiche MHC-Protein-Ausstattung aufweisen (abgesehen von eineiigen Zwillingen). Problematisch ist dieser Polymorphismus z. B. bei einer Organtransplantation, da T-Lymphozyten auf fremde MHC-Komplexe mit einer Abstoßungsreaktion reagieren.

> **IMPP-Fakten**
>
> ! **MHC-Klasse-I-Proteine** befinden sich nicht auf Erythrozyten.
> ! **MHC-Klasse-I-Proteine** präsentieren Antigene, die intrazellulär exprimiert werden.
> !!!! **MHC-Klasse-I-Proteine** werden im **endoplasmatischen Retikulum** mit Peptiden beladen.
> ! **MHC-Klasse-I-Proteine** befinden sich auf der Oberfläche aller kernhaltigen Zellen und können von **CD8**-positiven T-Zellen erkannt werden.
> !! **MHC-Klasse-I-Proteine** präsentieren Peptide, die beim Abbau viraler oder zelleigener Proteine im **Proteasom** entstanden sind.
> ! **MHC-Klasse-II-Proteine** präsentieren Antigene, die von außerhalb der Zelle stammen.
> ! **MHC-Klasse-II-Proteine** präsentieren **CD4**-positiven T-Helferzellen Antigene.
> !! **MHC-Klasse-II-Proteine** sind auf der Zelloberfläche der **B-Zellen** zu finden.
> ! T-Zellen können nur an **MHC**-Moleküle gebundene Antigene mit ihrem **T-Zell-Rezeptor** erkennen.

20 Störungen des Immunsystems

20.1 Überempfindlichkeitsreaktionen

20.1.1 Einteilung

Wenn das Immunsystem unangemessen stark auf ein eigentlich harmloses Antigen reagiert, spricht man von einer **Überempfindlichkeits- bzw. Hypersensitivitätsreaktion**. Abhängig vom „Ziel", gegen das sich die überschießende Immunantwort richtet, werden zwei große Erkrankungsgruppen unterschieden:

- **Allergien**: Die Immunantwort richtet sich gegen **körperfremde, apathogene Antigene** (Allergene).
- **Autoimmunerkrankungen**: Die Immunantwort richtet sich gegen **körpereigene Strukturen**.

Molekularbiologisch lassen sich **4 Typen** von Überempfindlichkeitsreaktionen unterscheiden. Das **Modell von Coombs und Gell** ordnet diese Typen folgendermaßen ein: Typ I–III sind humoral vermittelt, dem Typ IV liegt eine zelluläre Überreaktion zugrunde.

Typ I

Typ I bezeichnet die „herkömmliche" allergische Reaktion, die durch die Bindung von IgE an Mastzellen und basophile Granulozyten induziert wird (Reaktion vom **Soforttyp**) und bei der Entzündungsmediatoren wie Histamin ausgeschüttet werden.

Beim **Erstkontakt** mit dem Antigen wird das Immunsystem sensibilisiert. Das muss aber nicht zwingend bei jedem Erstkontakt geschehen und nicht jeder Erstkontakt führt zu einer Symptomatik.

Der Erstkontakt mit einem Antigen führt dazu, dass aus naiven T-Zellen T$_{H2}$-Zellen entstehen. Die **T$_{H2}$-Zellen** schütten Zytokine und costimulatorische Moleküle aus, die die Plasmazellen am Infektionsort, aber auch in den Lymphknoten, zu einem **Klassenwechsel** (S. 138) hin zu IgE anregen. IgE bindet hochaffin an den F$_c$-Rezeptor (**F$_c$εRI**), der sich auf Mastzellen (S. 127) und basophilen Granulozyten (S. 126) befindet. Diese Zellen sind in der Haut oder in der Mukosa lokalisiert und nehmen die Antigene auf, die z. B. durch die Bindehaut oder die Nase in das Gewebe gelangen. Die **Vernetzung von mindestens 2 IgE-Molekülen**, die über den F$_c$-Teil an die Mastzelloberfläche gebunden sind, durch ein Antigen ist das Signal, das die Degranulation von Mastzellen und damit die **Freisetzung** vasoaktiver Mediatoren wie **Histamin** auslöst. **Leukotrien C$_4$**, das die Wirkungsweise von Histamin synergistisch unterstützt, wird bei der Zellaktivierung de novo synthetisiert.

Die Symptomatik der Typ-I-Reaktion setzt innerhalb kürzester Zeit ein, es kommt zu einer **IgE-vermittelten anaphylaktischen Sofortreaktion** mit z. T. sehr weitreichenden Effekten: Vasodilatation (→ Erythem), Steigerung der **Gefäßendothelpermeabilität** (→ Ödem), Kontraktion der glatten Muskulatur (→ Bronchospasmus, Koliken), Hypersekretion der Schleimhäute (→ Rhinitis) und Juckreiz. Die lebensbedrohliche Maximalvariante der Typ-I-Reaktion ist der **anaphylaktische Schock**.

Beispiele für typische Typ-I-Reaktionen sind allergische Rhinitis, Asthma bronchiale, atopische Dermatitis und Allergien gegen Insektengifte.

Typ II

Bei dieser Form der Überempfindlichkeitsreaktionen aktivieren **zellgebundene Antigene** das Komplementsystem oder NK-Zellen (Reaktion vom **zytotoxischen Typ**).

Beispiel für einen typischen Auslöser ist die Transfusion von inkompatiblem Blut (hämolytische Transfusionsreaktion): Präformierte Antikörper (IgM oder IgG, **nicht IgE!**) binden innerhalb weniger Stunden an die fremden Erythrozyten bzw. Membranantigene. Diese Immunkomplexe aktivieren das Komplementsystem und NK-Zellen, letztlich werden die Zellen lysiert.

Typ III

Die Typ-III-Überempfindlichkeitsreaktion wird durch **Immunkomplexbildung** ausgelöst (Reaktion vom **Immunkomplextyp**): Komplexe aus löslichen Antikörpern und Antigenen lagern sich in den Kapillaren und Geweben ab und schädigen diese durch Komplementaktivierung und die daraus resultierenden Entzündungsreaktionen.

Beispiele für Typ-III-Reaktionen sind Serumkrankheit, Alveolitis (Farmerlunge), systemischer Lupus erythematodes und chronische Transplantatabstoßung.

Typ IV

Typ IV wird durch spezifisch sensibilisierte **T-Lymphozyten** (S. 131) ausgelöst und ist damit eine zelluläre Überempfindlichkeitsreaktion. Sie wird auch als Reaktion vom **Spättyp** oder vom **verzögerten Typ** bezeichnet. Das klinische Vollbild entwickelt sich erst 24–72 Stunden nach Antigenexposition.

Beispiel ist das häufig auftretende allergische Kontaktekzem (z. B. auf Nickel in Schmuckstücken), ausgelöst durch die Aktivierung von Makrophagen und T$_{H1}$-Zellen. Weiter gehören die Tuberkulinreaktion, die akute Transplantatabstoßung und zahlreiche Arzneiexantheme in diese Gruppe.

20.1.2 Autoimmunerkrankungen

Krankheiten, die als Folge einer Autoimmunität entstehen, werden als **Autoimmunerkrankungen** bezeichnet. Normalerweise werden autoreaktive Lymphozyten, die den eigenen Körper angreifen, in einem Reifungsprozess, der als **negative Selektion** (S. 87) bezeichnet wird, aussortiert. Wie es trotzdem zu Autoimmunerkrankungen kommen kann, ist bis heute nicht genau bekannt. Es gibt einige Faktoren, die die Entwicklung begünstigen:
- genetische Faktoren
- lokale Gewebeveränderungen
- vorausgegangene Infektionen
- bestimmte immunologische Funktionsstörungen.

Autoimmunerkrankungen können in organspezifische oder systemische Autoimmunerkrankungen eingeteilt werden.

Organspezifische Autoimmunerkrankungen

Bei organspezifischen Autoimmunerkrankungen ist die Immunreaktion ausschließlich gegen spezifische Antigene eines Organs gerichtet, weshalb sie auch auf diese Organe beschränkt ist. Die betroffenen Organe können z. B. das Nervensystem, die Gelenke oder die Haut sein. Zu diesen Erkrankungen gehören z. B.:
- **Typ-1-Diabetes**: Bei dieser Erkrankung werden die Langerhans-Inseln des Pankreas durch Autoantikörper zerstört.
- **multiple Sklerose** (MS): Bei einer MS entwickeln sich Autoantikörper gegen Proteine der Myelinscheide, genauer gegen die basischen Myelinproteine, Proteolipidproteine und Myelin-Oligodendrozyten-Glykoproteine des ZNS.
- **Morbus Basedow**: Der Morbus Basedow ist eine autoimmun bedingte Hyperthyreose, bei der aktivierende Autoantikörper gegen den TSH-Rezeptor der Schilddrüsenzellen gebildet werden.
- **Hashimoto-Thyreoiditis**: Bei dieser Erkrankung handelt es sich um eine autoimmune Thyreopathie. Autoantikörper greifen die **Mikrosomen**, kleine Membranstrukturen des ER von Schilddrüsenzellen, an.

Systemische Autoimmunerkrankungen

Bei den nicht organspezifischen Autoimmunerkrankungen (Krankheiten des rheumatischen Formenkreises) richtet sich die Immunreaktion gegen verschiedene Körpergewebe (z. B. systemischer Lupus erythematodes), wenn das Selbst-Antigen, gegen das sich die T-Lymphozyten richten, im Überfluss bzw. ubiquitär vorhanden ist. Parallel entwickeln sich auch Autoimmunantworten gegen neue Epitope **desselben** Autoantigens und gegen **neue** Autoantigene (**epitope spreading**).

IMPP-Fakten

! Bei Hypersensitivitätsreaktionen vom **Typ I** (Soforttyp, anaphylaktische Reaktion) spielen Immunglobuline der Klasse **IgE** eine wichtige Rolle.

! An der Stimulation der **Histaminausschüttung** sind IgE-Antikörper beteiligt.

! IgE bindet hochaffin an den F$_c$-Rezeptor (**F$_c$εRI**), der sich auf Mastzellen und basophilen Granulozyten befindet.

!!!! Die Vernetzung von mindestens 2 **IgE-Molekülen** durch ein Antigen ist das Signal, das die Degranulation von Mastzellen und damit die Freisetzung von **Histamin** auslöst.

!! Histamin erhöht die **Endothelpermeabilität** kleiner Blutgefäße.

20.2 Immundefekte

Immundefekte oder Immundefizienzen sind Störungen des Immunsystems, die eine **mangelhafte (permissive) Immunreaktion** zur Folge haben. Sie lassen sich in 2 Kategorien einteilen:
- primäre bzw. **angeborene** Immundefekte (S. 142)
- sekundäre bzw. **erworbene** Immundefekte (S. 142).

20.2.1 Angeborene Immundefekte

Bei angeborenen (primären) Defekten fällt die Immunreaktion der Betroffenen gegen bedrohliche äußere Reize zu schwach aus oder bestimmte Teile davon fehlen sogar komplett. Nahezu alle Komponenten des Immunsystems können von einem solchen Defekt betroffen sein. Gemeinsames Leitsymptom aller primären Immundefekte ist die **pathologische Infektanfälligkeit**. Typischerweise treten die ersten Symptome bereits im **Säuglings- und Kleinkindalter** auf, nur in Ausnahmefällen erst im Erwachsenenalter.

20.2.2 Erworbene Immundefekte

Erworbene (sekundäre) Defekte sind wesentlich häufiger als angeborene und können in **jedem Lebensalter** auftreten. Sie entstehen im Rahmen verschiedener **Grunderkrankungen** (z.B. Malignome, Infektions-, Autoimmun- oder Stoffwechselerkrankungen) oder **iatrogener Maßnahmen** (z.B. Therapie mit Zytostatika oder Immunsuppressiva, Strahlentherapie, Operationen), die zu einer Beeinträchtigung des Immunsystems führen. Die weltweit häufigste Ursache für einen sekundären Immundefekt (noch vor dem nachfolgend beschriebenen HIV) ist **Unterernährung**. Gemeinsames Leitsymptom aller erworbenen Immundefekte ist – wie bei den angeborenen Defekten – die **pathologische Infektanfälligkeit**.

AIDS (acquired immunodeficiency syndrome)

Das 1981 erstmals bekannt gewordene erworbene Immundefektsyndrom (AIDS) wird durch das humane Immundefizienzvirus (HIV) hervorgerufen. HIV ist ein RNA-haltiges Retrovirus. Um ihre genetische Information als DNA in die Wirtszelle integrieren zu können, besitzen diese Viren das Enzym **Reverse Transkriptase**, das RNA in DNA umschreibt. Eine spezifische virale Protease spaltet die neusynthetisierten Polyproteine und ist daher für die Herstellung viruseigener Proteine in der Wirtszelle von zentraler Bedeutung. Es kann zwischen 2 Subtypen, HIV-1 und HIV-2, unterschieden werden.

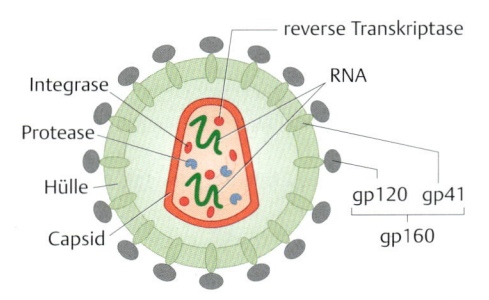

Abb. 20.1 HI-Virus 1 (Schema). HIV-1 besitzt ein (+)-Strang-RNA-Genom in doppelter Ausführung. Zwei identische Genomstränge sind im Virion verpackt. Die RNA ist mit dem Nucleocapsidprotein sowie dem viralen Polymerasekomplex assoziiert und liegt innerhalb des vom Capsidprotein geformten Capsids. Das Capsid ist von einer Hülle umgeben, die innen mit Matrixproteinen ausgekleidet ist. Das Oberflächenprotein gp160 ist ein Heterodimer aus gp120 und gp41. [Quelle: Baenkler et al., Duale Reihe Innere Medizin, Thieme, 2018]

HI-Viren befallen **CD4$^+$-Zellen** (vorwiegend T-Helferzellen, aber auch Makrophagen). Für den Viruseintritt in diese Wirtszellen ist die Bindung des **Glykoproteins gp160** an **CD4** erforderlich. gp160 ist ein aus gp41 und **gp120** aufgebautes Hüllprotein des Virus, wobei gp120 mit CD4 interagiert. gp41 ist für die Fusion des Virus mit der Zellmembran der Wirtszelle verantwortlich. Gleichzeitig sind die Chemokinrezeptoren **CCR5** auf Makrophagen bzw. **CXCR4** auf T-Helferzellen als Corezeptoren notwendig.

Die Infektion mit HIV führt zu einer schleichend einsetzenden **Immunschwäche**, da immer mehr T-Helferzellen zugrunde gehen. Der Verlauf weist erhebliche individuelle Unterschiede auf. Meist resultiert er in der Entwicklung des AIDS-Vollbilds, manchmal treten aber auch asymptomatische Verläufe auf. Die Patienten erkranken häufig durch normalerweise harmlose Erreger, vor allem Pilze wie Pneumocystis jirovecii und Viren wie dem Zytomegalievirus. Zudem haben sie ein deutlich erhöhtes Risiko, an bestimmten Tumoren zu erkranken (z.B. Kaposi-Sarkom).

Abwehrmechanismen führen zwar zu einer reduzierten Viruslast, die Infektion kann so aber nicht beendet werden. Durch eine **antiretrovirale Therapie** (ART, früher HAART = hochreaktive antivirale Therapie) kann das Stadium der HIV-Infektion, in der noch ausreichend T-Helferzellen zur Verfügung stehen, erheblich verlängert werden.

Antiretrovirale Therapie. Die Therapie richtet sich gegen mehrere Ziele in der viralen Replikation. Vor allem die **Reverse Transkriptase** und die **Protease** werden hierbei angegriffen. Die **antiretrovirale Therapie** (ART) besteht aus der Kombination von mindestens 3 Präparaten aus unterschiedlichen Wirkstoffklassen.

Die Zusammenstellung der Medikamente richtet sich nach individuellen Eigenschaften wie der Ausprägung der Nebenwirkungen.

Durch die **ART** nimmt die Anzahl der CD4$^+$-T-Zellen langsam aber stetig zu. Die Behandlung muss jedoch ein Leben lang erfolgen.

Nucleotidische Reverse-Transkriptase-Inhibitoren (NtRTI). Tenofovir gehört zur Gruppe der NtRTI, die klinisch wie die nucleosidischen Reverse-Transkriptase-Inhibitoren (NRTI) eingesetzt werden. Chemisch handelt es sich um ein Nucleotidanalogon, das in den Zellen zum aktiven Tenofovirdiphosphat phosphoryliert wird. Aufgrund seiner strukturellen Verwandtschaft mit dem natürlichen Substrat dATP (Desoxyadenosintriphosphat) wird das Tenofovirdiphosphat an dessen Stelle in die virale DNA eingebaut.

Nucleosidische Reverse-Transkriptase-Inhibitoren (NRTI). Zidovudin gehört zu den nucleosidischen Reverse-Transkriptase-Inhibitoren (NRTI) und führt, wie Tenofovir, nach Einbau zum Kettenabbruch.

Nichtnucleosidische Reverse-Transkriptase-Inhibitoren (NNRTI). Beispiele hierfür sind Nevirapin, Efavirenz und Etravirin. Die Wirkstoffe binden direkt an die Reverse Transkriptase, wodurch sie eine Konformationsänderung des Enzyms auslösen, das seine Aktivität stark reduziert.

Proteaseinhibitoren (PI). Proteaseinhibitoren besetzten das katalytische Zentrum der HIV-Protease und verhindern so die HIV-Replikation.

Integraseinhibitoren. Damit das Virus seine provirale DNA in das Genom der Wirtszelle einbauen kann, benötigt es die virale Integrase. Inhibitoren wie Raltegravir hemmen die Integrase, wodurch die Replikation von HIV-1 gestoppt wird.

CCR5-Inhibitoren. Corezeptorantagonisten gehören zur jüngeren Generation an HIV-Medikamenten. Maraviroc bindet allosterisch an den CCR5-Rezeptor und beeinflusst dessen Konformation, wodurch HI-Viren nur sehr schwer oder gar nicht an ihre Wirtszelle docken können. Maraviroc ist dementsprechend ein Entry-Inhibitor.

Fusionsinhibitoren. Fusionsinhibitoren gehören ebenfalls zu den Entry-Inhibitoren und unterbinden die Fusion der HI-Viren mit der Zellmembran. Enfuvirtid ist ein synthetisches Peptid und das einzige zugelassene Präparat der Klasse.

> **IMPP-Fakten**
>
> ! HIV ist ein RNA-Virus, das sein Erbgut in das **Wirtsgenom** integriert.
> ! Im Allgemeinen haben **virale Proteasen** in der Vermehrung von Viren die Aufgabe der **gezielten** Spaltung **viraler Proteine**.
> ! Die immunsuppressive Wirkung von HIV ist v. a. auf den Befall der **CD4⁺-T-Lymphozyten** zurückzuführen.
> !! HI-Viren befallen **CD4⁺-Zellen**. Das HIV-Hüllprotein **gp160** interagiert zum Eindringen in die Wirtszelle mit dessen **CD4-Protein**.
> ! Von gp160 ist **gp120** der Teil, der mit **CD4** interagiert und verantwortlich für den Viruseintritt in die Wirtszelle.

Sachverzeichnis

A

A-Antigen 91
AB0-Antigene 91
AB0-System 90
Acetylcholin
- Darm 33
- Magensaftsekretion 14
Acetylsalicylsäure (ASS) 73
ACTH (adrenocorticotropes Hormon) 59
ADCC (antibody-dependent cell-mediated cytotoxicity) 127
Adenohypophyse, Hormone 45
Adenylatzyklase 42
ADH (antidiuretisches Hormon) 46
ADP-Ribosyltransferase 43
Adrenalin 61
Adrenogenitales Syndrom (AGS) 60
advanced glycation end product (AGE) 69
Affinitätsreifung 138
AGE (advanced glycation end product 69
Agglomerin 94
Agglutinine, AB0-System 91
AGS (Adrenogenitales Syndrom) 60
AID (activation induced cytidine deaminase) 138
AIDS (acquired immunodeficiency syndrome) 142
Akkommodation, gastrointestinale 29
Akromegalie 54
Aktivine 77
Akute-Phase-Protein (APP) 129
Akute-Phase-Reaktion 129
Aldosteron
- Freisetzung 58
- Synthese 55
- Wirkung 55, 58
Amanitin, enterohepatischer Kreislauf 21
Amenorrhö 84
δ-Aminolävulinatsynthase 100
Aminosäuren, Resorption 25
α-Amylase 12
- Pankreas 23
- Pankreassaft 17
- Speichel 23
Anämien 94
Androgene 78
- Wirkung 60
Androstendion 78
Angiotensin II 58
Anionenlücke 97
Antigen 121
Antigendeterminante 121
Antigenprozessierung 139
Antikörper, somatische Rekombination 137
Antikörperklassen 135
- Tabelle 137
Antikörpervielfalt 137
Antithrombin (AT) 116
α_1-Antitrypsin 129
α_1-Antitrypsin-Mangel 99
APC-Resistenz 116, 118
Äquivalent, kalorisches 9
Arbeitsumsatz 8
ART (antiretrovirale Therapie) 142
ASS-Asthma 73
Auerbach-Plexus 34
Autoimmunerkrankungen 141
Autoimmunthyreopathie 49

B

B-Antigen 91
Bauchspeicheldrüse, Sekretion 17
B-Effektorzellen 87
Befruchtung 82
Belegzelle, Magen 14
B-Gedächtniszelle, B-Zelle 133
Bicarbonat, siehe Natriumhydrogencarbonat
Bilirubin
- Ausscheidung 19
- direktes 19
- Hämabbau 103
- indirektes 103
Bilirubindiglucuronid 19
2,3-Bisphosphoglycerat (2,3-BPG) 90
- Sauerstoffbindung 109
Blasengalle 20
Blut, Zusammensetzung 85
Blutausstrich 88
Bluterkrankheit 117
Blutgerinnung 114
- Hemmung 116
Blutgruppen 90
- Ermittlung 91
Blut(körper)senkungsgeschwindigkeit (BSG) 94
Blutplasma 85, 96
Blutserum 96
Blutstillung 112
Blutungszeit 119
B-Lymphoblast 134
B-Lymphozyt
- Entwicklung 87
- Immunfunktion 133
Bohr-Effekt 108
Bradykinin 71
Brennwert 9
BSG (Blut(körper)senkungsgeschwindigkeit) 94
Bunsen-Löslichkeitskoeffizient 107
B-Zell-Aktivierung 133
B-Zell-Aktivierung 87
B-Zell-Rezeptor (BZR) 133
BZR (B-Zell-Rezeptor) 133

C

C3-Konvertasen 128
C5-KonvertaC-reaktives 128
Cajal-Zellen, interstitielle 29
Calbindin 52
Calcidiol 51
Calcitonin 52
Calcitriol 51
Calcium
- als Second Messenger 43
- Resorption im Darm 27
calcium sensing receptor, CaSR 51
Calciumhaushalt 50
Calciummobilisation 52
Calmodulin (CaM 43
calor 125
cAMP (zyklisches Adenosinmonophosphat) 42
cAMP-Kaskade 43
Canaliculi, Belegzelle 14
Carbaminohämoglobin 106, 111
Carboanhydrase 110
- Salzsäureproduktion 14
Carboxyhämoglobin (HbCO) 104, 109
γ-Carboxylierung, Gerinnungsfaktoren 115
Carboxypeptidase 17
- Proteinverdauung 25
CaSR (calcium sensing receptor 51

CCR5-Inhibitoren 142
CD (cluster of differentiation), Überblick 121
CD95 133
CD95L 133
Centrum genitospinale 80
CFTR-Kanal, Pankreassaft 17
CFU (colony forming unit) 86
cGMP (zyklisches Guanosinmonophosphat) 44
Chemokine 74
Chlorid, Resorption im Darm 27
Chloridverschiebung 110
Cholecalciferol 51
Cholecystokinin (CCK)
- Darm 33
- Gallesekretion 20
- Hemmung der Magensaftsekretion 15
Choleratoxin 43
Cholesterin, Ausscheidung 19
Cholesterindesmolase 55
Cholesterinesterase 22
Cholesterinstein 20
Choriongonadotropin, humanes (hCG) 82
Chorionsomatomammotropin, humanes (hCS) 83
C_H-Segment 137
Chymotrypsin, Proteinverdauung 25
Chymus 30
Clearance, Entzündung 125
Cl^-/HCO_3^--Antiporter, Pankreassaft 17
CLIP-Fragment 140
Cl^--Kanäle, Speichelbildung 13
Clopidogrel 114
CLP, common lymphoid progenitor 86
CMP, common myeloid progenitor 86
CO_2-Bindungskurve 111
CO_2-Transport 110
Colchicin, enterohepatischer Kreislauf 21
colony forming unit (CFU) 86
COMT (Katecholamin-O-Methyltransferase) 62
Coombs und Gell, Modell 140
Coproporphyrinogen III 100
Coproporphyrinogenoxidase 100
Corpus albicans 79
Corpus luteum 79
Corpus luteum graviditatis 82
Corticoliberin 56
Corticotropin 59
Corticotropin-Releasing-Hormon (CRH) 56, 59
Cortisol 59
- Freisetzung 59
- Synthese 56
- Wirkung 59
Cortison 59
COX (Cyclooxygenase) 71
C-Peptid 64
C-reaktives Protein (CRP) 129
CRH (Corticotropin-Releasing-Hormon) 56, 59
CRP (C-reaktives Protein) 129
C-Segment, Antikörper 137
Cushing-Syndrom 60
Cyclooxygenase (COX) 71

D

DAG (Diacylglycerin) 43
Darm, Hormone 32
Darmbakterien 26
Defäkationsreflex 31
Defensin 126
7-Dehydrocholesterin 51

Dehydroepiandrosteron (DHEA) 78
11-Desoxycortisol 56
Desoxyhämoglobin 107
Desquamationsphase 80
Detumeszenz 81
Dezidua 82
Diabetes mellitus 68
- Spätkomplikationen 69
Diacylglycerin (DAG) 43
5-Dihydrotestosteron 60, 78
1,25-Dihydroxycholecalciferol 51
Diiodtyrosylrest (DIT) 47
Diversifizierung, junktionale 138
dolor 125
Dopadecarboxylase 61
Dopamin 61
- Laktation 83
Dopamin-β-Hydroxylase 61
Druck, kolloidosmotischer 97
D-Segment 137
Dünndarm, Motilität 30
Dysproteinämien 99
DZ (dendritische Zellen) 122

E

Efavirenz 142
Eicosanoide 71
Eisen, Resorption im Darm 27
Ejakulation 81
Elastase
- Pankreassaft 17
- Proteinverdauung 25
Elektrophorese 97
Emission 80
ENaC (epithelialer Na^+-Kanal) 58
- im Darm 27
Endometrium 80
Endopeptidase, Pankreassaft 17
Energiebilanz, Nahrungsaufnahme 7
Energieumsatz 7
Enterokinase 25
Enteropeptidase 25
Entzündung 124
- akute 99
Entzündungsheilung 125
Epitop 121
epitope spreading 141
Erbrechen 29
Erektion 80
Erektionszentrum 80
Erythroblast 88
Erythroblastose, fetale 92
Erythropoese 88
Erythropoetin 89
Erythrozyt 88
- Stoffwechsel 90
Erythrozytenindizes 93
Erythrozytenparameter 93
Erythrozytenzahl 93
E-Selektin 124
Etravirin 142
Exopeptidase, Pankreassaft 17

F

F_{ab}-Fragment 135
Faktor XIIa (Hageman-Faktor) 118
Faktor-V-Leiden-Mutation 116, 118
Fas-Ligand 133
Fas-Protein 133
Fas-Weg 133
F_c-Fragment 135
$F_c\gamma$-Rezeptor 124
$F_c\epsilon$-Rezeptor ($F_c\epsilon R$) 127
Ferrochelatase 101
Fibrin 113, 116

Sachverzeichnis

Fibrinogen 113, 116
Fibrinolyse 118
– Hemmung 118
Fibrinolyseinhibitor 118
Fibrinolytika 118
Fibronektin 113
Follikel, dominanter 78
Follikelatresie 78
Follikelepithelzelle, Schilddrüse 47
Follikelphase 78
Freizeitumsatz 8
Fructosemalabsorption 24
FSH (follikelstimulierendes Hormon) 75
functio laesa 125
Fusionsinhibitoren 143

G

Galaktorrhö 84
Gallenflüssigkeit
– Bildung 20
– Zusammensetzung 19
Gallenkanälchen 19
Gallensalze 19
Gallensäuren 19
Gallensteine 20
Gallesekretion, Steuerung 20
Gammopathie 99
Gastrin
– Magen 31
– Magenentleerung 30
– Magensaftsekretion 14
Geburt 83
Gedächtnis, immunologisches 134
Gedächtniszelle
– B-Zelle 134
– T-Zelle 133
Gedächtniszelle, B-Zelle 87
Gelbkörper 79
Gelbsucht 21
Gen-Rearrangement, Antikörper 137
Gerinnungsfaktoren
– Tabelle 114
– VIII 112
Gerinnungstests 119
Geschlecht, biologisches 74
Gestagene 77
Gestationsdiabetes 68
Gewebeplasminogenaktivator (tPA) 118
Gewebshormone 70
GH (growth hormone), siehe Somatotropin
GHBP (growth hormone binding protein) 53
GHIH (growth hormone inhibiting hormone) 53
Ghrelin 53
GHRH (growth hormone releasing hormone) 53
Gigantismus 54
GIP (glucose-dependent insulin-releasing peptide), Darm 33
GIP (glucose-dependent insulin-releasing peptide)
– Hemmung der Magensaftsekretion 15
– Magenentleerung 30
Globulin, thyroxinbindendes (TBG) 48
GLP-1 (glucagon-like peptide 1)
– Darm 33
– Synthese 67
Glucagon 67
– Gallesekretion 20
– Synthese 67
– Wirkungen 68
Glucagonausschüttung 67

Glucocorticoide 59
– Freisetzung 59
– Regulation 56
– Synthese 56
– Wirkung 59
Glucokinase 64
Glucose-6-phosphat-Dehydrogenase-Mangel 106
Glucosetransporter
– GLUT1 64
– GLUT2 64, 66
– GLUT4 66
Glutathion 105
Glutathiondisulfid 106
Glutathionperoxidase 105
Gluten 26
GnRH (Gonadotropin-Releasing-Hormon) 75
Gonadoliberin 75
Gonadotropine 75
Gonadotropin-Releasing-Hormon (GnRH) 75
GP-Ia/IIa-Rezeptor 112
GP-Ib/IX/V-Rezeptorkomplex 112
G-Protein, heterotrimeres 40
GP-VI-Rezeptor 112
Graaf-Follikel 78
Granulozyt 126
Granzym 127, 133
growth hormone binding protein (GHBP) 53
growth hormone (GH), siehe Somatotropin
growth hormone releasing hormone (GHRH) 53
Grundbedarf, Energie 8
Grundumsatz 7
– Steigerung durch Thyroxin 48
Guanylatzyklase 41, 44
G-Zelle, Magen 14

H

HAART 142
Halbsättigungsdruck, Sauerstoff 108
Haldane-Effekt 111
Hämagglutination 91
Hämatokrit (Hkt) 93
– während der Schwangerschaft 83
Hämatopoese, Zytokine 74
Hämbiosynthese 100
Hamburger-Shift 110
Hämgruppe 100
Hämiglobin 104, 109
Hämoglobin 100
– fetales (HbF) 100
– glykiertes 104
– Sauerstoffbindung 107
Hämoglobinkonzentration 93
Hämoglobinpathien 101
Hämophilie 117
Hämostase
– primäre 112
– sekundäre 114
H-Antigen 91
Hapten 121
Haptocorrin 16
Hashimoto-Thyreoiditis 141
Hauptzelle, Magen 16
Hautpigmentierung, Morbus Addison 60
HbS (Sichelzellhämoglobin) 89
hCG (humanes Choriongonadotropin) 82
HCO_3^-/Cl^--Antiport, Salzsäureproduktion 14

hCS (humanes Chorionsomatomammotropin) 83
Henry-Dalton-Gesetz 106
Heparansulfat, Hemmung der Blutgerinnung 116
Heparin 116
HIF (hypoxia inducible factor) 89
Hinge-Region 134
Histamin 70
– Magen 32
– Magensaftsekretion 14
HIV (humanes Immundefizienzvirus) 142
H^+/K^+-ATPase, Salzsäureproduktion 14
Hkt (Hämatokrit) 93
HLA (human leukocyte antigen) 140
Hoemon, luteinisierendes (LH) 75
Hormon
– adrenocorticotropes (ACTH) 59
– antidiuretisches 46
– follikelstimulierendes (FSH) 75
– Menstruationszyklus 79
– somatotropes (STH), siehe Somatotropin
Hormone 35
– Einteilung 35
hPL (humanes plazentares Lactogen) 83
H-Rezeptoren 70
11β-HSD 1 56
11β-HSD 2 56
5-HT (5-Hydroxytryptamin) 70
5-HT-Rezeptoren 70
Hüfner-Zahl 107
humanes Choriongonadotropin (hCG) 82
humanes Chorionsomatomammotropin (hCS) 83
humanes plazentares Lactogen (hPL) 83
Hydrolase 126
25-Hydroxycholecalciferol 51
5-Hydroxyindolessigsäure 70
1α-Hydroxylase 51
Hydroxymethylbilan 100
17α-Hydroxyprogesteron 56
11β-Hydroxysteroid-Dehydrogenase Typ 1 (11β-HSD 1) 56
11β-Hydroxysteroid-Dehydrogenase Typ 2 (11β-HSD 2) 56
5-Hydroxytryptamin (5-HT) 70
5-Hydroxytryptophan 70
Hyperkortisolismus 60
Hypermutation, somatische 138
Hyperparathyreoidismus 51
Hyperprolaktinämie 84
Hyperreaktion, zytotoxischer Typ 141
Hypersensitivitätsreaktion 140
Hyperthyreose 49
Hypokalzämie 51
Hypokortisolismus 60
Hypoparathyreoidismus 51
Hypophyse
– Hormone 45
– Regelkreis 37
Hypothalamus
– Hormone 45
– Regelkreis 37
Hypothyreose 49
Hypoxie 89

I

IDDM (Insulin-dependent Diabetes mellitus) 69
Ig (immunglobulin) 134–135
Ikterus 21

Immissio 80
Immundefekte 142
Immunglobulin (Ig) 134
Immunisierung 135
Immunkomplex 124
Immunkomplextyp, Hyperreaktion 141
Immunophilin 132
immunoreceptor tyrosine-based activation motif (ITAM) 133
Immunproteasom 139
Immunsuppression 132
Immuntoleranz 87
Implantation 82
Inflammation 124
Inhibine 77
Inositol-1,4,5-trisphosphat (IP_3) 43
INR-Wert 119
Insulin 63
– Signaltransuktion 65
– Synthese 63
– Wirkungen 66
Insulinausschüttung
– Mechanismus 64
– Regulation 65
Insulinom 64
Insulinresistenz 69
Insulinrezeptor (IR) 65
Insulinrezeptorsubstrat (IRS) 65
Integraseinhibitoren 142
Interferone (IFN) 74
Interleukine (IL) 74
Intrinsic Factor 16
Iodid 47
Iodmangel 49
Ionenkanal, ligandengesteuerter 40
IP_3 (Inositol-1,4,5-trisphosphat) 43
IRS (Insulinrezeptorsubstrat) 65
isotype switch 138
ITAM (immunoreceptor tyrosine-based activation motif) 133

J

JAK (Januskinase) 41
JAK-STAT-Signaltransduktionsweg 41
Januskinase (JAK) 41
Joule 7
J-Segment 137

K

Kalium, Resorption im Darm 27
Kallidin 71
Kallikrein
– Blutgerinnung 115
– Fibrinolyse 118
Kalorie 7
Kalorimetrie 9
Kardinalsymptome, Entzündung 125
Katalase 105
Katecholamine 61
– Insulinausschüttung 65
– Rezeptoren 62
Katecholamin-O-Methyltransferase (COMT) 62
Killerzelle, natürliche (NK-Zelle) 127
Kinine 71
Kininogen 71
– hochmolekulares (HMK) 118
K^+-Kanal, ROMK 58
Klassenwechsel, Antikörper 138
Kleinwuchs, hypophysärer 54
Klitoris 81
Knochen, Calciumfreisetzung 51
Koagulationsphase, Blutgerinnung 116
Kohabitation 80
Kohabitationsreflexe 80

Sachverzeichnis

Kohlenhydrate, Verdauung 23
Kolloid 47
Kolon, Motilität 31
Koma, diabetisches 69
Komplementaktivierung, IgG 135
Komplementfaktoren 127
Komplementrezeptor 124
Komplementsystem 127
Komplex, membranangreifender (MAC) 128
Komponente, sekretorische 135
Kontrazeption 79
– hormonelle 80
Kontrazeptiva. 80
Konzeption 82
Kooperativität, Hämoglobin 107
Koprosterin 26
Kreislauf, enterohepatischer 21
Kropfbildung 49
Kußmaulatmung 69

L

L-3,4-Dihydroxyphenylalanin (L-Dopa) 61
Lactoferrin 126
Lactogen, humanes plazentares (hPL) 83
Lactoseintoleranz 24
Laktation 83
Langerhans-Insel 67
Langerhans-Zellen 122
LBP (Lipopolysaccharidbindungsprotein) 129
Lck 132
L-Dopa (L-3,4-Dihydroxyphenylalanin) 61
Leber 19
Lebergalle 20
Leberzirrhose 99
Leistung 7
Lektin, mannosebindendes (MBL) 129
Leukotriene 71
Leukozytenantigen, humanes (HLA) 140
Leukozytenmigration 124
LH (luteinisierendes Hormon) 75
Lipase, saure 12
Lipide, Verdauung 22
Lipopolysaccharidbindungsprotein (LBP) 129
Lipoxygenase 71
L-Peptid 137
L-Segment 137
Lutealphase 79
Luteolyse 79
Lysozym 126, 129

M

MAC (membrane attack complex) 128
MAG (Maltase-Glucoamylase) 23
Magen 13
– Hormone 32
– Motilität 30
Magen-Darm-Trakt 28
– Abwehrfunktion 34
– Steuerung 31
Magenentleerung 30
Magenlipase 22
Magensaft 13
Magensaftsekretion, Phasen 16
Magensäure 13
Magenschleimhaut
– Schutz 16
– Zellen 13
α_2-Makroglobulin 129
– Hemmung Fibrinolyse 118

Makrophagenaktivierung 124
Malabsorption 22
Malassimilation 22
Maldigestion 22
Maltase-Glucoamylase (MAG) 23
Manschette, orgiastische 81
MAP-Kinase 41
MAP-Kinase-Kaskade 41
MAP-Kinase-Signalweg 41
MAPK-Kinase 41
MAPKK-Kinase 41
Marcumar 116
Massenperistaltik, Kolon 31
Mastzelle, Immunfunktion 127
May-Grünwald-Giemsa-Färbung 88
MBL (mannosebindendes Lektin) 129
MCH (mean corpuscular hemoglobin) 93
MCHC (mean corpuscular hemoglobin concentration) 93
MCV (mean corpuscular volume) 93
Megacolon congenitum 34
Meissner-Plexus 34
Menarche 75
Menstruationszyklus 78
Merseburger Trias 49
Methämoglobin (MetHb) 104, 109
Methämoglobinämie 110
Methämoglobinreduktase 106
Methanephrin 62
MHC (Major Histocompatibility Complex) 139
MHC-Klasse-II-Proteine 139
MHC-Klasse-I-Proteine 139
MHC-Restriktion 87, 139
migrating motor complex (MMC) 29
Mikrobizidie 124
Milchejektion 84
Milchfluss 83
Mineralcorticoide 58
– Synthese 55
Minipille 80
Missing-self-Hypothese 127
Mizelle 22
MMC (migrating motor complex). 29
Monoiodtyrosylrest (MIT) 47
Monosaccharide, Resorption 24
Morbus Addison 60
Morbus Basedow 49, 141
Morbus haemolyticus neonatorum 92
Morbus Hirschsprung 34
Motilin
– Darm 33
– Magenentleerung 30
Motilität, gastrointestinale 28
mTOR 132
Mucin 12
Mukoviszidose 18
Multiple Sklerose (MS) 141
Mundspeichel 12
Mundspeicheldrüse 12
Muster, pathogenassoziierte molekulare (PAMPs) 123
Mustererkennungsrezeptoren (PRRs) 123
Myeloperoxidase 126
Myoglobin 104
Myxödem 49

N

Nachwehen 84
NADPH-Oxidase 126
Na^+/H^+-Antiporter (NHE)
– im Darm 27
– Speichelbildung 13

Na^+-HCO_3^--Cotransporter, Pankreassaft 17
Nahrung
– Energiegehalt 9
– Zusammensetzung 9
Nahrungsbestandteile, essenzielle 9
Na^+-I^--Symporter (NIS) 47
Na^+-Kanal, ENaC 58
Na^+/K^+-ATPase
– Blasengalle 20
– Speichelbildung 13
Natrium, Resorption im Darm 27
Natriumhydrogencarbonat
– im Blut 110
– Pankreassekret 17
– Resorption im Darm 27
Nebennierenmark, Hormone 55
Nebennierenrinde, Hormone 55
Neoplasien, myeloproliferative 86
Nephrokalzinose 51
Nephrolithiasis 51
nephrotisches Syndrom 99
Nervensystem, enterisches 34
Nervus(i)
– erigentes 80
– pelvici splanchnici 80
Nestschutz 135
NETs (neutrophil extracellular traps) 126
Neurohypophyse, Hormone 46
Neurotensin, Hemmung der Magensaftsekretion 15
neutrophil extracellular traps (NETs) 126
Nevirapin 142
Nichtnucleosidische Reverse-Transkriptase-Inhibitoren (NNRTI) 142
Nidation 79, 82
NIDDM (Non-Insulin-dependent Diabetes mellitus) 69
NK-Zelle 127
NNRTI (Nichtnucleosidische Reverse-Transkriptase-Inhibitoren) 142
NO (Stickstoffmonoxid) 44, 73
Noradrenalin 61
Normethanephrin 62
Normoblast 88
NO-Synthase (NOS) 44
NRTI (Nucleosidische Reverse-Transkriptase-Inhibitoren) 142
NTCP (sodium-taurocholate cotransporting polypeptide) 21
NtRTI (Nucleotidische Reverse-Transkriptase-Inhibitoren) 142
Nucleosidische Reverse-Transkriptase-Inhibitoren (NRTI) 142
Nucleotidische Reverse-Transkriptase-Inhibitoren (NtRTI) 142

O

O_2-Transport 107
Omeprazol 15
Opsonin 128
Opsonisierung: 135
– IgG 135
ORCC (outward rectifying chloride-channel) 18
Orgasmus 81
Ösophagus, Motilität 29
Osteopenie 51
Östradiol 76
Östriol 76
Östrogene 76
– während der Schwangerschaft 82
Östron 76
Ovulation 79

Ovulationshemmer 80
Oxygenierung 107
Oxyhämoglobin 107
Oxytocin 46, 83–84

P

PAMPS (pathogen-associated molecular patterns) 123
Pankreas, Hormonsynthese 63
Pankreaslipase 17, 22
Pankreassekret 17
Pankreassekretion 18
Pantoprazol 15
Papierelektrophorese 97
Parathormon (PTH) 51
pathogen-associated molecular patterns (PAMPs) 123
pattern recognition receptors (PRRs) 123
PDE (Phosphodiesterase) 42
PDE-5-Hemmer 44
Pendelbewegungen
– Dünndarm 30
– gastrointestinale 28
Penis 80
Pepsin 25
Pepsinogene 16
Perforin 127, 133
Perforin-Granzym-Weg 133
Peristaltik 28
Peroxidanion 105
Peroxinitrit 44
Pertussistoxin 43
pH-Clearance, Magen 29
Phenprocoumon 116
Phenylethanolamin-N-Methyltransferase 61
Phosphodiesterase (PDE) 42
Phospholipase C 43
Pigmentstein 21
PIH (Prolaktin-Release-Inhibiting-Hormon) 62
PKA, Proteinkinase A 42
PKC, Proteinkinase C 43
Plasmaosmolalität 97
Plasmaproteine, Fraktionierung 97
Plasmathrombinzeit (PTZ) 120
Plasmavolumen, Bestimmung 96
Plasmazelle 87, 133–134
Plasmin 118
Plasminogen 118
Plexus myentericus (Auerbach) 34
Plexus submucosus Meissner 34
Polyglobulie 119
POMC (Proopiomelanocortin) 46
Porphobilinogen 100
Porphyrien 101
Porphyrin 100
Präalbumin, thyroxinbindendes (TBPA) 48
Präkallikrein 71
Präproglucagon 67
Präproinsulin 63
Prä-Uroporphyrinogen 100
Pregnenolon 55
Primärgalle, Bildung 20
Primärspeichel 12
Proerythroblast 88
Progenitorzelle 86
Progesteron 55, 77
– während der Schwangerschaft 82
Proinsulin 63
Prolactin 83
Prolaktin-Release-Inhibiting-Hormon (PIH) 62
Proliferationsphase, Endometrium 80

Proopiomelanocortin (POMC) 46
Prostacyclin 71, 113
Prostaglandin E_2 (PGE$_2$)
– Hemmung der Magensaftsekretion 15
– Schutz Magenschleimhaut 16
Prostaglandin I_2 113
Prostaglandine 71
Protaminsulfat 116
Protein C, aktiviertes (APC) 116
Protein-C/S-System 116
Proteine, Verdauung 25
Proteinkinase A (PKA) 42
Proteinkinase C (PKC) 43
Proteinurie 99
Prothrombinzeit (PT) 119
Protonenpumpenhemmer (PPI) 15
Protoporphyrinogen IX 100
Protoporphyrinogenoxidase 100
Provitamin D 51
PRRs (pattern recognition receptors) 123
P-Selektin 124
PTH (Parathormon) 51
PTH related peptide, (PTHrP) 51
PTHrP (PTH related peptide) 51
Ptyalin 12, 23
Pyrogene 125
Pyrrolring 100

Q

Quick-Test 119
Quotient, respiratorischer 10

R

Rapamycin 132
RAR, retinoic acid receptor 39
RAS-Protein 41
Reflux, ösophagealer 29
Regelkreis
– Hormonfreisetzung 37
– Schilddrüsenhormone 49
Rekombination, somatische (Antikörper) 137
Rekrutierung, Follikel 78
Rektum, Motilität 31
Relaxin 83
Resolution, inflammatorische 125
respiratory burst 126
Retikulozyt 88
Retikulozytenzahl, Laborparameter 89
Reverse Transkriptase 142
reverses T_3 48
Rezeptor 38, 62
– Enzym-gekoppelter 41
– G-Protein-gekoppelter 40
– membranständiger 39
– nukleärer 39
Rezeptor-Serin-/Threoninkinase 41
Rezeptortyrosinkinase (RTK) 41
Rhesusantigen 92
Rhesusfaktor 92
Ribonuclease 12
– Pancreassaft 17
Rolling (Leukozyt) 124
ROMK (renal outer medullar K$^+$-channel) 58
ROS (reaktive Sauerstoffspezies) 105
R-Protein 16
rT$_3$ 48
rubor 125
Rückkopplung, negative 37
Rückkopplungsschleife 37
Ruheumsatz 7
RXR, Retinsäure-X-Rezeptor 39
R-Zustand, Hämoglobin 107

S

Saccharase-Isomaltase 23
Salzsäureproduktion
– Hemmung 14
– Magen 14
Sauerstoffbindungskurve 107
Sauerstoffspezies
– reaktive 126
– reaktive (ROS) 104
Schilddrüse 47
Schilddrüsenhormone 47
Schluckakt 29
Schluckreflex 29
Schrittmacherzellen
– gastrointestinale 29
– Magen 30
Schwangerschaftsdiabetes 68
Second Messenger 42
Segmentationsbewegungen
– Dünndarm 30
– gastrointestinale 28
Sekretin
– Darm 32
– Gallesekretion 20
– Hemmung der Magensaftsekretion 15
– Magenentleerung 30
Sekretionsphase, Endometrium 80
Sekundärgalle, Bildung 20
Sekundärspeichel 13
Selbst-Antigene 87
Selektion
– negative 87
– positive 87
Serotonin 70
– Darm 33
– Gallesekretion 20
Sexualhormone 75
– effektorische 76
SGLT1 (sodium glucose transporter 1) 24
Sichelzellanämie 89, 101
SIH (somatotropin inhibiting hormone) 53
Sildenafil 44
Sklerose, multiple 141
Slow Waves, gastrointestinale 29
Sofortreaktion, anaphylaktische 141
Soforttyp-Reaktion 140
Somatoliberin 53
Somatomedine 54
Somatostatin 53
– Darm 33
– Gallesekretion 20
– Hemmung der Magensaftsekretion 15
– Insulinausschüttung 65
Somatotropin 53
– Insulinausschüttung 65
SOS 41
Spättyp, Hyperreaktion 141
Speichelbildung 12
– Sekretionsrate 13
– Steuerung 13
SRH (somatotropin releasing hormone) 53
Stammzelle, multipotente, hämatopoetische (HSC) 85
STAT-Proteine 41
Sterkobilin 19
Sterkobilinogen 19
Steroiddiabetes 60
STH (somatotropes Hormon), *siehe* Somatotropin
STH-inhibierendes Hormon 53
Stickstoffmonoxid (NO) 44
– Gewebshormon 73
Streptokinase 118
Stress, oxidativer 104
Struma 49
Sulfonylharnstoff 65
Superoxidanion 105
Superoxiddismutase 105
Superoxidradikal 104
Syk 134
Syndrom
– adrenogenitales 60
– nephrotisches 99

T

T_3 47
T_4 47
TAFI (thrombinaktivierbarer Fibrinolyseinhibitor) 118
TAP1:TAP2-Komplex 139
TBG (thyroxinbindendes Globulin) 48
Tenase, intrinsische 116
Tenofovir 142
Testosteron 60, 78
Tetraiodtyronylrest 47
Thalassämien 89, 102
T-Helferzelle 132
Therapie, antiretrovirale (ART) 142
Thrombin 116
Thrombinzeit (TZ) 120
Thrombolyse 118
Thrombomodulin 116
Thromboplastinzeit
– aktivierte partielle (aPTT) 119
– partielle (PTT) 119
Thromboplastinzeit (TPZ) 119
Thrombosthenin 116
Thromboxan A_2, Blutstillung 113
Thromboxane 71
Thrombozyt
– Aktivierung 113
– Stoffwechsel 90
Thrombozytenadhäsion 112
Thrombozytenaggregation, Hemmung 113
Thrombus
– roter 116
– weißer 113
Thyreoglobulin (TGB) 47
Thyreoliberin 48
Thyreoperoxidase (TPO) 47
Thyreotropin 48
Thyrotropin 48
Thyroxin T_4 47
Thyroxin-5'-Deiodase 47
TLR (toll-like receptor) 123
T-Lymphozyt
– Entwicklung 86
– Immunfunktion 131
TNF-Superfamilie 74
Toll-like-Rezeptor (TLR) 123
tPA (Gewebeplasminogenaktivator) 118
Transcortin 56
Transferrinsättigung, Bestimmung 93
Transport, transzellulär/parazellulär 26
TRE (thyroid hormone response element) 48
TRH (Thyreotropin-Releasing-Hormon) 48
Triiodthyronin T_3 47
Triiodtyronylrest 47
Trypsin, Proteinverdauung 25
Trypsinogen 25
TSH (thyreoideastimulierendes Hormon) 48
T-Tell-Aktivierung 131
tumor, Kardinalsymptom 125
Tumornekrosefaktor α (TNF-α) 74
Typ-1-Diabetes 69
Typ-2-Diabetes 69
Tyrosinhydroxylase 61
T-Zell-Aktivierung, Signaltransduktion 132
T-Zell-Aktivierung 87
T-Zelle
– regulatorische 133
– zytotoxische 133
T-Zell-Rezeptor 131
T-Zustand, Hämoglobin 107

U

Überempfindlichkeitsreaktion 140
Urobilin 19
Urobilinogen 19
Urokinase 118
Uroporphyrinogen III 100
Uroporphyrinogendecarboxylase 100
Uroporphyrinogen-III-Synthase 100

V

Vanillinmandelsäure 62
Vanillinmandelsäurealdehyd 62
Vasoaktives intestinales Peptid (VIP), Darm 33
Vasopressin 46
V(D)J-Rekombination
– Antikörper 137
– T-Zell-Rezeptor 131
Verdauungssekrete, Tabelle 12
VIP, Gallesekretion 20
Vitamin B$_{12}$, Intrinsic Factor 16
Vitamin-D-Hormon 51
Vitamin-K-Antagonist 116
Vollantigen 121
Volumen-Clearance, Magen 29
von-Willebrand-Faktor (vWF) 112
V-Segment 137
vWF-Rezeptor 112

W

Wachstumshormon, *siehe* Somatotropin
Wasserresorption, im Darm 27
Wasserstoffperoxid 105
Wirkung, spezifisch-dynamische 8
Wirkungsgrad, körperliche Arbeit 7

Z

ZAP-Kinase 132
Zelladhäsionsmoleküle 124
Zellen, dendritische 122
Zentrozyt 134
Zervixsekret 80
Zidovudin 142
Zöliakie 26
Zungengrundlipase 22
Zymogen 17
Zytokine 73
– Hämatopoese 74
Zytotoxizität, antikörperabhängige, zellvermittelte 127